Medizinische Fachwörter von A–Z

AF752791

Medizinische Fachwörter von A–Z

Für die Physiotherapie

Bearbeitet und ergänzt von: Kristin Sauer

ELSEVIER

Elsevier GmbH, Hackerbrücke 6, 80335 München, Deutschland
Wir freuen uns über Ihr Feedback und Ihre Anregungen an books.cs.muc@elsevier.com

ISBN 978-3-437-46231-3
eISBN 978-3-437-06084-7

Alle Rechte vorbehalten
1. Auflage 2020
© Elsevier GmbH, Deutschland

Wichtiger Hinweis für den Benutzer
Ärzte, Praktiker/Physiotherapeuten und Forscher müssen sich bei der Bewertung und Anwendung aller hier beschriebenen Informationen, Methoden, Wirkstoffe oder Experimente stets auf ihre eigenen Erfahrungen und Kenntnisse verlassen. Bedingt durch den schnellen Wissenszuwachs insbesondere in den medizinischen Wissenschaften sollte eine unabhängige Überprüfung von Diagnosen und Arzneimitteldosierungen erfolgen. Im größtmöglichen Umfang des Gesetzes wird von Elsevier, den Autoren, Redakteuren oder Beitragenden keinerlei Haftung in Bezug auf jegliche Verletzung und/oder Schäden an Personen oder Eigentum, im Rahmen von Produkthaftung, Fahrlässigkeit oder anderweitig, übernommen. Dies gilt gleichermaßen für jegliche Anwendung oder Bedienung der in diesem Werk aufgeführten Methoden, Produkte, Anweisungen oder Konzepte.

Für die Vollständigkeit und Auswahl der aufgeführten Medikamente übernimmt der Verlag keine Gewähr.
Geschützte Warennamen (Warenzeichen) werden in der Regel besonders kenntlich gemacht (®). Aus dem Fehlen eines solchen Hinweises kann jedoch nicht automatisch geschlossen werden, dass es sich um einen freien Warennamen handelt.

Bibliografische Information der Deutschen Nationalbibliothek
Die Deutsche Nationalbibliothek verzeichnet diese Publikation in der Deutschen Nationalbibliografie; detaillierte bibliografische Daten sind im Internet über http://www.d-nb.de/ abrufbar.

20 21 22 23 24 5 4 3 2 1

Für Copyright in Bezug auf das verwendete Bildmaterial siehe Abbildungsnachweis.

Das Werk einschließlich aller seiner Teile ist urheberrechtlich geschützt. Jede Verwertung außerhalb der engen Grenzen des Urheberrechtsgesetzes ist ohne Zustimmung des Verlages unzulässig und strafbar. Das gilt insbesondere für Vervielfältigungen, Übersetzungen, Mikroverfilmungen und die Einspeicherung und Verarbeitung in elektronischen Systemen.

Um den Textfluss nicht zu stören, wurde bei Patienten und Berufsbezeichnungen die grammatikalisch maskuline Form gewählt. Selbstverständlich sind in diesen Fällen immer alle Geschlechter gemeint.

Planung: Elisa Imbery, München
Projektmanagement: Christine Kosel, München
Redaktion und Herstellung: Hildegard Graf, Germering
Satz: abavo GmbH, Buchloe
Druck und Bindung: Drukarnia Dimograf Sp. z o. o., Bielsko-Biała/Polen
Umschlaggestaltung: SpieszDesign, Neu-Ulm
Covermotive: © colourbox.com und SpieszDesign, Neu-Ulm

Aktuelle Informationen finden Sie im Internet unter **www.elsevier.de**

Vorwort

Liebe Leserinnen und Leser,
in der Sprache von Gesundheitsberufen sind Fachbegriffe und Abkürzungen fester Bestandteil – im beruflichen Alltag sind sie nicht wegzudenken. Doch wenn es darum geht, mit anderen Berufsgruppen zu kommunizieren, Berichte zu verstehen oder zu schreiben, sind sowohl Auszubildende und Berufseinsteiger als auch Experten verschiedener physiotherapeutischer Fachrichtungen immer wieder mit Fragen und unbekannten Begriffen konfrontiert. „Wofür steht die Abkürzung SLAP?", „Was sind die Red Flags?", „Was ist Lipase?" ... *Medizinische Fachwörter von A–Z* soll in diesen Momenten Hilfestellung bieten.
Dieses kleine Lexikon für Physiotherapeuten ist auf der Grundlage des Nachschlagewerkes *Medizinische Fachwörter von A-Z. Kleines Lexikon für Pflege- und Gesundheitsfachberufe* in der 3. Auflage aus dem Elsevier entstanden. Es soll insbesondere Auszubildenden, Berufsanfängern, aber auch Berufserfahrenen in Weiterbildung und Experten als Lexikon für die „Kitteltasche" dienen. Neben den gängigen Termini aus Anatomie, Physiologie, Krankheitslehre und Grundbegriffen aus Biologie und Chemie stehen deshalb physiotherapeutische Fachbegriffe, Abkürzungen, häufige Vor- und Nachsilben sowie Diagnose- und Therapieverfahren im Vordergrund. Medizinische und physiotherapeutische Fachgebiete, Arzneimittelgruppen sowie Begriffe aus Wissenschaft und Statistik sind ebenso enthalten. Ob in der Physiotherapiepraxis oder auf Station: Für das Lexikon wurden unter dem Fokus der Alltagstauglichkeit und der Relevanz der Begriffe für die berufliche Tätigkeit in verschiedenen Fachrichtungen gezielt Stichworte ausgewählt.
Die ausgewählten Stichworte werden anhand von Synonymen, Antonymen und kurzen, leicht verständlichen Definitionen erläutert. Daneben unterstützen zahlreiche Abbildungen eine anschauliche Darstellung.
Ziel ist es, ein möglichst schnelles und einfaches Auffinden von Begriffen zu ermöglichen. Zu diesem Zweck orientiert sich auch die alphabetische Einordnung von Stichworten an deren Verwendung im beruflichen Alltag. Synonyme sind gut miteinander vernetzt und unter dem bekanntesten Begriff mit einer Definition hinterlegt. Die Diphthonge „ä", „ö" und „ü" wurden bei der Einordnung wie „ae", „oe" und „ue" behandelt. Kursiv geschriebene Wörter verweisen auf weitere Einträge im Wörterbuch.
Diese sinnvolle und benutzerfreundliche Gestaltung ermöglicht ein schnelles Nachschlagen von unbekannten Ausdrücken im Berufsalltag.

Viel Spaß und gutes Gelingen mit *Medizinische Fachwörter von A–Z*
wünschen Ihnen

Kristin Sauer und
das Lektorat Physiotherapie des Elsevier Urban & Fischer Verlags

Literatur

Bortz J, Döring N. Forschungsmethoden und Evaluation für Human- und Sozialwissenschaftler. 4. Aufl. Heidelberg: Springer, 2006.
Bossert FP, Vogedes K. Elektrotherapie, Licht- und Strahlentherapie. Grundlagen für Physiotherapeuten und Masseure. 4. Aufl. München: Elsevier, 2018.
Caser HR, Seddigh S, Rauschmann M. Akuter lumbaler Rückenschmerz. Diagnostik, Differenzialdiagnostik und Therapie. Deutsches Ärzteblatt Int 2016; 113(13): 223-34; DOI: 10.3238/arztebl.2016.0223
Diemer F, Lowak H, Sutor V. Leitfaden Physiotherapie. 3. Aufl. München: Elsevier, 2016.
Ebelt-Paprotny G, Taxhet G, Wappelhorst U (Hrsg.). Leitfaden Physiotherapie. 7. Aufl. München: Elsevier, 2017.
Hammerschmidt U, Koch J (Hrsg.). Leitfaden Physiotherapie in der Pädiatrie. 1. Aufl. München: Elsevier, 2018.
Hengemolen-Greb A, Jöbkens M (Hrsg.). Leitfaden Physiotherapie in der Neurologie. 1. Aufl. München: Elsevier, 2017.
Kisner C, Colby LA. Vom Griff zur Behandlung. 2. Aufl. Stuttgart: Thieme, 2000.
Liem T, Dobler T. Leitfaden Osteopathie. Parietale Techniken. 4. Aufl. München: Elsevier, 2017.
Reimann S. Befunderhebung. Grundlagenwissen für Physiotherapeuten und Masseure. 4. Aufl. München: Elsevier, 2013.
Scherfer, E. Forschung verstehen. Ein Grundkurs in evidenzbasierter Praxis. 1. Aufl. München: Pflaum, 2006.
Zetkin M, Schladach H. Lexikon der Medizin. 16. Aufl. Wiesbaden: Ullstein Medical, 1999.

Grundlage für die Bearbeitung dieses Buches:

Medizinische Fachwörter von A-Z. Kleines Lexikon für Pflege- und Gesundheitsfachberufe. Zusammengestellt von Anna-Marie Seitz, München, und Andrea Kurz †, Weilheim. 3. Aufl. München: Elsevier, 2018.

Abbildungsnachweis

Der Verweis auf die jeweilige Abbildungsquelle befindet sich bei allen Abbildungen im Werk am Ende des Legendentextes in eckigen Klammern.

A300-157	S. Adler, Lübeck in Verbindung mit der Reihe Klinik- und Praxisleitfaden, Elsevier GmbH, Urban & Fischer Verlag, München
A300	Reihe Klinik- und Praxisleitfaden, Elsevier/Urban & Fischer
A400	Reihe Pflege konkret, Elsevier/Urban & Fischer
E284	McRae R, Kinninmonth A W G. Orthopaedics and Trauma. New York: Elsevier/Churchill Livingstone, 1997
E366	Sanders M, McKenna K. Mosby's paramedic textbook. 3rd ed. St. Louis, Mo: Elsevier Mosby, 2006
E368	Rodak B, Fritsma G, Doig K. Hematology. 3rd ed. Philadelphia, PA: Elsevier Saunders, 2007
E374	Harris E D. Kelly's Textbook of Rheumatology. 7th ed. Philadelphia: Elsevier Saunders, 2005
E422	Weston W, Lane A, Morelli J. Color Textbook of Pediatric Dermatology. 4th ed. Philadelphia, PA: Mosby Elsevier, 2007
F260	Rettwitz-Volk W, Wikstroem M, Flodmark O. Occlusive hydrocephalus in congenital myotonic dystrophy. In: Brain and Development. 2001; 23 (2): 122–124
F905-001	Gicquel T, Najihi N, Vendeuvre T, et al. Tibial plateau fractures: Reproducibility of three classifications (Schatzker, AO, Duparc) and a revised Duparc classification. Orthopaedics & Traumatology: Surgery & Research. 2013; 99 (7): 805–816
G056	Hochberg M C, Silman A J, Smolen J S, et. Al. Rheumatology. 7th ed. Philadelphia, PA: Elsevier 2019
G069	Law M, Som P, Naidich T. Problem Solving in Neuroradiology. Philadelphia: Elsevier Saunders, 2011
G463	DeLee J C, Drez D, Miller M D. DeLee & Drez's Orthopaedic Sports Medicine. Principles and Practicies. 3rd ed. Philadelphia, PA: Saunders Elsevier, 2010
G493	Miller M, Sanders T. Presentation, Imaging and Treatment of Common Musculoskeletal Conditions: MRI-Arthroscopy Correlation. Philadelphia, PA: Elsevier Saunders, 2012
G523	Hochberg M, Silman A, Smolen J, Weinblatt M, Weisman M. Rheumatology. 6th ed. Philadelphia: Elsevier Mosby, 2015
G557-006	Herlihy B. The human body in health and Illness. 6th ed. Philadelphia, PA: Elsevier Saunders 2018
G703	Lovaasen K R, Schwerdtfeger J. ICD-10-CM/PCS Coding: Theory and Practice. Diseases of the Digestive System, Saunders, 2012
J787	Colourbox.com
K115	Andreas Walle, Hamburg
K138	Eckhard Weimer, Würselen
L106	Henriette Rintelen, Velbert

L108	Rüdiger Himmelhan, Heidelberg
L115	Rainer Dunkel, Berlin
L126	Dr. med. Katja Dalkowski, Erlangen
L138	Martha Kosthorst, Borken
L141	Stefan Elsberger, Planegg
L157	Susanne Adler, Lübeck
L190	Gerda Raichle, Ulm
L215	Sabine Weinert-Spieß, Neu-Ulm
L234	Helmut Holtermann, Dannenberg
L239	Otto Nehren, Achern
L253	Dr. Wolfgang Zettlmeier, Barbing
L255	Irina Kart, Berlin
L264	Claudia Flüss, München
L271	Matthias Korff, München
M123	Prof. Dr. med. Thomas Dirschka, Wuppertal
M150	Michael Földi, Hinterzarten
M158	Dr. Karl-Ludwig Krämer, Frankfurt/Main
M291	Kerstin Protz, Hamburg
M437	Prof. Dr. med Irene Hösli, Basel
M443	Olav Jansen, Kiel
O405	Stefanie Schröder, München
P196	Ralph Nitsche, HELIOS Rosmann Klinik, Breisach
R173	Oethinger M. Mikrobiologie und Immunologie. 11. A., München: Elsevier 2004
S007-1-24	Paulsen F, Waschke J. Sobotta. Atlas der Anatomie des Menschen. Band 1: Allgemeine Anatomie und Bewegungsapparat. 24. A. München: Elsevier. 2017
T173	Dr. med. Ulrich Vogel, Tübingen
V155	BSN medical GmbH & Co. KG, Hamburg
V218	Olympus Optical, Hamburg
W975	FOMT - Fortbildungen für orthopädische Medizin und manuelle Therapie, Stuttgart
X217	bvmed-Bilderpool, Berlin
X243	Heinz Günter Beer, Oberasbach

Abkürzungen

<	kleiner als
≤	kleiner oder gleich
>	größer als
≥	größer oder gleich
Abb.	Abbildung
Abk.	Abkürzung
bzw.	beziehungsweise
ca.	circa (etwa)
chem.	chemisch
d. h.	das heißt
dl	Deziliter
engl.	englisch
evtl.	eventuell
Geg.	Gegenteil
ggf.	gegebenenfalls
gr.	griechisch
i. d. R.	in der Regel
l	Liter
lat.	lateinisch
Lj.	Lebensjahr
mg	Milligramm
Min.	Minute(n)
mind.	mindestens
ml	Milliliter
mm	Millimeter
mmHg	Millimeter Quecksilbersäule
mmol/l	Millimol pro Liter
Mol	Molekulargewicht
mosmol	Milliosmol
nl	Nanoliter (10^{-9} Liter)
sog.	Sogenannt
SSW	Schwangerschaftswoche
Std.	Stunde(n)
Syn.	Synonym, Wort mit gleicher oder ähnlicher Bedeutung; sinnverwandt
u. a.	unter anderem
usw.	und so weiter
v. a.	vor allem
z. B.	zum Beispiel

α_1-Globulin 4 % der Bluteiweiße; zu dieser durch eine ▶ *Eiweißelektrophorese* aufgespaltenen Fraktion gehört u. a. das α_1-Antitrypsin, das den Körper vor der Aktivität von Trypsin, einem Verdauungsenzym, schützt
α_2-Globulin 7,5 % der Bluteiweiße; zu dieser durch eine ▶ *Eiweißelektrophorese* aufgespaltenen Fraktion gehören das α_2-Makroglobulin, das in Entzündungsreaktionen von Bedeutung ist, und das Haptoglobin, das freies Eisen im Blut bindet
α-Amylase Enzym der ▶ *Bauchspeicheldrüse* zur Verdauung von ▶ *Kohlenhydraten*; es spaltet pflanzliche Stärke bis zum Zweifachzucker Maltose
β-Blocker ▶ *Betablocker*
β-Globulin 12 % der Bluteiweiße; zu dieser durch eine ▶ *Eiweißelektrophorese* aufgespaltenen Fraktion gehören das Transferrin, ein Eisentransportprotein, das Komplement C3, welches für das Komplementsystem des ▶ *Immunsystems* wichtig ist, und das Fibrinogen, welches dem Wundverschluss dient (nur in der Plasmaelektrophorese)
γ-Globulin 16,5 % der Bluteiweiße; zu dieser durch eine ▶ *Eiweißelektrophorese* aufgespaltenen Fraktion gehören die ▶ *Antikörper* (Immunglobuline)

A

A., Aa. Abk. für: Arterie, Arterien (▶ Abb. 1)
AAL Abk. für: **A**mbient **A**ssisted **Li**ving; technische Hilfen zur Unterstützung, Überwachung und zur selbstständigen Lebensführung bei gesundheitlichen Problemen bzw. im Alter
A. axillaris Arterienabschnitt in der Achselhöhle
A. basilaris Arterie zur Versorgung von ▶ *Kleinhirn* und ▶ *Innenohr*, Vereinigung mit Vertebralarterien am Übergang von verlängertem Mark und Brücke (beides ▶ *Hirnstamm*)
A. brachialis Arterienabschnitt im Oberarm
A. carotis communis dextra Rechte gemeinsame Halsschlagader
A. carotis communis sinistra Linke gemeinsame Halsschlagader; eine der drei großen Arterien, die aus dem ▶ *Aortenbogen* austritt
A. carotis externa/interna Äußere/innere Halsschlagader
A. cerebri anterior Vordere Gehirnschlagader; versorgt u. a. Teile des ▶ *Hypothalamus* und der ▶ *Basalganglien*
A. cerebri media Mittlere Gehirnschlagader; versorgt große Teile des ▶ *Großhirns*, v. a. den Stirn-, Scheitel- und Schläfenlappen
A. cerebri posterior Hintere Gehirnschlagader; versorgt u. a. den Okzipitallappen, Teile des Temporallappens, ▶ *Hippocampus* und ▶ *Thalamus*
A. communicans anterior/posterior Vordere/hintere Verbindungsarterie; Sicherung der Hirndurchblutung durch Verbindung der Arterien zu einem Gefäßring
A. coronaria dextra Rechte ▶ *Koronararterie*; versorgt rechten Vorhof und Kammer, Herzhinterwand und einen kleinen Teil der Herzscheidewand
A. coronaria sinistra Linke ▶ *Koronararterie*, bestehend aus zwei Ästen (Ramus circumflexus, Ramus interventricularis anterior); versorgt linken Vorhof und Kammer sowie den Großteil der Herzscheidewand

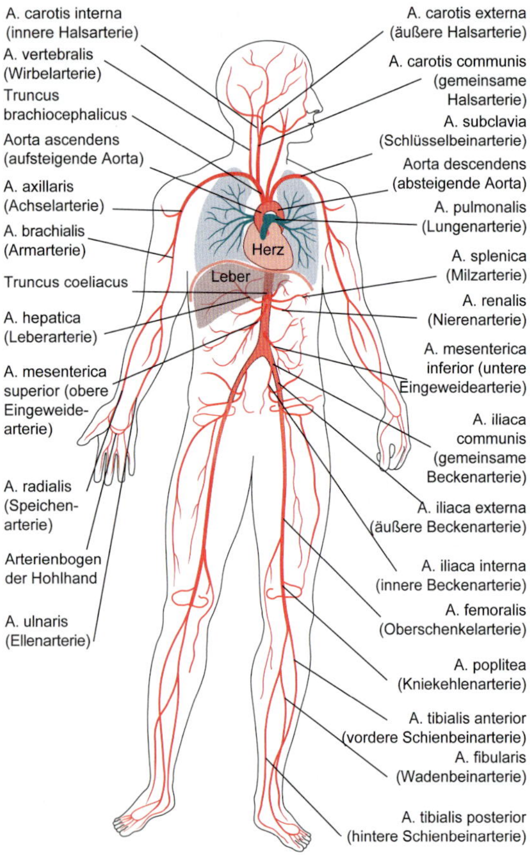

Abb. 1 Arterien [L190]

A. dorsalis pedis Fußrückenarterie

A. epigastrica superior/inferior Obere/untere Bauchdeckenarterie

A. facialis Gesichtsarterie

A. femoralis Oberschenkelschlagader

A. fibularis Wadenbeinarterie
A. gastrica dextra/sinistra Rechte/linke Magenarterie, Abzweigung des Truncus coeliacus
A. glutea Gesäßarterie
A. hepatica communis Gemeinsame Leberarterie, Abzweigung des Truncus coeliacus
A. iliaca communis Gemeinsame Beckenschlagader
A. iliaca externa/interna Äußere/innere Beckenschlagader
A. intercostalis Zwischenrippenarterie
A. lienalis/splenica Milzarterie
A. lingualis Zungenarterie
A. maxillaris Kieferarterie
A. mesenterica inferior Untere Eingeweidearterie; beginnt ▶ *Distal* der A. mesenterica superior, versorgt die untere Hälfte des Dickdarms und Teile des Mastdarms
A. mesenterica superior Obere Eingeweidearterie; folgt ▶ *Distal* dem Truncus coeliacus, versorgt den gesamten Dünndarm, den Blinddarm, den aufsteigenden und querverlaufenden Dickdarm sowie Teile der ▶ *Bauchspeicheldrüse*
A. occipitalis Hinterkopfarterie
A. ophthalmica Augenarterie
A. ovarica Eierstockarterie
A. peronea Wadenbeinschlagader
A. poplitea Kniekehlenschlagader
A. pulmonalis dextra/sinistra Rechte/linke Lungenarterie
A. radialis Speichenschlagader; versorgt zusammen mit der A. ulnaris Unterarm und Hand
A. rectalis Mastdarmarterie
A. renalis Nierenarterie
A. spinalis Rückenmarkarterie
A. splenica/lienalis Milzarterie
A. subclavia dextra Rechte Schlüsselbeinschlagader
A. subclavia sinistra Linke Schlüsselbeinschlagader; eine der drei großen Arterien, die aus dem ▶ *Aortenbogen* austritt
A. suprarenalis superior/media/inferior Obere/mittlere/untere Nebennierenarterie
A. temporalis Schläfenarterie
A. testicularis Hodenarterie
A. thoracica Brustarterie
A. thyroidea Schilddrüsenarterie
A. tibialis anterior/posterior Vordere/hintere Schienbeinschlagader
A. ulnaris Ellenschlagader
A. uterina Gebärmutterarterie
A. vertebralis Wirbelarterie
A. vesicalis Blasenarterie
A-, An- Vorsilbe für „Kein", Nichtvorhandensein von
Aa. umbilicales Nabelschnurarterien; transportieren sauerstoffarmes kindliches Blut vom fetalen Herzen zur ▶ *Plazenta, Placenta*
AB0-System Vererbtes Blutgruppensystem; auf der Erythrozytenoberfläche finden sich entweder ▶ *Antigen* A (Blutgruppe A), Antigen B (Blutgruppe B), Antigen A und B (Blutgruppe AB) oder kein Antigen (Blutgruppe 0)
AB0-Unverträglichkeit ▶ *Blutgruppenunverträglichkeit*
ABC-Klassifikation Einteilung der chronischen Magenschleimhautentzündung nach ihren Ursachen in Typ A (= Autoimmungastritis), Typ B (= Bakterielle Helicobacter-pylori-Gastritis) und Typ C (= Chemisch-toxische ▶ *Gastritis*)
ABCDE-Regel Kriterien bei Verdacht auf ein malignes Melanom; A = Asymmetrie, B = Begrenzung unscharf, C = Coloration (Färbung) variabel, D = Durchmesser größer als 5 mm, E = Entwicklung/Veränderung des Herdes oder Erhabenheit
Abdomen Bauch, Bauchraum
Abdomen, akutes ▶ *Akutes Abdomen*

A

Abdominalgravidität Syn.: Peritonealgravidität, Bauchhöhlenschwangerschaft; Form der extrauterinen Schwangerschaft mit Einnistung des Eies im Bauchraum

Abduktion Bewegung vom Körper weg (▶ Abb. 2), Abspreizen; Geg.: ▶ *Adduktion*

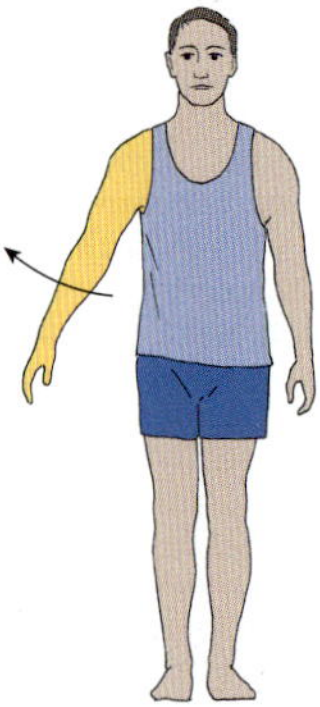

Abb. 2 Abduktion [L190]

Abführmittel ▶ *Laxans*

Abhängigkeit ▶ *Sucht*

Ablagerung (Krankhafte) Anreicherung von bestimmten Substanzen (z. B. Fette, ▶ *Proteine*, ▶ *Glykogen*, Metalle, ▶ *Bilirubin*)

Ablatio Entfernung, Abtragung

Ablatio mammae ▶ *Mastektomie*

Ablatio placentae ▶ *Abruptio placentae*

Ablederungswunde Syn.: Décollement; entsteht durch stumpfe, abscherende Gewalteinwirkung; evtl. als geschlossene Hautablösung von der Unterlage mit nachfolgender Hohlraum- und Hämatombildung

Abort Syn.: Fehlgeburt; vorzeitiges Ausstoßen des ▶ *Embryos* oder ▶ *Fetus* bei einem Gewicht unter 500 g und Fehlen aller Lebenszeichen; Unterteilung: Frühabort (bis zur 16. ▶ *SSW*), Spätabort (nach der 16. ▶ *SSW*)

Abrasio Syn.: Ausschabung, Kürettage; Abtragung mit einer Kürette (▶ Abb. 3)

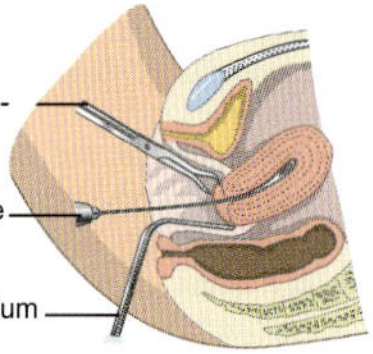

Abb. 3 Abrasio [L138]

Abrasio uteri Oberflächliche Abtragung der gesamten Gebärmutterschleimhaut mit anschließender histologischer Untersuchung

Abruptio ▶ *Schwangerschaftsabbruch*

Abruptio placentae Syn.: Ablatio placentae, vorzeitige Plazentalösung; teilweise oder vollständige Ablösung der normal sitzenden ▶ *Plazenta, Placenta* (▶ Abb. 4); durch Blutungen im Bereich der Haftfläche hohes Risiko für Mutter und Kind

Absenzen Kurze Bewusstseinsstörungen ohne Ohnmacht

Absorbieren Aufnehmen

Abstinenz Enthaltsamkeit

Abstoßungsreaktion Reaktion des Immunsystems gegen transplantierte Gewebe oder Organe; allergische Reaktion Typ IV

Abstract Kurze Zusammenfassung des Inhalts eines Dokuments oder Fachartikels

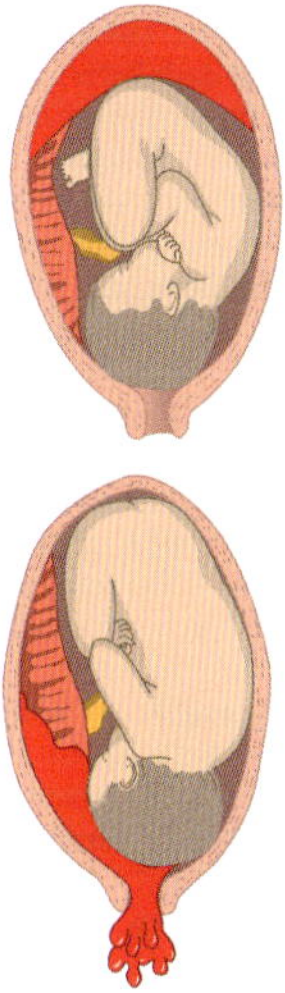

Abb. 4 Abruptio placentae [L138]

Abstraktionsvermögen Fähigkeit, vorhandene Fakten oder Zustände gedanklich auf allgemeinere und übergeordnete Situationen zu übertragen

Abstrich Abschabung von Hautzellen oder Entnahme von Sekreten mithilfe eines sterilen Watteträgers, anschl. mikroskopische oder mikrobiologische Untersuchung

Abszess Eiteransammlung in einer nicht vorgebildeten Körperhöhle, durch krankhafte Prozesse entstanden; muss meist chirurgisch geöffnet und entleert werden

Abtreibung ▶ *Schwangerschaftsabbruch*

Abusus Missbrauch, falsche Anwendung

Abwehr, humorale Teilsystem der Abwehr, basierend auf ▶ *Antikörpern* (Proteinen)

Abwehr, spezifische Erkennt bestimmte körperfremde Strukturen und bildet genau passende, spezifische ▶ *Antikörper* gegen diese ▶ *Antigene*

Abwehr, unspezifische Teil des ▶ *Immunsystems*, das antigenunabhängig und sehr schnell reagiert

Abwehr, zelluläre Teilsystem der Abwehr; basierend auf Zellen, welche die ▶ *Antigene* beseitigen (z. B. durch Phagozytose)

Abwehrfunktion Aufgabe des Blutes; die weißen Blutkörperchen (Leukozyten) bekämpfen Krankheitserreger, körperfremde Substanzen und entartete oder infizierte körpereigene Zellen

Abwehrmechanismen Unbewusste, innerseelische Vorgänge, um unangenehme Gefühle oder Wahrnehmungen nicht bewusst werden zu lassen, z. B. Verdrängung

Abwehrspannung „Brettharter Bauch"; Zeichen einer Bauchfellentzündung (▶ *Peritonitis*), Untersuchungsbefund bei akutem Abdomen

Abwehrsystem ▶ *Immunsystem*

ACE Abk. für: **A**ngiotensin-I-**C**onverting-**E**nzym

ACE-Hemmer Arzneimittel zur Hemmung von Angiotensin-Converting-Enzym; blutdrucksenkende und herzentlastende Wirkung

Acetabulum ▶ *Hüftgelenkpfanne*

ACG-Sprengung Verletzung des Bandapparates des Acromioclaviculargelenks (Abk.: ACG), Einteilung in Schweregrade nach ▶ *Rockwood-Klassifikation*, Ursache ist ein Trauma, Anzeichen: u.a. Schwellung, Schmerzen, Klavikulahochstand

Achillessehnenreflex Abk.: ASR; ▶ *Eigenreflex*, welcher durch einen

A

Schlag auf die Achillessehne ausgelöst wird und zu einer Streckung des Sprunggelenks führt

Achillessehnenruptur Abriss der Achillessehne; meist Folge einer plötzlichen Anspannung der Wadenmuskulatur bei vorbestehender degenerativer Sehnenveränderung

Acne vulgaris Meist in der Pubertät auftretende hormonabhängige Erkrankung der Talgdrüsenfollikel, die durch übermäßige und veränderte Talgdrüsensekretion zur Bildung von Mitessern (Komedonen) führt

ACS Abk. für: Akutes Koronarsyndrom

ACTH Abk. für: **A**drenocortico**tro**pes **H**ormon

Acute respiratory distress syndrome Abk.: ▶ *ARDS*, Akutes Atemnotsyndrom

ACVB Abk. für: Aorto-koronarer Venen-Bypass

Adamsapfel Sicht- und tastbarer Vorsprung des Schildknorpels am Kehlkopf bei Männern

Adams-Stokes-Anfall Kurzzeitiger anfallsartiger Herzstillstand; das Herz schlägt nach kurzer Zeit wieder von allein im Rhythmus, dennoch lebensgefährliche Situation

Adaptation Fähigkeit eines ▶ *Rezeptors*, sich einem Reiz anzupassen

Adduktion Bewegung zum Körper hin (▶ Abb. 5); Heranführen; Geg.: Abduktion

Adduktor Ein Muskel, der eine zum Körper heranziehende Bewegung durchführt (Adduktion)

Adenin Base und Grundbaustein der DNA und RNA; komplementär zu ▶ *Thymin*, gebunden an ▶ *Desoxyribose*

Adeno- Vorsilbe oder Wortteil für: Drüse(n)

Adenoide Syn.: adenoide Vegetationen, „Polypen"; Vergrößerung der Rachenmandeln

Adenohypophyse ▶ *Hypophysenvorderlappen*

Adenokarzinom Bösartiger Tumor, ausgehend vom Drüsenepithel

Adenom Gutartiger Tumor, ausgehend vom Drüsenepithel

Adenomatosis coli ▶ *Polypose*

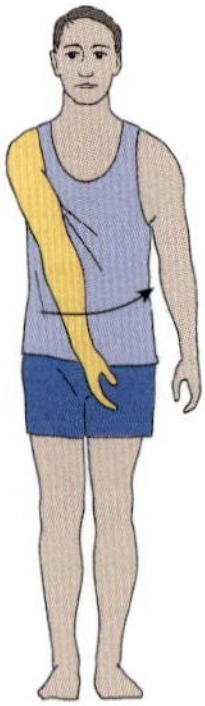

Abb. 5 Adduktion [L190]

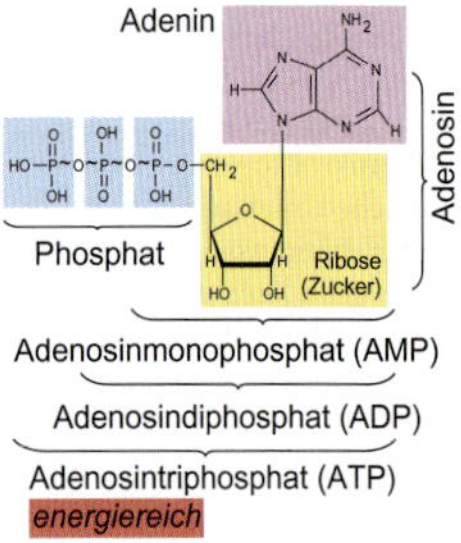

Abb. 6 Adenosintriphosphat [L190]

Adenosindiphosphat Abk.: ADP; entsteht beim Verbrauch von Adenosintriphosphat zur Energiegewinnung in Körperzellen
Adenosintriphosphat Abk.: ATP (▸ Abb. 6); Nukleotid, wichtigster Energielieferant des Intermediär-Stoffwechsels
Adenotomie Syn.: Polypenentfernung; Therapie zur operativen Entfernung der hyperplastischen Rachenmandel
Adenylatzyklase Enzym, welches bei der Wirkung von Hormonen eine Rolle spielt; überführt ATP in cAMP, welches als second messenger in der Zelle wirkt
Aderhaut Lat.: Choroidea; Teil der mittleren Augenhaut, welche mit Blutgefäßen durchzogen ist und so die Netzhaut (▸ *Retina*) mit Blut versorgt
ADH Abk. für: ▸ *Antidiuretisches Hormon*
Adhäsion Verwachsung, Verklebung
Adhärenz Syn.: Therapietreue, Adherence (engl. für: Einhalten, Befolgen); Einhaltung der gemeinsam von Patient und Therapeut festgelegten Therapieziele im Behandlungsprozess
AD(H)S Abk. für: **A**ufmerksamkeits**d**efizit-(**H**yperaktivitäts-)**S**yndrom; Kombination von Aufmerksamkeitsstörung, motorischer Überaktivität und Impulskontrollstörung
Adipös Fett, verfettet
Adipositas Syn.: Fettleibigkeit, Fettsucht; Übergewichtigkeit mit ▸ *Body-Mass-Index* > 30 kg/m^2; Geg.: ▸ *Kachexie*
Adipozyt Fettzelle
Adjuvant Unterstützend
Adjuvante Therapie Angewendet bei kurativem Behandlungsziel zur Vernichtung von nach der Lokaltherapie verbliebenen, nicht nachweisbaren Tumorzellen
ADL ▸ *ATL*
Adnexe Überbegriff für Eierstöcke, Eileiter und das umgebende Bindegewebe (▸ Abb. 7)

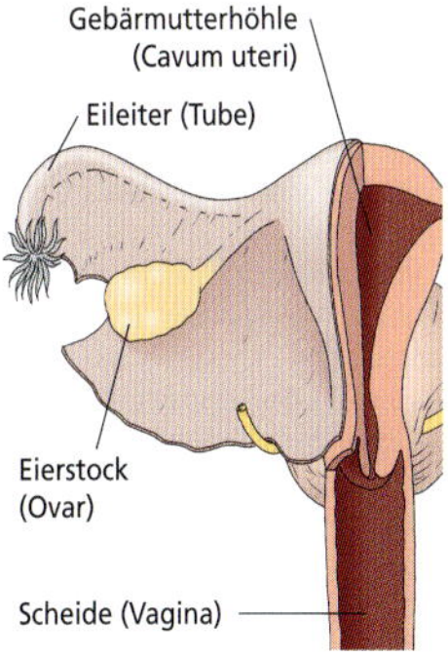

Abb. 7 Adnexe [L190]

Adnexitis Syn.: pelvic inflammatory disease; Entzündung der Eierstöcke und der Eileiter
Adoleszentenkyphose ▸ *Morbus Scheuermann*
Adoleszenz Kulturell geprägte Entwicklungsphase, in der ein jugendlicher Mensch bereits den Körper eines Erwachsenen hat, jedoch auf psychischer und sozialer Ebene noch heranreifen muss; Endphase des Jugendalters
ADP Abk. für: ▸ *Adenosindiphosphat*
Adrenalin Hormon und ▸ *Katecholamine*; fördert die Wirkung des sympathischen Nervensystems und stärkt damit Schlagkraft und -frequenz, Geschwindigkeit der Erregungsleitung sowie Erregbarkeit des

A

Herzens; steigert den Blutdruck, erhöht den Blutglukosespiegel
Adrenocorticotropes Hormon Abk.: ACTH; Hormon des ▶ *Hypophysenvorderlappens*, beeinflusst die Ausschüttung von Glukokortikoiden in der ▶ *Nebennierenrinde*
Adrenogenitales Syndrom Abk.: AGS; durch verschiedene Enzymdefekte bedingter Glukokortikoidmangel mit Nebennierenrindenhyperplasie (Zellvermehrung)
Adult Erwachsen, geschlechtsreif; Geg.: juvenil
Adult respiratory distress syndrome Abk.: ▶ *ARDS*, Akutes Atemnotsyndrom
Advanced Life Support Abk.: ALS; erweiterte lebensrettende Maßnahmen bei Reanimation, z. B. ▶ *Defibrillation*; vgl. ▶ *Basic Life Support* (BLS)
Adventitia Syn.: Tunica adventitia (▶ Abb. 8); äußerste Schicht bei Blutgefäßen oder Hohlorganen, enthält Blutgefäße und Nerven und sorgt bei den Hohlorganen für einen bindegewebigen Einbau in die Umgebung oder das Peritoneum
AED Abk. für: **a**utomatischer **e**xterner **D**efibrillator
AEDL Abk. für: **A**ktivitäten und existenzielle **E**rfahrungen **d**es **L**ebens

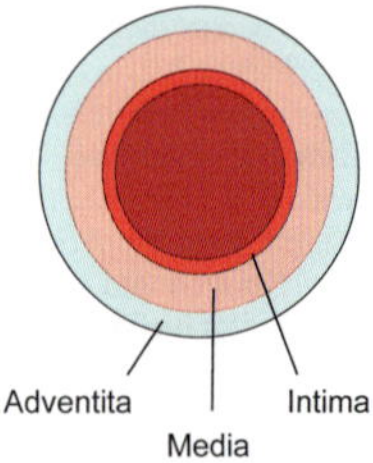

Abb. 8 Adventitia [L190]

-ämie Nachsilbe oder Wortteil für: im Blut
Äqui- Vorsilbe oder Wortteil für: gleich
Äquivalent Gleichwertig
Ätiologie Krankheitsursachen; Lehre von den inneren und äußeren Ursachen für eine Erkrankung
Aerob Sauerstoff zum Leben benötigend; Geg.: ▶ *Anaerob*
Aerosol Arzneimittelform mit „schwebenden" festen oder flüssigen Wirkstoffteilchen in einem Gas
Aerophagie Luftschlucken
AF Abk. für: **A**tem**f**requenz
Affektive Störung Psychische Erkrankung mit krankhafter Veränderung der Stimmung; Unterscheidung: gedrückte Stimmung (depressive Störung), gehobene Stimmung (Manie)
Affektivität Syn.: Emotionalität; Gesamtheit der Gefühlsregungen, Stimmungen und Selbstwertgefühle
Afferent Aufsteigend, zuführend; Geg.: efferent
Afferenzen Zum ZNS leitende Nervenfasern
Affinität Anziehungskraft, Bindungsstärke
After Syn.: ▶ *Anus*
Agenesie Völliges Fehlen einer Organanlage beim Neugeborenen infolge einer Störung der Embryonalentwicklung
Agglutinine ▶ *Antikörper* zu den Oberflächenstrukturproteinen des ▶ *AB0-Systems*; hat ein Mensch z. B. Blutgruppe A, hat er die Agglutinine Anti-B im Serum
Aggression Angriffsverhalten gegen Dinge, andere Menschen oder die eigene Person; körperliches oder verbales Handeln mit der Absicht, zu verletzen oder zu zerstören

Agnosie Störung des Erkennens; verschiedene Sinneswahrnehmungen können betroffen sein
Agonie Todeskampf; Phase direkt vor dem Sterben
Agonist Der Agonist (Spieler) kontrahiert und zieht das Körperteil in die gewünschte Richtung; Geg.: ▶ *Antagonist*
Agoraphobie Angststörung mit Angst vor Menschenansammlungen, beim Verlassen des Hauses oder beim Betreten von öffentlichen Einrichtungen und Verkehrsmitteln
Agranulozytose Zerstörung der ▶ *Granulozyten* im Blut, teilweise auch von deren Vorläuferzellen im Knochenmark
Agrafie Werkzeugstörung; Unfähigkeit zu schreiben
AGS Abk. für: ▶ *Adrenogenitales Syndrom*
AHB Abk. für: ▶ *Anschlussheilbehandlung*
AICD, ICD Abk. für: **a**utomatic **i**mplantable **c**ardioverter **d**efibrillator; herzschrittmacherähnliches Gerät bei ventrikulären Tachykardien
AIDP Abk. für: **a**kute **i**nflammatorische **d**emyelinisierende **P**olyneuropathie; Syn: Guillan-Barré-Syndrom
AIDS Abk. für: **a**cquired **i**mmune **d**eficiency **s**yndrome; Syn.: erworbenes Immundefektsyndrom; unheilbare Immunschwächekrankheit als Folge einer Infektion mit dem Humanen Immundefizienz-Virus (Abk.: HIV)
AIH Abk. für: **A**uto**i**mmun**h**epatitis
AK Abk. für: ▶ *Antikörper*
Akalkulie Werkzeugstörung; Unfähigkeit zu rechnen
Akathisie Unvermögen, ruhig zu sitzen oder zu stehen
Akinese Bewegungsarmut
Akkomodation Änderung von Krümmung und Brechkraft der Linse, um Sehschärfe auf unterschiedliche Distanzen herzustellen (▶ Abb. 9)
Akkumulation ▶ *Kumulation*
Akne, Neugeborene ▶ *Neugeborenenakne*
Akren Vorspringende Körperteile
Akro- Vorsilbe oder Wortteil für: hoch, äußerst; Geg.: brachy-
Akromegalie Durch eine Überproduktion von Wachstumshormon hervorgerufene Vergrößerung bestimmter Körperglieder (z. B. Hände, Füße, Kinn, Unterkiefer) und innerer Organe beim Erwachsenen
Akromioklavikulargelenk Gelenk zwischen knöcherner Struktur des

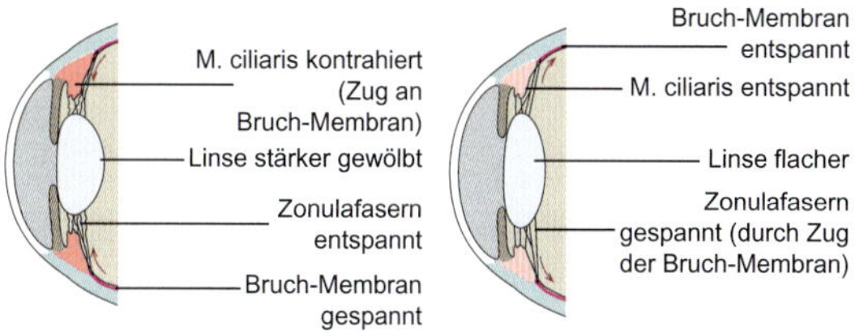

Abb. 9 Akkomodation: Nahakkommodation (links), Fernakkommodation (rechts) [L190]

Schulterblattes (▶ *Akromion*) und ▶ *Schlüsselbein* (Clavicula) (▶ Abb. 10)

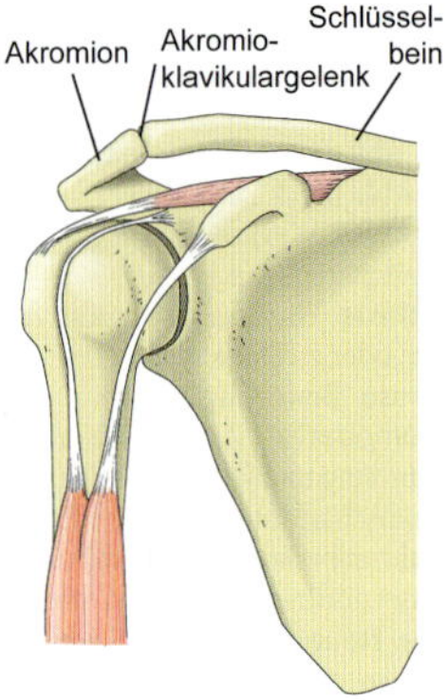

Abb. 10 Akromioklavikulargelenk [L190]

Akromion Schulterhöhe; knöcherne Struktur des Schulterblattes, gelenkige Verbindung mit dem Schlüsselbein

Akrophobie Höhenangst

Akrosom Äußere Hülle des vorderen Teils eines Spermiums (Samenkappe)

Aktinfilament Proteinfaden im ▶ *Sarkomer*, der senkrecht am ▶ *Z-Streifen* angeordnet ist und mit den ▶ *Myosinfilamente*n für die Muskelkontraktion verantwortlich ist (▶ Abb. 11)

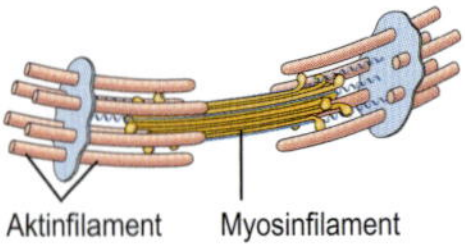

Abb. 11 Aktinfilament [L190]

Aktionsforschung Ansatz der Sozialforschung; die wissenschaftliche Fragestellung entsteht aus konkreten Problemen einer sozialen Gruppe; zielt auf Veränderungen der untersuchten Situation ab; aktive Beteiligung der Gruppenmitglieder

Aktionspotenzial Potenzialänderung an Nerven- oder Muskelzelle; entsteht durch schnellen Natriumeinstrom in die Zelle; dient der Informationsübertragung im Nervensystem

Aktivimmunisierung Auslösung eines „kontrollierten Übungskampfes“ und in der Folge Immunität durch Verabreichung von Lebendimpfstoffen (abgeschwächte Krankheitserreger), Totimpfstoffen (▶ *Antigene* toter Krankheitserreger) oder Toxoidimpfstoffen („entschärfte“ Giftstoffe)

Aktivitäten des täglichen Lebens Abk.: ▶ *ATL*, ADL

Akupressur Wirkweise wie Akupunktur, Anregung der Lebensenergie erfolgt jedoch durch Druck oder Massage

Akupunktur Aus der traditionellen chinesischen Medizin stammende Reflextherapie, bei der Nadeln in genau festgelegte Hautpunkte gestochen werden, um die in Längslinien durch den Körper fließende Lebensenergie anzuregen

Akustikusneurinom Gutartiger Tumor des ▶ *N. vestibulocochlearis*, Beginn meist im inneren Gehörgang

Akustisch evozierte Potenziale Abk.: AEP; Untersuchung der ZNS-Aktivität bei Zuführung von definierten Schallreizen am Ohr, objektive Gehörprüfung

Akut Unvermittelt auftretend, schnell und heftig verlaufend; Geg.: chronisch

Akuter Schmerz ▶ *Schmerz, akuter*

Akutes Abdomen Symptomkomplex mit akuten, starken Bauchschmerzen, Abwehrspannung des Abdomens und Kreislaufbeeinträchtigung
Akzeleration Beschleunigung, z. B. der Herzfrequenz; Geg.: Dezeleration
A-Lagerung Positionierung zur Dehnung der oberen Lungenbezirke; zwei Kissen in A-Form positionieren, sodass die Spitze zwischen den Schulterblättern des Patienten liegt, Kopf mit zusätzlichem Kissen unterstützen (▶ Abb. 12)

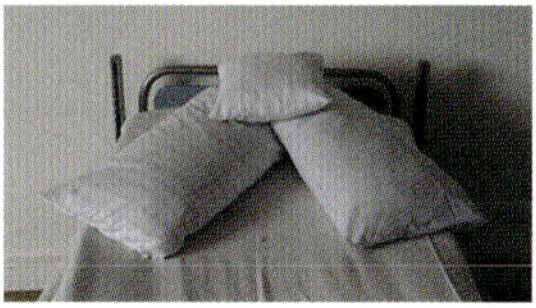

Abb. 12 A-Lagerung [L271]

ALAT ▶ *ALT*
Albumin Am häufigsten vorkommendes ▶ *Plasmaproteine*, das der Aufrechterhaltung des kolloidosmotischen Drucks dient
Albuminurie Erhöhte Ausscheidung des Eiweißes Albumin mit dem Urin; Unterteilung nach Ausscheidungsmenge in Mikro- und Makroalbuminurie
Aldosteron Hormon der ▶ *Nebennierenrinde* zur Regulierung von Elektrolyt- und Wasserhaushalt
Alexie Werkzeugstörung; Unfähigkeit zu lesen
-algie Nachsilbe oder Wortteil für: Schmerz
Alginate Wundauflage aus Braunalgen; granulationsfödernde und wundreinigende Wirkung; durch Aufquellen hohe Saugkapazität mit Einschluss von Wundexsudat, Bakterien und Zelltrümmern
Algodystrophie ▶ *Sudeck-Dystrophie*
Algurie Schmerzhaftes Wasserlassen
Alkalimetalle Lithium, Natrium, Kalium, Rubidium, Caesium und Francium sind Alkalimetalle und befinden sich in der 1. Hauptgruppe des Periodensystems. Sie besitzen in ihrer äußeren Schale ein Elektron und haben als reaktive Metalle ähnliche chemische Eigenschaften
Alkalität, alkalisch Basische Eigenschaften einer Lösung
Alkalose Anstieg des Blut-pH-Werts über den Normalbereich (> 7,44)
Alkalose, metabolische Vom Stoffwechsel verursachte Basenüberladung (z. B. infolge von Erbrechen mit Säureverlust)
Alkalose, respiratorische Von der Atmung verursachte Basenüberladung (z. B. durch Hyperventilation)
Alkoholembryopathie Syn.: fetales Alkoholsyndrom; Embryopathie
Alkoholentzugsdelir Durch unterbrochene Alkoholzufuhr auftretendes Entzugsdelir mit körperlichen (z. B. Schweißausbrüche, Tremor) und psychischen Symptomen (z. B. Desorientiertheit, Halluzinationen)
Alkoholfettleber ▶ *Fettleber*
Alkoholismus Syn.: Alkoholkrankheit, Alkoholabusus; Kontrollverlust über den Alkoholkonsum und dadurch Beeinträchtigung der körperlichen, psychischen und sozialen Situation
ALL Abk. für: akute lymphatische ▶ *Leukämie*
Allele Gene, die auf den sich entsprechenden (homologen) ▶ *Chromosomen* am gleichen Ort liegen

A

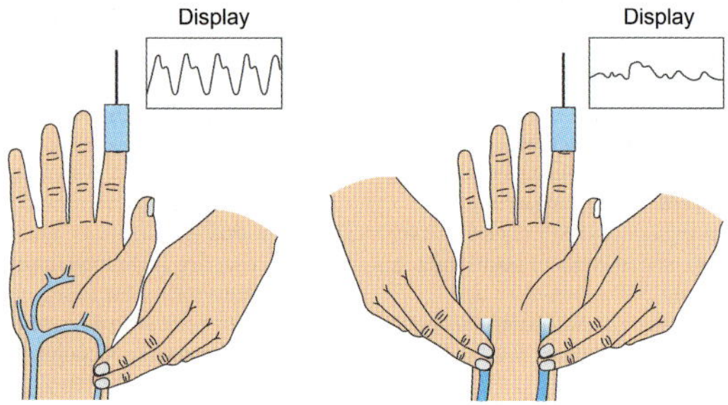

Abb. 13 Allen-Test [A300–157]

Allen-Test Test zur Untersuchung von Durchblutungsstörungen des Armes, z. B. bei ▶ *pAVK* oder zur Prüfung des Umgehungskreislaufs vor arterieller Punktion (▶ Abb. 13)

Allergen ▶ *Antigen*, das eine allergische Reaktion auslöst

Allergie Überempfindlichkeitsreaktion gegenüber einem ▶ *Antigen*; u. U. lebensbedrohlich

Allergische Reaktion Typ I Soforttyp: starke Ausschüttung von IgE, was u. a. große Mengen ▶ *Histamin* aus Mastzellen und basophilen Granulozyten freisetzt, welche die Gefäße stark erweitern; Folgen: Ödeme, Blasenbildung, Blutdruckabfall, Juckreiz, ▶ *Bronchospasmus* mit Atemnot (▶ Abb. 14)

Allergische Reaktion Typ II Zytotoxischer Typ: Hauptverantwortliche sind ▶ *IgG*, IgM und das ▶ *Komplementsystem*; Beispiele: Blutgruppenunverträglichkeit, Transplantatabstoßung (▶ Abb. 14)

Allergische Reaktion Typ III Immunkomplex-Typ: ausgelöst von ▶ *Antigen-Antikörper-Komplexen*, die im Blut zirkulieren und schwere

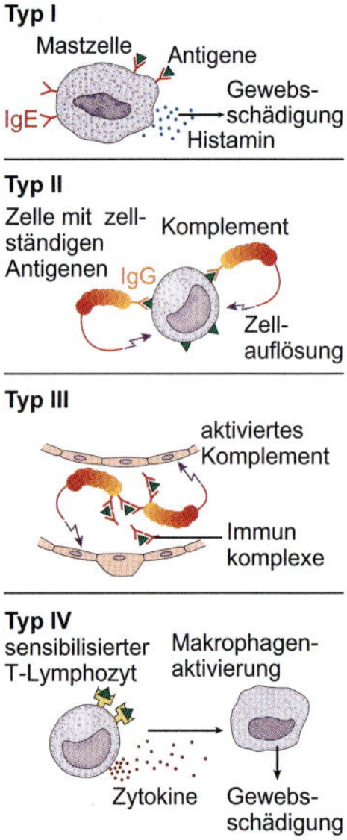

Abb. 14 Allergische Reaktion Typ I–IV [L190]

Gefäßentzündungen hervorrufen (▶ Abb. 14)

Allergische Reaktion Typ IV Verzögerter Typ: wird von ▶ *T-Zellen* vermittelt, ▶ *Antikörper* sind nicht beteiligt (▶ Abb. 14)

Allergische Schockreaktion ▶ *Schock, anaphylaktischer*

Allergologie Medizinische Fachrichtung, die sich mit Allergien beschäftigt

Alles-oder-nichts-Prinzip Überschreitet ein elektrischer Reiz einen bestimmten Depolarisationswert (Schwellwert), wird nach dem Alles-oder-nichts-Prinzip ein ▶ *Aktionspotenzial* ausgelöst

Allgemeinanästhesie ▶ *Narkose*

Allgemeinsymptome Symptome, die den ganzen Organismus betreffen, z. B. Müdigkeit und Abgeschlagenheit

Allodynie Sensibilitätsstörung; Empfindung eines eigentlich nicht schmerzhaften Berührungsreizes als Schmerz

Allografts Transplantation von Gewebe zwischen zwei genetisch verschiedenen Individuen derselben Art, z. B. Organtransplantationen von Mensch zu Mensch (nicht bei eineiigen Zwillingen)

Alltagskompetenz, eingeschränkte Menschen mit demenzbedingten Fähigkeitsstörungen, geistigen Behinderungen oder psychischen Erkrankungen können in ihrer Alltagskompetenz eingeschränkt sein, sie erhalten Leistungen aus der Pflegeversicherung

Alopezie Glatzenbildung, Haarlosigkeit

ALP Abk. für: **al**kalische **P**hosphatase; Laborgröße bei Lebererkrankungen

Alpha-Fehler Fehler 1. Art bei statistischen Tests; Wahrscheinlichkeit, fälschlicherweise ein signifikantes Ergebnis zu erhalten, d. h. irrtümlich die ▶ *Alternativhypothese* anzunehmen

ALS Abk. für: 1. ▶ *Amyotrophe Lateralsklerose*; 2. ▶ *Advanced Life Support*

ALT Abk. für: Alanin-Amino-Transferase; Syn.: GPT, ALAT; Laborgröße bei Lebererkrankungen

Alter Dritter Lebensabschnitt, in welchem oft eine Auseinandersetzung mit Krankheit, dem Rückgang von Fähigkeiten und Sterben notwendig ist; neuere Beschreibungen des Alters betonen die hohe Lernfähigkeit älterer Menschen und distanzieren sich somit von einer rein defizitorientierten Sichtweise

Alter, biografisches Chronologisches Alter; betrachtet wird nur die tatsächlich vergangene Lebenszeit

Alter, biologisches Definition des Alters anhand von Gesundheitszustand und Belastbarkeit; wird mithilfe von Skalen geschätzt

Altern Bei allen höheren Lebewesen stattfindender, genetisch vorherbestimmter Prozess, welcher irreversibel ist und von dem sich die Lebenserwartung ableiten lässt

Alternativhypothese Statistische Formalisierung der inhaltlichen Forschungsfrage; Syn.: H_1; entspricht meist der statistischen Annahme, dass Unterschiede, Effekte, Zusammenhänge oder Veränderungen vorliegen; z. B. „Physiotherapie beschleunigt die Wiederherstellung des normalen Ganges nach Implantation einer Hüftendoprothesen im Vergleich zu keiner Behandlung nicht.“; Geg.: ▶ *Nullhypothese*

Alternierend Abwechselnd

Altersflecken Im Alter auftretende braune Hautflecken, v. a. an Händen, Unterarmen und Unterschenkeln,

aufgrund veränderter Pigmentproduktion der Haut
Altersschwerhörigkeit Syn.: Presbyakusis; häufigste Form der beidseitigen Innenohrschwerhörigkeit; Beginn meist zwischen 50. und 60. Lebensjahr
Alterssichtigkeit Syn.: Presbyopie; altersbedingte Weitsichtigkeit (▶ Abb. 15); nicht durch einen ▶ *Brechungsfehler*, sondern durch Alterungsprozesse bedingt

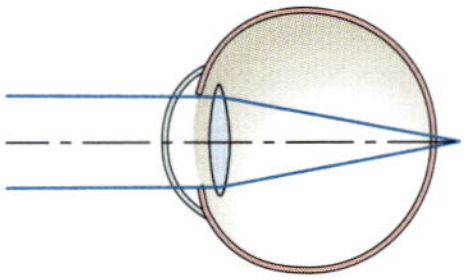

Abb. 15 Alterssichtigkeit [L190]

Altersstar Syn.: Cataracta senilis; altersbedingte Veränderungen der Linseneiweiße führen zu verminderter Lichtdurchlässigkeit und Streuung der einfallenden Lichtstrahlen
Altinsulin Syn.: Normalinsulin; kurz wirksames Insulin mit schnellem Wirkungseintritt (nach 15–30 Min.) und einer blutzuckersenkenden Wirkungsdauer von 4–6 Std.
Alveol- Vorsilbe oder Wortteil für: die Lungenbläschen betreffend
Alveoläre Pneumonie ▶ *Pneumonie*
Alveolarer Totraum ▶ *Totraum, alveolarer*
Alveolargänge Winzige Äste der Lungen, an deren Enden die Alveolen sitzen
Alveolarmakrophagen „Fresszellen" der Lunge, welche auf der Oberfläche der Alveolen sitzen und dort für die Immunabwehr sorgen
Alveolen Lungenbläschen, über die der Gasaustausch erfolgt (▶ Abb. 16)

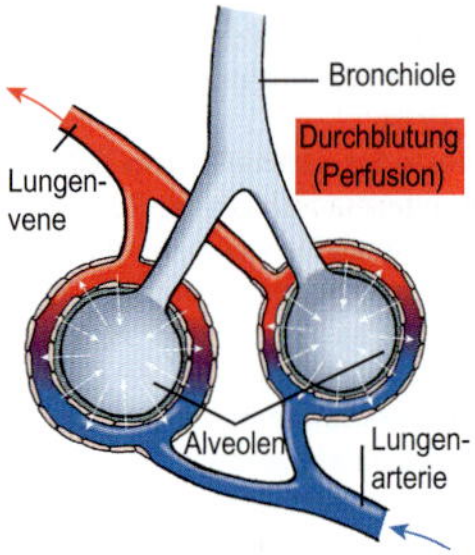

Abb. 16 Alveolen [L190]

Alveolitis Entzündung der Lungenbläschen
Alzheimer-Demenz Syn.: ▶ *Demenz* vom Alzheimer-Typ; Abk.: DAT; häufigste Form der primär degenerativen Demenz mit ungeklärter Ursache; der Patient ist relativ schnell orientierungslos und von Unterstützung und Pflege abhängig; insgesamt schlechte ▶ *Prognose*
Amakrine Zellen Nervenzellen in der zweiten Schicht der ▶ *Netzhaut*, welche Signale innerhalb der Netzhaut modulieren und zum Sehnerv weiterleiten
Amaurose Blindheit
Amaurosis fugax Sehstörungen auf einem Auge
Ambivalenz Gleichzeitiges Vorhandensein von zwei gegensätzlichen, miteinander unvereinbaren Gefühlen
Amboss Lat.: Incus; Gehörknöchelchen in der ▶ *Paukenhöhle*, welches

mit Hammer und Steigbügel verbunden ist; zusammen verstärken diese Knochen die Schwingungen des Trommelfells und übertragen sie auf das ovale Fenster

AMD Abk. für: *altersbedingte* ▶ *Makuladegeneration*

Amelie Angeborenes Fehlen einer oder mehrerer Gliedmaßen

Amenorrhö Ausbleiben der Menstruationsblutung

Ametropie Syn.: ▶ *Brechungsfehler*, Refraktionsanomalie

Aminopeptidase Eiweißspaltendes Enzym, das Peptidbindungen von den Enden her angreift

Aminosäure Baustein der ▶ *Proteine*, in Peptidbindungen verkettet mit stets identischer Struktur

Aminosäure, glukogene Werden glukogene Aminosäuren abgebaut, so kann aus deren Abbauprodukten ▶ *Glukose* erzeugt werden. Alle Aminosäuren außer Leucin und Lysin sind glukogen

Aminosäureabkömmling Meist wasserlösliches Hormon, welches sich von einer Aminosäure ableitet

Amiodaron Antiarrhythmikum; dämpft die Erregungsleitung und die Bildung von ▶ *Extrasystolen* in der Kammer

AML Abk. für: akute myeloische ▶ *Leukämie*

Amnesie Gedächtnisverlust, der z. B. durch eine Verletzung, Entzündung, ▶ *Epilepsie*, ▶ *Demenz* oder Intoxikation (z. B. Alkohol) verursacht wird

Amnesie, anterograde Gedächtnisverlust, der einen bestimmten Zeitraum nach der Schädigung (z. B. Schädel-Hirn-Trauma) betrifft

Amnesie, retrograde Gedächtnisverlust, der die Zeit (meist) unmittelbar vor der Schädigung betrifft

Aminkolpitis Entzündung der ▶ *Vagina*, verursacht durch das gramnegative Stäbchenbakterium Gardnerella vaginalis

Amnion Innere Eihaut

Amnionflüssigkeit ▶ *Fruchtwasser*

Amnionhöhle Hohlraum zwischen ▶ *Embryoblast* und ▶ *Trophoblast*

Amnioninfektionssyndrom Aufsteigende Infektion von Eihäuten, Eihöhle, ▶ *Plazenta, Placenta*, Fetus; hohes Risiko bei vorzeitigem Blasensprung

Amnioskopie Syn.: Fruchtwasserspiegelung; Betrachtung des Fruchtwassers durch die intakten Eihäute

Amniozentese Syn.: Amnionpunktion, Fruchtwasserpunktion (▶ Abb. 17); Entnahme von Fruchtwasser durch die Bauchdecke der Mutter, bringt Erkenntnisse über biochemische und chromosomale Störungen des Kindes

Amöbenruhr Syn.: Amöbiasis, Amöbenkolitis, tropische Ruhr; infektiöse Erkrankung des Dickdarms

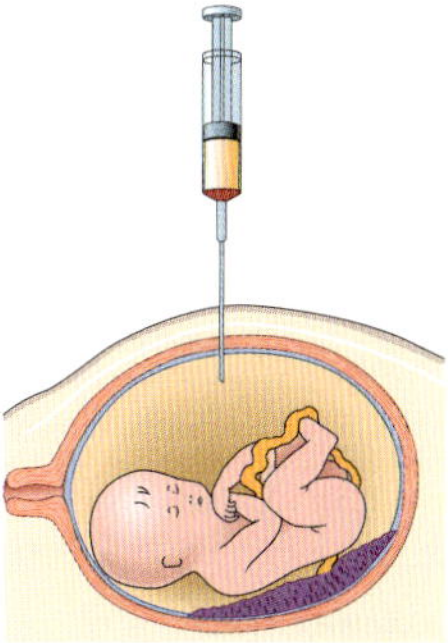

Abb. 17 Amniozentese [L190]

durch die Amöbe Entamoeba histolytica

Amorph Formlos; Geg.: ▶ *Kristallin*

Amp. Abk. für: ▶ *Ampulle*

AMPA-Rezeptor Glutamatrezeptor an Dornfortsätzen der Pyramidenzell-Dendriten; je aktiver die Nervenzelle, desto mehr AMPA-Rezeptoren finden sich an ihren ▶ *Synapsen* und desto besser ist die Übertragungsstärke; wichtig für die spätere Langzeitpotenzierung

Amphetamin Bewusstseinsaktivierende Droge, Aufputschmittel

Amphiarthrose Bezeichnung für Gelenke mit sehr straffem und kaum beweglichem Gelenkspalt

Amplitude Schwingungsweite, größter Ausschlag einer wellenförmigen Bewegung

Ampulle 1. Kleines, kolbenförmiges Glasbehältnis zur Aufbewahrung von Injektionslösungen; 2. Teil des ▶ *Gleichgewichtsorgans*, in den Bogengängen gelegen, in welchem sich die Sinneszellen zur Wahrnehmung von Drehbewegungen befinden; 3. Oberster Teil des Mastdarms (▶ *Rektum*); speichert den Stuhlgang bis zur Entleerung; Syn.: Ampulla recti

Amputation Vollständige Entfernung eines Körperteils (▶ Abb. 18)

Amyloidose Pathologische Ablagerung von Eiweißen in den Organen mit Magen-Darm-Beschwerden, Herz- und Niereninsuffizienz; Komplikation der rheumatoiden ▶ *Arthritis, rheumatoide*

Amylose Syn.: Stärke; pflanzliche Speicherform der durch ▶ *Photosynthese* aufgebauten Glukose

Amyotrophe Lateralsklerose Abk.: ALS; Syn.: Charcot-Krankheit, myatrophische Lateralsklerose; ätiologisch ungeklärte, unheilbare Erkrankung mit fortschreitender Degeneration des ersten und zweiten motorischen Neurons; zu Beginn Muskelschwäche und -zuckungen; Vollbild mit schlaffen und spastischen Lähmungen und Muskelatrophien

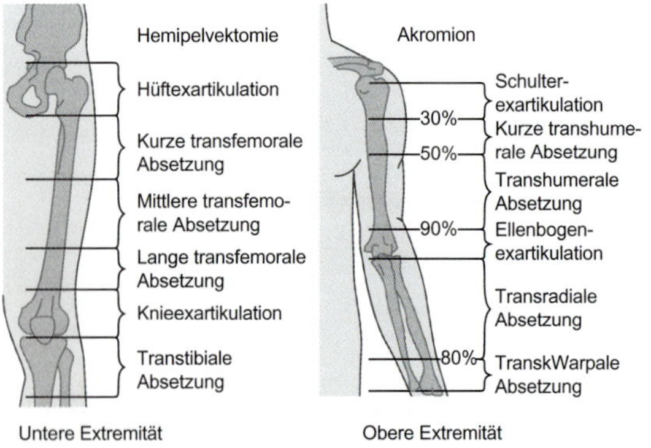

Abb. 18 Unterschiedliche Amputationshöhen der unteren Extremität [L138]

Anabole Reaktion Aufbau größerer Strukturen durch die Verbindung von ▶ *Atomen*, ▶ *Ionen* oder ▶ *Molekülen*

Anabolikum synthetisch hergestellte Abkömmlinge der Androgenen (männlichen Sexualhormone); häufig Missbrauch zur Leistungssteigerung im Sport

Anabolismus, Anabolie Aufbaustoffwechsel; Prozesse zum Aufbau neuer Bausteine für den Organismus; Geg.: ▶ *Katabolismus, Katabolie*

Anämie Blutarmut mit zu niedriger Hämoglobinkonzentration und meist verminderter Anzahl roter Blutkörperchen bei normalem Blutvolumen

Anämie, hämolytische Blutarmut durch den vermehrten Abbau von ▶ *Erythrozyten*

Anämie, perniziöse Blutarmut durch einen Mangel an dem zur Vitamin-B_{12}-Resorption notwendigen ▶ *Intrinsic-Faktor* durch chronische Autoimmungastritis oder Magenresektion

Anaerob Ohne Sauerstoff lebend; Geg.: ▶ *Aerob*

Anästhesie Unempfindlichkeit gegen Schmerz-, Berührungs- und Temperaturreize; gewünschtes Ergebnis einer Allgemein- oder Regionalanästhesie oder Symptom einer Erkrankung des zentralen oder peripheren ▶ *Nervensystems*

Anästhesiologie Medizinisches Fachgebiet, das sich mit den wissenschaftlichen Grundlagen und den praktischen Anforderungen von Anästhesieverfahren befasst

Anästhetikum Plural: Anästhetika; Syn.: Narkotika; Arzneimittel zur allgemeinen oder lokalen ▶ *Anästhesie*

Anal Den ▶ *Anus* betreffend

Analfissur Schmerzhafter Längsriss der Analschleimhaut

Analgetikum Plural: Analgetika; Syn: Schmerzmittel; Arzneimittel, das schmerzlindernd oder schmerzstillend wirkt

Analogskala, visuelle Abk.: ▶ *VAS* (▶ Abb. 19)

Analprolaps Vorfallen und äußeres Sichtbarwerden der Analschleimhaut bzw. des ▶ *Rektums*

Analverkehr Geschlechtsverkehr mit Einführen des Penis in den ▶ *Anus*

Analyse, chemische Untersucht die in einer chemischen Verbindung beteiligten Elemente (qualitative Analyse), deren Menge (quantitative

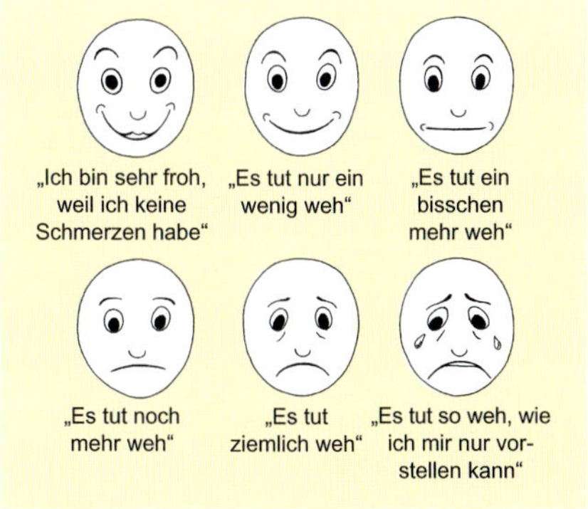

Abb. 19 Visuelle Analogskala (VAS) [L190]

A

Analyse) sowie den Aufbau der Verbindung (Strukturanalyse)

Anamnese Sammlung von Informationen über einen Patienten und seine (gesundheitliche) Vorgeschichte sowie seine Lebensumstände und Dispositionen

Anaphase Drittes Stadium der ▶ *Mitose* (= Zellkernteilung): Die 2-Chromatid-Chromosomen werden von Mikrotubuli zu Chromatiden getrennt; Letztere werden an zwei entgegengesetzte Zellpole gezogen

Anaphylaktischer Schock ▶ *Schock, anaphylaktischer*; Syn.: Anaphylaxie

Anasarka Nichtentzündliches Ödem der Unterhaut; Folge einer Stauung des Blutes im venösen System des Körperkreislaufs bei ▶ *Rechtsherzinsuffizienz*

Anastomose Operativ hergestellte Verbindung (▶ Abb. 20)

Anastomoseninsuffizienz Syn.: Anastomosendehiszenz; Undichtigkeit der ▶ *Anastomose*

Anatomie Lehre vom Bau der Körperteile

Anatomische Bewegungsgrenze Definiert durch die Maximalspannung der Gelenkgewebe (Kapsel, Sehnen, Bänder)

Anatomischer Totraum ▶ *Totraum, anatomischer*

Androgene Männliche Sexualhormone; gebildet in ▶ *Nebennierenrinde* und ▶ *Hoden*

Androider Fettverteilungstyp ▶ *Fettverteilungstyp, androider*

Andrologie Männerheilkunde

ANE-Syndrom Bei Zytostatikabehandlung sehr häufig auftretender Symptomkomplex aus **A**ppetitlosigkeit, Übelkeit (**N**ausea) und **E**rbrechen

Anenzephalus Schwerste Hirnfehlbildung mit Fehlen des Schädeldachs und wesentlicher Gehirnteile

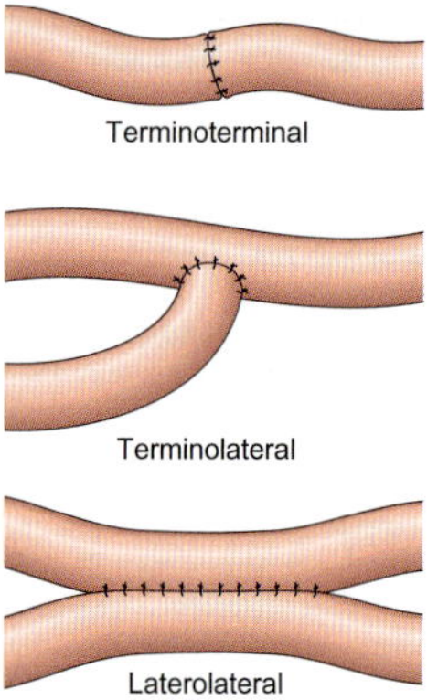

Abb. 20 Verschiedene Anastomosearten [G703]

Aneurysma Umschriebene Arterienausweitung (▶ Abb. 21)

Angina abdominalis Syn.: Angina intestinalis; Gefäßeinengung bei chronischen arteriellen Durchblutungsstörungen der Eingeweidearterien; führt zu Bauchschmerzen nach dem Essen, ▶ *Malabsorption* und Gewichtsverlust

Angina pectoris Syn.: Brustenge; Sauerstoffmangel des Herzmuskels durch ▶ *Koronararterie*, führt vor allem bei Belastung zu Schmerzen und Engegefühl in der Herzgegend, oft ausstrahlend in den linken Arm oder Hals, evtl. Atemnot. Unterteilung: Anfälle bei ähnlichen Auslösern und gleichem Schmerzcharakter sowie Abnahme der Beschwerden bei körperlicher Ruhe oder Nitratgabe = stabile Angina pectoris; Zunahme der Anfallshäufigkeit und -dauer sowie der Schmerzintensität = instabile Angina pectoris

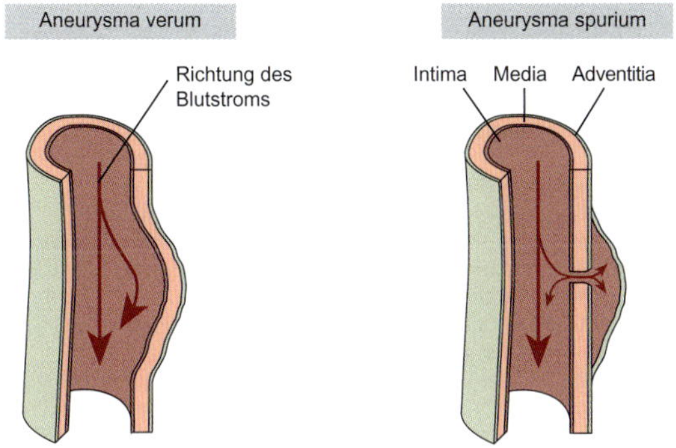

Abb. 21 Aneurysma [L115]

Angina tonsillaris Syn.: Mandelentzündung; akute Entzündung der Gaumenmandel, in der Regel durch β-hämolysierende ▶ *Streptokokken* bedingt; kann akut und chronisch auftreten

Angio- Vorsilbe oder Wortteil für: die Gefäße betreffend

Angiografie Röntgenologische Gefäßdarstellung unter Verwendung von Kontrastmittel

Angiologie Teilgebiet der Inneren Medizin, befasst sich mit Erkrankungen von Arterien, Kapillaren, Venen und Lymphgefäßen

Angioödem ▶ *Quincke-Ödem*

Angiotensin I Inaktive Vorstufe des Hormons Angiotensin II

Angiotensin-I-Converting-Enzym Abk.: ACE; Enzym, welches das Hormon Angiotensin I in Angiotensin II umwandelt

Angiotensin II Gefäßverengendes Hormon; stimuliert durch Freisetzung von Aldosteron in der Nebennierenrinde die Rückresorption von Natrium (und Wasser) in der Niere

Angiotensinogen Vorläuferprotein des Hormons Angiotensin I

Angststörung Psychische Erkrankung mit Angst als dominierendem Symptom; Unterteilung: generalisierte Angststörungen, Panikstörungen, ▶ *Phobie*

Angststörung, generalisierte Länger dauernde, diffuse Angst, verbunden mit Anspannung und weiteren körperlichen Beschwerden

Angulus Winkel

Anhidrosis Fehlende Schweißproduktion

Anion Ion mit negativer Ladung, hat Elektronen im Überschuss; Geg.: Kation

Anode Positiv geladene Elektrode; Geg.: Katode

Anorexia nervosa ▶ *Magersucht*

Anorexie Appetitlosigkeit

Anorgasmie Unfähigkeit, zum Orgasmus zu gelangen

Anosognosie Unfähigkeit des Patienten, seine eigene Erkrankung zu erkennen

A

ANP Abk. für: **a**triales **n**atriuretisches **P**eptid; Syn.: Atriopeptin; hormonähnlicher Botenstoff zur Förderung der Harnbildung und Natriumausscheidung, Freisetzung aus den Vorhöfen bei Volumenbelastung des Herzens

Anpassungsmechanismus Reaktionsschema des Körpers auf Einflüsse von außen, um das innere Milieu des Körpers konstant zu halten

Anschlussheilbehandlung Abk.: AHB; unmittelbar an Operation bzw. Krankenhausaufenthalt anschließende Maßnahme zur Rehabilitation, bezahlt von den Rentenversicherungsträgern

Anspannungsphase Der Herzmuskel kontrahiert; da die ▶ *Taschenklappen* noch geschlossen sind, erhöht sich der Druck in der Herzkammer und die ▶ *Segelklappen* schließen sich

Antagonist Der Antagonist (Gegenspieler, ▶ Abb. 22) erschlafft mit zunehmender Kontraktion des ▶ *Agonisten*

Antagonistisch Entgegengesetzt wirkend

Antazidum Plural: Antazida; Arzneimittel zur Neutralisierung von bereits gebildeter Magensäure; Ulkustherapeutikum

Ante- Vorsilbe oder Wortteil für: vor, vorn; Geg.: retro-

Antebrachium Unterarm

Anteflexion Vorwärtsbewegung der oberen Extremität; Geg.: ▶ *Retroflexion*

Anterior Vorn, vordere(r/s); Geg.: posterior

Anteversion Beugung/Drehung nach vorn, Vorwärtsneigung (▶ Abb. 23); Geg.: ▶ *Retroversion*

Anthelminthikum Plural: Anthelminthika; Arzneimittel zur Behandlung von Wurmerkrankungen

Anthro- Vorsilbe oder Wortteil für: Mensch-

Anti- Vorsilbe für: gegen

Antiallergikum Plural: Antiallergika; Syn.: Antihistaminikum; Arzneimittel zur sympthomatischen Behandlung von Allergien

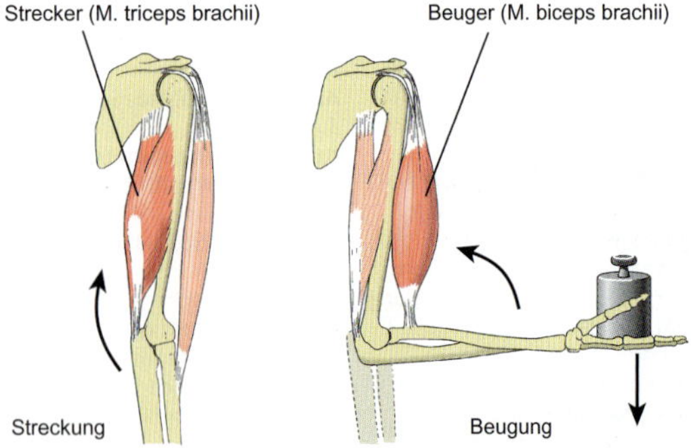

Abb. 22 Antagonist [L190]

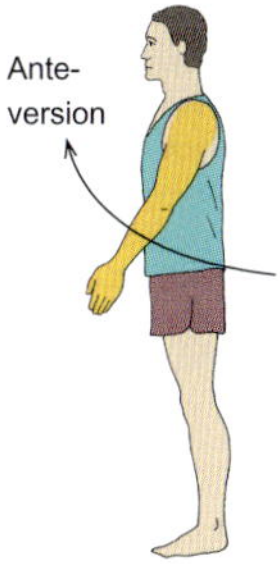

Abb. 23 Anteversion [L190]

Antiarrhythmikum Plural: Antiarrhythmika; Arzneimittel gegen Herzrhythmusstörungen

Anti-Baby-Pille ▶ *Ovulationshemmer*

Antibiogramm Untersuchung von Bakterien auf ihre Empfindlichkeit gegenüber bestimmter Antibiotika (▶ Abb. 24) mittels einer mit Bakterien infizierten Probe (beispielsweise Urin, Blut, Abstrich)

Antibiotikaresistenz Natürliche oder durch Mutationen erworbene Resistenz des Erregers gegenüber dem Antibiotikum

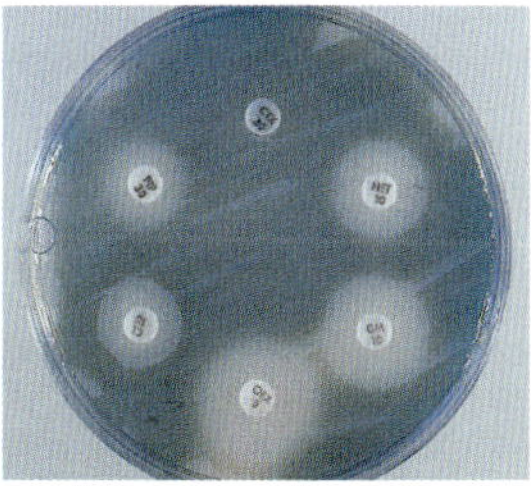

Abb. 24 Antibiogramm [R173]

Antibiotikum Plural: Antibiotika; gegen Bakterien wirksame Arzneimittel; Unterscheidung: Bakteriostase (Hemmung des Wachstums der Bakterien), Bakterizidie (Abtötung der Bakterien)

Anticholinergikum Plural: Anticholinergika; Syn.: Parasympatholytikum; Arzneimittel zur Hemmung des ▶ *Parasympathikus*

Anti-D-Antikörper Syn.: Anti-D-Immunglobulin; Antikörper gegen das Antigen D (Rhesusfaktor), welche von Menschen mit Rhesus-negativem Blut gebildet werden, wenn ihr Blut mit Rhesus-positivem Blut in Kontakt kommt

Antidementivum Plural: Antidementiva; Syn.: Nootropikum, Neurotropikum; Arzneimittel zur Verbesserung der Hirnleistung bei ▶ *Demenz*

Antidepressivum Plural: Antidepressiva; Syn.: Thymoleptikum; stimmungsaufhellendes und angstlösendes Arzneimittel

Antidiabetikum, orales Über den Mund eingenommenes Arzneimittel mit blutzuckersenkender Wirkung zur Behandlung von ▶ *Diabetes mellitus*

Antidiarrhoikum Plural: Antidiarrhoika; Arznei gegen Durchfall (Diarrhö)

Antidiuretisches Hormon Abk.: ADH; fördert die Wasserrückresorption in den Nieren, wodurch weniger Urin ausgeschieden wird

Antidot Gegenmittel, Gegengift

Antiemetikum Plural: Antiemetika; Arzneimittel, das Brechreiz und Erbrechen unterdrückt

Antiepileptikum Plural: Antiepileptika; Syn.: Antikonvulsivum; Arzneimittel zur Unterdrückung epileptischer Anfälle

Antigen Struktur, die eine Reaktion der spezifischen Abwehr auslöst

A

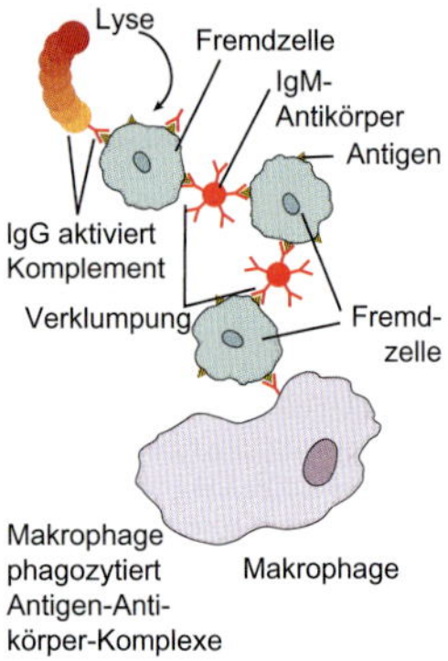

Abb. 25 Antigen-Antikörper-Komplex [L190]

Antigen-Antikörper-Komplex Zusammenschluss eines Antikörpers mit „seinem" Antigen (▶ Abb. 25)
Antigen D Wichtigstes Blutgruppenantigen des ▶ *Rhesus-Systems*
Antigen-Erkennungs-Molekül Molekül der spezifischen Abwehr zur Identifizierung bestimmter Antigene; befindet sich an der Membran von ▶ *T-Zellen* oder als freier Antikörper in den Körperflüssigkeiten sowie an den Membranen der ▶ *B-Zellen*
Antigengedächtnis Teilaspekt der spezifischen Abwehr; das Immunsystem „merkt" sich Antigene, mit denen es einmal konfrontiert wurde, um bei zukünftigen Attacken rascher reagieren zu können
Antigenpräsentierende Zelle Zelle, welche ▶ *T-Zellen* auf Antigene aufmerksam macht
Antihistaminikum Plural: Antihistaminika; Syn.: Antiallergikum; Arzneimittel gegen Symptome einer Allergie; hemmt die Histaminwirkung
Antihormon Medikament, welches die Ausschüttung tumorfördernder ▶ *Hormone* unterdrücken bzw. deren Wirkung durch Blockade der Rezeptoren verhindern soll
Antihypertensivum Plural: Antihypertensiva; Syn.: Antihypertonikum; Arzneimittel zur Behandlung des Bluthochdrucks
Antihypertonikum ▶ *Antihypertensivum*
Antihypotensivum Plural: Antihypotensiva; Arzneimittel zur Steigerung des Blutdrucks
Antikoagulans Plural: Antikoagulanzien; Syn.: Antithrombotikum; die Blutgerinnung hemmendes Arzneimittel
Antikoagulation Medikamentöse Gerinnungshemmung zur Vorbeugung der Entstehung von ▶ *Thrombosen* oder Verhinderung der Ausweitung bestehender Thrombosen
Antikörper Abk.: AK; Syn.: Immunglobulin; Proteine des Immunsystems, die als Reaktion auf ▶ *Antigene* von ▶ *Leukozyten* gebildet werden
Antikörper, monoklonale Antikörper, welche von einer einzelnen Plasmazelle gebildet werden; pathologisch z. B. beim M. Waldenström
Antikörper, polyklonale Gemisch aus verschiedenen Antikörpern, welche aus vielen Klonen der Plasmazellen hervorgehen, aber sich alle gegen dasselbe ▶ *Antigen* richten; so liegen Antikörper natürlicherweise vor
Antikonvulsivum Plural: Antikonvulsiva; Syn.: ▶ *Antiepileptikum*
Antimikrobiell wirksame Stoffe Stoffe, die die Vermehrungsfähigkeit oder Infektiosität von Mikroorganismen reduzieren oder sie abtöten bzw. inaktivieren

Antimykotikum Plural: Antimykotika; Arzneimittel gegen Pilzinfektionen, z. B. ▶ *Aspergillose*, ▶ *Candidose*
Antineoplastische Therapie Unmittelbare Vernichtung der Tumorzellen
Antioxidans Plural: Antioxidanzien oder Antioxidantia; Substanz, die pathophysiologische ▶ *Oxidation* im Organismus hemmt
Antiparasitikum Plural: Antiparasitika; Arzneimittel gegen Parasiteninfektionen, z. B. Bandwurmbefall, Krätze
Antiphlogistikum Plual: Antiphlogistika; Syn.: ▶ *Antirheumatikum, nichtsteroidales*
Antiprotozoikum Plural: Antiprotozoika; Arzneimittel gegen Protozoeninfektionen, z. B. Amöbenruhr, Malaria
Antipruriginosum Plural: Antipruriginosa; juckreizstillendes Arzneimittel
Antipsychotikum Plural: Antipsychotika; Syn.: Neuroleptikum
Antipyretikum Plural: Antipyretika; Arzneimittel zur Fiebersenkung
Antirheumatikum, nichtsteroidales Syn.: nichtsteroidales Antiphlogistikum/▶ *Analgetikum*; Abk.: NSAR, NSAID; Arzneimittel mit schmerzlindernder, fiebersenkender und entzündungshemmender Wirkung
Antisepsis Maßnahmen zur Keimreduktion bzw. -freiheit, um die Verbreitung von Krankheitserregern zu verhindern
Antiseptikum Plural: Antiseptika; desinfizierendes Mittel
Antithrombotikum Plural: Antithrombotika; Syn.: ▶ *Antikoagulans*
Antitoxin Gegengift
Antitussivum Plural: Antitussiva; Arzneimittel zur Unterdrückung des Hustenreflexes und zur Verringerung von Häufigkeit und Intensität der Hustenstöße
Antizipation Vorgriff, gedankliche Vorwegnahme
Antriebsstörung Minderung oder Steigerung der inneren Kraft zur (zielgerichteten) Aktivität
Anulus fibrosus Außenring der ▶ *Bandscheibe*, bestehend aus Faserknorpel
Anurie Ausbleibende Harnausscheidung, < 100 ml/24 Std.; Notfall
Anus Syn.: After; vom Analring umgrenzter unterster Mastdarmabschnitt; unteres, auf dem Damm mündendes Darmende
ANV Abk. für: akutes ▶ *Nierenversagen*
Anxiolytikum Plural: Anxiolytika; Syn.: Tranquilizer, Beruhigungsmittel; Arzneimittel, das angstlösend, beruhigend, schlafanstoßend, antiepileptisch und muskelentspannend wirkt
Aorta Große Körperschlagader (▶ Abb. 26)
Aorta abdominalis ▶ *Bauchaorta*
Aorta ascendens Vom Herzen aufsteigende Aorta
Aorta descendens Absteigende Aorta
Aortenbogen Teil der Aorta, der sich über den ▶ *Truncus pulmonalis* in einem Bogen hinwegsetzt; Ausgangspunkt dreier großer Arterien
Aorteninsuffizienz Meist erworbene, mitunter angeborene Schlussunfähigkeit der Aortenklappe mit Blutrückstrom aus der Aorta in die linke Herzkammer und entsprechender linksventrikulärer Volumenbelastung
Aortenisthmusstenose Abk.: ISTA; Einengung der Aorta vor oder nach dem Abgang des ▶ *Ductus arteriosus Botalli*

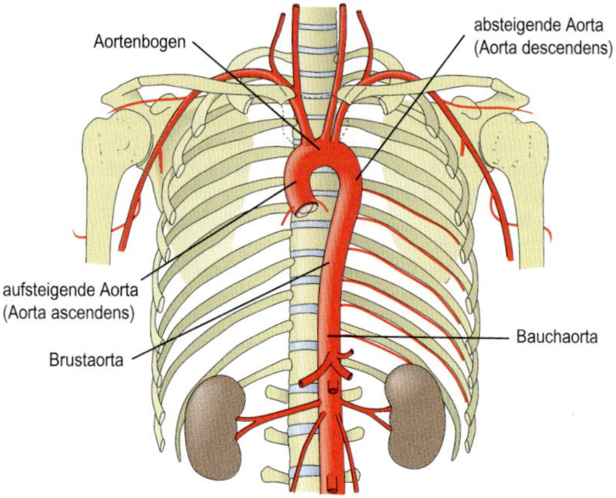

Abb. 26 Aorta [L190]

Aortenklappe Lat.: Valva aortae; Klappe zwischen linker Kammer und Aorta

Aorto-koronarer Venen-Bypass Abk.: ACVB; Überbrückung eines Koronararterienverschlusses von der Aorta ausgehend (▶ Abb. 27)

Apallisches Syndrom ▶ *Wachkoma*

Apathie Antriebslosigkeit

APGAR-Schema Punkteschema zur Prüfung der Anpassung des Neugeborenen an das Leben außerhalb des Mutterleibs unmittelbar nach der Geburt (▶ Tab. 1)

Die erhobenen Werte werden folgendermaßen interpretiert:

8–10 Punkte	Lebensfrisches Neugeborenes
6–7 Punkte	Leichte Adaptationsstörung
3–5 Punkte	Mittelschwere Adaptationsstörung, Betreuung auf einer Intensivstation
0–2 Punkte	Schwerste Adaptationsstörung, Reanimation

Aphakie Linsenlosigkeit; bei ▶ *Katarakt*operationen mit Kunstlinse

Aphasie Werkzeugstörung; erworbene, zentrale Sprachstörung bei intakten Sprechorganen

Aphasie, motorische ▶ *Broca-Aphasie*

Aphasie, sensorische ▶ *Wernicke-Aphasie*

Aphonie Stimmlosigkeit

Aphthen Rundliche, flache Erosionen auf Zunge, Zahnfleisch, Gaumen- und Wangenschleimhaut; verursacht

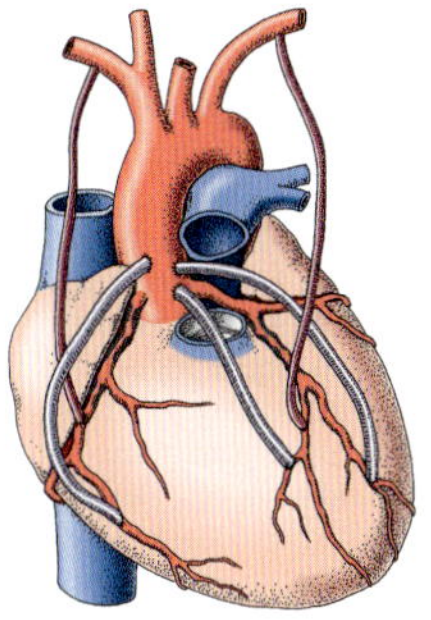

Abb. 27 Aorto-koronarer Venen-Bypass [L190]

durch bestimmte Nahrungsmittel, Verletzungen oder Infektionen

Apikal An der Spitze gelegen, nach oben gerichtet

Aplasie Fehlbildungsart beim Neugeborenen, bei der ein Organ angelegt, jedoch nicht ausgebildet ist; lediglich Fett- oder Bindegewebsreste sind vorhanden

Apnoe Atemstillstand

Aponeurose Sehnenplatte

Apophyse Knochenvorsprung

Apoplex ▶ *Schlaganfall*

Apoptose Programmierter Zelltod, durch zellinterne Prozesse oder von außen ausgelöst

Apoptotische Körperchen Entstehen bei der ▶ *Apoptose* aus der Zelle

Apostasis otum Vom Kopf abstehende Ohren

Appendektomie Operative Entfernung des Wurmfortsatzes

Appendix Syn.: Appendix vermiformis, ▶ *Wurmfortsatz*; Anhangsgebilde des ▶ *Blinddarms* (▶ Abb. 28)

Appendizitis Entzündung des Wurmfortsatzes

Appendizitits, Untersuchungspunkte Spezielle Untersuchungspunkte bei Appendizitis (▶ Abb. 29)

Tab. 1 APGAR-Schema

Kriterien	Beurteilung		
	0 Punkte	1 Punkt	2 Punkte
Atmung	Keine	Langsam und unregelmäßig	Regelmäßig, kräftiges Schreien
Puls	Keiner	< 100/min	> 100/min
Grundtonus (Muskeltonus)	Keine Spontanbewegung	Geringe Flexion der Extremitäten	Aktive Bewegungen
Aussehen (Hautfarbe)	Blass, blau	Stamm rosig, Extremitäten blau	Rosig
Reflexe	Keine	Grimassieren	Schreien, Husten, Niesen

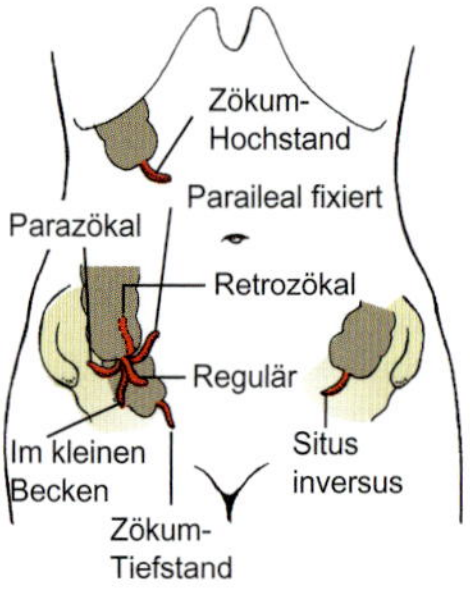

Abb. 28 Lagevarianten des Appendix [L190]

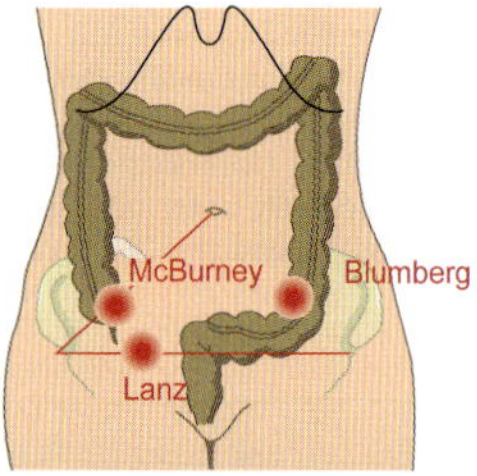

Abb. 29 Appendizitis-Untersuchungspunkte: Lanz-Punkt, Druckpunkt mit Loslassschmerz, McBurney-Punkt [L138]

Appetenz Verlangen, Begehren; Geg.: Inappetenz
Applikation Anwendung, Zuführung, Verabreichung
Apraxie Werkzeugstörung; Unfähigkeit, bestimmte Handlungen koordiniert und in der richtigen Reihenfolge auszuführen
A priori Lat.: zuvor
Aquädukt Verbindung zwischen dem 3. und 4. Hirnventrikel
Aquaporin Wasserkanal
Arachidonsäureabkömmling Fettlösliches Hormon, welches sich von Arachidonsäure (mehrfach ungesättigte Fettsäure) ableitet
Arachnoidalzotten Lat.: Granulationes arachnoideae; zottenartige Fortsätze der ▶ *Arachnoidea*, welche sich in die venösen Blutleiter hineinwölben und Liquor aus den Hohlräumen von Rückenmark und Gehirn in das Venensystem ableiten
Arachnoidea Spinngewebshaut: mittlere Hirnhaut aus kollagenem Bindegewebe
Arcus Bogen
ARDS Abk. für: **a**dult/acute **r**espiratory **d**istress **s**yndrome; Syn.: Schocklunge, akutes Lungenversagen, Atemnotsyndrom des Erwachsenen; akute respiratorische ▶ *Insuffizienz* bei vorher Lungengesunden
Aromatherapie Verwendung von natürlichen Duftstoffen (meist in Form von ätherischen Ölen) zu therapeutischen Zwecken
Arrhythmie Herzrhythmusstörungen mit unregelmäßigen Zeitabständen zwischen den einzelnen Herzmuskelkontraktionen, auch in Verbindung mit zu schneller (= Tachyarrhythmie) und zu langsamer (= Bradyarrhythmie) Herzfrequenz (▶ Abb. 30)
ART Abk. für: **anti**r**etrovirale** **T**herapie; Anwendung bei ▶ *AIDS*
Artefakt Künstlich hervorgerufene Störung in der ▶ *EKG*
Arteriell Die Arterien betreffend

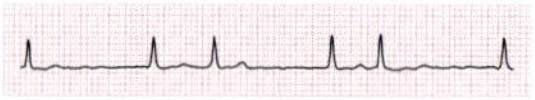

Abb. 30 Absolute Arrhythmie mit Vorhofflimmern [L190]

Arterielle Hypertonie ▶ *Hypertonie, arterielle*
Arterielle Verschlusskrankheit, periphere Abk.: pAVK; chronische Verengung und Verschlüsse der Extremitätenarterien
Arterieller Mitteldruck Abk.: MAD, MAP; ▶ *Mittlerer arterieller Druck*
Arterien Vom Herzen wegführende Blutgefäße (▶ Abb. 1)
Arteriolen Feine Verzweigungen der Arterien
Arteriosklerose Krankhafte Veränderung der Arterienwände, wobei das Gefäßendothel geschädigt wird und es zu einer Wandverdickung kommt; umgangssprachlich „Arterienverkalkung" (▶ Abb. 31)
Arteriosklerotische Plaque ▶ *Plaque, arteriosklerotische*
Arteriovenöse Fistel Abk.: AV-Fistel; angeborene oder erworbene, krankhafte Kurzschlussverbindung zwischen arteriellem und venösem Gefäßsystem
Arthralgie Gelenkschmerz
Arthritis, eitrige/infektiöse/septische Akute bakterielle Gelenkentzündung, oft mit Eiteransammlung in der Gelenkhöhle; orthopädischer Notfall, Gefahr von Folgeschäden
Arthritis, reaktive Akute, nicht-eitrige Gelenkentzündung
Arthritis, rheumatoide Syn.: chronische Polyarthritis; Abk.: RA, cP; chronisch-entzündliche, oft in Schüben verlaufende Erkrankung des Binde-, Stütz- und Muskelgewebes
Arthritis urica Entzündung der Gelenke mit Gichtanfall durch Ablagerung von Harnsäurekristallen in den Gelenken
Arthro- Vorsilbe oder Wortteil für: die Gelenke betreffend
Arthrodese Operative Gelenkversteifung
Arthrokinematik Beschreibt die im Gelenk stattfindende Mechanik
Arthrose Lat.: Arthrosis deformans; schmerzhafte, degenerative Gelenkerkrankung mit Zerstörung des Gelenkknorpels und Entzündung der Innenschicht der ▶ *Gelenkkapsel*, die zur völligen Einsteifung eines Gelenks führen kann; bei älteren Menschen v. a. Hüft- (= Koxarthrose) und Kniegelenk (= Gonarthrose) betroffen; meist langsamer, stetig fortschreitender Verlauf
-arthrose Nachsilbe oder Wortteil für: Degeneration der knorpeligen Gelenkoberfläche
Arthroskopie Gelenkspiegelung (▶ Abb. 32)
Articulatio Gelenk (▶ Abb. 151)
Ascendens Aufsteigend; Geg.: Descendens
ASD Abk. für: ▶ *Vorhofseptumdefekt*

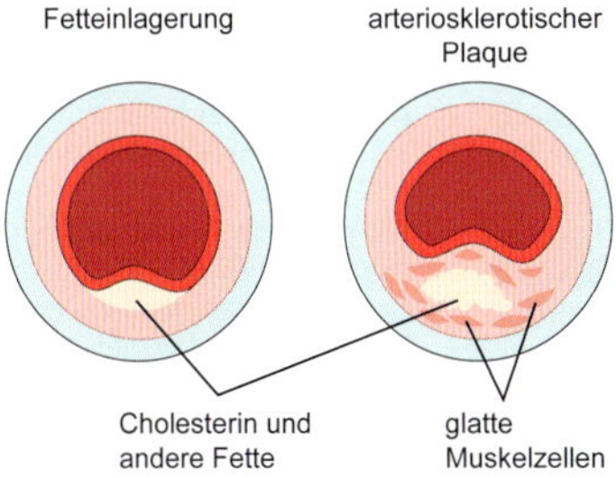

Abb. 31 Arteriosklerose [L190]

A

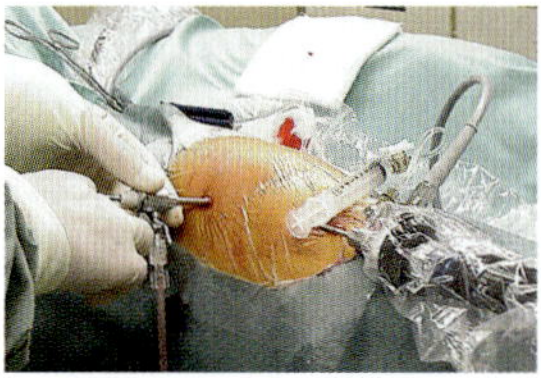

Abb. 32 Arthroskopie [G056]

ASE Abk. für: ▸ *Atemstimulierende Einreibung*
Asepsis Syn.: Keimfreiheit; Schaffung eines Arbeitsfeldes ohne Keime, Ausschluss einer Kontamination mit Mikroorganismen
Askariasis Syn.: Spulwurmerkrankung; Wurmerkrankung mit Beschwerden v. a. des Darms und der Lunge
Asperger-Syndrom Frühkindlicher ▸ *Autismus* ohne sprachliche und kognitive Entwicklungsverzögerungen
Aspergillose Syn.: Aspergillus-Mykose; Schimmelpilzerkrankung vorzugsweise der Lunge, v. a. bei abwehrgeschwächten Patienten
Asphyxie Atemdepression bzw. -stillstand bei Atemwegsverlegung oder Atemlähmung
Aspiration Verschlucken; Einatmen von Flüssigkeiten oder Fremdkörpern
Aspirationspneumonie Lungenentzündung durch Eindringen von Nahrung, Erbrochenem oder anderen Fremdkörpern in die Luftröhre
Aspirieren Ansaugen, einsaugen, einatmen
ASR Abk. für: ▸ *Achillessehnenreflex*
ASS Abk. für: **A**zetyl**s**alizyl**s**äure
Assessment Einschätzungsscore, -skala, Screening-Instrument; kriterienorientierte und strukturierte Sammlung von Daten; in der Physiotherapie angewandt, um komplexe Fähigkeiten oder Probleme eines Pat. zu erfassen, z.B. funktionelle Beeinträchtigung durch Schmerzen
Assoziation Verknüpfung, Zusammenschluss; Geg.: Dissoziation
Assoziationsbahn Nervenfaserbündel der weißen Gehirnsubstanz, welches Impulse innerhalb einer Hemisphäre (Gehirnhälfte) weiterleitet
Assoziationsfeld Zusammenfassende Felder des Großhirns, in denen z. B. sensorische Informationen mit motorischen Leistungen verknüpft werden
AST Abk. für: 1. **A**nti**s**treptolysin-**T**iter (Streptolysin: von Streptokokken produzierte Substanz); 2. Aspartat-Amino-Transferase; Syn.: GOT (Laborwert bei Verdacht auf Herz-, Leber-, Skelettmuskelerkrankungen)
Asthma bronchiale Entzündliche Erkrankung der Atemwege mit anfallsartiger Atemnot
Asthma cardiale Atemnot und Husten infolge eines Lungenödems
Astigmatismus Syn.: Stabsichtigkeit; linienförmige Abbildung eines Punkts auf der Netzhaut
Astrozyten Stützende Zellen für Neurone; bilden nach Verletzung einen narbigen Ersatz, steuern den Stofftransport in die Neurone und lassen viele Substanzen nicht passieren
Astrozytom Hirntumor; bösartige Entartung, ausgehend von den ▸ *Gliazellen*
Asymmetrisch Seitenungleich
Asystolie Fehlende Kontraktion des Herzens, erkennbar an der Pulslosigkeit; kein peripherer oder zentraler Puls tastbar
Aszendierend Aufsteigend
Aszites Syn.: Bauchwassersucht; Ansammlung von Flüssigkeit in der Bauchhöhle (▸ *Peritonealhöhle*)

Aszitespunktion Syn.: Bauch-, Bauchhöhlen-, Peritonealpunktion; Einstechen in die Bauchhöhle zur Klärung eines Aszites unbekannter Ursache und zur Entlastung bei ausgeprägtem Aszites

Ataxie Gestörter Bewegungsablauf durch mangelhafte Koordination der Muskeln, Fallneigung; ursächlich v. a. durch Schädigung des ▶ *Kleinhirns*, des Rückenmarks oder sensibler peripherer Nerven bedingt

Atelektasen Kollabieren der Lungenbläschen und Aneinanderlegen der Alveolenwände durch Mobilitätseinschränkung

Atemfrequenz Abk.: AF; Anzahl der Atemzüge pro Minute (▶ Abb. 33); Normalwert beim Erwachsenen: 12–20 Atemzüge/Min.

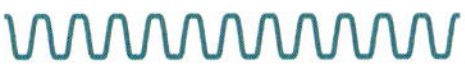

Abb. 33 Atemfrequenz [L190]

Atemhilfsmuskulatur Bei Atemnot oder vertiefter Atmung wird die Ausdehnung des Brustkorbs durch weitere Muskeln unterstützt, die unter normalen Bedingungen andere Aufgaben haben: großer und kleiner Brustmuskel (Mm. pectorales major und minor), hinterer oberer und hinterer unterer Sägemuskel (M. serratus posterior superior, M. serratus posterior inferior), Treppenmuskeln (Mm. scaleni), Kopfwender. In Ruhe leistet das ▶ *Zwerchfell* 80 % der Atemarbeit

Atemminutenvolumen Syn.: Atemzeitvolumen; Mengenangabe dessen (in Litern), was ein Mensch durchschnittlich pro Minute einatmet: beim Mann ca. 7,5 l

Atemnot Lat.: Dyspnoe; subjektives Gefühl, nicht ausreichend Luft zu bekommen

Atemnotsyndrom, Erwachsene ▶ *ARDS*

Atemnotsyndrom, Neugeborene ▶ *Surfactantmangel-Syndrom*

Atemstillstand Aussetzen der Atemtätigkeit der Lunge

Atemstimulierende Einreibung Abk.: ASE; erfolgt mit ätherischen Ölen; lässt den Patienten wieder gleichmäßiger und ruhiger atmen (▶ Abb. 34)

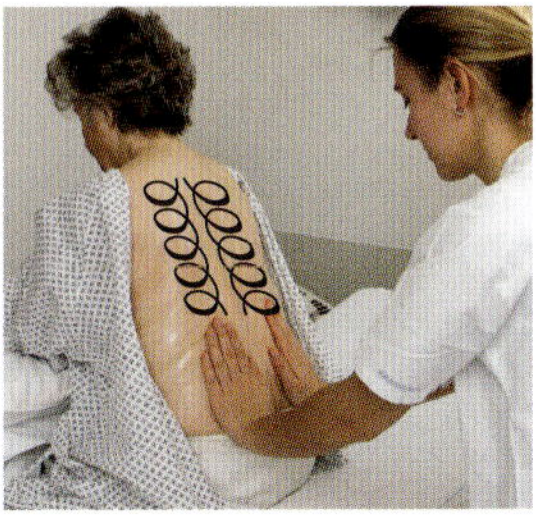

Abb. 34 Atemstimulierende Einreibung [K115]

Atemzeitvolumen ▶ *Atemminutenvolumen*

Atemzentrum Gebiet des Gehirns im verlängerten Mark, welches durch abwechselnde Impulse aus den Inspirations- und Exspirationskernen den Wechsel zwischen Ein- und Ausatmen steuert

Atemzug Einmal Ein- und Ausatmen

Atemzugvolumen Abk.: AZV; Volumen, das bei einer normalen Einatmung eingeatmet wird (ca. 500 ml)

Athetose Langsame, schraubende, kreisende und drehende Bewegungen (insbesondere der Gliedmaßen) bei extrapyramidalen Störungen

A

ATL Abk. für: **A**ktivitäten des **t**äglichen **L**ebens; ATL-Systematik dient als Orientierungshilfe für Therapeuten bei der Erfassung von Bedürfnissen des Patienten im Rahmen des Therapieprozesses; Engl. ADL: activity of daily living

Atlas Erster Halswirbel; bildet einen Teil des oberen Kopfgelenks

Atmung, innere Aufnahme von Sauerstoff in die Zellen, Abgabe von Kohlenstoffdioxid aus den Zellen

Atmungskette Der weitaus größte Teil der Energiegewinnung des Organismus erfolgt innerhalb der Mitochondrien durch Kopplung von Wasserstoff- bzw. Elektronentransport an die ATP-Bildung aus ADP und anorganischem Phosphat (sog. oxidative Phosphorylierung)

Atmungssystem Organe zur Aufnahme und Verarbeitung von Sauerstoff und zur Ausscheidung von Kohlenstoffdioxid; umfasst Atemwege (Nase, Rachen, Kehlkopf, Luftröhre, Bronchien) und Lunge

Atom Kleinster chemischer Baustein im menschlichen Körper

Atonie Schwäche, Schlaffheit, Erschlaffung, fehlender Muskeltonus

Atopie Anlagebedingte Anfälligkeit für Allergien

Atopische Erkrankung Allergische Erkrankung

ATP Abk. für: ▶ *Adenosintriphosphat*

Atraumatisch Ohne Wunde oder Verletzung verlaufend; Geg.: traumatisch

Atresie Fehlen einer physiologischen Körperöffnung, eines Ganges oder Kanals

Atriopeptin ▶ *ANP*

Atrium dextrum/sinistrum Rechter/linker Vorhof

Atrophie, -atrophie Syn.: Gewebeschwund (▶ Abb. 35); Rückbildung eines vorher normal entwickelten Gewebes oder Organs; schwere Form der Unterernährung; Geg.: Hypertrophie

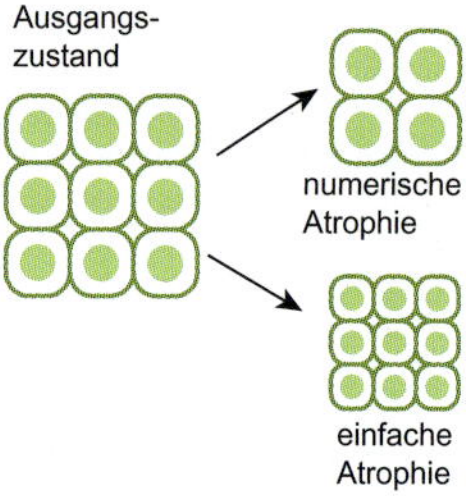

Abb. 35 Atrophie [L264]

Atrophie, einfache Atrophieform, bei der sich die Zellen verkleinern

Atrophie, nummerische Atrophieform, bei der sich die Anzahl der Zellen reduziert

Atropin In der Reanimation eingesetztes Medikament; vermindert den dämpfenden Einfluss des Parasympathikus, wodurch die Erregungsüberleitung vom Vorhof zur Kammer des Herzens sowie die Frequenz des Sinusknotens steigt

ATS Abk. für: **A**nti**t**hrombose**s**trümpfe

Audiometrie Methode zur Messung der individuellen Hörschwelle (Hörtest); das Audiometer erzeugt Töne unterschiedlicher Frequenz und Lautstärke

Auditiv Das Gehör betreffend

Aufbaukost Kostaufbau nach einem festen Schema: 1. Schluckweise Tee, 2. Tee und Zwieback, 3. Leichte Suppe, 4. Pürierte Kost, 5. Schonkost, 6. Steigerung nach Verträglichkeit

Aufmerksamkeitsdefizit-(Hyperaktivitäts-)Syndrom Abk.: ▶ *AD(H)S*

Aufmerksamkeitsstörung Störung der Fähigkeit, sich einem Ausschnitt der Gesamtwahrnehmung oder des Gesamterlebens zuzuwenden

Aufspaltungsregel 2. Mendelsche Regel der Vererbung: Kreuzt man zwei Individuen der ersten Tochtergeneration, welche beide heterozygot sind, spaltet sich das äußere Erscheinungsbild in der zweiten Tochtergeneration in einem bestimmten Zahlenverhältnis auf

Aufsteigendes Aktivierungssystem Aus der Formatio reticularis aufsteigendes Bahnsystem, das eine gesteigerte Aufmerksamkeit auslöst

Augapfel Lat.: Bulbus oculi (▶ Abb. 36); kugelförmiges Sehorgan bei Säugetieren

Augenbraue Gruppe von Haaren, welche sich zum Schutz vor Schweiß und Fremdkörpern über jedem Auge befindet

Augenhaut, äußere Lat.: Tunica fibrosa bulbi; äußerste der drei Schichten der Wand des Augapfels

Augenhaut, innere Lat.: Tunica interna bulbi; innere Schicht der Augapfelwand, zu welcher auch die Netzhaut zählt

Augenhaut, mittlere Lat.: Tunica vasculosa bulbi; mittlere der drei Schichten der Wand des Augapfels

Augenhintergrund, Spiegelung Syn.: Funduskopie, Ophthalmoskopie; Sichtbarmachen von Veränderungen der Netzhautgefäße, -ablösungen, -blutungen oder einer Stauungspapille (▶ Abb. 37)

Augeninnendruck Druck im Auge durch Kammerwasserproduktion und -abfluss; physiologisch: 10–20 mmHg

Augeninnendruck, Messung ▶ *Tonometrie*

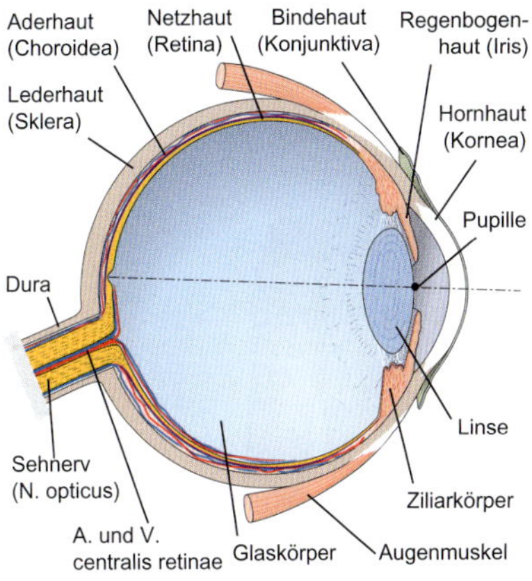

Abb. 36 Augapfel [L190]

Augenkammer Raum zwischen Iris und Linse, gefüllt mit Kammerwasser

Augenkammer, vordere Raum zwischen Hornhaut und Iris, gefüllt mit Kammerwasser

Augenlid Lat.: Palpebra; Haut, welche sich bei Bedarf um den Augapfel legt und diesen von der Außenwelt abschirmt

Augennerv ▶ *N. ophthalmicus*

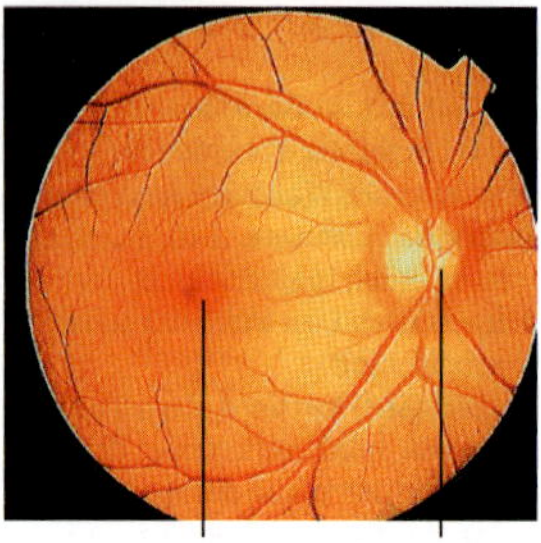

Abb. 37 Augenhintergrund [A400]

Augenscheinvalidität Beurteilung eines Instruments hinsichtlich seiner Inhaltsvalidität durch einen Experten; Syn.: logische Validität

Augenspülung Maßnahme zur Reinigung eines Auges von schädlichen Substanzen wie Säuren oder Laugen

Augenzittern ▶ *Nystagmus*

Aura Kurzzeitige neurologische Funktionsstörungen (z. B. Lichtblitze) vor Beginn einer neurologischen Erkrankung (z. B. ▶ *Migräne*, ▶ *Epilepsie*)

Ausfluss Syn.: Fluor genitalis, Fluor vaginalis; physiologische oder pathologische Vaginalsekretion

Ausfuhr Vom Körper ausgeschiedene Flüssigkeiten (Urin, Stuhl, Wundsekret, Erbrochenes, Schweiß, Blut, Punktate, Abfluss über Sonden)

Auskultation Untersuchung des Körpers durch Abhören mit dem Stethoskop; typischerweise werden Lunge, Herz (▶ Abb. 38), Bauch und Gefäße auskultiert

Ausräumung, digitale Manuelle Entleerung der ▶ *Rektum* bei Unwirksamkeit anderer Darmentleerungsmaßnahmen und bei Patienten mit Querschnittlähmung

Ausschabung ▶ *Abrasio*

Außenknöchel Lat.: Malleolus lateralis; gehört zum Wadenbein (Fibula), ist gut tast- und sichtbar und bildet zusammen mit dem Innenknöchel das obere Sprunggelenk

Außenmeniskus Die Menisken des Kniegelenks dienen der Oberflächenvergrößerung der Gelenkflächen sowie der besseren Lastverteilung im Femorotibialgelenk. Der Außenmeniskus ist ein flaches, C-förmiges Gebilde aus Faserknorpel zwischen dem Condylus lateralis tibiae und dem Condylus lateralis femoris

Außenmuskulatur Fasern, die von umliegenden Knochen und Muskeln ausgehen, z. B. zur Veränderung der Lage der Zunge

Außenrotation Auswärtsdrehung

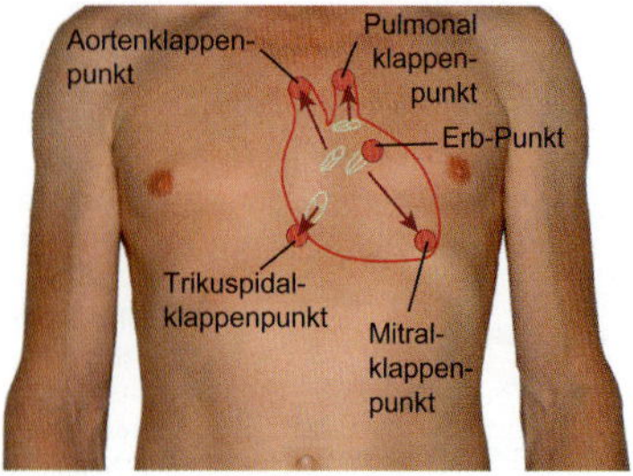

Abb. 38 Auskultationspunkte des Herzens [O405; L190]

Austreibungsphase (Geburt) Geburtsphase, die von der vollständigen Öffnung des Muttermundes bis zur vollendeten Geburt des Kindes reicht

Austreibungsphase (Herzkreislauf) Übersteigt der Kammerdruck im Herzen den Blutdruck in der Aorta bzw. im Truncus pulmonalis, öffnen sich die jeweiligen Taschenklappen, und das Blut wird in den Körper- bzw. Lungenkreislauf ausgeworfen (▶ Abb. 39)

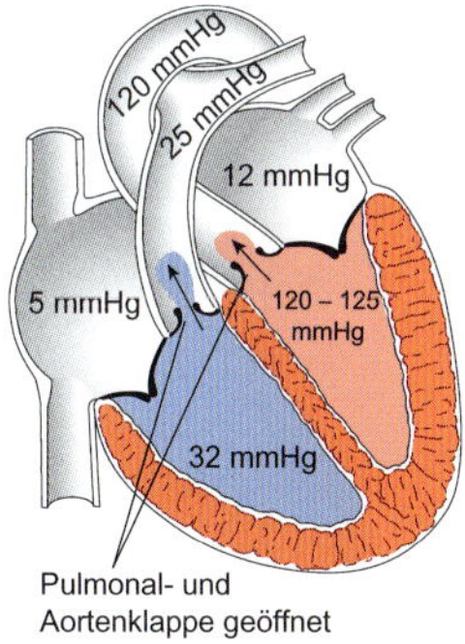

Abb. 39 Austreibungsphase (Herzkreislauf) [L190]

Auswurf ▶ *Sputum*

Autismus Grundsymptom der Schizophrenie; „Ich-Versunkenheit“ und Abkapselung von der Realität; Schutzmechanismus des Ich-gestörten Kranken vor Überforderung

Autismus, frühkindlicher Syn.: Kanner-Syndrom; schwere, umfassende Entwicklungsstörung mit Beginn vor dem dritten Lebensjahr, gekennzeichnet durch Kommunikations- und Verhaltensstörungen mit fehlender emotionaler Resonanz und stereotypen Verhaltensmustern

Auto- Vorsilbe oder Wortteil für: selbst, unmittelbar

Autoaggression Angriffsverhalten gegen die eigene Person

Autoantikörper Antikörper, die gegen körpereigene Strukturen gerichtet sind

Autochthone Rückenmuskulatur ▶ *Rückenmuskulatur, autochthone*

Autoimmunerkrankung Krankheit, bei der sich ▶ *Antikörper* oder spezifisch sensibilisierte ▶ *Lymphozyten* gegen körpereigenes Gewebe richten und dieses schädigen

Autoimmunprozess Entwicklung von ▶ *Antikörper* oder spezifisch sensibilisierten ▶ *Lymphozyten*, welche sich gegen bestimmte körpereigene Gewebe richten

Autokrine Wirkung Hormonwirkung auf die hormonabgebende Zelle selbst

Autolyse Selbstverdauung

Automutilation Selbstverstümmelung

Autonom Selbstständig

Autonomes Nervensystem ▶ *Nervensystem, vegetatives*

Autopsie Syn.: Obduktion, Leichenschau; Untersuchung des Körpers zur Feststellung der Todesursache

Autoregulation Selbstregulation

Autosomaler Erbgang ▶ *Vererbung, autosomale*

Autosomen Die 22 identischen Chromosomenpaare (das 23. Paar ist das ungleiche Gonosomenpaar)

Autotransfusion Effekt der Schocklage; durch Hochlagerung der Beine fließt das Blut aus den Beinvenen zum Herzen zurück

Auxiliaratmung Unterstützung der Atmung durch die ▶ *Atemhilfsmuskulatur*

AV Abk. für: **a**trio**v**entrikulär

A

AV-Block Syn.: artrioventrikulärer Block (▶ Abb. 40); verzögerte oder unterbrochene Erregungsleitung zwischen Vorhof und Kammer

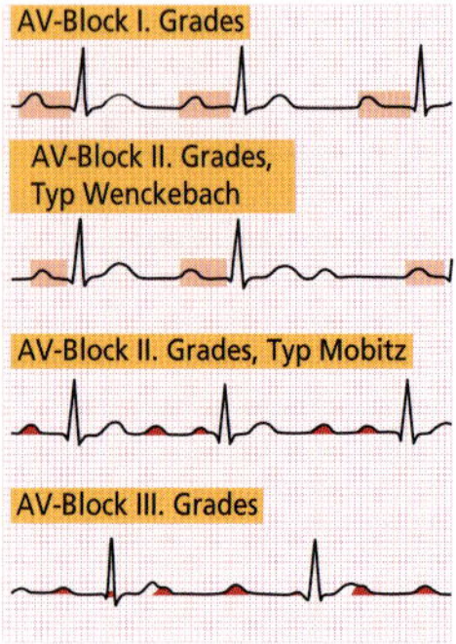

Abb. 40 AV-Block [L190]

AV-Block I. Grades Überleitung ist leicht verzögert, meist keine Behandlung nötig
AV-Block II. Grades Ein Teil der Vorhoferregung wird nicht übergeleitet
AV-Block III. Grades Keine Überleitung mehr, Vorhöfe und Kammern kontrahieren unabhängig voneinander
AV-Dissoziation Vorhöfe und Kammern kontrahieren ohne Abstimmung
AV-Klappen Atrioventrikularklappen; Klappen zwischen den Vorhöfen und den Kammern des Herzens
AV-Knoten Teil des Erregungsleitungssystems des Herzens; liegt im Vorhofseptum; sekundärer Taktgeber, wenn der Sinusknoten ausfällt; 40–50 Erregungen pro Minute
Avitaminose Fehlen eines Vitamins im Körper
AVK Abk. für: **a**rterielle **V**erschluss**k**rankheit
AWMF Arbeitsgemeinschaft der Wissenschaftlichen Medizinischen Fachgesellschaften
Axilladissektion Syn.: axilläre Ausräumung; Entfernung von mindestens zehn axillären Lymphknoten; operative Therapie bei Brustkrebs
Axillär In der Achsel gelegen
Axis Zweiter Halswirbel
Axon Zellfortsatz des ▶ *Neurons* (▶ Abb. 41) für die afferente (aufsteigende) Weiterleitung eines Signals, Ausstülpung des ▶ *Zytoplasmas*

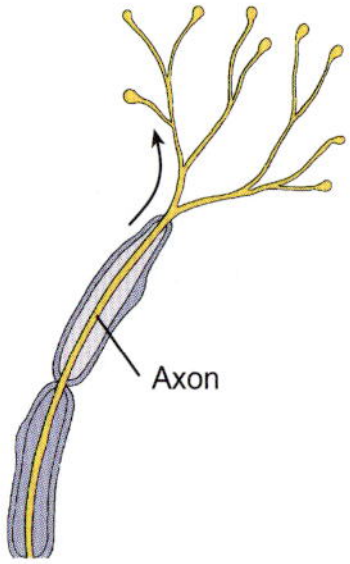

Abb. 41 Axon [L190]

Axon, postganglionäres Axon, welches vom ▶ *Ganglion* zum Endorgan führt
Axon, präganglionäres Axon, welches vom ZNS zum ▶ *Ganglion* führt
Axonhügel Ursprung des Axons am Zellkörper
Axonotmesis Nervenverletzung; Durchtrennung der Axone bei intakter Nervenhülle

A-Zelle Zelltyp in den Langerhans-Inseln (ca. 15–20 % der Inselzellen), produziert Glukagon
AZ Abk. für: **A**llgemein**z**ustand
Azetylcholin Erregender Neurotransmitter, welcher vom efferenten Axon über die ▶ *Synapse* in den synaptischen Spalt ausgeschüttet wird und die Muskelfaser zur Kontraktion veranlasst
Azidität Säuregrad einer Lösung
Azidose Abfall des Blut-pH-Wertes unter den Normalbereich (< 7,36)
Azidose, metabolische Säureüberladung, die vom Stoffwechsel verursacht wird (z. B. bei Diabetes)
Azidose, respiratorische Säureüberladung, die über die Atmung verursacht wird (z. B. Störung der Lungenfunktion bei einem Trauma)
AZV Abk. für: ▶ *Atemzugvolumen*

B

BAA Abk. für: ▶ *Bauchaortenaneurysma*

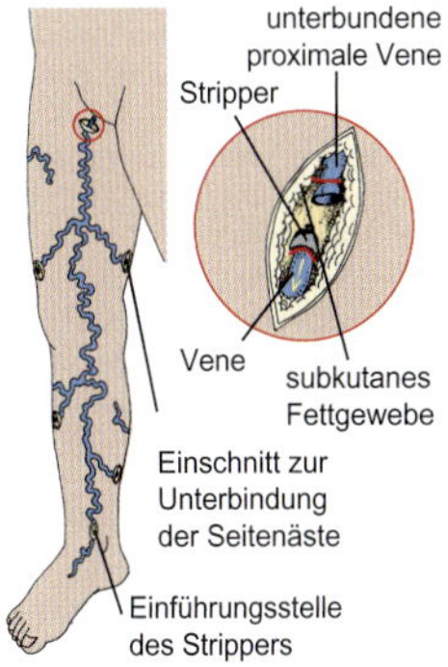

Abb. 42 Babcock-Operation [L215]

Babcock-Operation Syn.: Varizenstripping; Unterbindung der V. saphena ober- und unterhalb des varikös veränderten Venensegments, Herausziehen der gesamten Vene über eine eingeführte Sonde (▶ Abb. 42)
Babinski-Reflex Pathologischer Reflex, der zu den ▶ *Pyramidenbahnzeichen* gehört; tritt bei Schädigung des ersten motorischen Neurons auf; Untersucher bestreicht äußere Fußsohlenkante – Patient streckt Großzehe in Richtung Fußrücken (▶ Abb. 43)

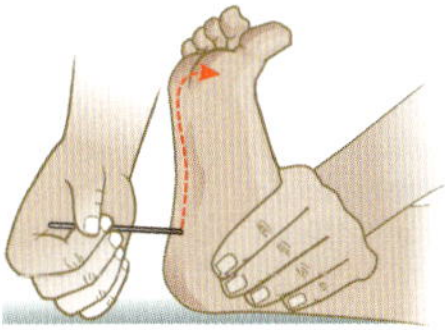

Abb. 43 Babinski-Reflex [L255]

Backenzähne Dienen dem Zermahlen der von den Schneidezähnen vorzerkleinerten Nahrung
Bahnen Lat.: Tractus; große aufsteigende (afferente) oder absteigende (efferente) Bündel von Axonen in Gehirn und Rückenmark
Baker-Zyste Syn.: Poplitealzyste; durch Flüssigkeitsansammlung pathologisch entstandene Aussackung der Kniegelenkskapsel, in der Kniekehle zwischen dem Ursprung des ▶ *M. gastrocnemius* und des Ansatzes des ▶ *M. semimembranosus*
Bakterien Prokaryoten (Einzeller ohne Zellkern), welche sich durch Zellteilung vermehren; Bakterien (z. B. Darmbakterien) sind für Menschen einerseits überlebenswichtig, können andererseits aber auch Krankheiten auslösen

B

Bakteriostase Hemmung des Bakterienwachstums
Bakteriostatikum, Bakterizid ▶ *Antibiotikum*
Bakteriurie Vorhandensein von Bakterien im Urin
Bakterizidie Abtötung von Bakterien
BAL Abk. für: **b**roncho**al**veoläre **La**vage; Spülung von Bronchien und Alveolarraum mit physiologischer Kochsalzlösung
Balanitis Syn.: Balanoposthitis; Entzündung von Eichel und Vorhaut
Balken Lat.: Corpus callosum; Verbindung zwischen den beiden Gehirnhälften
Ballaststoffe Unverdauliche ▶ *Kohlenhydrate* meist pflanzlicher Lebensmittel
Ballonkatheter Fogarty-Katheter
Band Im Aufbau den Sehnen ähnlich; Bänder verbinden Knochen mit Knochen und sichern so deren Stabilität bzw. schränken unerwünschte Bewegungen ein
Bandscheibe Lat.: Nucleus pulposus (▶ Abb. 44); faserknorpeliges Verbindungsstück mit Gallertkern zwischen den Wirbeln
Bandscheibenprotusion Unvollständiger Bandscheibenvorfall: die degenerierte, aber noch einigermaßen intakte Bandscheibe wölbt sich aus ihrem Bett hervor

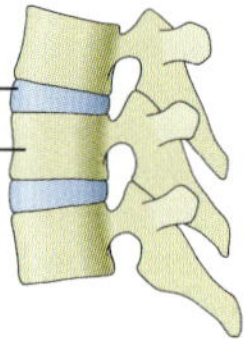

Abb. 44 Bandscheibe [L190]

Bandscheibenvorfall Syn.: Bandscheibenprolaps; der Gallertkern der Bandscheibe (Nucleus pulposus) ist durch den defekten Bandscheibenfaserring in Richtung Wirbelkanal oder Zwischenwirbelloch ausgewandert und verursacht dort durch Druck auf das Rückenmark oder den Spinalnerv Schmerzen und/oder neurologische Ausfälle
Barorezeptoren Rezeptoren in den Wänden von Blutgefäßen, die fortlaufend den Blutdruck registrieren und Signale an das ZNS senden
Barotrauma Verletzungen, die durch Veränderungen des Umgebungsdrucks ausgelöst werden
Barthel-Index Instrument zur Erhebung der funktionellen Einschränkungen des täglichen Lebens, z. B. Essen und Trinken, Transfer von Bett zu Rollstuhl, Harnkontrolle; Punktebewertung gibt Auskunft über die Selbstständigkeit eines Patienten bei den Verrichtungen
Bartholinitis Entzündung der im hinteren Teil der großen Schamlippen gelegenen Bartholin-Drüsen
Basal Grundlegend, an der Basis befindlich
Basalinsulin Verzögerungsinsulin (Depotinsulin) mit mittellanger bzw. langer Wirksamkeit
Basale Stimulation® Handlungskonzept zur Förderung und Aktivierung schwer beeinträchtigter Menschen mit Bewegungs-, Kommunikations- und Wahrnehmungsveränderungen
Basalganglien Lat.: Nuclei basales; basal = tief; tiefliegende Kerngebiete in Großhirn, Zwischenhirn und ▶ *Hirnstamm*, welche als extrapyramidales motorisches System die Bewegungen koordinieren

Basaliom Syn.: Basalzellkarzinom; häufigster maligner Hauttumor, aus den basalen Zellschichten von Epidermis und Follikel hervorgehend; Hauptrisikofaktor: UV-Schädigung der Haut

Basalmembran Häutchen, das zwischen Epithel- und Bindegewebe liegt

Basaltemperatur Körpertemperatur zwischen Aufwachen und Aufstehen am Morgen; liefert den konstantesten Messwert

Basalzelle Tief liegender Zelltyp der Riechfelder; Stammzellen der kurzlebigen Riechzellen

Basalzellschicht Lat.: Stratum basale; unterste Schicht der Oberhaut, die stetig neue Zellen bildet

Base Verbindung, die in wässriger Lösung Hydroxid-Ionen bildet und so den ▶ *pH-Wert* erhöht; Geg.: Säure

Base excess Basenüberschuss; wird bei der Blutgasanalyse berechnet und gibt Auskunft über das Säure-Base-Gleichgewicht des Bluts (Normalwert 0 mmol/l, Referenzbereich von –2 bis +2 mmol/l)

Basensequenz Abfolge der Nukleinbasen (▶ *Guanin*, ▶ *Cytosin*, ▶ *Adenin*, ▶ *Thymin* bzw. ▶ *Uracil*) der Nukleinsäurekette von DNA bzw. RNA

Basentriplett Syn.: Codon; kleinste Informationseinheit des genetischen Codes; besteht aus drei Nukleotiden, kodiert eine Aminosäure

Basic Life Support Abk.: BLS; Syn: Basisreanimation, Basis-CPR; Basismaßnahmen der Reanimation (Vitalzeichenkontrolle, Atemwege frei machen, Herzdruckmassage, Atemspende); vgl. ▶ *Advanced Life Support* (ALS)

Basilarmembran Bindegewebsplatte, welche die häutige ▶ *Schnecke* von der ▶ *Scala tympani* trennt und auf der sich das Corti-Organ befindet

Basisfallwert Basispreis für die einzelnen ▶ *DRG*-Leistungen

Basophilie Anstieg der basophilen ▶ *Granulozyten* (mehr als 0,2/nl) im Blut; bei vielen chronischen Erkrankungen vorhanden

Bathmotrop Die Reizschwelle der Erregungsleitung des Herzens beeinflussend

Bauchaorta Lat.: Aorta abdominalis; Abschnitt der ▶ *Aorta*, der im Bauchraum verläuft

Bauchaortenaneurysma Ausweitung der Bauchaorta zwischen Durchtritt durch das ▶ *Zwerchfell* und Aufgabelung der Aorta

Bauchatmung Einatmung, bei der überwiegend die Muskeln des Bauches verwendet werden (▶ Abb. 45)

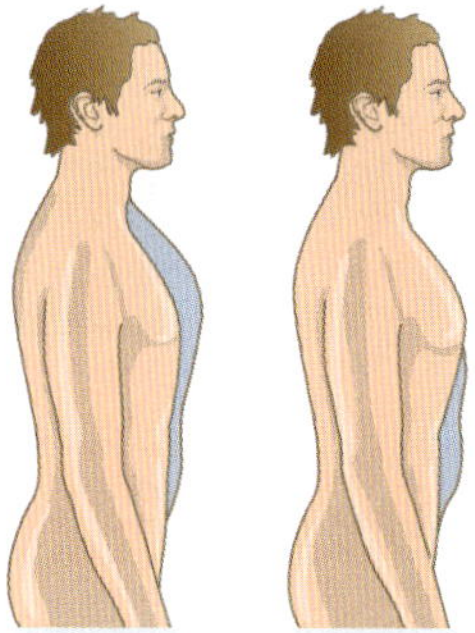

Abb. 45 Brust- und Bauchatmung [L138]

Bauch-Becken-Raum Wird gebildet von äußerer Bauchmuskulatur, Lendenwirbelsäule und knöchernem Beckenring; nach oben hin schließt ihn das ▶ *Zwerchfell* ab

Bauchhautreflex ▶ *Fremdreflex*; durch Bestreichen der Bauchhaut

B

wird eine Kontraktion der Bauchmuskeln ausgelöst
Bauchhöhle Lat.: Cavitas abdominalis; ▶ *Peritonealhöhle*
Bauchhöhlenschwangerschaft ▶ *Abdominalgravidität*
Bauchpresse Die Bauchmuskeln werden angespannt und die Luft dabei typischerweise nicht ausgeatmet, z. B. bei Stuhlgang, Blasenentleerung oder Presswehen
Bauchraum Lage der meisten Verdauungsorgane (Magen bis Dickdarm); Begrenzung ringsum von der Muskulatur der Bauchwand und des Rückens, oben vom ▶ *Zwerchfell*, unten von der Beckenbodenmuskulatur
Bauchspeicheldrüse Lat.: Pankreas (▶ Abb. 46); retroperitoneal liegende Drüse; Funktion: Bildung von Pankreassaft als Verdauungsenzym (= exokrine Funktion) und Bildung von Hormonen in den Langerhans-Inseln für den Kohlenhydratstoffwechsel (= endokrine Funktion)

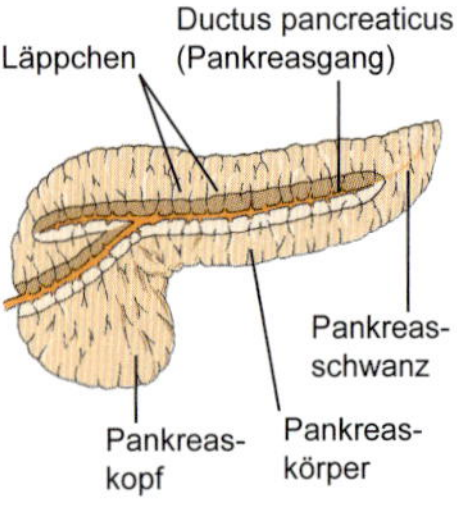

Abb. 46 Bauchspeicheldrüse [L190]

Bauchspeicheldrüsenentzündung ▶ *Pankreatitis, akute*
Bauchspiegelung ▶ *Laparoskopie*
Bauchtrauma, stumpfes Verletzung der inneren Organe durch einen Aufprall oder dumpfen Schlag auf den Bauch bei fehlender offener Wunde zur Bauchhöhle; häufig Folge eines Verkehrsunfalls
Bauchwand Wird (im üblichen Sprachgebrauch) gebildet aus dem M. rectus abdominis (gerader Bauchmuskel), den Mm. obliquus internus und externus abdominis (innerer und äußerer schräger Bauchmuskel) sowie dem M. transversus abdominis (quer verlaufender Bauchmuskel)
Bauchwassersucht ▶ *Aszites*
Baufett Fett, welches beispielsweise zur Polsterung von Organen benötigt wird (Nierenfettkörper) oder Belastungen für den Körper reduziert (Fettkörper in der Fußsohle)
Bayliss-Effekt Selbstständige lokale Regulation des Blutkreislaufes und dadurch gewährleistete Versorgung von Organen und Gewebe; es kommt zur Kontraktion der glatten Muskelzellen in den Gefäßwänden und dadurch zur Verengung des Gefäßes, daraus resultiert eine Drucksteigerung
BB Abk. für: ▶ *Blutbild, großes*
BE Abk. für: ▶ *Broteinheit*
Beatmung Ersatz oder Unterstützung der spontanen Atemtätigkeit durch den periodischen Einsatz von künstlich erzeugtem Überdruck in den Atemwegen (▶ Abb. 47); Überdruck führt zur Dehnung und Belüftung der ▶ *Alveolen*; Unterscheidung: manuelle Beatmung (mit Beatmungsbeutel) oder maschinelle Beatmung (mit Beatmungsgerät)
Beatmung, assistierte Unterstützung der Spontanatmung durch ein Beatmungsgerät; angewendet in der Entwöhnungsphase von der kontrollierten Beatmung oder von Beginn der Beatmungstherapie an
Beatmung, kontrollierte Vollständige Übernahme der insuffizienten Atmung durch ein Beatmungsgerät;

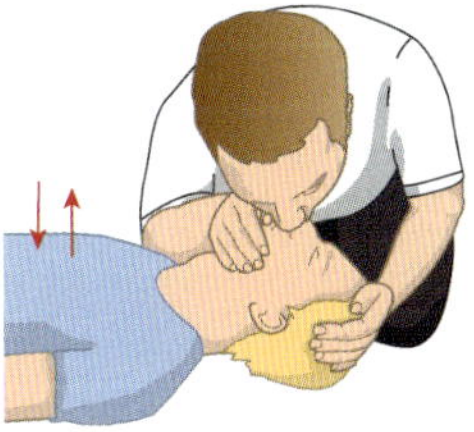

Abb. 47 Mund-zu-Nase-Beatmung [L138]

der Patient löst weder die Inspiration aus noch leistet er Atemarbeit; Unterscheidung: kontinuierliche (= CPPV) oder intermittierende Überdruckbeatmung (= IPPV – intermittent positive pressure ventilation)

Becken Lat.: Pelvis (▶ Abb. 48); Knochenstruktur des Unterleibs aus ▶ *Hüftbeinen* und ▶ *Kreuzbein*; Teil des Rumpfes; weibliches Becken: leichter, mit stumpfem ▶ *Schambeinwinkel*; männliches Becken: schwerer, mit spitzem Schambeinwinkel

Becken, großes Bereich oberhalb der ▶ *Linea terminalis*

Becken, kleines Raum unterhalb der ▶ *Linea terminalis*, in welchem sich die Blase, der Mastdarm und die meisten Geschlechtsorgane befinden

Beckenausgang, weiblicher Ist gekennzeichnet durch die unteren Ränder von ▶ *Symphyse*, Sitzbeinhöckern und Steißbeinspitze; wesentlich breiter als beim Mann

Beckenboden Verschließt das kleine Becken nach unten, trägt das Gewicht der Eingeweide, spannt sich als eine Platte aus Muskeln und Bändern mit relativ straffem Grundtonus

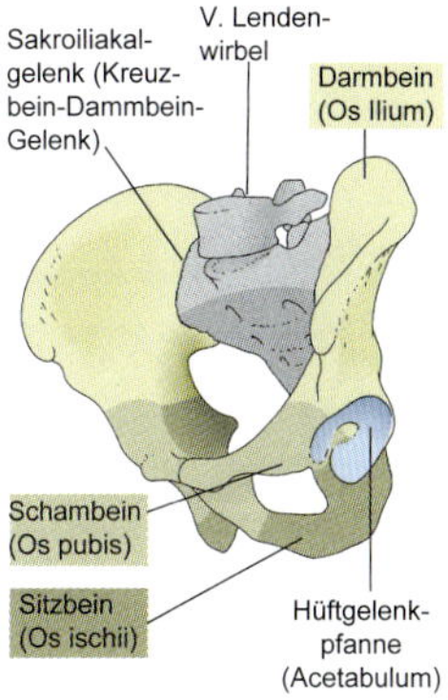

Abb. 48 Becken [L190]

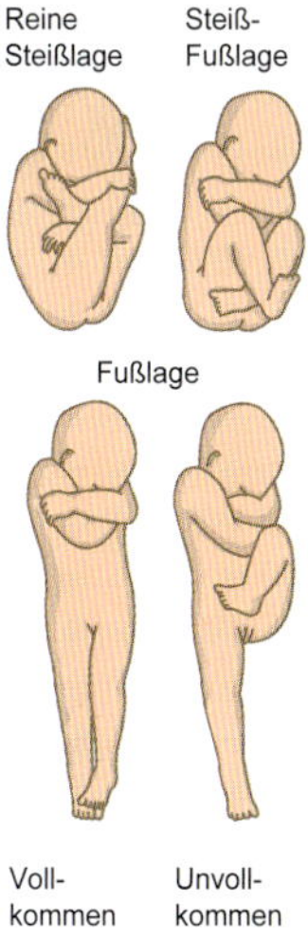

Abb. 49 Beckenendlage [L138]

Beckenbodengymnastik Straffung der Beckenbodenmuskulatur und Druckentlastung des Beckenbodens durch gezielte Übungen; postoperative Anwendung nach Eingriffen im Bereich des Beckens und lebenslang bei Harninkontinenz

Beckeneingang, weiblicher Ist gekennzeichnet durch die ▶ *Linea terminalis*; groß und oval (beim Mann eher herzförmig)

Beckenendlage Pathologische Längslage des Kindes bei der Geburt; Becken als Körperteil des Kindes, der dem Geburtskanal am nächsten liegt (▶ Abb. 49)

Beckengürtel Knochenstruktur, bestehend aus rechtem und linkem ▶ *Hüftbein* sowie dem ▶ *Kreuzbein* (▶ Abb. 50)

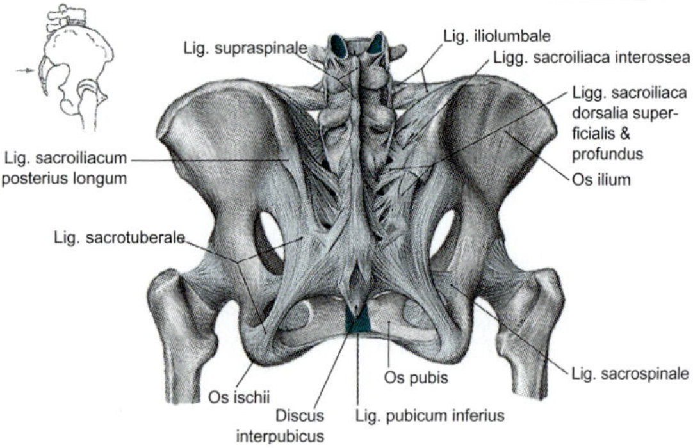

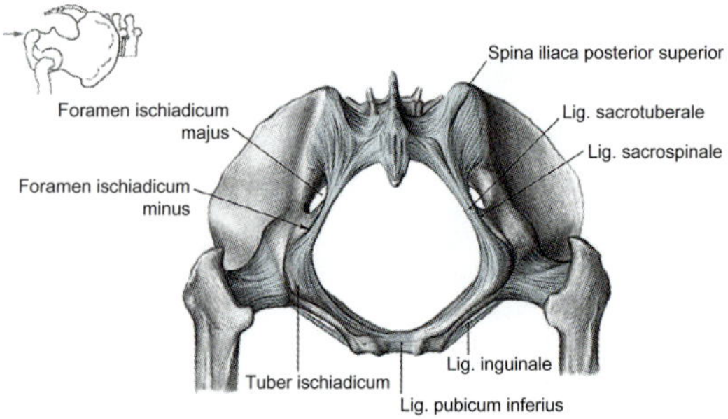

Abb. 50 Knöcherne und ligamentäre Anatomie des Beckens [S007-1-24]

Beckenkammpunktion Entnahme von Knochenmark über eine Punktion des Beckenkamms

Beckenringfraktur Unterbrechung der Kontinuität des Beckenrings durch eine sehr starke Gewalteinwirkung (z. B. Sturz, Autounfall), Typ A: stabil (häufigste ▶ *Fraktur*); Typ B: rotationsinstabil; Typ C: komplett instabil (▶ Abb. 51)

Befruchtung Syn.: Empfängnis, Konzeption, Fertilisation; Verschmelzung der weiblichen und der männlichen Keimzelle

Behandlungsfehler ▶ *Kunstfehler*

Beinlängendifferenz Anatomische (knöcherne, strukturelle) Beinlängendifferenz: unilaterale Verkürzung der unteren Extremtiät zwischen Femurkopf und Sprunggelenk; Funktionelle Beinlängendifferenz: unilaterale Asymmetrie ohne Verkürzung knöcherner Strukturen; Umweltbezogene Beinlängendifferenz: scheinbare Beinlängendifferenz durch andauernde einseitige Belastung

Beinvenenthrombose ▶ *Phlebothrombose*

Belastungsdyspnoe Atemnot bei Belastung; Unterteilung in Schweregrade I–III: I: bei großer körperlicher Anstrengung (schnelles Gehen, Treppensteigen); II: bei mäßiger körperlicher Anstrengung (langsames Gehen auf ebener Strecke); III: bei geringer

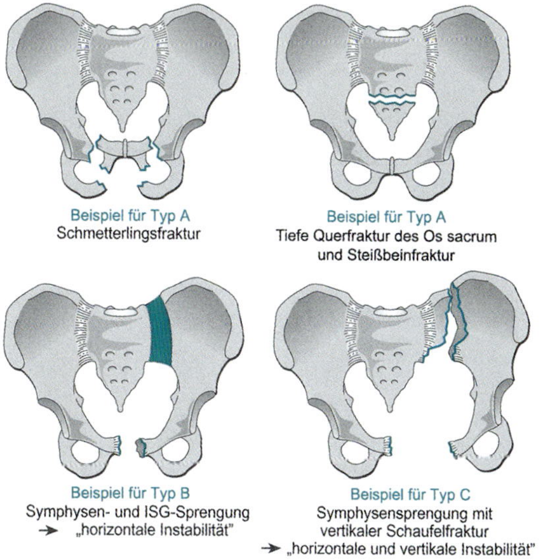

Abb. 51 Beckenringfrakturen [L106]

körperlicher Anstrengung (An- und Ausziehen)

Belastungs-EKG Syn.: Ergometrie; ▶ *Elektrokardiogramm*, das während körperlicher Belastung durchgeführt wird (z. B. Fahrrad, Laufband)

Belastungsinkontinenz ▶ *Stressinkontinenz*

Belastungsstörung, posttraumatische Abk.: PTBS; verzögerte Reaktion (Wochen bis Monate) nach Extremsituationen, gekennzeichnet durch psychische bzw. psychosomatische Symptome

Belegzellen Syn.: Parietalzellen; produzieren im Magen Salzsäure und den ▶ *Intrinsic-Faktor*, ein Glykoprotein zur Aufnahme von Vitamin B_{12}

Benigne Gutartig, keine ▶ *Metastasen* bildend; Geg.: maligne

Benommenheit Leichteste Form der Bewusstseinsstörung mit verlangsamtem Denken und Handeln; Patient ist orientiert

Beobachtungsstudien Forschungsdesigns, bei denen kein Experiment stattfindet; Daten werden durch Beobachtung erhoben

Beri-Beri Erkrankung mit Muskelschwäche, ▶ *Herzinsuffizienz*, Ödemen, ▶ *Polyneuropathie* und zentralnervösen Störungen bei ausgeprägtem Vitamin-B_1-Mangel

Berührung, initiale ▶ *Initialberührung*

Berufskodex Von einem autorisierten Organ einer Berufsgruppe erarbeitetes Dokument, das schwerpunktmäßig beinhaltet, woraufhin und wie Aufgaben zu erfüllen sind

Berufsverband Verband, der die Interessen eines Berufsstandes vertritt

Besenreiservarizen Geschlängelte und erweiterte oberflächliche Venen in der Haut, netz- oder kranzförmig (▶ Abb. 52)

Bestrahlungstherapie Bestrahlung des Tumorgewebes v. a. mit Röntgen- oder Protonenstrahlen zur Zerstörung von Tumorzellen

BET Abk. für: brusterhaltende Operation (bei Brustkrebs)

Betablocker Substanzen mit Affinität zu β-Rezeptoren des ▶ *Sympathikus*; als Arzneimittel häufig eingesetzt bei Herz-Kreislauf-Erkrankungen, v. a. ▶ *Hypertonie, arterielle*

Betäubungsmittel Abk.: BtM; bewusstseins- und stimmungsverändernde Substanzen, die zu Abhängigkeit führen können; Einsatz von verkehrs- und verschreibungsfähigen Betäubungsmitteln in der Medizin zur Bekämpfung von schweren Schmerzen

Betreuungsverfügung Patient schlägt dem Betreuungsgericht vor, eine bestimmte Person für ihn als Betreuer zu bestellen; dieser untersteht der Kontrolle durch das Betreuungsgericht

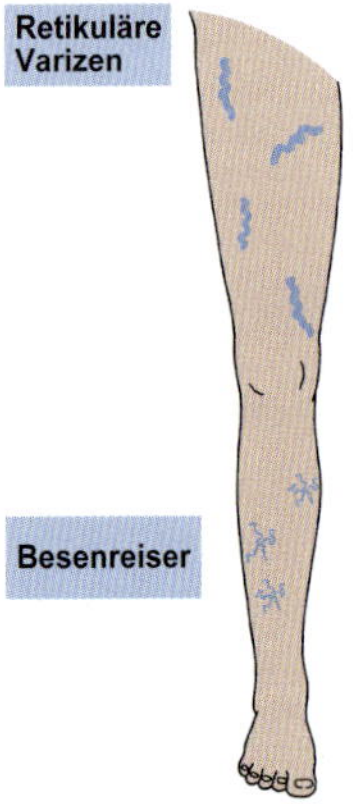

Abb. 52 Besenreiservarizen [L157]

Bettlägerigkeit Längerfristiger Daseinszustand im Gegensatz zur Bettruhe (befristetes Liegen zur Schonung); entsteht durch allmähliche Ortsfixierung im Sinn einer Phasenabfolge: Instabilität, Ereignis, Immobilität im Raum, Ortsfixierung, Bettlägerigkeit

Bewegungs- und Stützapparat Gesamtheit der Organe, die dem Körper Stabilität verleihen und ihm Bewegung ermöglichen (Sehnen, Bänder, Muskeln, Knorpel, Gelenke und Knochen)

Bewegungsausmaß Syn.: ROM; Normalwerte der Gelenkbewegung zur Befunderhebung (▶ Abb. 53), Ausgangsstellung ist die ▶ *Neutral-Null-Stellung*

Bewegungssinn Teilwahrnehmung der Tiefensensibilität, über die wir die Bewegung in den Gelenken wahrnehmen

Bewusstlosigkeit Abwesenheit des Bewusstseins bei erhaltenen somatischen Funktionen

Bewusstsein Vielschichtig verwendeter Begriff, welcher grob die Fähigkeit des Menschen zum Wahrnehmen und Erleben beschreibt

Bewusstseinsstörung, qualitative Ausfall einzelner Fähigkeiten des Bewusstseins

Bewusstseinsstörung, quantitative Gleichzeitige Störung aller Fähigkeiten des Bewusstseins

BGA Abk. für: ▶ *Blutgasanalyse*

BfArM Abk. für: **B**undesamt **f**ür **Ar**zneimittel und **M**edizinprodukte

BGB Bürgerliches Gesetzbuch

Bi- Vorsilbe oder Wortteil für: zwei, doppelt

BIA Abk. für: **b**ioelektrische **I**mpedenz**a**nalyse; Methode zur Bestimmung der Körperzusammensetzung mittels Wechselstrom

Bias Verzerrung in den Ergebnissen der Datenanalyse in der Forschung; führt zur Über- oder Unterschätzung der „wahren" Effekte einer Behandlung oder Exposition; Beispiele: Selektionsbias, Stichprobenfehler oder Durchführungsbias

Bifurcatio tracheae Gabelung der Luftröhre in die zwei Hauptbronchien

Bifurkation Gabelung

Bigeminus Herzrhythmusstörung, bei der auf jeden normalen Herzschlag eine ventrikuläre ▶ *Extrasystole* folgt, als „Zwillingspuls" tastbar

Bikonkav Beidseitig vertieft (▶ Abb. 54)

Bikonvex Beidseitig gewölbt (▶ Abb. 54)

Bilanz ▶ *Flüssigkeitsbilanzierung*

Bilateral Lat.: Beidseitig, Geg.: unilateral

Bilhämie Hauptkomplikation von Leberverletzungen mit Übertritt von Galle in die Blutbahn, mit hochgradigem Bilirubinanstieg im Blut und ausgeprägtem ▶ *Ikterus*

Bilharziose Syn.: Schistosomiasis; chronische Infektionskrankheit, Hauptmanifestation in Harnblase und Darm

Bilirubin Abk.: Bili; Abbauprodukt des Häms (Blutfarbstoff), Ausscheidung mit der Gallenflüssigkeit; Gallenfarbstoff; Unterteilung: wasserunlösliches, an Albumin gebundenes Bilirubin im Blut (= indirektes Bilirubin); wasserlösliches, in der Leber umgewandeltes und mit der Galle ausgeschiedenes Bilirubin (= direktes Bilirubin)

Bimanuelle Palpation Teil der gynäkologischen Untersuchung, bei der ein oder zwei Finger der einen Hand in die Vagina eingeführt werden und die Gebärmutter nach vorne oben schieben, während die andere Hand des

B

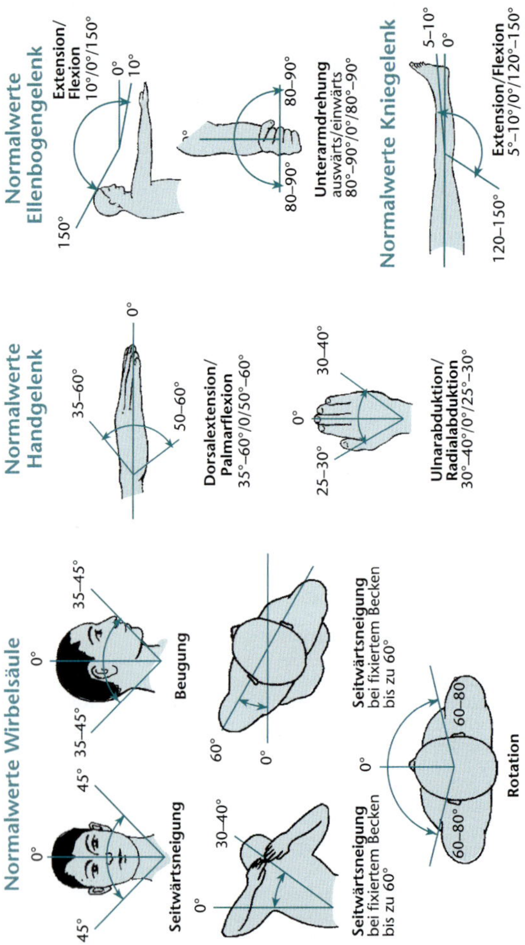

Abb. 53a Bewegungsausmaß [L157, L190]

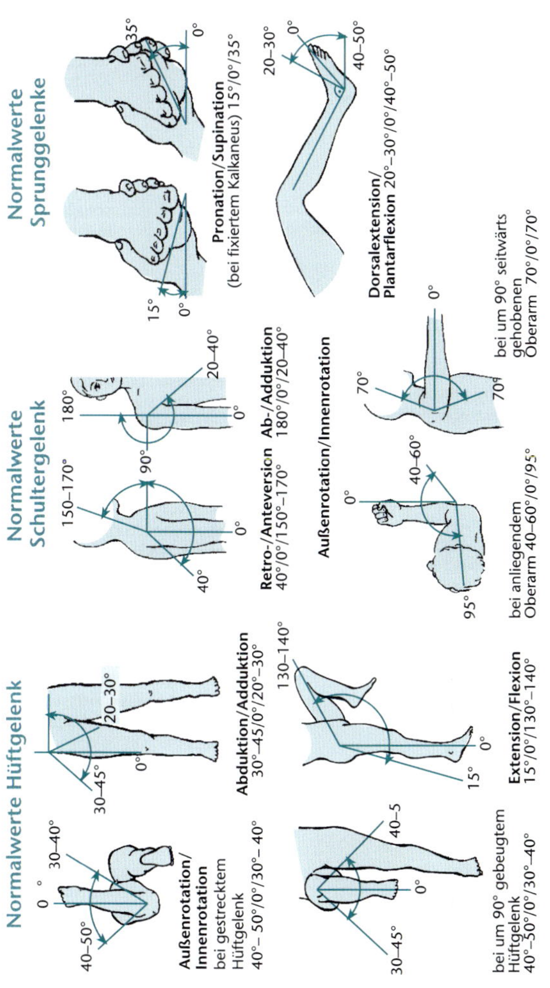

Abb. 53b Bewegungsausmaß [L157, L190]

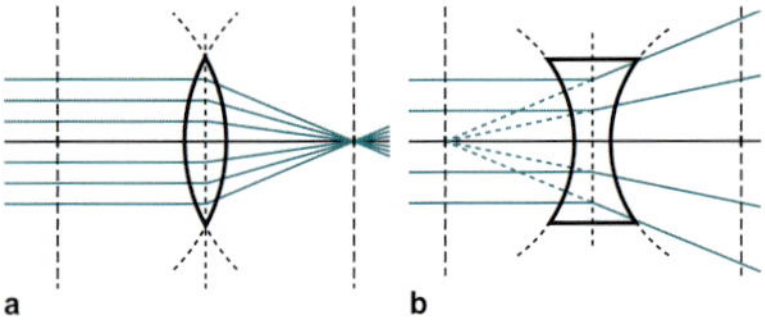

Abb. 54 Bikonvexe und bikonkave Linse [L253]

Untersuchers die Gebärmutter von der Bauchseite aus abtastet (▶ Abb. 55)

Binde- und Stützgewebe Eine der vier Hauptgewebearten des menschlichen Körpers; definiert maßgeblich die Körperform

Bindegewebe, geflechtartiges Filzartiger Verband der Fasern, v. a. in der Lederhaut des Auges, der Hirnhaut sowie den Organkapseln

Bindegewebe, kollagenes Besteht (wie lockeres Bindegewebe) aus ▶ *Fibroblasten* und ▶ *Fibrozyten*, welche über ▶ *Zytoplasma* verbunden sind und weitmaschige Netze bilden; zeichnet sich durch eine stark verminderte Menge an Grundsubstanz und einen Reichtum an Kollagenfasern aus

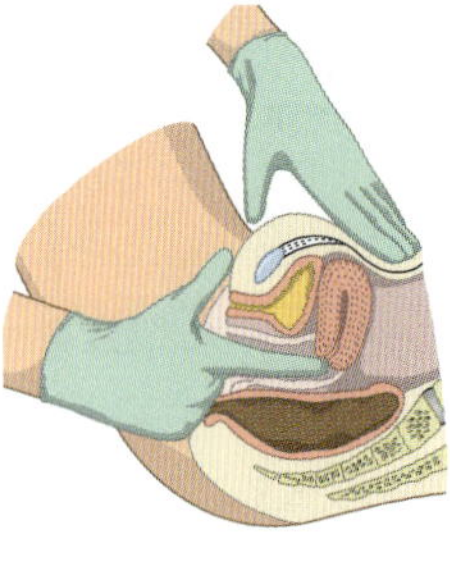

Abb. 55 Bimanuelle Palpation [L138]

Bindegewebe, lockeres Besteht aus ▶ *Fibroblasten* und ▶ *Fibrozyten*, welche über ▶ *Zytoplasma* verbunden sind und weitmaschige Netze bilden; zeichnet sich durch eine hohe Menge an Grundsubstanz und wenige Kollagenfasern aus

Bindegewebe, parallelfaseriges Straffes Bindegewebe, kommt vor allem in Sehnen vor

Bindegewebe, retikuläres Art des Bindegewebes aus sternförmigen Retikulumzellen; enthält viele freie Zellen, kommt nur in den sekundären lymphatischen Organen (z. B. Lymphknoten, Milz) und im Knochenmark vor

Bindegewebe, straffes Enthält viele parallel verlaufende Fasern; hat eine hohe Zugfestigkeit

Bindegewebszellen, freie Können sich selbstständig mit beweglichen Fortsätzen durchs Gewebe bewegen, z. B. immunkompetente Zellen wie Mastzellen oder ▶ *Makrophagen*

Bindegewebszellen, ortsständige Zellen des Binde- und Stützgewebes, die ihre Position nicht verändern; produzieren die Interzellularsubstanz

Bindehaut Syn.: Konjunktiva; bestehend aus lockerem Bindegewebe, bedeckt die Rückseite der Augenlider und schlägt auf den Augapfel um, bedeckt dessen Vorderfläche bis zur Hornhaut

Binnenmuskulatur Syn.: intrinsische Muskulatur; die Faserzüge, die am Organ selbst ihren Ansatz und Endpunkt haben, also nicht wie extrinsische Muskulatur an Skelettteilen befestigt sind

Binokular Beidäugig, beide Augen betreffend; Geg.: monokular

Bio- Vorsilbe oder Wortteil für: Leben

Biofeedback Mithilfe geeigneter Geräte werden unbewusste Körperfunktionen wie Atemfrequenz oder Hautwiderstand registriert und bewusst gemacht; Ziel: Einflussnahme auf vegetatives Nervensystem erlernen

Biografiearbeit Beschäftigung mit der Biografie eines Menschen; Ziel: Berücksichtigung der individuellen Lebenserfahrungen und Potenziale des Pflegebedürftigen; einbeziehen der Vergangenheit in die aktuelle Gegenwart und die mögliche Zukunft; produktiver Prozess, der die gesamte Lebensspanne eines Menschen umfasst

Biopsychosoziales Modell Vorstellung, dass Krankheiten von biologischen, psychologischen und sozialen Faktoren verursacht werden; löste das biomedizinsche Modell ab, welches Gesundheit und Krankheit rein naturwissenschaftlich zu erklären versuchte

Bioprothese Prothese, die aus natürlichem Gewebe besteht oder hergestellt wird

Biopsie, -biopsie Entnahme von Gewebsproben am lebenden Patienten

Biot-Atmung Rasche Atemzüge, von langen Pausen unterbrochen, bei schwerer ZNS-Störung

Biotin Syn.: Vitamin H; wichtiges Coenzym im Stoffwechsel; Mangelerscheinungen: Hautstörungen, Depressionen, Müdigkeit, Muskelschmerzen

Bioverfügbarkeit Prozentsatz einer Arzneimitteldosis, welcher im Organismus zur Wirkung kommen kann; Messgröße dafür, wie schnell und in welchem Umfang ein Arzneimittel resorbiert wird und am Wirkort zur Verfügung steht

BIPAP Abk. für: **bi**phasic **p**ositive **a**irway **p**ressure; druckkontrollierte Beatmung mit zwei Druckniveaus

Bipolarzelle Sinnesnervenzelle mit zwei Nervenfortsätzen zur Weiterleitung von Sinnesreizen

Bizepssehnenreflex Abk.: BSR; ▸ *Eigenreflex*, welcher durch einen Schlag auf die Bizepssehne ausgelöst wird und zu einer Beugung des Unterarmes führt (▸ Abb. 56)

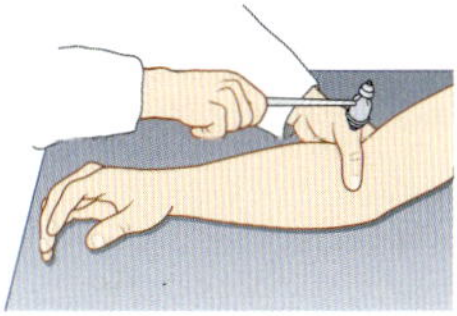

Abb. 56 Bizepssehnenreflex [L126]

BKS Abk. für: **Blut**k**örperchen**sen**kung; ▸ *Blutkörperchen-Senkungs-Geschwindigkeit*

Black flags Deutsch: Schwarze Flaggen; finanzielle Folgen einer Erkrankung, Beispiel: Therapieerfolge können den weiteren Verlauf positiv verstärken, wenn die Angst vor einer langfristigen Erkrankung und den daraus entstehenden finanziellen Belastungen abnimmt, ▸ *Flaggensystem*

Blähungen Syn.: Meteorismus, Flatulenz; übermäßige Füllung von Magen und Darm mit Luft oder anderen Gasen

Bläschentransport Prinzip zum Transport von größeren Teilchen, welche die Zellmembran nicht durch deren Poren durchdringen können

Blande Reizlos, mild, nicht-entzündlich

Blase ▶ *Bulla*

Blase, autonome Syn.: untere Blasenlähmung; unregelmäßige Blasenentleerung durch eine ▶ *Läsion* unterhalb des 12. Brustwirbels

Blasenkatheter, suprapubischer Syn.: suprapubische Blasendrainage, -punktionsfistel, Zystostomie; Ableitung des Urins aus der Blase über einen Katheter durch die Bauchdecke nach außen

Blasenkatheterisierung, transurethrale Syn.: transurethrale Harnableitung; Vorschieben eines Blasenkatheters durch die Harnröhre in die Blase zu diagnostischen (z. B. Urinprobe) oder therapeutischen (z. B. bei Harnabflussbehinderungen) Zwecken

Blasenreflex Viszero-viszeraler Reflex zur Entleerung der Blase

Blasensprung Platzen der Fruchtblase vor oder während der Geburt

Blasentenesmen Krampfartige Schmerzen oberhalb des Schambeins

Blasentraining Form der Verhaltenstherapie mit den wesentlichen Zielen, falsche Ausscheidungsgewohnheiten zu korrigieren, die Blasenkapazität zu erhöhen und die Fähigkeit, den Harndrang zu verdrängen, zu verbessern; Einsatz bei Stress-, Drang- und Mischinkontinenz

Blasenverweilkatheter ▶ *Dauerkatheter*

Blastomer Tochterzelle

Blastopathien Schädigungen der Frucht in den ersten zwei Wochen nach der Befruchtung

Blastozyste Beerenförmige Zellkugel, Stadium der Frucht etwa 4 Tage nach Befruchtung

Blastozystenhöhle Hohlraum der Blastozyste

BLD Abk. für: **B**ein**l**ängen**d**ifferenz

Blepharitis Lidrandentzündung

Blinddarm Lat.: Caecum; erster, weitester und zugleich kürzester Abschnitt des Dickdarms; in ihn mündet der Dünndarm

Blinder Fleck Papille; Durchtrittspunkt des Sehnervs durch die Retina; ohne Zapfen und Stäbchen

Block, atrioventrikulärer ▶ *AV-Block*

Blockade Syn.: Blockierung; Bewegungseinschränkung eines Gelenks innerhalb des physiologischen Bewegungsumfangs (nicht pathologisch eingeschränkte Bewegungen)

BLS Abk. für: ▶ *Basic Life Support*

Blue flags Deutsch: Blaue Flaggen; berufliche Einflüsse, wie körperlich belastende Tätigkeiten, Mobbing oder Arbeitsunzufriedenheit; Begriff geht zurück auf die blauen Berufskleidung eines Arbeiters; ▶ *Flaggensystem*

Blumberg-Zeichen ▶ *Loslassschmerz*

Blut, okkultes Mit dem bloßen Auge nicht sichtbares Blut

Blutbild, großes Syn.: Differenzialblutbild; Laboruntersuchung des Blutes zur Feststellung des Mengenverhältnisses der verschiedenen Leukozytenarten; zusätzlich zu den Werten des kleinen Blutbilds werden die verschiedenen Gruppen der weißen Blutzellen bestimmt

Blutbild, kleines Laboruntersuchung des Blutes, die Hämatokrit, Hämoglobingehalt des Blutes, Erythrozytenzahl, Gesamtleukozyten- und Thrombozytenzahl umfasst (▶ Tab. 2)

Tab. 2 Normalwerte des kleinen Blutbildes (Auszug)	
	Normalwert
Erythrozyten	Männlich 4,3–5,9 Mio./µl Weiblich 3,5–5,0 Mio./µl
Leukozyten	4.000–10.000/µl
Thrombozyten	150.000–400.000/µl
Hämatokrit (Hk)	Männlich 36–48 % Weiblich 34–44 %
Hämoglobin (Hb)	Männlich 13,6–17,2 g/dl Weiblich 12–15 g/dl

Blutbilduntersuchung Abk.: BB; Laboruntersuchung des Blutes
Blutdruck Druck, den das Blut auf die Gefäße ausübt (▶ Tab. 3)
Blutdruck, diastolischer Blutdruckwert während der Diastole (Entspannung des Herzmuskels)
Blutdruck, glomerulärer Blutdruck von ca. 50 mmHg in den Glomerulusschlingen
Blutdruck, niedriger Systolischer Blutdruck unter 80 mmHg
Blutdruck, systolischer Blutdruckwert während der Systole (Kontraktion des Herzmuskels)
Blutdruckamplitude Differenz zwischen systolischem und diastolischem Blutdruck
Blutdruckregulation Permanente Anpassung des Blutdrucks an die aktuellen Bedürfnisse des Körpers
Bluterbrechen ▶ *Hämatemesis*
Bluterguss ▶ *Hämatom*
Bluterkrankheit ▶ *Hämophilie*
Blutgasanalyse Abk.: BGA; Blutuntersuchung, bei welcher der ▶ *pH-Wert*, der Säure-Basen-Haushalt und die Gasverteilung von Sauerstoff und Kohlendioxid gemessen werden
Blutgerinnung Aktivierung des Gerinnungssystems mit Bildung von Fibrinfasern, welche die Wunde langfristig verschließen
Blutgruppe Beschreibt die Oberflächenstruktur roter Blutkörperchen beim Menschen mit antigenen Eigenschaften; es gibt mind. 300 verschiedene Blutgruppensysteme, das bekannteste ist das ▶ *AB0-System*
Blutgruppe 0 Blutgruppe mit der Oberflächenstruktur „0“ (d. h. weder

Tab. 3 Physiologische RR-Werte in Abhängigkeit vom Lebensalter	
Lebensalter	**Blutdruck-Normwerte**
Frühgeborene 1000–2000 g	45–50 mmHg *(systolisch)*
Neugeborene über 2000 g	70–80 mmHg *(systolisch)*
Säuglinge	65–85 mmHg *(systolisch)*
Kleinkinder	95/60 mmHg
Schulkind 6.–9. Lj.	100/60 mmHg
Schulkind 9.–12. Lj.	110/70 mmHg
Jugendliche/Erwachsene	120/80 mmHg
Ältere Menschen	140/90 mmHg

antigene Eigenschaften der Blutgruppe A noch der Blutgruppe B) auf den ▶ *Erythrozyten* und den ▶ *Antikörpern* für „A“ (Anti-A) und „B“ (Anti-B) im ▶ *Blutplasma*

Blutgruppe A Blutgruppe mit der Oberflächenstruktur „A“ auf den ▶ *Erythrozyten* und den ▶ *Antikörpern* für „B“ im ▶ *Blutplasma*

Blutgruppe AB Blutgruppe mit der Oberflächenstruktur „A“ und „B“ auf den ▶ *Erythrozyten* und keinen ▶ *Antikörpern* gegen „A“ oder „B“ im ▶ *Blutplasma*

Blutgruppe B Blutgruppe mit der Oberflächenstruktur „B“ auf den ▶ *Erythrozyten* und den ▶ *Antikörpern* für „A“ im ▶ *Blutplasma*

Blutgruppenunverträglichkeit Inkompatibilität der Blutgruppen von ▶ *Fetus* und Mutter bzw. bei Fehltransfusionen

Blut-Hirn-Schranke Physiologische Barriere zwischen Blutkreislauf (Gefäßen) und ZNS

Bluthochdruck ▶ *Hypertonie, arterielle*

Bluthusten ▶ *Hämoptyse*

Blutkörperchen Feste korpuskuläre Bestandteile des Blutes

Blutkörperchen-Senkungs-Geschwindigkeit Abk.: BSG, BKS; Methode zur Blutuntersuchung, bei der gemessen wird, wie schnell die ▶ *Erythrozyten* im ▶ *Blutplasma* unter standardisierten Bedingungen absinken; gibt Auskunft über das Vorhandensein und den Verlauf von entzündlichen Erkrankungen

Blutkultur Mikroskopische Erregerkultur mit Vermehrung der Erreger auf einem Nährmedium bei Verdacht auf ▶ *Sepsis*, Endokarditis oder unklarem Fieber (▶ Abb. 57)

Blut-Luft-Schranke Dünne Schicht an den ▶ *Alveolen*, bestehend aus Alveolarepithel, Basalmembran und

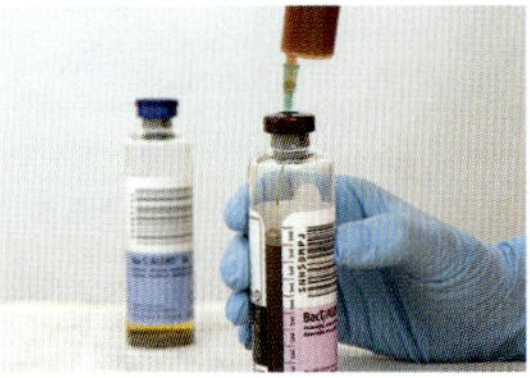

Abb. 57 Blutkultur [K115]

Kapillarendothel, an der der Gasaustausch stattfindet

Blutplasma Fibrinogenhaltiger flüssiger Teil des Blutes ohne Blutkörperchen

Blutserum Blutplasma nach Entfernung des Fibrinogens und anderer Gerinnungsfaktoren

Blutstillung Reaktion des Körpers auf Gefäßverletzungen, um übermäßigen Blutverlust zu vermeiden; Vasokonstriktion und Bildung eines Thrombozytenpfropfes

Blutstuhl ▶ *Meläna*

Bluttransfusion Gabe von Blutprodukten; Indikation: Bluterkrankungen, Tumorleiden, Unfallopfer

Blutungsanämie Blutarmut durch Blutverlust

Blutungszeit Zeitspanne bis zum Stillstand einer Blutung, beträgt 1–2 Minuten

Blutvergiftung ▶ *Sepsis*

Blutzucker Glukosespiegel im Blut; physiologisch: 50–140 mg/dl Plasma

B-Lymphozyt Leukozyt, welcher im Knochenmark heranreift; Vorläuferzelle der Plasmazellen, welche in der Lage sind, Antikörper zu bilden

BMG Abk. für: Bundesministerium für Gesundheit

BMI Abk. für: ▶ *Body-Mass-Index*

BNS-Syndrom Syn.: BNS-Krämpfe, West-Syndrom; altersgebundene Anfallsform; Epilepsiesyndrom im 1.–2. Lebensjahr. Ablauf: **B**litz (= plötzliches Zusammenzucken des Kindes), **N**ick (= Beugung des Kopfes), **Sa**laam (= langsame Beugung von Rumpf und Extremitäten, ähnlich der indischen Begrüßungsform)

Bobath-Konzept Bewegungskonzept, basierend auf der Grundlage der normalen Bewegung, zur gezielten Intervention bei pathologischer Haltung und Bewegung eines Patienten mit erworbener Hirnschädigung; Ziel: Einflussnahme auf den Muskeltonus, Förderung der normalen Bewegung und der Wahrnehmung

BODE-Index Multidimensionale Einteilung bei chronisch obstruktiven Lungenerkrankungen unter Berücksichtigung von Körpergewicht (**B**ody-Mass-Index), Atemwiderstand (Grad der **O**bstruktion), Atemnot (**D**yspnoe) und körperlicher Belastbarkeit (**e**xercise capacity)

Body-Mass-Index Abk.: BMI; wichtige Maßzahl für die Beurteilung des Körpergewichts (▶ Tab. 4); BMI = Körpergewicht geteilt durch (Körpergröße in Metern im Quadrat) oder kg/m^2

Bösartiger Tumor ▶ *Tumor, maligner*

Bogenarterien Arterien an der Pyramidenbasis der Niere

Bogengang Lat.: Ductus semicircularis; Teil des ▶ *Innenohr*es und des Gleichgewichtsorgans

Bogengang, häutiger Von einer Membran gebildete Struktur innerhalb des knöchernen Bogenganges, welche mit ▶ *Endolymphe* gefüllt ist; dient der Weiterleitung von Bewegungsimpulsen an die Sinneszellen

Bogengang, knöcherner Struktur des knöchernen Labyrinths (▶ Abb. 58), in welchem sich das Gleichgewichtsorgan befindet

Bogen, schmerzvoller Syn.: painful arc; subakromial (170°–180°),

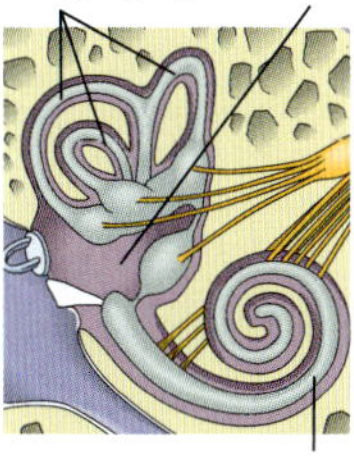

Abb. 58 Bogengang [L190]

Tab. 4 Beurteilung des BMI von Erwachsenen

BMI (kg/m^2)	Kategorie	Risiko für Begleiterkrankungen
< 18,5	Untergewicht	Erhöht
18,5–24,9	Normalgewicht	18,5–22,5 Erhöht 22,5–24,9 Durchschnittlich
25,0–29,9	Übergewicht, Präadipositas	≥ 28 Gering erhöht
30,0–34,9	Adipositas Grad 1	Erhöht
35,0–39,9	Adipositas Grad 2	Hoch
≥ 40	Adipositas Grad 3	Sehr hoch

B

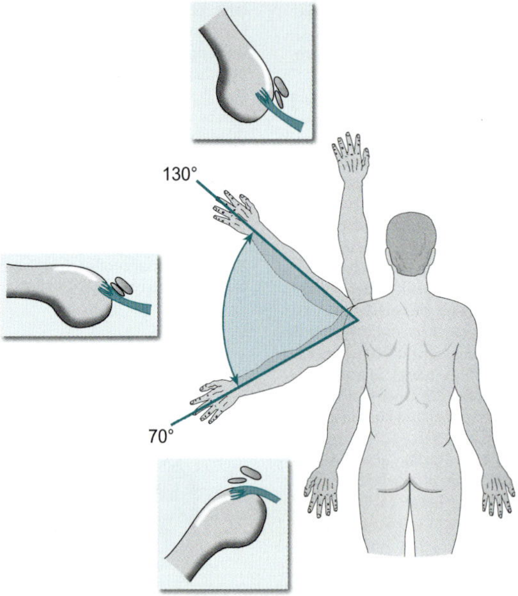

Abb. 59 Schmerzvoller Bogen [L141]

glenohumeral (60°–120°); klinischer Hinweis auf z.B. Bursitis subacromialis oder *Impingementsyndrom, subakromial* (▶ Abb. 59)

Bohr-Effekt Regel für die Bindungsstärke des Hämoglobins an Sauerstoff bzw. Kohlenstoffdioxid in Abhängigkeit vom ▶ *pH-Wert*; wesentlich für den Sauerstofftransport

Bolusinjektion Injektion der gesamten Menge bzw. einer größeren Menge eines Arzneimittels innerhalb eines kurzen Zeitintervalls

Bonding Mutter- bzw. Eltern-Kind-Bindung

Boole'sche Operatoren Verknüpfung von Suchbegriffen mit UND (AND), ODER (OR) und NICHT (NOT) bei der Literaturrecherche in online Datenbanken

Borborygmus „Magenknurren"; nicht immer gleichbedeutend mit Hunger; alle 1,5–2 Stunden läuft eine kräftige Welle über Magen und Dünndarm, um Speisereste und Bakterien weiterzutransportieren

Borderline-Persönlichkeitsstörung Persönlichkeitsstörung, geprägt von instabilen zwischenmenschlichen Beziehungen, instabi-

lem Selbstbild und instabilen Affekten sowie von deutlicher Impulsivität
Bordetella pertussis Gramnegatives Stäbchenbakterium, Erreger des ▸ *Keuchhustens*
Borg-Skala Skala zur Ermittlung und Dokumentation von Atemnot über einen gewissen Zeitraum
Borke ▸ *Crusta*
Borrelia burgdorferi Ursächliches Bakterium für ▸ *Lyme-Borreliose*; Übertragung durch Zeckenbiss
BOT Abk. für: **b**asal unterstütze **o**rale **T**herapie; zusätzlich zur Einnahme von oralen Antidiabetika Gabe von Langzeitinsulin bei ▸ *Diabetes mellitus Typ 2*
Botulismus Infektionskrankheit mit Magen-Darm-Beschwerden bis hin zu Lähmungen, verursacht durch den Sporenbildner Clostridium botulinum; Übertragung durch den Verzehr mangelhaft sterilisierter Konserven mit Botulinustoxin
Bougieren Aufdehnen
Bowman-Kapsel Teil des Nierenkörperchens; umgibt den Glomerulus und nimmt das Glomerulusfiltrat zwischen sein inneres und äußeres Blatt auf (▸ Abb. 60)
BPH Abk. für: benigne ▸ *Prostatahyperplasie, benigne*; Syn.: Prostataadenom
Brachial Zum Arm gehörend
Brachium ▸ *Oberarm*
Brachy- Vorsilbe oder Wortteil für: kurz, klein; Geg.: akro-
Brachymenorrhö Verkürzte Regelblutung
Braden-Skala Skala zur Einschätzung des ▸ *Dekubitus*risikos; Erfassung der Faktoren Druck und Gewebetoleranz anhand von sechs Kriterien: sensorische Wahrnehmung, Feuchtigkeit, Aktivität, Mobilität, allgemeines Ernährungsverhalten, Reibungs- und Scherkräfte
Brady- Vorsilbe oder Wortteil für: langsam, verzögert; Geg.: tachy-

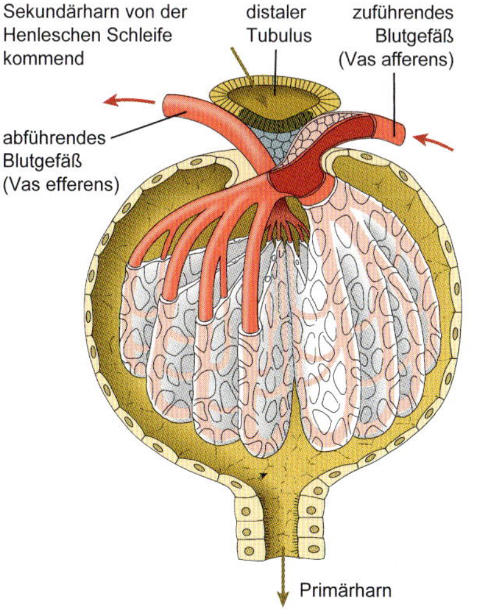

Abb. 60 Bowman-Kapsel [L190]

Bradyarrhythmie Herzrhythmusstörung mit zu langsamer Herzfrequenz

Bradykinese Verzögerung der Bewegungsabläufe

Bradykardie Ruhepuls von unter 50–60 Schlägen pro Minute

Bradypnoe Verminderte Atemfrequenz, beim Erwachsenen < 12 Atemzüge/Minute

Brailleschrift Syn.: Blindenschrift (▸ Abb. 61); Schriftsystem für stark sehbehinderte und blinde Menschen bestehend aus einem tastbaren Punktemuster; im Jahr 1825 von Louis Braille entwickelt

Brandblase Blasenbildung zwischen Oberhaut und Lederhaut, welche bei Hitzeeinwirkung entsteht; mit Gewebswasser gefüllt; Kennzeichen einer Verbrennung 2. Grades

BRCA-1-Gen/BRCA-2-Gen Abk. für: **Br**east-**Ca**ncer-1 bzw. -2; Genmutation mit erhöhtem Risiko für ▸ *Mammakarzinom*

Brechungsfehler Syn.: Refraktionsanomalie, Ametropie; durch abnorme Brechkraft der Hornhaut oder der Linse oder durch abnorme Länge des Augapfels bedingte unscharfe Abbildung der Außenwelt auf der ▸ *Netzhaut*

Brechzentrum Steuerungszentrum im verlängerten Mark für das reflexartige Auslösen von Erbrechen

Brescia-Cimino-Shunt Kurzschluss (= Shunt) einer Armarterie (z. B. A. adialis) mit einer Armvene (z. B. V. cephalica) zur ▸ *Hämodialyse*

Brillenhämatom Bluterguss um beide Augen; Auftreten bei Schädelbasisfraktur

Broca-Aphasie Syn.: motorische ▸ *Aphasie*; durch Schädigung des Broca-Sprachzentrums im Stirnlappen stark erschwertes Sprechen bei geringer Beeinträchtigung des Sprachverständnisses

Broca-Formel Formel zur Berechnung des Normalgewichts; Normalgewicht (kg) = Körpergröße (cm) – 100; heute ersetzt durch ▸ *Body-Mass-Index*

Broca-Sprachzentrum Sekundäres motorisches Rindenfeld zur Steuerung der Sprache; ist dieses Sprachzentrum gestört, kann der Betroffene Laute nicht mehr korrekt artikulieren, obwohl er weiß, was er sagen möchte (und es z. B. aufschreiben kann)

Bromhidrosis Absonderung übel riechenden Schweißes

Bronchial-/Broncho- Vorsilbe oder Wortteil für: die Lungenäste betreffend

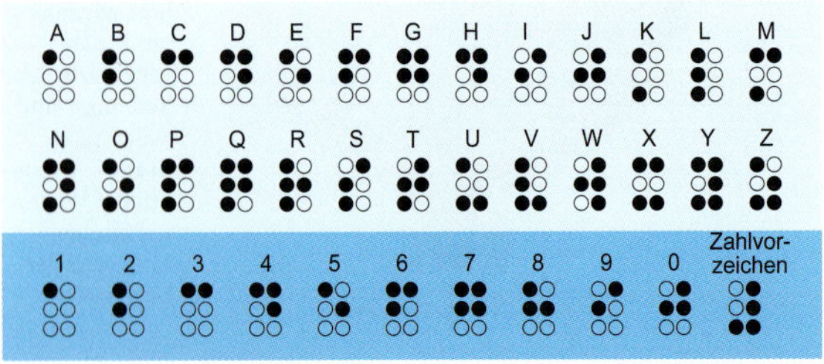

Abb. 61 Brailleschrift [A300]

Bronchialasthma ▶ *Asthma bronchiale*
Bronchialbaum Verästelung der Bronchien
Bronchialkarzinom Syn.: Lungenkarzinom (▶ Abb. 62); häufigstes primäres Lungenmalignom mit Ausgang vom Bronchial- bzw. Alveolarepithel; dritthäufigster bösartiger Tumor, bei Männern häufigster zum Tode führender bösartiger Tumor; Altersgipfel: 65 Jahre; Prognose schlecht, 5-Jahres-Überlebensrate: 15 %
Bronchiektase Säckchenförmige oder zylindrische Ausweitung der Bronchien
Bronchiolen Kleinste Verzweigung der Bronchien, Innendurchmesser < 1 mm, keine Knorpeleinlagerungen mehr
Bronchioli respiratori Mikroskopisch feine Ästchen, sich von den Bronchiolen verzweigend
Bronchiolitis Entzündung der Bronchioli
Bronchitis Entzündung der Bronchien; unterteilt in akute, chronische und chronisch obstruktive Bronchitis
Bronchitis, chronische Nach WHO: Husten und Auswurf an den meisten Tagen von mindestens drei Monaten zweier aufeinanderfolgender Jahre
Bronchitis, chronisch-obstruktive Symptome der Bronchitis plus Obstruktion der Atemwege, die durch Glukokortikoide und β_2-Sympathomimetika nicht vollständig reversibel ist
Bronchografie Röntgenologische Darstellung der unteren Atemwege nach Kontrastmittelgabe
Bronchopneumonie Herdförmige Entzündung der Bronchiolen und des sie umgebenden Lungengewebes
Bronchoskopie Endoskopische Untersuchung der Luftwege mit einem Bronchoskop
Bronchospasmus Kontraktion der Bronchialmuskulatur
Bronchus(ab)riss Ein- oder Abriss eines Lungenastes
Broteinheit Abk.: BE; gebräuchliches Maß für die Kohlenhydratmenge; 1 Broteinheit = ca. 10–12 g Kohlenhydratportion; Verwendung der Maßeinheit in der Diabetes-Ernährung

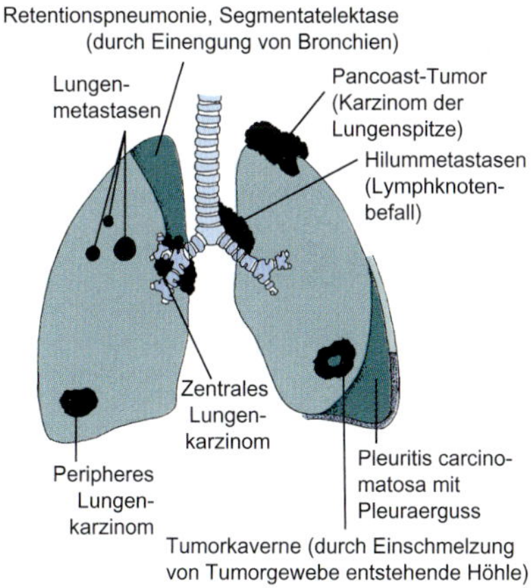

Abb. 62 Bronchialkarzinom [L215]

Bruch ▶ *Hernie*

Bruchspalt Spaltraum zwischen den Bruchstücken eines Knochenbruchs

Brudzinski-Zeichen Klinisches Meningitiszeichen (weitere: ▶ *Kernig-Zeichen*, ▶ *Lasègue-Zeichen*); passive Kopfbewegung nach vorn führt bei ▶ *Meningitis* zu einem reflektorischen Anziehen der Beine (▶ Abb. 63)

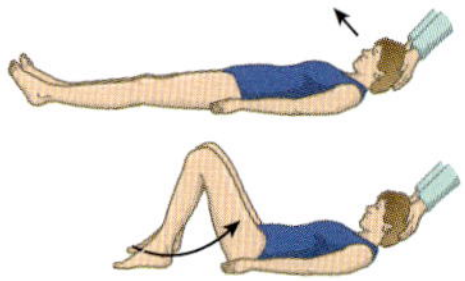

Abb. 63 Brudzinski-Zeichen [L138]

Brücke Lat.: Pons; Teil des Hinterhirns; hier setzen sich längs verlaufende Bahnen zwischen Großhirn und Rückenmark fort

Brunner-Drüsen Befinden sich in den Krypten des ▶ *Duodenums*; sondern einen alkalischen Schleim ab, welcher zur Neutralisierung des sauren Magensaftes beiträgt

Brust Organ, dient bei der Frau primär der Ernährung des Säuglings und enthält Milchdrüsen; beim Mann nur rudimentär vorhanden

Brustaorta Abschnitt der ▶ *Aorta*, der im Brustraum verläuft

Brustatmung Einatmung, bei der überwiegend die Muskeln der Brust verwendet werden (▶ Abb. 198)

Brustbein Lat.: Sternum; flacher, schmaler Knochen in der Mitte des ▶ *Thorax*

Brustdrüse Lat.: Glandula mammaria; in lockeres Bindegewebe eingelagerte Drüsenlappen mit Mündung in einen Milchausführungsgang auf der Brustwarze

Brustenge ▶ *Angina pectoris*

Brusthöhle Höhle innerhalb der Brust, welcher innere Organe wie Lunge und Herz beherbergt

Brustkorb Lat.: Thorax; knöcherne Struktur, bestehend aus den Rippen und dem Brustbein, welche die im Brustraum liegenden inneren Organe umgibt (▶ Abb. 375)

Brustkyphose Krümmung der Wirbelsäule in Richtung des Rückens im Brustbereich

Brustsegment Syn.: Thorakalsegment; zwölf Rückenmarksegmente (Th1–Th12), die u. a. den größten Teil der Rumpfwand versorgen

Brustwarze Syn.: Mamille; mit glatter Muskulatur ausgekleideter Ausführungsgang der weiblichen Milchdrüsen (beim Mann als Rudiment ohne Funktion vorhanden)

Brustwirbel Haben an ihren Querfortsätzen Gelenkflächen für Rippen; starke Überlagerung der Dornfortsätze

Brustwirbelsäule Abk.: BWS; Abschnitt der Wirbelsäule aus zwölf wenig beweglichen, starken Wirbeln

BSE Abk. für: **b**ovine **s**pongioforme **E**nzephalopathie; Syn.: Rinderwahnsinn; Prionenerkrankung Creutzfeldt-Jakob-Krankheit wird verursacht durch die Übertragung des BSE-Erregers auf den Menschen

BSG Abk. für: ▶ *Blutkörperchen-Senkungs-Geschwindigkeit*

BSR Abk. für: ▶ *Bizepssehnenreflex*

BtM Abk. für: ▶ *Betäubungsmittel*

Bülau-Drainage Drainage zur Ableitung von Blut/Sekreten aus der Pleurahöhle; Lage im 5.–6. Interkostalraum in der mittleren Axillarlinie (▶ Abb. 64)

Bürstensaum Dicht gedrängte ▶ *Mikrovilli*

Bukkal Zur Innenseite der Wange gehörend

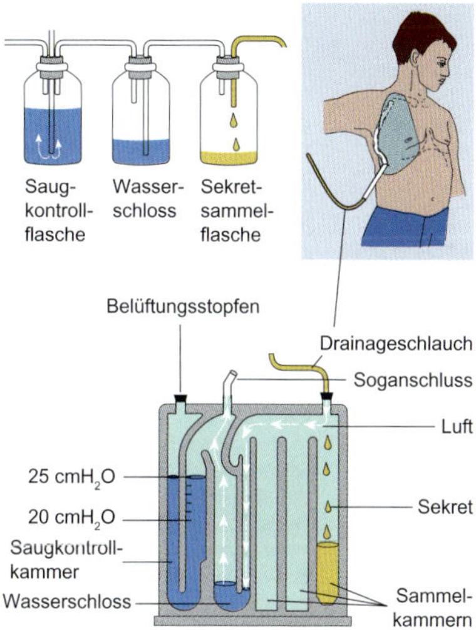

Abb. 64 Bülau-Drainage [L215]

Bulbus Zwiebelförmiges, rundliches Organ; Anschwellung
Bulimie Syn.: Bulimia nervosa; wiederholte Anfälle von Heißhunger mit Aufnahme großer Mengen an Nahrungsmitteln, gleichzeitig übertriebene Beschäftigung mit der Kontrolle des Körpergewichts und Anwenden teils extremer Mittel, um eine Gewichtszunahme trotz der Essanfälle zu verhindern
Bulla Blase; mit seröser oder blutiger Flüssigkeit gefüllter, erhabener Hohlraum
Buphthalmus ▶ *Hydrophthalmus*
Burn-out Ausbrennen, seelische Erschöpfung
Burn-out-Syndrom Verlust der psychischen und physischen Leistungsfähigkeit einer Person, die nicht mehr in der Lage ist, diese Leistungsfähigkeit zu regenerieren; Symptome: emotionale Erschöpfung, Verlust positiver Empfindungen
Bursa Tasche, Beutel
Bursitis Schleimbeutelentzündung
BWS Abk. für: ▶ *Brustwirbelsäule*
Bypass Syn.: Umgehung; Einpflanzen eines körpereigenen Gefäßes, um eine Engstelle zu umgehen (▶ Abb. 65)
BZ Abk. für: ▶ *Blutzucker*; Syn.: Blutglukosekonzentration

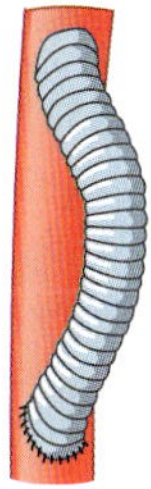

Abb. 65 Bypass [L190]

B-Zelle 1. Art der ▶ *Leukozyten*, die als einzige Antikörper bildet; 2. Zelltyp in den Langerhans-Inseln (ca. 15–20 % der Inselzellen); produziert Insulin
B-Zellen-Gedächtnis Bestandteil der Gedächtnisfunktion des ▶ *Immunsystems*

C

CA Abk. für: ▶ *Karzinom*
Cabrera-Kreis Modell zur Lagetypbestimmung des Herzens im ▶ *EKG* (▶ Abb. 66)
Caecum, Zäkum ▶ *Blinddarm*
Calor ▶ *Überwärmung*
cAMP Abk. für: ▶ *Cyclisches Adenosinmonophosphat*
Campylobakter-Bakterium Gramnegatives Stäbchen-Bakterium; C. coli ist häufige Ursache für infektiöse Durchfallerkrankungen

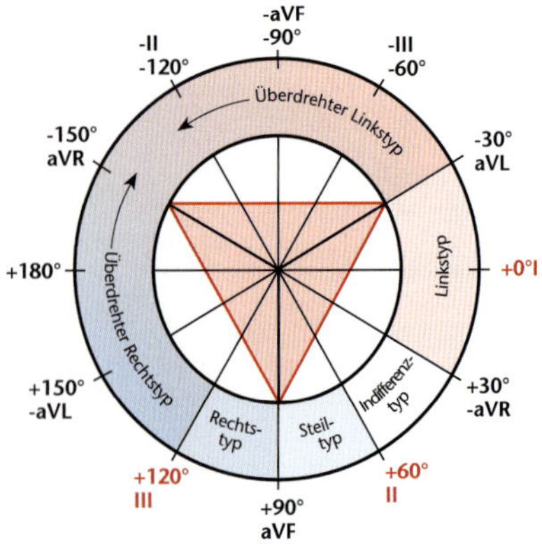

Abb. 66 Cabrera-Kreis [A300]

Cancer-related Fatigue Abk.: CRF; Syn.: ▶ *Fatigue, krebsassoziierte*
Candida albicans Syn.: „weißer Pilz"; Hefepilz, Ursache für 90 % der Pilzinfektionen
Candidose ▶ *Soor*
CAP Abk. für: **c**ommunity-**a**cquired **p**neumonia; Syn.: ambulant erworbene ▶ *Pneumonie*, Abk.: AEP
Capitulum Köpfchen
Capitulum humeri Oberarmköpfchen
Capitulum ulnae Ellenköpfchen
Caput Kopf
Caput medusae Syn.: Medusenhaupt (▶ Abb. 67); erweiterte Venen unter der Bauchhaut infolge eines Umgehungskreislaufs bei ▶ *Pfortaderhochdruck*
Caput succedaneum Syn.: Geburtsgeschwulst (▶ Abb. 68); Geburtsverletzung am Schädel durch Blut- und Lymphstauung; nicht auf die Schädelknochen begrenzte Ausdehnung
Carboanhydrase Enzym, das die Aufnahme von Kohlendioxid aus dem Gewebe in das Blut bewirkt
Carboxypeptidase Spaltstoff für Eiweiße aus der Bauchspeicheldrüse; bricht von den Enden der Eiweiße Aminosäuren ab
Carcinoma in situ Abk.: CIS; Syn.: präinvasives Karzinom; Tumor, der nicht metasta-

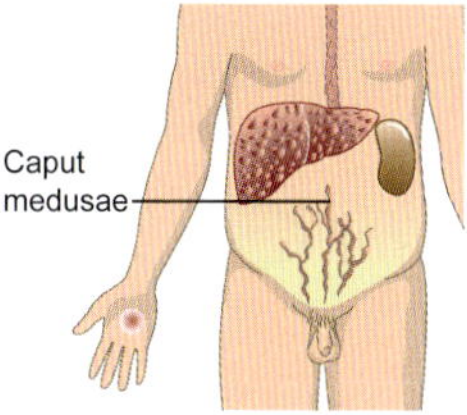

Abb. 67 Caput medusae [L138]

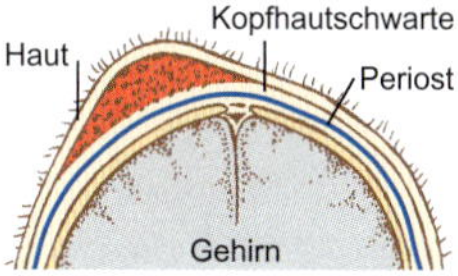

Abb. 68 Caput succedaneum [L234]

siert und nicht in das umgebende Gewebe eingewachsen ist

Care Engl.: (Für-)Sorge, Zuwendung; universelles Phänomen und Kern professioneller Pflege; findet Ausdruck in helfenden, unterstützenden und fördernden Verhaltensweisen

Caring Engl.: Fürsorgen; Handlungen mit dem Ziel, die Bedürfnisse anderer Personen nach Verbesserung und Weiterentwicklung der menschlichen Lebensbedingungen oder Lebensweisen bzw. nach einem besseren Umgang mit dem Tod zu befriedigen

Carotin Provitamin A

Carotinoide Sekundäre Pflanzenstoffe, die als Antioxidantien vor ▶ *Arteriosklerose* schützen

Carrier-Protein Besitzt Bindungsstellen für Moleküle, die es durch die Zellemembran transportiert. Beim Andocken eines zu transportierenden Moleküls ändert sich die räumliche Gestalt (Konformation) des Proteins, wodurch das Molekül durch die Zellmembran geschleust wird

Cartilago ▶ *Knorpel*

Case Management Syn.: Fallmanagement; fallbezogene Arbeitsweise, die hilft, die notwendige Unterstützung festzustellen, zu organisieren, zu koordinieren und ihre Ergebnisse oder Folgen zu beurteilen

Cast Kunststoffgips

Cataracta senilis ▶ *Altersstar*

Catgut Resorbierbares chirurgisches Nahtmaterial aus Tierdarmsaiten

Cauda Schwanz

Cauda equina Lat. für „Pferdeschwanz"; pferdeschweifartig angeordnete Nervenwurzeln, die sich im unteren Bereich des Wirbelkanals befinden (vom Ende des Rückenmarks bis zum Kreuzbein ▶ Abb. 69)

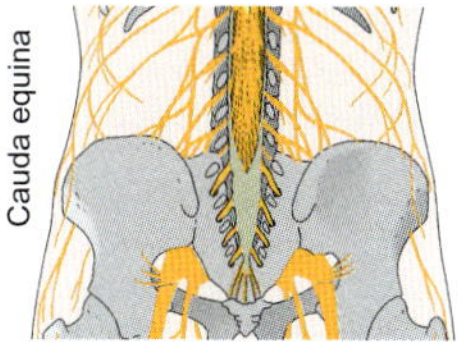

Abb. 69 Cauda equina [L190]

Cauda-equina-Syndrom Durch Bandscheibenvorfall oder Tumor u.a. verursachte Läsion der ▶ *Cauda equina*, Hyp- und Anästhesie im Gesäßbereich (Reithosenanästhesie), fehlendem Achillessehnenreflex, Lähmungserscheinungen bei Miktion und Defäkation u.a.

Cava uteri ▶ *Gebärmutterhöhle*

Cavakatheter ▶ *Zentraler Venenkatheter*
Cave Lat.: Vermeide! Beachte! Vorsicht!
Cavitas Höhle
CCD-Winkel Abk. für: Centrum-Collum-Diaphysen-Winkel (Projektion des Winkels zwischen Diaphyse und Schenkelhals des Femur auf einem Röntgenbild); nimmt mit zunehmenden Alter ab
CCT Abk. für: craniale ▶ *Computertomografie*; Syn.: Schädel-CT
CD4 Oberflächenmolekül der T-Helferzellen
CD8 Oberflächenmolekül der zytotoxischen T-Zellen
CDC-Klassifikation Abk. für: **C**enters for **D**isease **C**ontrol and Prevention (Behörde in den USA); Kategorien zu klinischem Bild und Anzahl der T-Helferzellen des Immunsystems
CDT Abk. für: **C**arbohydrate-**d**efiziente **T**ransferrine
CED Abk. für: **c**hronisch-**e**ntzündliche **D**armerkrankungen; zusammenfassende Bezeichnung für die chronischen Magen-Darm-Trakt-Erkrankungen Morbus Crohn und Colitis ulcerosa
-cele, -zele, -kele Nachsilbe oder Wortteil für: Bruch, Geschwulst
Cellsaver Maschinelle Autotransfusion; Gerät zur Wiederaufbereitung und Retransfusion des eigenen Blutes
Cellula(e) Zelle(n)
Centromer Verbindungsort zweier Chromatiden oder Chromosomen
Cephalo-, kephalo- Vorsilbe oder Wortteil für: Kopf-
Cerclage Umschlingung des Gebärmutterhalses (▶ Abb. 70) und damit Verschluss des Muttermundes zur Verhinderung einer Fehl- oder Frühgeburt
Cerumen Ohrenschmalz

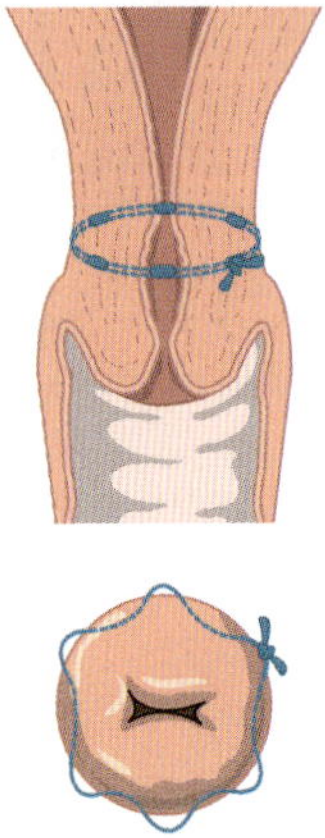

Abb. 70 Cerclage [L138]

Cervix uteri ▶ *Gebärmutterhals*
Chemische Formel Liefert je nach Formeltyp mehr oder weniger detaillierte Informationen über den Aufbau einer chemischen Verbindung; stets enthalten sind Angaben über die beteiligten chemischen Elemente und deren Anzahl innerhalb der Verbindung
Chemische Reaktion Knüpfen neuer oder Aufbrechen bestehender Atomverbindungen
Chemische Verbindung Verbindung aus zwei oder mehreren chemischen Elementen mit eindeutiger chemischer Struktur
Chemisches Element Stoff, der nur aus Atomen besteht, welche über ein und dieselbe Anzahl von Protonen verfügen
Chemisches Symbol Die bekannten Elemente im Periodensystem der Elemente haben einen Namen (z. B.

„Wasserstoff") und ein dazugehöriges Symbol („H")
Cerebellum ▶ *Kleinhirn*
Cerebrum ▶ *Großhirn*
Ch Abk. für: Charrière; Maßeinheit für Volumen, z. B. bei Kathetern; 1 Ch = ⅓ mm Durchmesser
Charcot-Krankheit ▶ *Amyotrophe Lateralsklerose*
Charcot-Trias 1. Internistisch: Dreifach-Symptomkombination bei akuter eitriger Cholangitis: Fieber mit Schüttelfrost, Ikterus und rechtsseitiger Oberbauchschmerz; 2. Neurologisch: Dreifach-Symptomkombination bei Multipler Sklerose: ▶ *Nystagmus*, Intentionstremor, skandierende Sprache
ChE Abk. für: ▶ *Cholinesterase*
CHE Abk. für: ▶ *Cholezystektomie*; Syn.: Gallenblasenentfernung
Chemorezeptor Sinneszelle zur Wahrnehmung von chemischen Reizen (z. B. Duftstoffe und Geschmacksstoffe)
Chemorezeptoren, periphere Chemische „Fühler" der peripheren Nervennetze des Parasympathikus, gehen aus den Hirnnerven IX. und X. hervor
Chemorezeptoren, zentrale Chemische „Fühler" im verlängerten Mark des Gehirns; reagieren auf steigenden pCO_2-Wert und fallenden ▶ *pH-Wert*
Chemotaxis Durch chemische Reize verursachte Bewegungen, z. B. von ▶ *Granulozyten*
Chemotherapie Behandlung von Tumoren mit Zytostatika, welche diese am Wachstum hindern oder zerstören
Cheyne-Stokes-Atmung Wechselnde Phasen mit zu- und abnehmender Frequenz und Tiefe der Atmung (▶ Abb. 71), z. B. bei schwerer Herzinsuffizienz oder Störung des ZNS

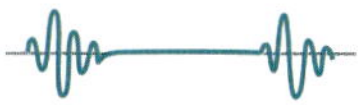

Abb. 71 Cheyne-Stokes-Atmung [L190]

ChiPS Abk. für: Chirurgischer protosystemischer ▶ *Shunt*
Chirotherapie Syn.: ▶ *Manuelle Therapie*
Chirurgie Medizinisches Fachgebiet der operativen Diagnostik und Therapie von Erkrankungen
Chirurgie, minimalinvasive Abk.: MIC; Syn.: endoskopische Operationen; Verzicht auf breite Eröffnung der erkrankten Körperregion; Einführung eines Endoskops und miniaturisierter OP-Instrumente über kleine Hautschnitte (▶ Abb. 72)

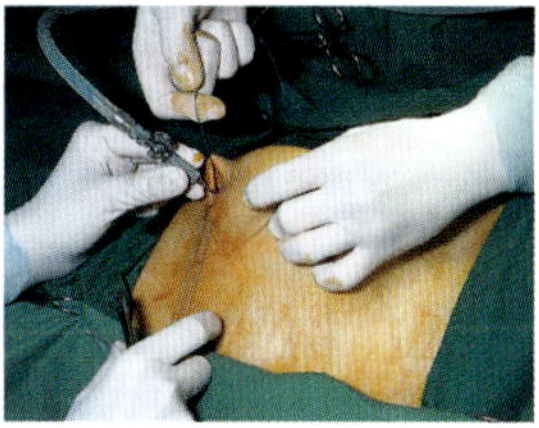

Abb. 72 Minimalinvasive Chirurgie [K183]

Chlamydien Bakterielle Erreger, deren Vermehrung nur innerhalb von Wirtszellen möglich ist (= obligat intrazellulär); verursachen u. a. sexuell übertragbare Urogenitalinfektionen (Lymphogranuloma venereum) und Bindehautentzündungen beim Neugeborenen (Chlamydia trachomatis) sowie Atemwegserkrankungen (Chlamydia pneumoniae)
Chlorid Abk.: Cl^-; Elektrolyt; Normwert 97–108 mmol/l. Häufigstes

▶ *Anion* im Extrazellulärraum, entscheidendes Anion für den osmotischen Druck im Extrazellulärraum

Chloridmangel Mangel des lebensnotwendigen Elektrolyts Chlorid

Choanen Hintere, paarige Öffnungen der Nasenhöhle (▶ Abb. 73)

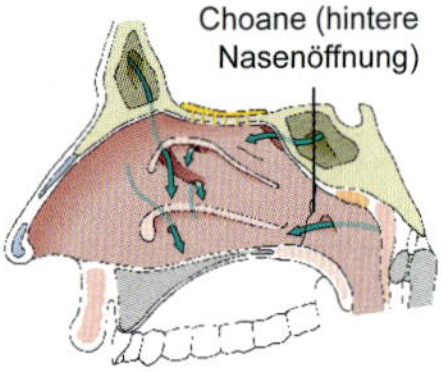

Abb. 73 Choanen [L190]

Cholangitis, akute eitrige Entzündung der Gallenwege, in der Regel durch Aufsteigen von Bakterien bei einer Gallenabflussstauung

Cholangitis, nicht-eitrige chronisch-destruierende Chronisch-progrediente, nicht-eitrige Entzündung der kleinen intrahepatischen Gallengänge mit daraus resultierendem Gallenstau; wahrscheinlich autoimmunologisch bedingt

Chole- Vorsilbe oder Wortteil für: die Gallenblase betreffend

Choledocho- Vorsilbe oder Wortteil für: den Gallengang betreffend

Choledocholithiasis ▶ *Cholelithiasis*

Choledochusrevision Operative Ausräumung von Konkrementen aus dem Ductus choledochus (= Gallengang); Durchführung nach erfolgloser Entfernung von Gallensteinen bei ERCP (Entfernung durch endoskopische Papillenaufschlitzung)

Cholelithiasis Syn.: Gallensteinkrankheit, Gallensteinleiden (▶ Abb. 74); Bildung von Konkrementen in der Gallenblase (= Cholezystolithiasis) und/oder den Gallengängen (= Choledocholithiasis)

Cholera Durch hohe Flüssigkeitsverluste lebensbedrohliche (Brech-) Durchfallerkrankung, verursacht durch das gekrümmte, bewegliche Stäbchenbakterium Vibrio cholerae; in Deutschland sehr selten

Cholestase Stau der Gallenflüssigkeit in der Leber; fehlender Abfluss des direkten ▶ *Bilirubins* führt zum Bilirubinanstieg im Blut

Cholesterin Wasserunlösliches Molekül, welches in Darmschleimhaut und Leber synthetisiert wird; Vorstufe von Steroidhormonen (z. B. Testosteron, Cortisol); unverzichtbarer Bestandteil von Zellmembranen; bildet Gallensäuren zur Resorption wasserunlöslicher Stoffe im Darm

Cholezystektomie Abk.: CHE; Gallenblasenentfernung

Cholezystitis Entzündung der Gallenblase, in über 90 % bei bestehendem Gallensteinleiden; Unterteilung: akut und chronisch

Cholezystokinin Hormon, welches Sättigungsgefühl auslöst

Cholezystolithiasis ▶ *Cholelithiasis*

Cholinerg 1. Zu Nervenfasern gehörend, die in Körperregionen wirken,

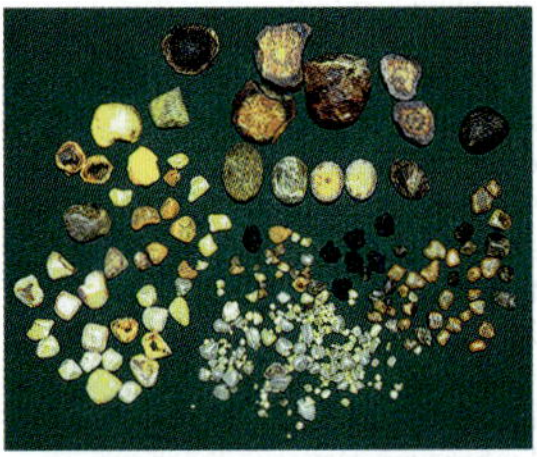

Abb. 74 Verschiedene Gallensteine, führen zur Cholelithiasis [T173]

in denen ▶ *Azetylcholin* vorkommt; 2. Stimulierende Wirkung auf die Ausschüttung von Azetylcholin
Cholinesterase Enzym im synaptischen Spalt zum Abbau des Neurotransmitters Azetylcholin
Chondral Den Knorpel betreffend
Chondrom Gutartiger Knorpeltumor
Chondropathia patellae Sny.: laterales Hyperkompressionssyndrom; Schmerz im retropatellaren Gleitlager (Patella-Anpress-Verschiebe-Schmerz, auch positives Zohlen-Zeichen); unklare Genese, häufig bei Jugendlichen
Chondrosarkom Bösartiger Knorpeltumor
Chondrozyten Knorpelzelle
Chorea Huntington Abk.: HC; autosomal-dominant vererbte Erkrankung mit typischen extrapyramidalen Bewegungsstörungen (v. a. unwillkürliche, regel- und ziellose Bewegungen der Extremitäten), organisch bedingter Wesensänderung und ▶ *Demenz*; führt meist nach ca. 15–20 Jahren zum Tod
Chorion Zottenhaut; aus dem ▶ *Zytotrophoblast* entstandene Struktur mit Zotten, in deren Kapillaren das kindliche Blut fließt
Chorion-Amnionhaut Bestandteil der Fruchtblase
Chorionhaut Gehört zu den Eihäuten; produziert das Fruchtwasser
Chorionhöhle Hohlraum um den Embryo mit Dottersack und Amnionhöhle
Chorionplatte Fetaler Teil der ▶ *Plazenta, Placenta*
Chorionzotte Gewebestruktur des ▶ *Chorions*, welche den Stoffaustausch zwischen mütterlichem und fetalem Blut gewährleistet
-chrom Nachsilbe oder Wortteil für: farb-, farblich
Chromaffine Zelle Zelle des vegetativen Nervensystems im ▶ *Nebennierenmark*, welche bei Reizung Adrenalin und Noradrenalin freisetzt
Chromatiden Die beiden identischen Hälften, in die sich ein Chromosom während der Mitose teilt
Chromosomen Träger von Genen und Erbinformationen; bestehen hauptsächlich aus DNA (▶ Abb. 75)
Chromosomen, homologe Chromosomen mit gleichen Genen mit väterlicher und mütterlicher Erbinformation
Chromosomenaberration Veränderung eines oder mehrerer Chromosome, die im Lichtmikroskop sichtbar ist

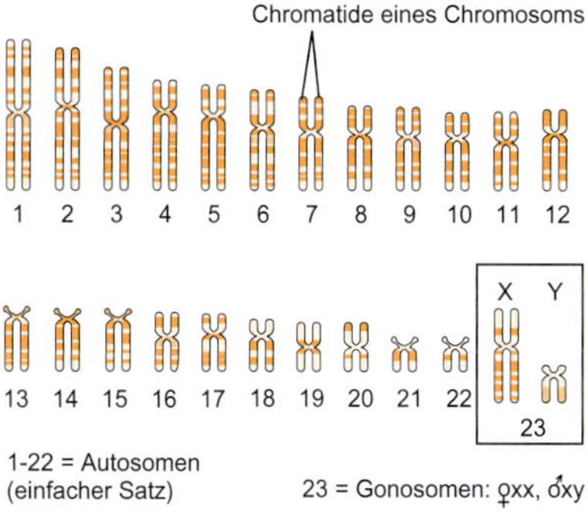

Abb. 75 Menschlicher Chromosomensatz [L190]

Chromosomenaberration, numerische Veränderung der normalen Chromosomenanzahl des Menschen (46); führt zu Erkrankungen wie dem ▶ *Down-Syndrom*, bei dem das 21. Chromosom dreimal vorhanden ist

Chromosomenaberration, strukturelle Große Veränderungen an den Chromosomen, bei denen ganze Teilstücke modifiziert sind

Chromosomenpaar Von jedem Autosom besitzt der Mensch zwei Stück, die jeweils ein Chromosomenpaar bilden; diese Dopplung dient der Fortpflanzung (▶ Abb. 75)

Chromosomensatz, diploider Chromosomensatz, in dem jedes Autosom doppelt vorkommt und beide Gonosomen (Geschlechtschromosomen) vorhanden sind; Gegenteil: haploider Chromosomensatz

Chromosomensatz, haploider Chromosomensatz, in welchem jedes Autosom nur einmal vorkommt und nur eines der beiden Gonosomen vorliegt

Chronifizierung Entwicklung einer Krankheit oder von Krankheitssymptomen vom Status „vorübergehend" zu „dauerhaft vorhanden"

Chronisch Sich langsam entwickelnd, lange andauernd; Geg.: akut

Chronischer Schmerz ▶ *Schmerz, chronischer*

Chronisch-kontinuierlich Chronische Erkrankung, welche stets auf dem gleichen Niveau verläuft

Chronisch obstruktive Lungenerkrankung Abk.: ▶ *COPD*

Chronisch-rezidivierend Chronische Erkrankung, welche in Intervallen immer wieder auftritt

Chronisch-venöse Insuffizienz Abk.: CVI; typische Kombination von Venen- und/oder Hautveränderungen bei länger bestehender primärer oder sekundärer Varikosis (Krampfaderleiden) oder angeborenen Fehlbildungen der Venen(-klappen); bei Thrombose als Ursache auch als postthrombotisches Syndrom bezeichnet

Chronotrop Auf die Schlaggeschwindigkeit des Herzens einwirkend

Chylo- Die Lymphflüssigkeit betreffend

Chylothorax Milchig-trübe Sekretansammlung in der Pleurahöhle (= Pleuraerguss) durch Austritt von Lymphflüssigkeit in den Pleuraraum; Ursache: Lymphabflussstörungen, Verletzungen des Ductus thoracicus

Chymotrypsin Enzym zur Aufschließung von Eiweißen, Vorstufe ist Chymotrypsinogen; Teil des Pankreassaftes

Cimino-Shunt ▶ *Brescia-Cimino-Shunt*

CIN Abk. für: zervikale intraepitheliale ▶ *Neoplasie*

CIS Abk. für: ▶ *Carcinoma in situ*; Syn.: präinvasives Karzinom

Circulus arteriosus Willisii/cerebri Arterieller Gefäßring an der Hirnbasis, welcher Zuflüsse aus den inneren Karotisarterien und den Halswirbelarterien erhält (▶ Abb. 76)

Cisterna chyli Lymphzisterne; Sammelbecken auf Höhe des Zwerchfells, in das die Lymphe aus unteren Extremitäten, Bauch und Becken fließt

CJK Abk. für: ▶ *Creutzfeldt-Jakob-Krankheit*

CK Abk. für: ▶ *Kreatinin(phospho)kinase*

CK-MB Abk. für: herzmuskelspezifische Kreatin(phospho)kinase; Laborparameter bei Herzinfarkt

Claudicatio intermittens Syn.: Schaufensterkrankheit, intermittierendes Hinken; Bezeichnung für das Leitsymptom der peripheren arteriellen Verschlusskrankheit (▶ *pAVK*):

begrenzte Gehstrecken durch Minderdurchblutung und Ischämieschmerzen in den Beinen zwingen den Betroffenen zum Ausruhen bzw. „Schaufenster betrachten"; ruhiges Stehen verbessert die Durchblutung und die Schmerzen lassen nach; mit Fortschreiten der pAVK immer kürzere schmerzfreie Gehstrecke

Clavicula ▶ *Schlüsselbein*

Clearance Plasmamenge, die pro Zeiteinheit von einer bestimmten Substanz gereinigt wird

Clinical Pathways Engl. für: klinische Behandlungspfade; standardisierte fachliche, inhaltliche, zeitliche und institutionelle Festlegung ein- oder mehrdisziplinärer Behandlungspläne für eine gesicherte und optimale Abfolge von Interventionen

Clinical Reasoning Analyse der Einschränkungen auf Partizipations-, Aktivitäts- und Struktur-/Funktionsebene mit Hypothesengenerierung über die Ursache, Festlegen von Zielen und Planung geeigneter (therapeutischer) Maßnahmen

CLL Abk. für: chronisch lymphatische ▶ *Leukämie*

Clostridium Bakterium der aeroben oder anaeroben Sporenbildner; bekanntester Vertreter: Tetanus-Erreger Clostridium tetani

Clusterkopfschmerz Einseitige, anfallsartige, sehr starke Kopfschmerzattacken im Bereich der Augen, der Stirn oder der Schläfe, die periodisch gehäuft auftreten

CML Abk. für: chronisch myeloische ▶ *Leukämie*

CMV Abk. für: ▶ *Zytomegalie*

CNI, CNV Abk. für: chronische **N**iereninsuffizienz/▶ *Nierenversagen*

CO_2 Kohlen-(stoff)dioxid

CO_2-Narkose Übersteigt der pCO_2 einen Wert von etwa 8 kPa, muss mit einer Bewusstseinstrübung bis hin zur Bewusstlosigkeit gerechnet werden

Co-Analgetika Unterstützend zu den Schmerzmitteln eingesetzte Substanzen, die z. B. durch Abschwellung eines Ödems oder Beeinflussung der Schmerzverarbeitung schmerzlindernd wirken

Cochlea ▶ *Schnecke*

Cochlea-implantat Innenohrstimulationsprothese, die Schall-

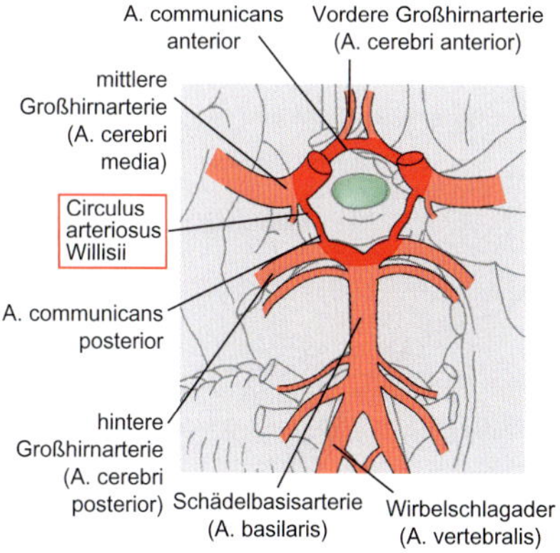

Abb. 76 Circulus arteriosus Willisii/cerebri [L190]

C

schwingungen in elektrische Signale umwandelt und auf den Hörnerv überträgt (▶ Abb. 77); Implantation bei einem Teil gehörloser Kinder mit angeborener Innenohrschwerhörigkeit

Codominant Gleichwertig

Codon ▶ *Basentriplett*

Coenzym Hilfsstoff für ein Enzym, der biochemische Reaktionen beeinflusst

C

Colitis ulcerosa Chronisch-entzündliche Darmerkrankung; beginnt im ▶ *Rektum* und breitet sich schubweise über das ganze Kolon aus

Collum Hals; Syn.: Cervix

Colon Dickdarm, Syn.: Kolon

Colon ascendens Vom ▶ *Caecum, Zäkum* bis zur rechten Kolonflexur aufsteigender Teil des Dickdarms

Colon descendens Ab der linken Flexur absteigender Teil des Dickdarms

Colon sigmoideum Letzter Teil des Dickdarms; geht als eine S-förmige Schleife in den Mastdarm (▶ *Rektum*) über

Colon transversum Im Oberbauch zwischen der rechten und linken Kolonflexur liegender Teil des Dickdarms

Coma diabeticum ▶ *Diabetisches Koma*

Coma hepaticum ▶ *Leberkoma*

Coma vigile ▶ *Wachkoma*

Commotio cerebri Syn.: Gehirnerschütterung; Schädel-Hirn-Trauma ohne fassbare morphologische Gehirnschädigung

Compliance Bereitschaft, Einwilligung; Mitarbeit des Patienten im Behandlungsprozess z. B. durch Einhalten von Verhaltensregeln

Complex Regional Pain Syndrome Pathologische Reaktion der gesamten Hand auf ein Schmerzereignis, z.B. starke Prellung, Fraktur, Operation; Typ 1: nach Nervenverletzung, Typ 2: nach anderen Verletzungen; ▶ *Morbus Sudeck*

Compressio cerebri Syn.: Gehirnquetschung; Schädel-Hirn-Trauma mit Schädigung des Hirns durch Druck, insbesondere durch eine Hirndrucksteigerung

Computertomografie Abk.: CT (▶ Abb. 78); Röntgenverfahren, bei dem ein Computer aus zahlreichen, aus verschiedenen Richtungen angefertigten Röntgenbildern zwei- oder dreidimensionale Bilder erstellt

Condylus Gelenkknorren/

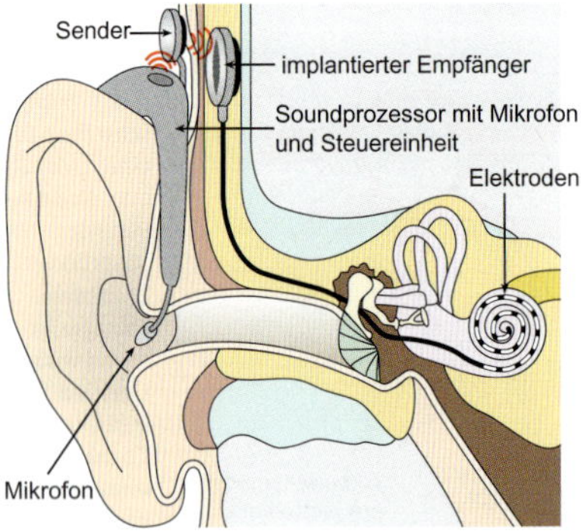

Abb. 77 Cochleaimplantat [L141]

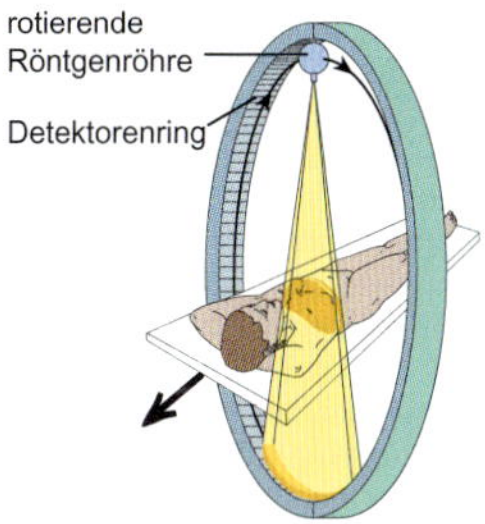

Abb. 78 Computertomografie [L215]

Knochenwulst an den Enden eines Röhrenknochens, welcher mit Gelenkknorpel überzogen ist und zu Gelenken gehört

Condylus humeri lateralis Seitliche Gelenkfläche unten am Oberarmknochen (▶ *Humerus*)

Condylus humeri medialis Mittlere Gelenkfläche unten am Oberarmknochen (▶ *Humerus*)

Condylus lateralis (femoris) Femurkondyle; Knochenwulst außen am unteren Ende des Oberschenkelknochens, der mit Gelenkknorpel überzogen ist und zum Kniegelenk gehört

Condylus lateralis tibiae Äußere Tibiakondyle; befindet sich oben außen am Schienbeinkopf und ist mit dem darauf befindlichen Gelenkknorpel Teil des Kniegelenks

Condylus medialis (femoris) Femurkondyle; Knochenwulst innen am unteren Ende des Oberschenkelknochens, der mit Gelenkknorpel überzogen ist und zum Kniegelenk gehört

Condylus medialis tibiae Innere Tibiakondyle; befindet sich oben innen am Schienbeinkopf und ist mit dem darauf befindlichen Gelenkknorpel Teil des Kniegelenks

Confounder Störfaktor in epidemiologischen Studien, der sowohl mit der Exposition als auch mit dem Endpunkt in Beziehung steht

Conn-Syndrom ▶ *Hyperaldosteronismus*

Constant-Current-Schaltung Begriff aus der ▶ *Elektrotherapie*; Sinkt der Patientenwiderstand ab, steigt der Innenwiderstand des Geräts an, sodass die Stromstärke konstant bleibt

Constant-Voltage-Schaltung Begriff aus der ▶ *Elektrotherapie*; Schaltung, die die Spannung konstant hält

Contusio cerebri Syn.: Hirnprellung; Schädel-Hirn-Trauma mit organischen Gehirnschäden

Coombs-Test Antikörpersuchtest

COPD Abk. für: **c**hronic **o**bstructive **p**ulmonary **d**isease; Syn.: chronisch obstruktive Lungenerkrankung; Sammelbegriff für die chronisch-obstruktive ▶ *Bronchitis* und das ▶ *Lungenemphysem* (= Lungenüberblähung); Hauptrisikofaktor: Rauchen; Häufigkeit: 10–15 % der Bevölkerung

Coping (Krankheits-)Bewältigung

Cor ▶ *Herz*

Cor pulmonale Pumpversagen (Dekompensation) der rechten Herzkammer infolge einer Widerstandserhöhung im kleinen Blutkreislauf; akutes Cor pulmonale bei ▶ *Lungenembolie*, chronisches Cor pulmonale bei pulmonaler Hypertonie mit Rechtsherzbelastung

Corium ▶ *Lederhaut*

Corpus Körper

Corpus sterni Brustbeinkörper; großer, länglicher Teil des Brustbeins

Corpus uteri ▶ *Gebärmutterkörper*

Corti-Organ Befindet sich in der ▶ *Schnecke* des Innenohrs; Rezeptororgan für das Hören

Cortex Rinde

Costa ▶ *Rippe*

Cotransmitter Neuropeptide, welche zusammen mit anderen Transmittern ausgeschüttet werden und deren Wirkung modulieren
Cowper-Drüse Lat.: Glandula bulbourethralis; etwa erbsengroße, paarig angelegte Geschlechtsdrüse des Mannes, die in die Harnröhre mündet
Coxa saltans externa Ruckartiges, teils schmerzhaftes Springen/Schnappen (*snapping hip*) des Tractus iliotibialis über den Trochanter major
Coxa saltans interna Ruckartiges, teils schmerzhaftes Springen/Schnappen (*snapping hip*) des M. iliopsoas über den ventralen Pfannenrand
Coxa valga Steilstellung der Oberschenkelhalsachse über 140° beim Erwachsenen; häufig in Kombination mit einer angeborenen ▶ *Hüftdysplasie*; physiologischer Winkel: 130° (▶ Abb. 79)

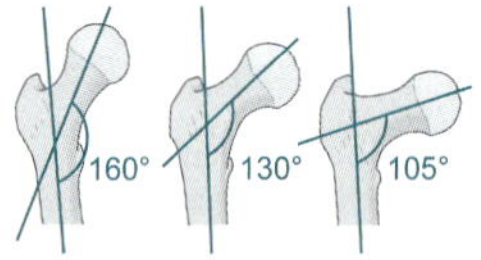

Abb. 79 Coxa valga/vara [L190]

Coxa vara Zu geringer Oberschenkelhalswinkel unter 120° beim Erwachsenen (▶ Abb. 79)
Coxarthrose ▶ *Koxarthrose*
Coxitis fugax ▶ *Hüftschnupfen*
CPAP Abk. für: **c**ontinuous **p**ositive **a**irway **p**ressure; kontinuierliche Atmung mit positivem Atemwegsdruck
CPM Abk. für: **c**ontinuous **p**assive **m**otion; kontinuierliche passive Bewegung auf Bewegungsschienen
CPR Abk. für: **c**ardio**p**ulmonary **r**esuscitation; ▶ *Kardiopulmonale Reanimation*
C-reaktives Protein Abk.: CRP; Bluteiweiß, welches bei Entzündungen im Körper produziert wird
Craniomandibuläre Dysfunktion Abk.: CMD; Engl.: Temporomandibular joint dysfunction (Abk.: TMJD); Funktionsstörung des Kiefergelenks; Hinweis darauf gibt eine seitenungleiche Bewegung
Cranium Schädel
Credé-Handgriff Handgriff zur Lösung der Plazenta in der Nachgeburtsphase
Cremasterreflex ▶ *Kremasterreflex*
Creutzfeldt-Jakob-Krankheit Abk.: CJK; degenerative, fulminant verlaufende Gehirnerkrankung, die durch atypischen Proteinbefall (sog. Prionen) des Gehirns gekennzeichnet ist
CRF Abk. für: **c**ancer-**r**elated **f**atigue (▶ *Fatigue, krebsassoziierte*)
CRH Abk. für: **C**orticotropin-**R**eleasing-**H**ormon des ▶ *Hypothalamus*
Crista Knochenleiste
Crista iliaca ▶ *Darmbeinkamm*
Crohn, Crohn-Krankheit ▶ *Morbus Crohn*
Crossektomie Operative Varizenentfernung; Unterbindung der V. saphena magna an ihrer Mündung in die V. femoris mit Unterbindung aller Seitenäste
Crossing-over Zerbrechen und Wiederverschmelzen von verschiedenen Chromosomenabschnitten bei der Zellteilung zur Vermischung des Erbguts
CRP Abk. für: ▶ *C-reaktives Protein*
CRT Abk. für: kardiale Resynchronisationstherapie; elektrische Korrektur der interventrikulären Asynchronie bei ▶ *Herzinsuffizienz* mit einem ▶ *Herzschrittmacher*

Crusta Kruste, Borke; gehört zu den sekundären ▶ *Effloreszenzen*

CSF Abk. für: koloniestimulierende Faktoren; Wachstumsfaktoren der roten und weißen Blutkörperchen

CT Abk. für: ▶ *Computertomografie*

CTG Abk. für: ▶ *Kardiotokografie*

Cumarine Arzneimittel zur Herabsetzung der ▶ *Blutgerinnung*

Cupula Gallertartige, kuppelförmige Masse der Crista ampullaris im ▶ *Gleichgewichtsorgan*

Cushing-Syndrom Nebennierenrindenüberfunktion mit (überwiegender) Erhöhung von ▶ *Kortisol* (= Hauptvertreter der körpereigenen Glukokortikoide) im Blut

Cut off Punkt Toleranzgrenze; Grenze oberhalb derer Maßnahmen ergriffen werden, z. B. im Schmerzmanagement, Test-Schwellenwert

CVI Abk. für: ▶ *Chronisch-venöse Insuffizienz*

Cyclisches Adenosinmonophosphat Abk.: cAMP; wirkt als second messenger bei der Signalübertragung von hormonellen Botschaften, indem es ▶ *Enzyme* aktiviert

Cystitis ▶ *Zystitis*

Cytosin Base und Grundbaustein der DNA und RNA; komplementär zu Guanin, gebunden an Desoxyribose

C-Zelle Zellart in ▶ *Schilddrüse*, ▶ *Nebenschilddrüsen* und ▶ *Thymus*, die das Hormon Kalzitonin produziert

D

Dachdeckerlunge Form der exogen-allergischen Alveolitis (EAA); chronische, entzündliche Lungenerkrankung

Daktyl Finger oder Zehen betreffend

Damm Region zwischen After und äußerem Genitale des Menschen

Dammnaht Syn.: Episiotomienaht (▶ Abb. 80); nach einem bei der Geburt erfolgten Dammschnitt oder Dammriss; zuerst eine Naht der Scheidenwunde, dann die der tiefen Dammschichten und zuletzt die der Haut

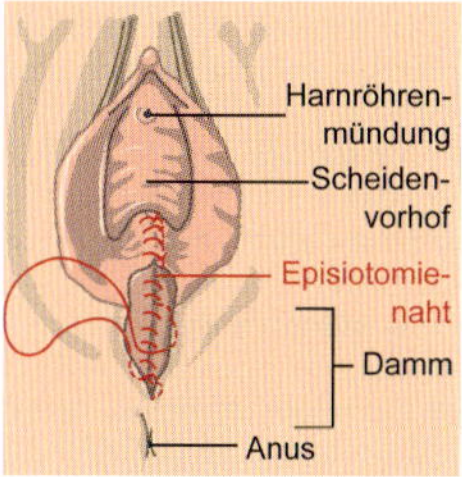

Abb. 80 Dammnaht [L138]

Dammriss Syn.: Scheidendammriss; häufigste mütterliche Geburtsverletzung, die durch Überdehnung des Damms entsteht. Unterteilung: Hauteinriss (Grad I), Riss der Dammmuskulatur (Grad II), Dammriss mit Verletzung des Schließmuskels (Grad III)

Dammschnitt Syn.: Episiotomie (▶ Abb. 80); bei der vaginalen Geburt durchgeführter Einschnitt in den Damm

Darmausgang, künstlicher Enterostoma

Darmbein Lat.: Os ilium; einer von drei Teilen des Hüftbeins (lat.: Os coxae)

Darmbeinkamm Lat.: Crista iliaca; Beckenkamm; eine im Lendenbereich sehr gut sicht- und tastbare Knochenstruktur der Hüftknochen

Darmeinlauf Retrogrades Einbringen von Spüllösungen in den Darm zur darmreinigenden Stuhlentleerung
Darmerkrankung, chronisch-entzündliche Wiederkehrende oder kontinuierliche entzündliche Erkrankungen des Darms; häufigste Vertreter sind ▶ *Colitis ulcerosa* und ▶ *Morbus Crohn*
Darmspülung, orthograde Spülung zur gründlichen Darmreinigung vor Darmoperationen oder Endoskopien
Darmverschluss Ileus (▶ *Mechanischer Ileus*, ▶ *Paralytischer Ileus*)
Darmwandbruch ▶ *Inkarzeration, inkomplette*
Darmwandnervensystem Syn.: enterisches Nervensystem; Teil des vegetativen Nervensystems, steuert Vorgänge des Magen-Darm-Traktes
D-Arzt Abk. für: Durchgangsarzt; ein von der Berufsgenossenschaft zugelassener (Fach-)Arzt, erforderlich bei Arbeitsunfällen
Daten Schriftliche Aufzeichnungen, Tonmitschnitte, Videoaufnahmen, ausgefüllte Fragebogen, Fotos, die im Forschungsprozess systematisch gesammelt werden
Dauerausscheider Person, die über einen längeren Zeitraum pathogene Keime ausscheidet, ohne selbst Symptome der Krankheit aufzuweisen
Dauerkatheter Abk.: DK; Syn.: Blasenverweilkatheter; Blasenkatheter mit aufblasbarem Ballon zum längeren Verbleib in der Blase bei Harnabflussstörungen; Geg.: Einmalkatheter
Daumensattelgelenk Syn.: Daumenwurzelgelenk; Gelenk zwischen dem großen Vieleckbein (Os trapezium) und dem Mittelhandknochen des Daumens (Os metacarpale I)
DBT Abk. für: dialektisch-behaviorale Therapie; psychiatrisches Therapiemodell zur Behandlung der ▶ *Borderline-Persönlichkeitsstörung*
DCM Abk. für: Dementia Care Mapping; Erhebungsmethode für die Pflegequalität und Lebensqualität von Menschen mit ▶ *Demenz*
DD Abk. für: ▶ *Differenzialdiagnose*
D-Dimere Syn.: Fibrin(ogen)spaltprodukte; Abk.: FSP; Laborgröße bei Venenthrombose und Lungenembolie
Débridement Entfernung nekrotischen (abgestorbenen) Gewebes aus Wunden oder bei Organzerfall (▶ Abb. 81)

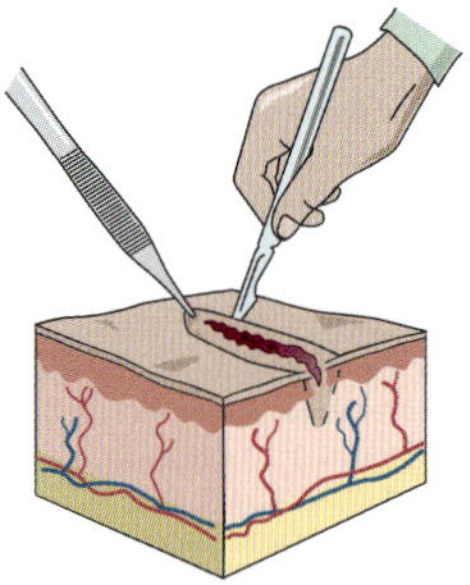

Abb. 81 Débridement [L157]

Decidua basalis Die Gebärmutterschleimhaut beim schwangeren ▶ *Uterus*, an dem der mütterliche Teil der ▶ *Plazenta, Placenta* ausgebildet ist
Decidua parietalis Die Gebärmutterschleimhaut beim schwangeren Uterus, der keinen Kontakt zur Plazenta hat
Deduktion Wissenschaftliche Methode der logischen Ableitung eines Besonderen und Einzelnen vom Allgemeinen; Geg.: Induktion

Defäkation ▶ *Stuhlentleerung*
Defektheilung Besondere Form der Heilung, bei der Schäden (z. B. eine Narbe) zurückbleiben
Deferens Absteigend, ableitend, hinabführend
Defi Abk. für: ▶ *Defibrillator*, ▶ *Defibrillation*
Defibrillation Abk.: Defi; Behandlung von Kammerflimmern durch Stromstöße, um die normale Herzaktivität wiederherzustellen
Defibrillator Abk.: Defi; Gerät zur Defibrillation
Defizit Mangel
DEG Abk. für: ▶ *Drug-eluting Stent*
Degeneration Einschränkung der charakteristischen Funktion
Dehiszenz Auseinanderklaffen
Dehydratation Syn.: Hypohydratation, Wassermangel; Volumenminderung des extrazellulären Körperwassers
Dehydratation, hypertone Verlust von Wasser; die Salze bleiben aber im Körper und sind deswegen relativ erhöht
Dehydratation, hypotone Situation eines Natriummangels im Blut bei gleichzeitigem Wassermangel
Dehydroepiandrosteron Wichtigstes Androgen des Menschen, das in den Zielzellen zu Testosteron und Östrogen umgewandelt wird
Déjà-vu Erinnerungstäuschung, bei der die Person glaubt, etwas Erlebtes schon früher einmal erlebt zu haben
Dekompensation Abk.: Dekomp.; mangelnde Fähigkeit des Organismus, eine Funktionsstörung auszugleichen; Geg.: Kompensation
Dekompression Entlastung, z. B. des Darms vor Darminhalt
Dekontamination Entgiftung; Geg.: Kontamination
Dekortikation Entfernung von Pleuraveränderungen

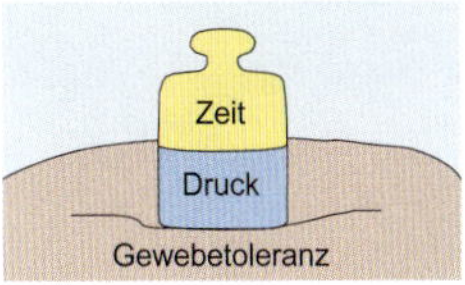

Abb. 82 Dekubitusentstehung [A400]

Dekubitus Syn.: Druckgeschwür; durch anhaltenden Druck entstehende Schädigung der Haut und des darunterliegenden Gewebes (▶ Abb. 82)
Dekubitus Kategorie (Stadium) I Umschriebene, nicht wegdrückbare Rötung bei intakter Haut (▶ Abb. 83a)
Dekubitus Kategorie (Stadium) II Flaches, offenes ▶ *Ulkus* der ▶ *Epidermis* und von Teilen der ▶ *Dermis*, rot bis rosafarbenes Wundbett ohne Beläge (▶ Abb. 83b)
Dekubitus Kategorie (Stadium) III Schädigung aller Hautschichten und von Teilen der Subkutis, teilweise nekrotisch (▶ Abb. 83c)
Dekubitus Kategorie (Stadium) IV Ausgedehnte Zerstörung aller Hautschichten mit Muskel-, Sehnen- und Knochenbeteiligung, Beläge/Schorf teilweise vorhanden (▶ Abb. 83d)
Dekubitus Keiner Kategorie/Keinem Stadium zuordenbar: Tiefe unbekannt Vollständiger Gewebeverlust, bei dem die Basis des Ulkus von Belägen und/oder Schorf bedeckt ist (▶ Abb. 83e)
Dekubitus Vermutete tiefe Gewebeschädigung: Tiefe unbekannt Livid oder rötlichbrauner Bereich von verfärbter, intakter Haut oder blutgefüllte Blase aufgrund einer Schädigung des darunterliegenden Weichgewebes durch Druck und/oder Scherkräfte (▶ Abb. 83f)

D

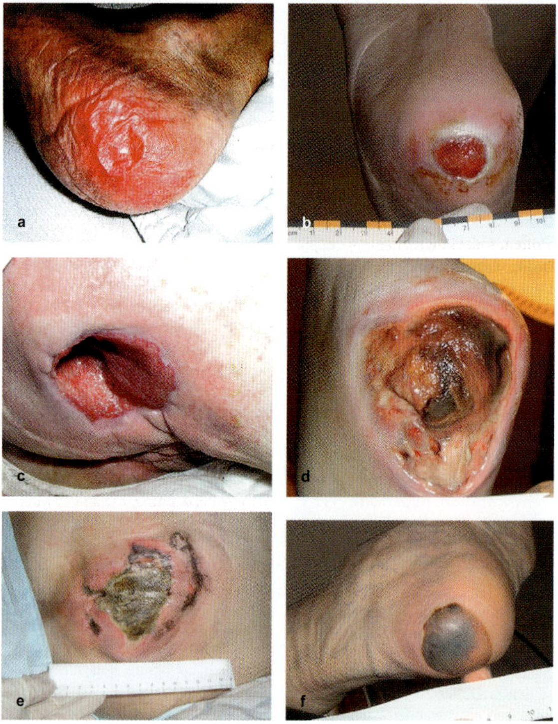

Abb. 83 Dekubitus, Kategorien [M291]

Delir Plötzlich und unvermittelt auftretender Verwirrtheitszustand

Dellwarzen Lat.: Mollusca contagiosa; Warzen, verursacht durch ein Virus der Pockengruppe, das über kleine Hautdefekte durch Kontakt- oder Schmierinfektion in die Haut gelangt

Demarkation Abgrenzung

Demenz Syn.: Demenzsyndrom; organisch bedingter, fortschreitender Verlust zuvor vorhandener geistiger Fähigkeiten; die Störungen, z. B. Gedächtnis- oder Orientierungsstörungen, gehen dabei über die Altersnorm hinaus und sind längerfristig, sie beeinträchtigen den beruflichen sowie sozialen Alltag des Betroffenen

Demenz, vaskuläre Sammelbezeichnung für Demenzerkrankungen, die auf Gefäßerkrankungen zurückzuführen sind; Prognose abhängig von der Durchblutungssituation,

kein zwangsläufiges Fortschreiten der Erkrankung
Demografie Bevölkerungswissenschaft und (statistische) Beschreibung der wirtschafts- und sozialpolitischen Bevölkerungsbewegung
Demyelinisierung Zerstörung der Isolationsschicht (Myelinschicht) von Nerven, z. B. bei Multipler Sklerose
Denaturierung Veränderung von Stoffen, sodass diese ihre ursprünglichen Strukturen und Eigenschaften verlieren
Dendrit Zellfortsatz des Neurons für die efferente (absteigende) Weiterleitung eines Signals, Ausstülpung des Zytoplasmas (▶ Abb. 84)

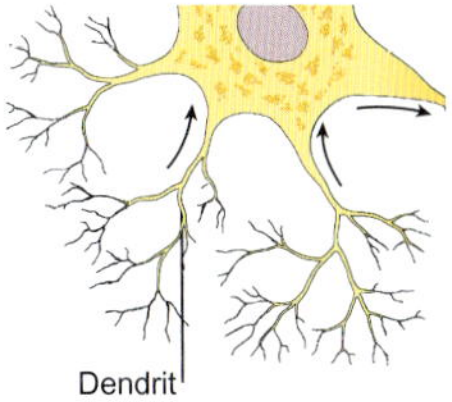

Abb. 84 Dendrit [L190]

Dendritische Zellen Zellen des Immunsystems, welche sich in der Oberhaut befinden und eine Art „Frühwarnsystem" darstellen
Denkstörung Störung des Denkens; Unterteilung: Störungen des Gedankengangs (= formale Denkstörung) und Störungen des Gedankeninhalts (= inhaltliche Denkstörung)
Dens Zahn
Dens axis Zapfen am zweiten Halswirbel, der eine Verbindung zum ersten Halswirbel herstellt (▶ Abb. 85)

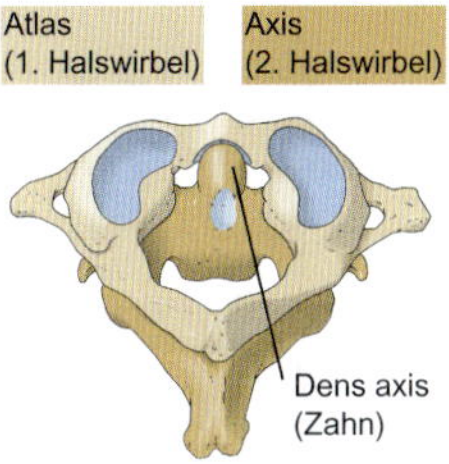

Abb. 85 Dens axis [L190]

Dens caninus ▶ *Eckzahn*
Dental Die Zähne betreffend
Dentin ▶ *Zahnbein*
Depersonalisation Störung des Ich-Erlebens; die eigene Person kommt dem Kranken verändert, unwirklich oder fremd vor
Depolarisation Abnahme der elektrischen Spannung, die an der Membran einer Nerven- oder Muskelzelle zwischen innen und außen besteht; Endphase eines Aktionspotenzials
Depot Speicher
Depression Affektive Störung mit krankhaft niedergedrückter Stimmung des Kranken, die mit einer Vielzahl psychischer, psychosozialer und körperlicher Symptome einhergehen kann
Deprivation Mangel an Anregungen, die ein Kind für seine Entwicklung braucht
Derivat Abkömmling
Dermal Die Haut betreffend
Dermatitis, atopische ▶ *Neurodermitis*
Dermatitis, seborrhoische ▶ *Seborrhoisches Ekzem*
Dermatofibrom Syn.: ▶ *Fibrom, hartes*
Dermatologie Lehre von den Hautkrankheiten; medizinisches Fachge-

D

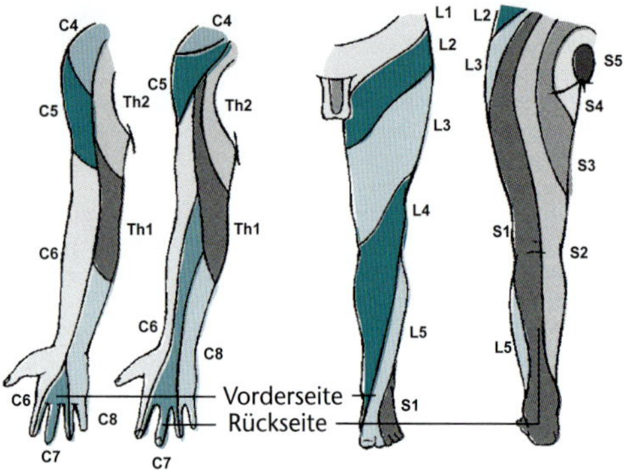

Abb. 86 Dermatome [L190]

biet, das sich mit den Erkrankungen der Haut und ihrer Anhangsgebilde, der Unterhaut sowie der hautnahen Schleimhäute befasst

Dermatom Durch ein Rückenmarksegment innervierter Hautbezirk (▶ Abb. 86)

Dermatomykose Lokale Pilzinfektionen der Haut, meist durch Dermatophyten und Hefen; eine der häufigsten infektiös bedingten Hauterkrankungen

Dermatophyten Fadenpilze, die die menschliche Haut und deren Anhangsgebilde befallen

Dermatose Hautkrankheit

Dermis ▶ *Lederhaut*

Desault-Verband Verband zur kurzzeitigen Ruhigstellung von Schulter und Ellenbogen (▶ Abb. 87)

Descendens Absteigend; Geg.: ascendens

Descensus testis Hodenabstieg; meist in der Fetalphase stattfindende Wanderung der Hoden durch den Leistenkanal in den Hodensack

Descensus uteri Syn.: Gebärmuttersenkung (▶ Abb. 88); Tiefertreten der Gebärmutter und der Vaginalwände aufgrund einer Schwäche des bindegewebigen Halteapparates

Desensibilisation Unempfindlich machen

Design ▶ *Forschungsdesign*

Desinfektion Gezielte Keimreduktion von Gegenständen, Flächen, Haut und Schleimhäuten, Händen

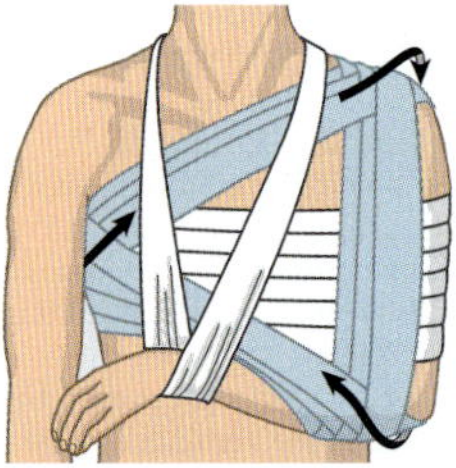

Abb. 87 Desault-Verband [L138]

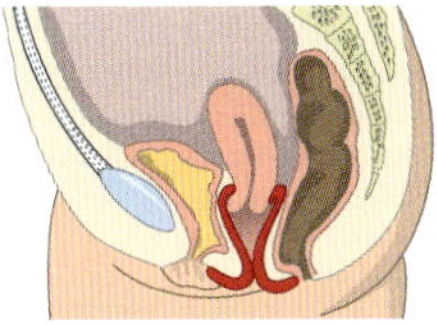

Abb. 88 Descensus uteri [L138]

bzw. Wunden, sodass von ihnen keine Infektionsgefahr mehr ausgeht; Keimfreiheit (Asepsis) wird nicht erreicht

Desinsektion Bekämpfung oder Vernichtung von Körper- und Wohnungsungeziefer

Desmosomen Stellen mittels Filamenten (= stabile Polymere aus Proteinen) Haftkontakte zwischen Zellen her, um diese mechanisch zu stabilisieren

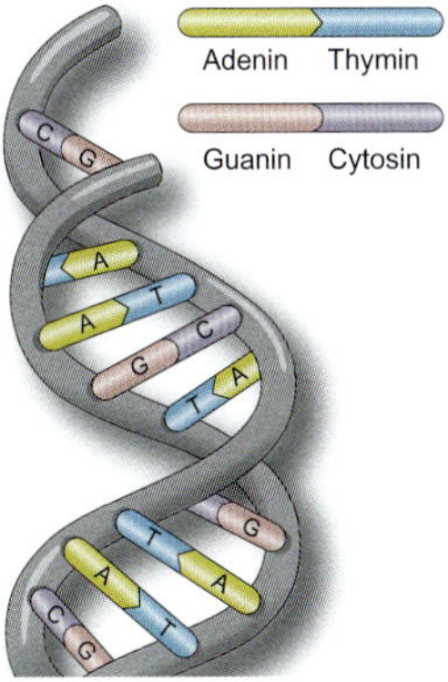

Abb. 89 DNA-Doppelstrang [L157]

Desoxyribonukleinsäure Abk.: DNS, DNA (engl. acid = Säure); Trägerin der Erbinformation; enthält die Gene zum Bau von Proteinen, aufgebaut in einer spiralförmigen Helix (▶ Abb. 89)

Desoxyribose Desoxyribose ist ein Zucker, genauer eine Ribose, welche am zweiten C-Atom ihrer Kohlenstoff-Fünferkette anstatt einer Hydroxylgruppe ein Wasserstoffatom hat

Deszensus Senkung

Detrusorhyperaktivität ▶ *Dranginkontinenz*

Deviation Abweichung, Krümmung

Dexter, dextra Rechts

Dezeleration 1. Verlangsamung, Geschwindigkeitsabnahme in der Zeiteinheit; 2. In der Geburtshilfe: Verlangsamung der kindlichen Herzfrequenz bei gleichzeitiger Veränderung des Typus der Wehen; Geg.: Akzeleration

DFS Abk. für: ▶ *Diabetisches Fußsyndrom*

DHS Abk. für: **d**ynamische **H**üft**s**chraube (▶ Abb. 90)

Di- Vorsilbe oder Wortteil für: Zwei-

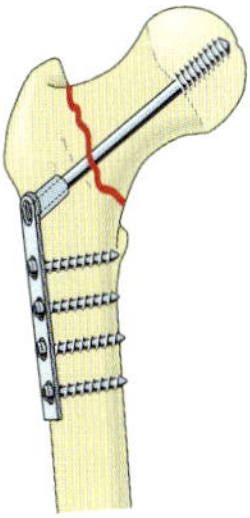

Abb. 90 DHS/Dynamische Hüftschraube [L190]

D

Diabetes insipidus Syn.: Wasserharnruhr; angeborene oder erworbene Störung des Wasser- und Elektrolythaushaltes mit Ausscheidung großer Urinmengen durch eine verminderte Fähigkeit der Nieren zur Wasserrückresorption

Diabetes mellitus Syn.: Zuckerkrankheit; durch Insulinmangel oder verminderte Insulinempfindlichkeit bedingte, chronische Störung des Glukosestoffwechsels mit Erhöhung des Blutzuckerspiegels bei erniedrigter intrazellulärer Blutzuckerverfügbarkeit

Diabetes mellitus Typ 1 Absoluter Insulinmangel, d. h. die Bauchspeicheldrüse produziert zu wenig Insulin infolge autoimmun bedingter Zerstörung der B-Zellen des Pankreas

Diabetes mellitus Typ 2 Relativer Insulinmangel durch Insulinresistenz oder gestörte Insulinsekretion, d. h. Überernährung erhöht den Insulinbedarf; die zu stimulierenden Zellen werden allerdings langsam unempfindlich gegen den Insulinreiz; Auftreten in aller Regel im mittleren bis höheren Lebensalter

Diabetische Embryopathie ▶ *Embryopathie*

Diabetisches Fußsyndrom Abk.: DFS; Syn.: diabetischer Fuß; Entwicklung von Ulzerationen an den Füßen durch mangelhafte Blutversorgung und Empfindungsfähigkeit

Diabetisches Koma Syn.: Coma diabeticum; komatöser Zustand infolge einer Überzuckerung ab ca. 400 mg/dl; lebensbedrohliche Akutkomplikation des Diabetes mellitus; Unterteilung: ketoazidotisches und hyperosmolares Koma

Diabetisches Spätsyndrom Spätfolgen durch die Schädigung von Gefäßen infolge einer dauerhaft bestehenden Überzuckerung

Diabetologie Teilgebiet der Inneren Medizin, das sich mit Vorbeugung, Diagnostik und konservativer Behandlung von Erkrankungen des endokrinen Pankreas beschäftigt

Diät Syn.: Krankenkost; Ernährung, die an eine bestimmte Erkrankung angepasst ist, bei der bestimmte Nahrungsanteile vermindert oder weggelassen oder bei der bestimmte Nährstoffe vermehrt verzehrt werden

Diagnose Gr.: Unterscheidende Beurteilung; Zuordnung von Krankheitszeichen (Symptomen) zu einem Krankheitsbild

Diagnosis Related Groups Abk.: DRG; Syn.: diagnosebezogene Fallgruppen; Entgeltsystem für Krankenhäuser, das sich an Diagnosen, durchgeführten Maßnahmen, Nebendiagnosen, Komplikationen, Beatmungszeiten und Patientenmerkmalen (z. B. Alter, Geschlecht) orientiert

Dialektisch-behaviorale Therapie ▶ *DBT*

Dialyse ▶ *Hämodialyse*

Diaphragma 1. ▶ *Zwerchfell*; 2. Scheidewand zwischen einzelnen Organen oder Körperteilen

Diaphyse Schaft (länglicher Teil) eines Röhrenknochens (▶ Abb. 91)

Diarrhö Syn.: Durchfall; bei Erwachsenen mehr als drei ungeformte bis dünnflüssige Stuhlentleerungen täglich, bei Kindern deutlich mehr und deutlich dünnere Stühle als gewöhnlich; nach zeitlichem Verlauf Unterscheidung in akute und chronische (länger als einen Monat anhaltender) Diarrhö

Diarthrose Echtes Gelenk, gut beweglich mit einem Gelenkspalt zwischen den gelenkbildenden Knochen

Diastole Erschlaffungsphase des Herzens; Geg.: ▶ *Systole*

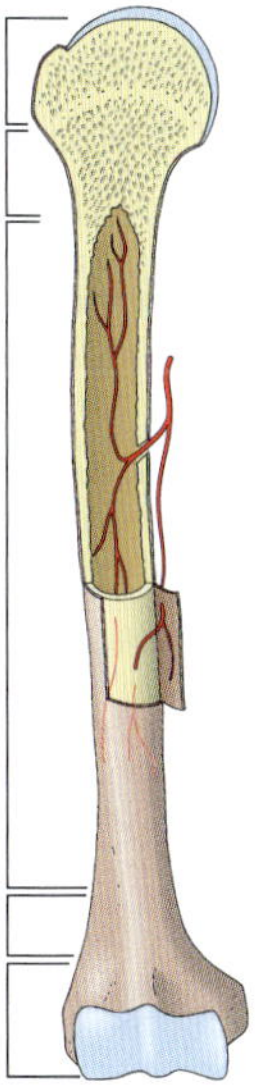

Abb. 91 Diaphyse [L190]

Diastolikum Herzgeräusch, das während der Diastole auftritt
Diathese Neigung, Veranlagung
Diathese, hämorrhagische ▶ *Hämorrhagische Diathese*
DIC Abk. für: disseminierte intravasale Koagulopathie; Syn.: ▶ *Verbrauchskoagulopathie*
Dichotomie Teilung, Trennung in zwei gleiche Teile
Dickdarmdivertikulose Zahlreich entwickelte Divertikel im Dickdarm
Dickdarmpolyp Benigner Tumor der Darmschleimhaut, überwiegend Adenome; pilzförmige Geschwülste in der Darmschleimhaut (▶ Abb. 92)
Diencephalon ▶ *Zwischenhirn*

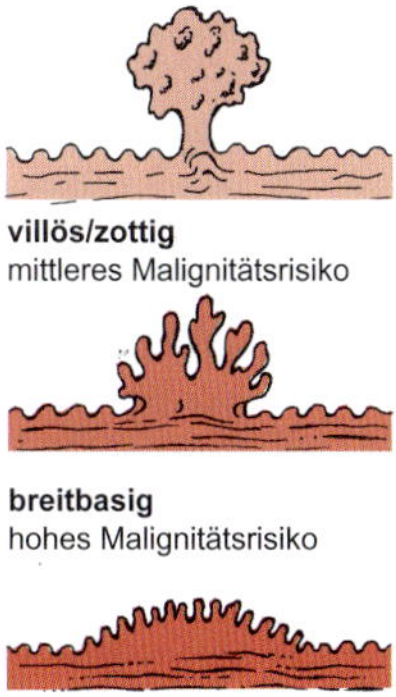

Abb. 92 Dickdarmpolyp [L190]

Differenzialblutbild ▶ *Blutbild, großes*
Differenzialdiagnose Abk.: DD; Ausschluss von anderen, ähnlichen Erkrankungen, die von der (vermuteten) Diagnose bzw. Erkrankung abgegrenzt werden müssen
Differenzierung Spezialisierung der Zellen aus einer Stammzelle im Hinblick auf ihre zukünftige Funktion
Diffundieren Wandern, ausbreiten
Diffus Zerstreut, unscharf sein
Diffusion Ausgleich einer Teilchenkonzentration in einem Flüssigkeitsraum durch „Wanderung" der gelösten Teilchen zum Ort niedrigerer Konzentration (▶ Abb. 93)
Digestion Verdauung
Digitus Lat.: Finger
Diktyosom Struktur zur Modifikation und Sortierung von Proteinen; besteht aus 5–10 dicht aufeinandergepackten Membransäcken

D

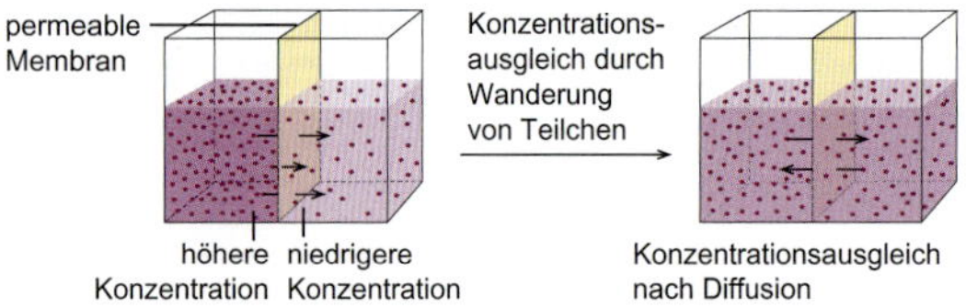

Abb. 93 Diffusion [L190]

D

Dilatation Erweiterung, Dehnung; z. B. bei Pupille, Blutgefäß

DIMDI Abk. für: **D**eutsches **I**nstitut für **M**edizinische **D**okumentation und **I**nformation; gibt u. a. gibt Klassifikationen zur Kodierung von Diagnosen (▶ *ICD*) und Operationen (▶ *OPS*) heraus

Dioptrie Abk.: dpt; Maß für die Brechkraft optischer Linsen

Dipeptid Verbindung, welche aus zwei Aminosäureresten gebildet wird, die durch eine Peptidbindung miteinander verbunden sind

Diphtherie Lebensbedrohliche Infektionskrankheit der oberen Atemwege, verursacht durch das grampositive Bakterium Cornybacterium diphtheriae; in Deutschland durch Schutzimpfung sehr selten

Diploid Mit doppeltem Chromosomensatz; Geg.: haploid

Diplopie Sehen von Doppelbildern

Direktzugang Engl.: Direct Access; Versorgungsform, bei der Physiotherapeuten die Erstdiagnose stellen und Patienten ohne ärztliche Verordnung behandeln können

Dis- Vorsilbe oder Wortteil für: auseinander, zwischen, hinweg

Disaccharid Zweifachzucker, gebildet aus dem Zusammenschluss zweier Monosaccharide unter Abspaltung eines Wasserstoffmoleküls

Discus intervertebralis Bandscheibe

Diskretes Merkmal Begriff der Statistik; hat eine endliche Anzahl von Ausprägungen, die ausgezählt werden können; z.B. abzählbare Ausprägungen: Geschlecht, Schulnoten

Diskus Scheibe aus Faserknorpel, die sich im Gelenk zwischen den Gelenkflächen befindet

Diskusprolaps ▶ *Bandscheibenvorfall*

Dislokation Lageveränderung, Verschiebung

Disposition Veranlagung (zu einer Krankheit)

Dispositionsprophylaxe Vorbeugung von Infektionen durch Verringerung der Empfänglichkeit eines Individuums für eine Infektion

Disseminiert Verbreitet, verstreut

Dissoziation 1. Trennung, Zerfall, Geg.: Assoziation; 2. Auflösung von Salzen innerhalb eines Lösungsmittels; dabei „schieben" sich die Wassermoleküle aufgrund ihres Dipolcharakters zwischen die Anionen und Kationen und lösen so die elektrostatischen Anziehungskräfte im Ionengitter

Dissoziative Störung Syn.: Konversionsstörung, -syndrom, Hysterie; psychische Erkrankung mit Verlust der normalen Kontrolle über Erinnerungen, Identitätsbewusstsein, Empfindungen und Körperbewegungen

Distal Von der Körpermitte bzw. Rumpfmitte entfernt liegend; Geg.: ▶ *Proximal*

-distorsion Nachsilbe oder Wortteil für: Verdrehung

Disstress Schädlicher, überfordernder, krank machender Stress; Geg.: ▶ *Eustress*

Diurese Harnausscheidung

Diuretika Arzneimittel, die eine vermehrte Harnausscheidung bewirken

Divergenz Auseinandergehen, Auseinanderstreben

Diversity Bezeichnet die kulturelle und soziale Vielfalt

Divertikel Ausstülpungen der Wand eines Hohlorgans (▶ Abb. 94); Unterscheidung: echte Divertikel mit Ausstülpung der gesamten Darmwand; falsche Divertikel (= Pseudodivertikel), die als erworbene Schleimhauthernien durch Lücken der Muskulatur dringen

Divertikulitis Entzündung der Wand und meist auch der Umgebung eines Divertikels

Divertikulose Syn.: Dickdarmdivertikulose; zahlreiche, meist falsche Divertikel vor allem in Colon descendens und Sigma

DK Abk. für: ▶ *Dauerkatheter*

DMARDs Abk. für: **d**isease **m**odifying **a**nti**r**heumatic **d**rugs; antirheumatisch wirkende Basistherapeutika

DMP Abk. für: **D**isease **M**anagement **P**rogram; Behandlungsprogramm für chronisch kranke Menschen

DMS-Kontrolle Überprüfung von **D**urchblutung, **M**otorik und **S**ensibilität distal einer Fraktur

DNA, DNS Abk. für: ▶ *Desoxyribonukleinsäure*

Dominant Übergeordnet; Geg.: rezessiv

Dopamin Erregender Transmitter; steuert emotionale und geistige Reaktionen sowie Bewegungsentwürfe

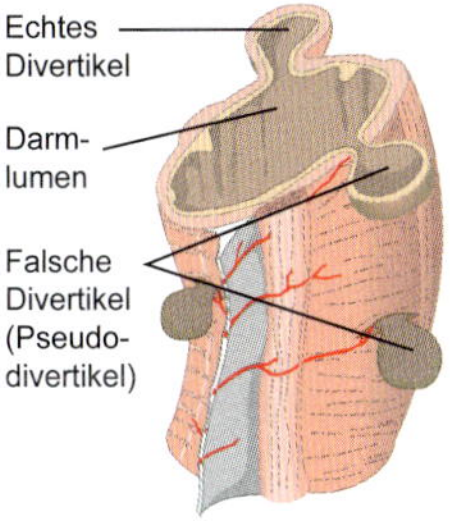

Abb. 94 Divertikel [L190]

Doppelbindung Chemische Bindung zwischen zwei benachbarten Atomen mittels zweier Elektronenpaarbindungen (beispielsweise C=C oder C=O)

Doppler-Echokardiografie Ultraschalluntersuchung des Herzens, bei der man zusätzlich den Blutstrom sehen kann

Doppler-Sonografie Syn.: Duplex-Sonografie (▶ Abb. 95); Aussendung von kontinuierlichen Ultraschallwellen, die beim Auftreffen auf sich bewe-

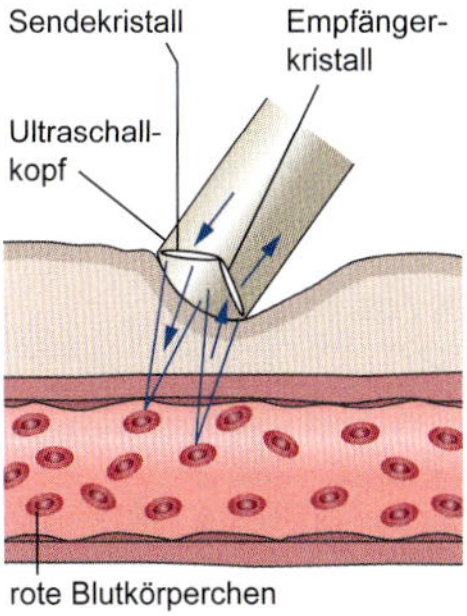

Abb. 95 Doppler-Sonografie [L157]

D

gende Grenzflächen, z. B. Membran eines Blutkörperchens, zu Frequenzänderung führen; Möglichkeit zur Darstellung von Strömungsgeschwindigkeiten als Ton oder Fläche

Dornfortsatz Lat.: Processus spinosus; in Rückenrichtung nach unten verlaufende Fortsätze der Wirbel, welche den Aktionsradius der Wirbelsäule einschränken

Dornwarzen Lat.: Verrucae plantares; gewöhnliche Warzen, verursacht durch humane Papillomaviren; Lokalisation an der Fußsohle

Dorsal Rückenwärts, zum Hand-/Fußrücken hin, zum Rücken gehörend; Geg.: ventral

Dorsalextension Syn.: ▸ *Dorsalflexion*; Bewegung der Hand in Richtung Handrücken (Geg.: ▸ *Palmarflexion*), beim Fuß in Richtung Fußrücken (Geg.: ▸ *Plantarflexion*), Bewegung der Zehen nach kranial (Geg.: Plantarflexion)

Dorsalflexion Syn.: ▸ *Dorsalextension*

Dorsum Rücken

Dosis Entsprechende, zugemessene (Arzneimittel-)Menge

Dottersack Ernährungsorgan des Embryos

Douglas-Raum Raum zwischen ▸ *Rektum* und ▸ *Gebärmutter*

Down-Syndrom Syn.: Trisomie 21, Morbus Langdon-Down; Krankheit mit dreifachem Vorhandensein des Chromosoms 21

Dpt Abk. für: ▸ *Dioptrie*

Dragee Abk.: Drg.; Syn.: Lacktablette; Arzneimittelform; Tablette mit dickerem Überzug, meist Zuckerüberzug, nicht teilbar

Drainage Ableitung von Flüssigkeiten (Wundabsonderungen) in Körperhöhlen nach außen

Dranginkontinenz Syn.: Urgeinkontinenz, Detrusorhyperaktivität; plötzlicher, zwanghafter Harndrang, sodass ein Einnässen nicht mehr verhindert werden kann; ursächlich bedingt durch neurogene Schädigungen

Drehbeschleunigung Geschwindigkeitsänderung innerhalb einer Drehbewegung

Dreiecksbein Lat.: Os triquetum; Handwurzelknochen

Dreifachbindung Chemische Bindung zwischen zwei benachbarten Atomen mittels dreier Elektronenpaarbindungen (beispielsweise C-Dreifachbindung-C oder C-Dreifachbindung-O)

Dreimonatskolik Blähungen mit umstrittener Ursache; Säuglinge schreien über einen längeren Zeitraum, haben einen geblähten Bauch, zeigen keine Nahrungsverweigerung oder weitere Krankheitszeichen; Beruhigung durch Tragen des Kindes

Dreitagefieber Syn.: Exanthema subitum; akute, harmlose Viruserkrankung des Kleinkindalters durch das Humane-Herpes-Virus Typ 6

DRG Abk. für: ▸ *Diagnosis Related Groups*

DRG-Statistik Fallpauschalenbezogene Krankenhausstatistik zum Leistungsgeschehen

Drg. Abk. für: ▸ *Dragee*

Dromotrop Auf die Beschleunigung der Erregungsleitung am Herzen einwirkend

Druckdiurese Bei einem Blutdruck über 180 mmHg; zu viel Primärharn wird unzureichend rückresorbiert und zu viel unkonzentrierter Urin ausgeschieden

Druckgeschwür ▸ *Dekubitus*

Drüse Organ, welches eine Substanz bildet und diese entweder als exokrine Drüse in Sekretform oder als endokrine Drüse direkt in die Blutbahn abgibt

Drüse, apokrine Apokrine Drüsen schnüren an der Oberfläche einen

Teil der Zelle ab, in der sich eine Blase aus Sekret befindet; dabei verlieren sie ▶ *Zytoplasma*

Drüse, endokrine Drüse, deren Hormone ins ▶ *Interstitium* ausgeschüttet und z. T. über die Blutbahn abtransportiert werden

Drüse, exokrine Sondert ihr Sekret an die Oberfläche der Haut oder einer Schleimhaut ab

Drüse, gemischte Sondert gemischt wässriges und schleimiges Sekret ab

Drüse, holokrine Bildet in ihrem Inneren das Drüsensekret, bis sie platzt; dabei wird ihr Drüsensekret freigesetzt

Drüse, merokrine Befördert ihr Sekret über ▶ *Exozytose* aus der Zelle, die Zelle bleibt dabei unverändert

Drüse, muköse Sondert eher schleimiges Sekret ab

Drüse, seröse Sondert eher wässriges Sekret ab

Drüsenhormone Hormone, welche von speziellen endokrinen Drüsen gebildet werden

Drug-eluting Stent Abk.: DEG; medikamentenbeschichteter ▶ *Stent*

DSA Abk. für: **d**igitale **S**ubtraktions**a**ngiografie; Übereinanderlegen von Röntgenbildern vor und nach der Darstellung der Gefäße mit Kontrastmittel

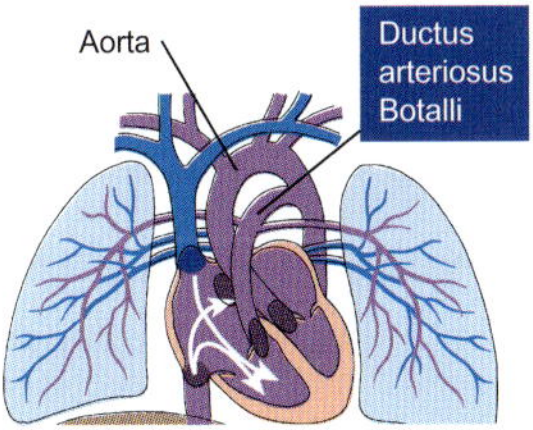

Abb. 96 Ductus arteriosus Botalli [L190]

Duchenne-Hinken Neigung des Oberkörpers über das Standbein zur Entlastung des Hüftgelenks auf der Standbeinseite

Ductus Gang, Kanal, Ausführungsgang

Ductus alveolaris Alveolargang

Ductus arteriosus Botalli Gefäßkurzschluss zwischen ▶ *Aorta* und ▶ *Truncus pulmonalis* beim Fetus (▶ Abb. 96)

Ductus choledochus Hauptgallengang (▶ Abb. 97)

Ductus cysticus Gallenblasengang (▶ Abb. 97)

Ductus hepaticus Lebergang, der an der Leberpforte die Leber verlässt (▶ Abb. 97)

Ductus lymphaticus dexter Rechter Hauptlymphgang; transportiert die Lymphe der rechten oberen Körperseite in den rechten Venenwinkel

Ductus pancreaticus Bauchspeichelgang; transportiert Enzyme aus ▶ *Pankreas* ins Duodenum (▶ Abb. 97)

Ductus thoracicus Teil des lymphatischen Systems; Lymphgefäß im Brustraum, welches die Lymphe aus Bauchraum, Becken und Beinen sammelt

Ductus venosus Kurzschlussverbindung zwischen V. portae und V. cava inferior

Ductus venosus Arantii Gefäß des fetalen Blutkreislaufs, welches Nabelvene und untere Hohlvene verbindet

Dünndarm 3–5 m langer, gewundener Teil des Darms

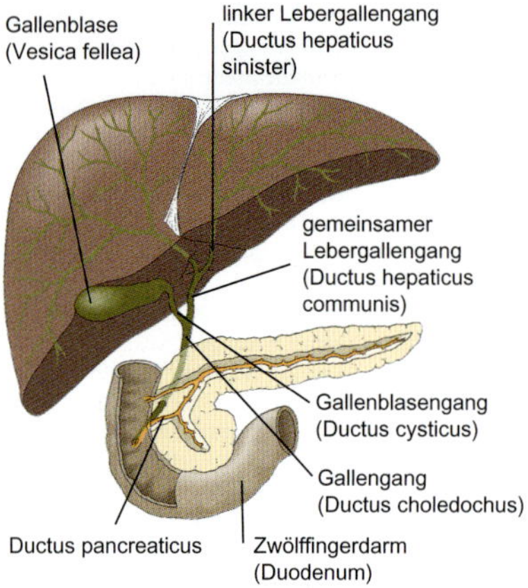

Abb. 97 Die Gallenwege: Ductus choledochus/pancreati-cus/cysticus/hepaticus [L190]

Dünndarmatresie Verschluss des Dünndarms beim Neugeborenen
Duftdrüse Hautanhangsgebilde; Organ, welches Duftstoffe produziert; in den Achselhöhlen, der Schamregion und im Bereich der Brustwarzen gelegen
Duodenal Den Zwölffingerdarm betreffend
Duodenum Zwölffingerdarm (▶ Abb. 98); folgt auf den Magen, Form eines C, nur 25 cm lang, unbeweglich
Duplex-Sonografie ▶ *Doppler-Sonografie*
Duplikation Verdoppelung eines Chromosomenabschnitts
Dupuytren-Kontraktur Syn.: ▶ *Morbus Dupuytren*
Dura mater Äußere Hirnhaut
Duraseptum Von der Dura gebildete Trennwand, welche die großen Hirnabschnitte trennt und deren Position bei Bewegungen stabilisiert
Durchblutungsregulation, lokale Anpassung der Durchblutung in einzelnen Teilen oder Gefäßen des Körpers entsprechend dem lokalen Blutbedarf (z. B. durch Weitung oder Verengung der Gefäße)
Durchfall ▶ *Diarrhö*
Durchwanderungsperitonitis Bauchfellentzündung infolge von Bakterien, die durch die stark geschädigte Darmwand wandern
Durstfieber Hitzekollaps beim Säugling oder Kind; durch Flüssigkeitsmangel kann das Kind nicht mehr schwitzen, folglich Körpertemperaturanstieg
DXA Abk. für: Doppel-Röntgen-Absorptiometrie; Verfahren zur Messung der Knochendichte
Dynamisch Von Kräften erzeugte Bewegung; Geg.: statisch
Dys- Vorsilbe oder Wortteil für: fehl-, miss-, schlecht, krankhafte Störung eines Zustandes oder einer Funktion
Dysästhesie Sensibilitätsstörung mit unangenehm veränderter sensibler Wahrnehmung
Dysarthrie Zentralnervös bedingte Sprechstörung mit Schädigung der

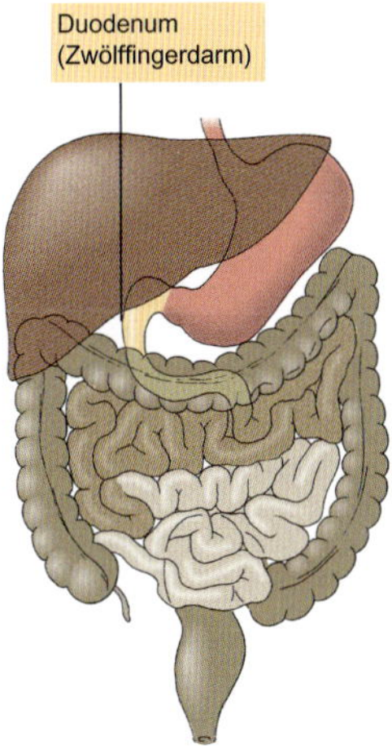

Abb. 98 Duodenum [L190]

zum Sprechen notwendigen nervalen Strukturen

Dyskinesie Spontan auftretende, unwillkürliche Bewegungen

Dyslexie Lesestörung

Dysmelie Extremitätenfehlbildung

Dysmenorrhö Starke, krampfartige Schmerzen im Unterleib unmittelbar vor und während der ▶ *Menstruation*, häufig verbunden mit allgemeinem Krankheitsgefühl

Dysmetrie Zielunsicherheit bei Bewegungen

Dysmorphiesyndrom Syn.: Fehlbildungssyndrom; typische Kombination mehrerer Fehlbildungen beim Neugeborenen

Dyspepsie Zusammenfassende Bezeichnung für Oberbauchbeschwerden unterschiedlicher ▶ *Genese*

Dyspepsie, funktionelle Reizmagen; subjektive, lange andauernde oder wiederkehrende Oberbauchbeschwerden ohne nachweisbaren organischen Befund

Dysphagie Syn.: Schluckbeschwerden; Schluckstörung, deren Ursache in Mundhöhle, Rachen, Speiseröhre und Mageneingang liegt oder die von neurologischen sowie psychischen Problemen verursacht werden kann

Dysplasie 1. Störung im Gewebeaufbau; 2. Fehlentwicklung von Organen oder Geweben beim Neugeborenen mit unzureichender Funktion

Dysplasie, präneoplastische Vorstufe zum ▶ *Karzinom*; Störung im Aufbau von Gewebe, welche sich zu einem Tumor entwickeln kann

Dyspnoe ▶ *Atemnot*; erschwerte Atmung

Dysregulation, orthostatische ▶ *Orthostatische Dysregulation*

Dyssomnie ▶ *Schlafstörung*

Dystokie Gestörter Geburtsverlauf

Dystrophie, -dystrophie Syn.: Geweberückbildung; durch Mangel- oder Fehlernährung bedingte Störungen des gesamten Organismus, einzelner Organe oder Gewebe

Dysurie Syn.: Strangurie; erschwertes Wasserlassen, meist verbunden mit Schmerzen oder Brennen

D-Zelle Zelltyp in den Langerhans-Inseln (ca. 5–15 % der Inselzellen), welcher ▶ *Somatostatin* produziert

E

E. coli Campylobakter-Bakterien, gramnegative Stäbchen; zur normalen Bakterienflora im Darm gehörend, fakultativ pathogene Krankheitserreger; verursachen häufig infektiöse Durchfallerkrankungen mit hohem Fieber und schweren Allgemeinerscheinungen; Hauptinfektionsquellen: Geflügel, Rohmilch, Rohmilchprodukte, Haustiere mit Durchfall

EAA Abk. für: **e**xogen-**a**llergische **A**lveolitis; Syn.: allergische Hypersensitivitätspneumonie; chronische, entzündliche Lungenerkrankung durch die Inhalation von organischen Stäuben

EBM Abk. für: **E**vidence-**b**ased **m**edicin, Evidenzbasierte Medizin

EBP Abk. für: ▶ *Evidence-based Physiotherapy*

Ebolafieber Durch das Ebolavirus ausgelöste Infektionskrankheit; unspezifische Symptome wie Fieber, Kopf- und Muskelschmerzen, Übelkeit, Erbrechen, Durchfall und ▶ *Konjunktivitis*; ▶ *Letalität* je nach Virusspezies zwischen 30 und 90 %

Echokardiografie Abk.: Echo; Ultraschalluntersuchung des Herzens

Eckzahn Lat.: Dens caninus; kegelförmiger Zahn im Gebiss der Säugetiere (einschließlich des Menschen) hinter den Schneidezähnen und vor den Vorbackenzähnen

Edelgase Helium, Neon, Argon, Krypton, Xenon und Radon (im Periodensystem in der 8. Hauptgruppe); weisen besondere Reaktionsträgheit auf, da ihre äußere Schale voll mit Elektronen besetzt ist

Edelgaskonfiguration Stabilste Atomform mit acht Elektronen in der äußersten Elektronenschale

Edukation Alle psychologischen und pädagogischen Maßnahmen zur Verbesserung des Gesundheitszustandes; Individuen sind immer Teil eines Systems, deswegen richten sich alle Aktivitäten der Edukation immer auch an die wesentlichen Bezugspersonen/die Familie des Patienten

EEG Abk. für: ▶ *Elektroenzephalogramm*

EF Abk. für: ▶ *Ejektionsfraktion*

Effekt Auswirkung, Wirkung, Erfolg

Effektivität Wirksamkeit

Efferent Absteigend, wegführend; Geg.: afferent

Efferenzen Vom ZNS zu den Organen leitende Nervenfasern

Efficacy In Studien verwendeter Begriff; Engl. für Wirksamkeit

Effizienz Leistungsfähigkeit

Effloreszenzen Syn.: Hautblüten; Einzelelemente von krankhaften Hautveränderungen; Unterteilung: primäre Effloreszenzen (direkt von Hauterkrankungen verursacht), sekundäre Effloreszenzen (entstehen auf dem Boden von Primäreffloreszenzen)

Effluvium Haarausfall

EFQM Abk. für: **E**uropean **F**oundation for **Q**uality **M**anagement

Ego- Vorsilbe oder Wortteil für: selbst-, ich-

EHEC Abk. für: enterohämorrhagische ▶ *E. coli*; v. a. bei Kindern und Älteren auftretende hämorrhagische Dickdarmentzündung; Komplikation: hämolytische Anämie und Nierenversagen

EIEC Abk. für: **e**ntero**i**nvasive **E. c**oli; verursachen den Shigellendurchfällen ähnelnde Erkrankungen

Eichel Lat.: Glans penis; Verdickung am vorderen Ende des Penis

Eierstock Lat.: Ovar; inneres weibliches Geschlechtsorgan; produziert Sexualhormone und Eizellen (▶ Abb. 99)

Eierstockschwangerschaft ▶ *Ovarialgravidität*

Eigelenk Lat.: Articulatio ellipsoidea; konkave und konvexe Gelenkflächen, haben die Form einer Ellipse, erlauben Bewegungen um zwei Achsen (zwei Freiheitsgrade), also Beugen/Strecken sowie seitwärts; z. B. proximales Handgelenk (▶ Abb. 100)

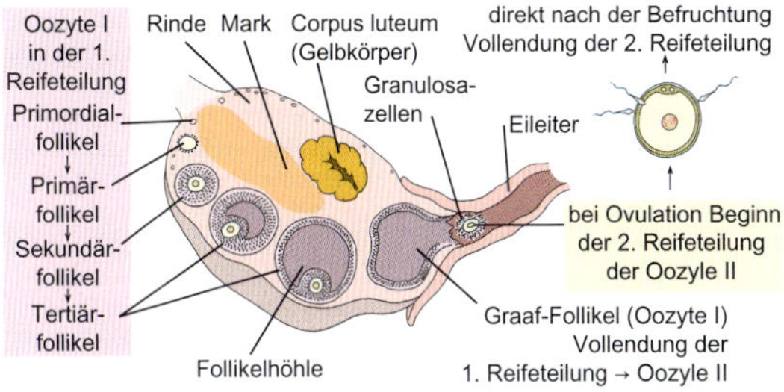

Abb. 99 Schnitt durch Eierstock mit Follikel- und Meiosestadien der Eizelle [L190]

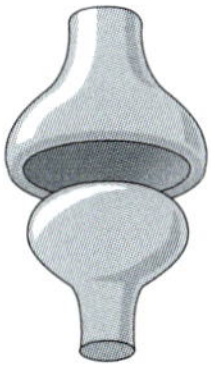

Abb. 100 Eigelenk [L190]

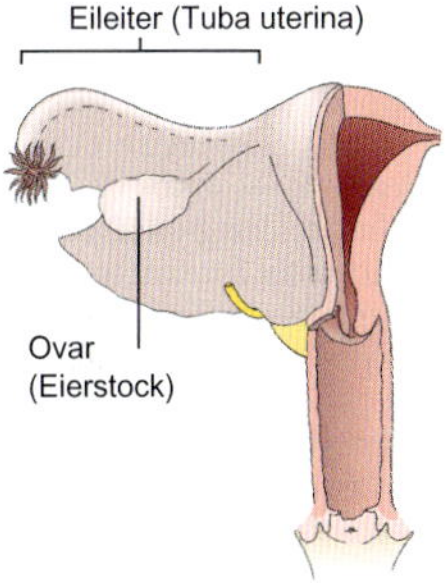

Abb. 101 Eileiter [L190]

Eigenbluttransfusion Transfusion von zuvor entnommenem Eigenblut; Alternative bei planbaren Operationen, vermeidet Unverträglichkeitsreaktionen durch Bluttransfusionen

Eigenreflex Monosynaptischer Reflex; Reflex, der von demselben Organ beantwortet wird, von dem er ausgegangen ist (z. B. ▶ *Patellarsehnenreflex*); das Signal wird im Rückenmark von der Hinterwurzel unmittelbar auf die motorische Vorderhornzelle umgeschaltet

Eihäute Hüllen, die den Fetus bzw. Embryo in seinem Fruchtwasser im Uterus umgeben; sie bilden die Fruchtblase

Eileiter Syn.: Tuba uterina; Teil der inneren weiblichen Geschlechtsorgane, Verbindung vom Eierstock zur Gebärmutter (▶ Abb. 101)

Eileiterschwangerschaft Form der Extrauteringravidität, bei der sich die befruchtete Eizelle im Eileiter einnistet

Einfuhr Dem Körper oral, parenteral oder per Magensonde zugeführte Flüssigkeiten

Einmalkatheter Blasenkatheter zur einmaligen Harngewinnung
Einnistung Syn.: Nidation, Implantation; Einnistung der Blastozyste in die Uterusschleimhaut ab dem 6. Tag nach der Befruchtung
Einsekundenkapazität Der Patient atmet bei der Lungenfunktionsprüfung nach maximaler Einatmung so schnell wie möglich aus, wobei hier der Wert in der ersten Sekunde gemessen wird
Einthoven Extremitätenableitungen (Standardableitung) des ▶ *Elektrokardiogramms* (EKG-Ableitungen I, II und III, ▶ Abb. 102)
Eisenmangelanämie Blutarmut aufgrund von Eisenmangel
Eisprung Vorgang, bei dem die ▶ *Oozyte* II. Ordnung den Graaf-Follikel verlässt, um in den ▶ *Eileiter* zu wandern
Eiter Gelblich bis grünliches Exsudat, welches bei der Entzündungsreaktion entsteht; enthält abgestorbene Leukozyten und abgestorbenes Gewebe
Eiweiß Syn.: Protein; Hauptnährstoff neben Fetten und ▶ *Kohlenhydraten*; besteht aus Aminosäuren

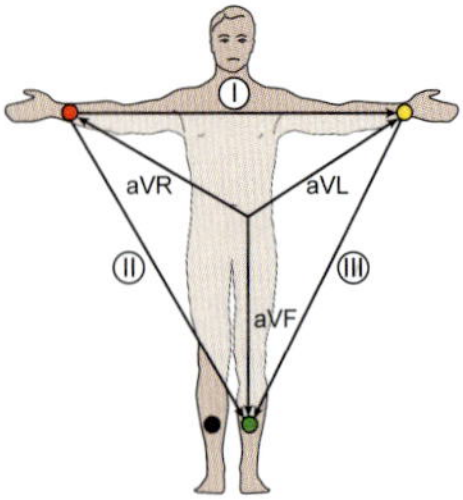

Abb. 102 Extremitätenableitung nach Einthoven [L190]

Eiweißelektrophorese Verfahren, mit dessen Hilfe die verschiedenen Eiweiße des Blutplasmas aufgetrennt werden können; Trennung erfolgt in einem elektrischen Spannungsfeld, in welchem die Eiweiße aufgrund ihrer unterschiedlichen Ladung unterschiedlich stark wandern
Eizellbildung Syn.: Oogenese; Prozess der Entstehung von weiblichen Keimzellen mit mehreren Phasen
Eizelle Weibliche Keimzelle nach Abschluss der zweiten Reifeteilung
Ejakulation Samenerguss mit stoßweisem Herausspritzen des Spermas
Ejektionsfraktion Syn.: Auswurffraktion; Abk.: EF; Prozentsatz des Blutvolumens, der während einer Herzaktion ausgeworfen wird
EK Abk. für: ▶ *Erythrozytenkonzentrat*
EKG Abk. für: ▶ *Elektrokardiogramm*
Eklampsie Schwerste Verlaufsform der schwangerschaftsinduzierten Hypertonie mit tonisch-klonischen Krämpfen und Bewusstlosigkeit; Notfall für Mutter und Kind
EKT Abk. für: ▶ *Elektrokrampftherapie*
Ekto- Vorsilbe oder Wortteil für: außen
Ektoderm Äußeres Keimblatt; aus ihm entstehen in der Embryonalphase Nervensystem, Sinnesorgane und Haut
-ektomie Nachsilbe oder Wortteil für: operative Totalentfernung eines Gewebes oder Organs
Ektopie Lageveränderung eines Organs
Ekzem Syn.: Juckflechte; Sammelbegriff für verschiedene entzündliche, in der Regel juckende Hauterkrankungen
Elastische Bewegungsgrenze Elastischer Gewebewiderstand;

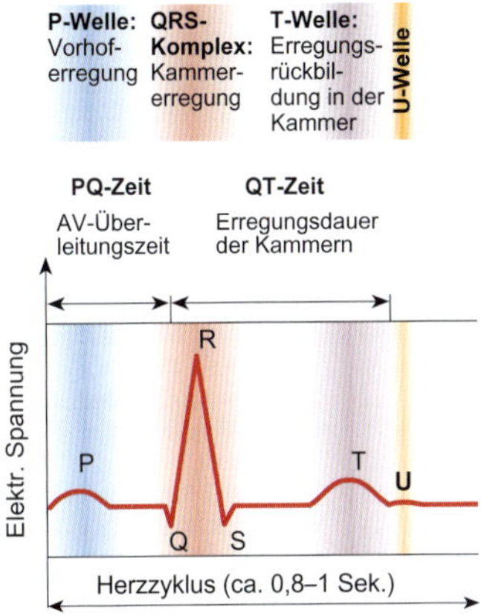

Abb. 103 Elektrokardiogramm [L190]

palpierbar, bevor die anatomische Bewegungsgrenze erreicht wird

Elastische Fasern ▶ *Fasern, elastische*

Elastischer Knorpel ▶ *Knorpel, elastischer*

Elektiv Gewählt, ausgewählt

Elektroenzephalogramm Abk.: EEG; Syn.: Hirnstrombild; kontinuierliche Registrierung und Aufzeichnung der durch die Nervenzellaktivität im Bereich der Hirnrinde auftretenden elektrischen Spannungen

Elektrokardiogramm Abk.: EKG (▶ Abb. 103); Messung der elektrischen Erregung des Herzens, kann an der Körperoberfläche abgeleitet werden; Unterscheidung: Ruhe-EKG, Belastungs-EKG und Langzeit-EKG

Elektrokardioversion EKG-getriggerter Gleichstromstoß in Kurznarkose; Anwendung bei tachykarden Herzrhythmusstörungen zur Rhythmisierung

Elektrokrampftherapie In Narkose und unter medikamentöser Muskelentspannung hervorgerufene Krämpfe; Anwendung bei therapieresistenten rezidivierenden depressiven Störungen

Elektrolyte Im Körperwasser gelöste Mineralstoffe wie Natrium, Kalium, Kalzium, Magnesium, Chlorid, Phosphat

Elektrolytlösung Ein in Wasser gelöster Stoff (z. B. Kochsalz), dessen Ionen wandern können und der somit den elektrischen Strom leitet

Elektromechanische Koppelung Abhängigkeit der Muskelzellen von Kalzium; nur bei einer ausreichenden Kalziumkonzentration können die Muskeln kontrahieren

Elektromyografie Abk.: EMG; Ableitung und Registrierung der elektrischen Aktionspotenziale eines Muskels

Elektron Elektrisch negativ geladenes Teilchen der Elektronenhülle

Elektronegativität Anziehungskraft eines Atoms auf die Elektronen anderer Atome

Elektronenempfänger Teilnehmer einer ▶ *Oxidation*; wird auch als Oxidationsmittel bezeichnet und nimmt bei einer Oxidation Elektronen auf, dabei wird er selbst reduziert

Elektronenhülle Äußerer Raum eines Atoms, in dem sich Elektronen aufhalten

Elektronenschale Schicht der Elektronenhülle, welche den Atomkern umgibt

Elektronenspender Teilnehmer einer ▶ *Oxidation*; wird auch als Reduktionsmittel bezeichnet und gibt bei einer Oxidation Elektronen an einen anderen Stoff ab, dabei wird er selbst oxidiert. Ein für den Menschen wichtiges Reduktionsmittel ist die Ascorbinsäure (Vitamin C)

Elektronenübergang Übergang eines Valenzelektrons auf ein anderes Atom mit höherer ▶ *Elektronegativität*

Elektroneurografie Abk.: ENG; Ableitung und Registrierung der elektrischen Aktionspotenziale eines Nerven

Elektrophorese ▶ *Eiweißelektrophorese*

Elektrostimulation Übertragung von elektrischen Impulsen über Elektroden auf die Beckenbodenmuskulatur, Auslösen von Kontraktionen als passives Training der Muskulatur; unterstützende Technik bei Inkontinenz

Elektrotherapie Einsatz von Strom zu therapeutischen Zwecken; Ziel: Durchblutungsförderung und Schmerzlinderung; spezielle Schmerzbehandlung: ▶ *TENS*

Elephantiasis Schwerste Form des Lymphödems mit unförmiger Schwellung der gestauten Körperregion (▶ Abb. 104)

Elevation Anhebung, Hebung (des gestreckten Armes über die Horizontale hinaus)

Elle Lat.: Ulna; Röhrenknochen des Unterarms, länger als die Speiche (Radius)

Ellenbogengelenk Gelenk der oberen Extremität (▶ Abb. 105) zwischen Ober- und Unterarm (Dreh-Scharnier-Gelenk)

Ellenbogengrube Lat.: Fossa olecrani; Grube am unteren Ende des Oberarmknochens (Humerus), in welche der Hakenfortsatz der Elle bei vollkommen ausgestrecktem Arm eingreift; stellt eine Aktionsradiusbegrenzung dar (mechanische Gelenkbremse)

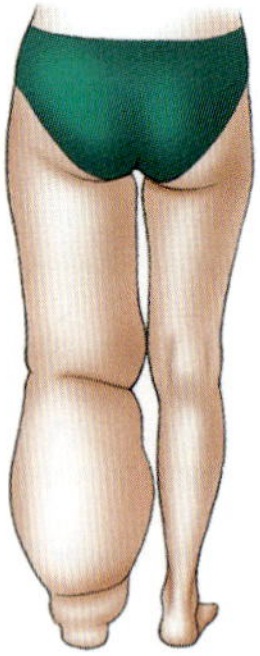

Abb. 104 Elephantiasis [E494]

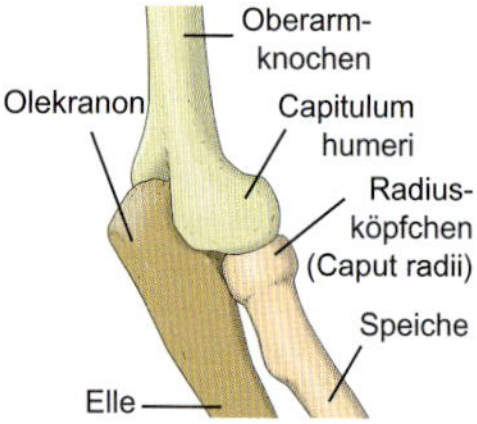

Abb. 105 Ellenbogengelenk von der Seite [L190]

Ellenköpfchen Lat.: Capitulum ulnae; unteres Ende der Elle (Ulna), welches mit seiner Gelenkfläche in Verbindung mit dem unteren Ende der Speiche (Radius) steht und das untere Radioulnargelenk bildet

Embolektomie Entfernung eines ▶ *Embolus* zur Wiedereröffnung des Gefäßes (▶ Abb. 106); meist indirekte Entfernung des Embolus über einen Ballonkatheter in Lokalanästhesie ohne direkte Eröffnung des Gefäßes

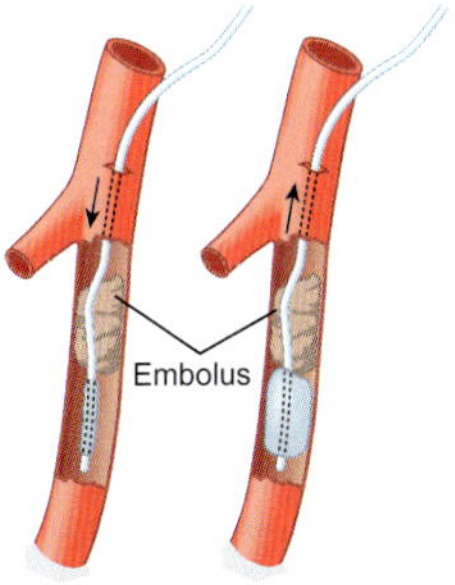

Abb. 106 Embolektomie [L138]

Embolie Gefäßverschluss durch einen ▶ *Embolus*, d. h. in die Blutbahn verschleppte Substanzen, die sich nicht im Blut lösen; z. B. Blutgerinnsel, Luft, Fremdkörper, Bakterien

Embolus Material, das – über den Blutweg verschleppt – zum Verschluss eines Gefäßes führt; z. B. Thrombusteile, Luft, Fett

Embryo Ungeborenes in den ersten drei Schwangerschaftsmonaten

Embryoblast Fruchtanlage, Teil der ▶ *Blastozyste*

Embryologie Entwicklungslehre

Embryonalstadium Phase der Schwangerschaft bis zur 10. ▶ *SSW*

Embryopathie Schädigung der Frucht bis zum 3. Schwangerschaftsmonat; führt meist zu Organfehlbildungen, ausgelöst z. B. durch Diabetes, Alkohol, Nikotin

Emesis ▶ *Erbrechen*

Emesis gravidarum Typische morgendliche Übelkeit mit Erbrechen in der Frühschwangerschaft, endet spätestens in der 16. ▶ *SSW*; betrifft ca. 30 % aller Schwangeren

Emetikum Plural: Emetika; Arzneimittel, das Erbrechen bewirkt

Emetophobie Irrationale Angst vor dem Erbrechen mit Vermeidungsverhalten gefürchteter Situationen

EMG Abk. für: ▶ *Elektromyografie*

Emission Absonderung, Entleerung, Aussendung

Emmetropie Normalsichtigkeit

Empowerment Befähigung zu einem höheren Maß an Selbstbestimmung und zu einer aktiven Gestaltung des eigenen Lebens und Lebensumfeldes; Kernelement von Gesundheitsförderungsmaßnahmen

Emotionalität ▶ *Affektivität*

Empathie Syn.: Einfühlungsvermögen; Therapeut versucht, die Situation des Patienten aus dessen Sicht zu sehen und zu verstehen; Merkmal der patientenzentrierten Gesprächsführung nach Carl R. Rogers

Empfindungsstörung ▶ *Sensibilitätsstörung*

Emphysem ▶ *Lungenemphysem*

Empirisch Erlangen von Beweisen oder objektiven Daten, die unmittelbar aus der Beobachtung gewonnen werden

Empirische Verteilung Häufigkeit unterschiedlicher Merkmalsausprägungen

E

Empyem, -empyem Eiter in vorgebildetem Hohlraum (▶ *Pleura*, Gallenblase etc.)
EMT Abk. für: **E**ndoskopische **M**ukosek**t**omie; Entfernung von Dickdarmschleimhaut
Emulsion Arzneimittelform; Mischung zweier nicht ineinander löslicher Flüssigkeiten, v. a. Öl-in-Wasser- und Wasser-in-Öl-Emulsionen
Enamelum ▶ *Zahnschmelz*
Enanthem Großflächiger oder generalisierter Ausschlag auf der Schleimhaut
Encephalon ▶ *Gehirn*
Endemie Örtlich begrenztes Auftreten einer Infektionskrankheit
Endglied Lat.: Phalanx distalis; letzter Knochen eines Fingers nach dem Mittelhandknochen
Endogen Im Körper selbst entstehend, von innen kommend; Geg.: ▶ *Exogen*
Endogenes System Weg zur Aktivierung des Gerinnungssystems; außerhalb der Blutgefäße; zerstörte Gewebezellen setzen Faktor III frei, der die Gerinnungskaskade aktiviert
Endokard Herzinnenhaut; sehr dünne und glatte Epithelschicht, die alle Innenräume inklusive der Klappen überzieht (▶ Abb. 107)

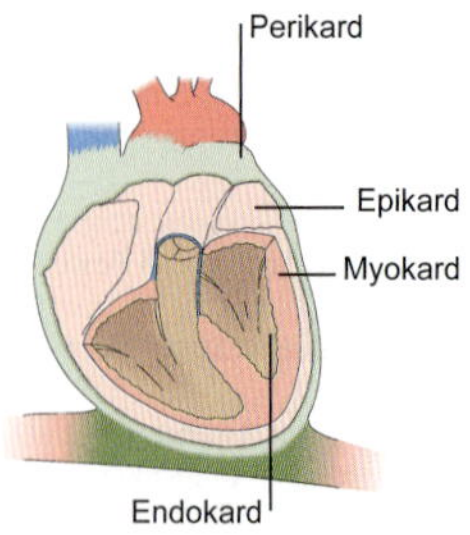

Abb. 107 Endokard [L190]

Endokarditis Entzündung der Herzinnenhaut (= Endokard) mit drohender Zerstörung der Herzklappen; Letalität ca. 20 %, Folgeschäden möglich
Endokrin Sekretion nach innen (in Blut oder Lymphe); Geg.: ▶ *Exokrin*
Endokrine Drüse ▶ *Drüse, endokrine*
Endokrines Gewebe Jede Art von Gewebe, welches Hormone produziert; endokrin = nach innen abgebend
Endokrinologie Teilgebiet der Inneren Medizin, das sich mit Vorbeugung, Diagnostik und konservativer Behandlung von Erkrankungen der hormonbildenden Drüsen beschäftigt; Teilbereich: Diabetologie
Endolymphe Flüssigkeit im ▶ *Innenohr*; Zusammensetzung ähnlich der Intrazellularflüssigkeit
Endometriose Vorkommen von gebärmutterschleimhautähnlichen Zellen außerhalb der Gebärmutterhöhle (▶ Abb. 108); Lokalisation sowohl im Bereich der inneren und äußeren Geschlechtsorgane (z. B. Myometrium, Eierstöcke, Eileiter) als auch in entfernten Organen (Harnblase, Darm, Nabel, Lunge) oder Laparotomienarben
Endometritis Entzündung der Uterusschleimhaut
Endometrium Gebärmutterschleimhaut, in der sich die Frucht einnistet
Endometriumkarzinom ▶ *Korpuskarzinom*
Endomyometritis Entzündung der Uterusmuskulatur mit gleichzeitiger Entzündung der Uterusschleimhaut; meist gute Prognose; Gefahr eines Aufsteigens der Entzündung in die Eileiter

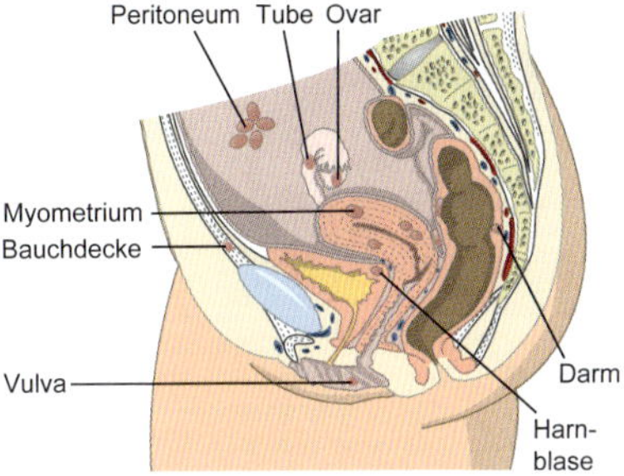

Abb. 108 Mögliche Endometrioselokalisationen [L138]

Endomysium Umhüllung aus feinem Bindegewebe jeder einzelnen Muskelfaser

Endoneurium Zarte Bindegewebshülle, die jede einzelne Nervenfaser umgibt

Endoplasmatisches Retikulum Abk.: ER; System aus Schläuchen oder Zisternen im ▶ *Zytoplasma*; spielt eine wesentliche Rolle bei der Proteinbiosynthese

Endoplasmatisches Retikulum, glattes Nicht von ▶ *Ribosomen* besetztes ER; dient u. a. der Produktion von Steroidhormonen

Endoplasmatisches Retikulum, raues Von ▶ *Ribosomen* besetztes ER (▶ Abb. 109); dient u. a. der Produktion von Proteinen, welche per Sekretion aus der Zelle ausgeschieden werden

Endoprothese „Künstliche" Gelenke, partielle oder vollständige Wiederherstellung der Gelenkoberfläche durch den Einsatz von künstlichen Implantaten, z.B. Endoprothese am Hüftgelenk (▶ Abb. 110)

Endorphin Körpereigenes Opioid, welches u. a. Empfindungen wie Schmerz und Hunger reguliert

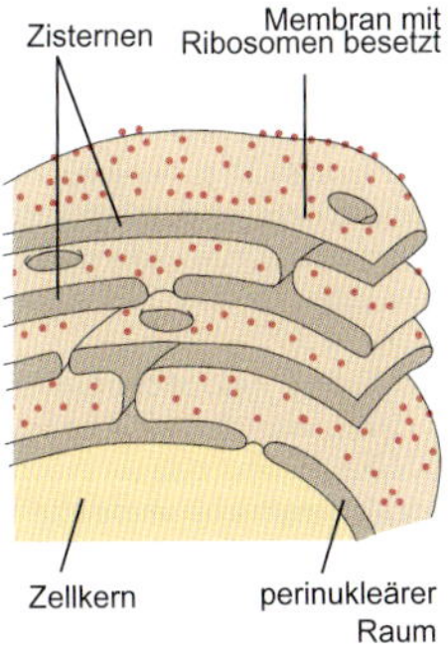

Abb. 109 Zellausschnitt mit rauem endoplasmatischen Retikulum [L190]

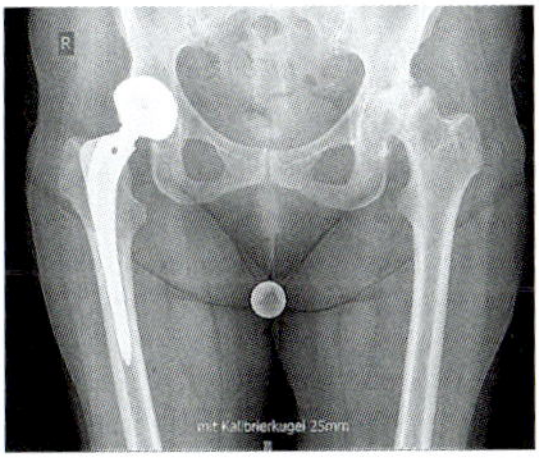

Abb. 110 Röntgenbild Standard Hüftendoprothese rechts [P196]

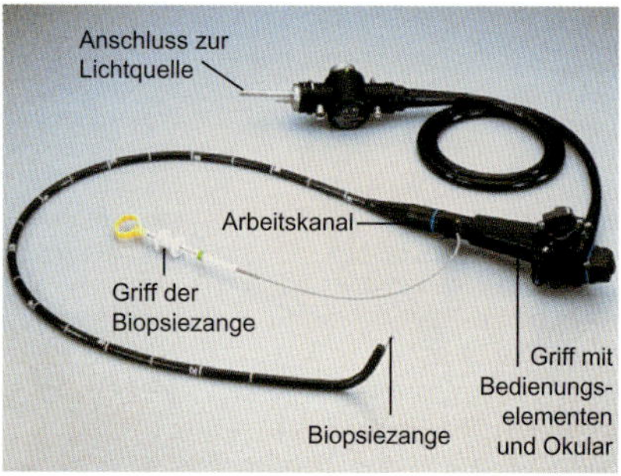

Abb. 111 Endoskop [V218]

Endoskop Schlauchförmiges Instrument zur Ausleuchtung von Hohlorganen und Hohlräumen im Körper (▶ Abb. 111)
Endoskopie Ausleuchtung von Hohlorganen oder Hohlräumen im Körper mit einem schlauchförmigen Instrument (Endoskop)
Endosonografie Kombination von Sonografie und Endoskopie; Einführen eines an einem Endoskop befestigten Schallkopfes in Körperöffnungen des Patienten
Endothel Oberflächenepithel der Gefäß- und Herzinnenräume
Endozytose Aufnahme von Stoffen in die Zelle
Endverzweigungen Am Ende eines Axons kommt es zu Aufzweigungen, die an mehrere Zielzellen ansetzen können
Energiebedarf Benötigte Menge des Körpers an Energie und energieliefernden Substanzen (Nahrungsmittel)
Energiegehalt Menge an Energie, die ein Nahrungsmittel beim Verzehr dem Körper zur Verfügung stellen kann
Energieumsatz Verbrauchte Energie; für kurze Zeiträume in Watt, für längere in kcal angegeben
ENG Abk. für: ▶ *Elektroneurografie*
Engramm Im ZNS verbleibende Spur geistiger Eindrücke, Gedächtnisinhalt, Gedächtnisspur
Enkopresis Einkoten bei Kindern, die bereits als sauber galten
Enophthalmus Zurücktreten des Augapfels in die Augenhöhle; Geg.: ▶ *Exophthalmus*
Enteral Den Darm betreffend
Enteritis Entzündung der Dünndarmwand
Entero- Vorsilbe oder Wortteil für: den Darm betreffend
Enterobakterien Lat.: Enterobacteriaceae; zur normalen Bakterienflora des Darms gehörende Bakterien, meistens fakultativ pathogene Krankheitserreger (z. B. ▶ *E. coli*, Enterobacter, Klebsiellen, Proteus)
Enterokokken Früher: Streptokokken der Gruppe D; physiologische Darmbakterien, verursachen durch Schmierinfektion im Urogenitaltrakt Harnwegsinfekte oder Eileiterentzündungen
Enterokolitis, nekrotisierende Abk.: NEC; lebensbedrohliche Darmentzündung beim Frühgeborenen durch Minderdurchblutung und Infektion bei oraler Ernährung
Enteropathie, glutensensitive Durch Glutenunverträglichkeit bedingte Schädigung der Dünndarmzotten mit Resorptionsstörungen und Malabsorptionssydrom; bei Ma-

nifestation im Kindesalter als ▶ *Zöliakie* bezeichnet

Enterothorax Verlagerung von Bauchorganen in den Thorax; Vorkommen als Fehlbildung im Neugeborenenalter bei Zwerchfellhernien

Entlastungssonde Ablaufsonde

Entoderm Inneres Keimblatt (▶ Abb. 112); aus ihm entstehen in der Embryonalphase die Epithelien der Atmungs- und Verdauungsorgane, ▶ *Thymus*, ableitende Harnwege, Schilddrüse, Leber und ▶ *Pankreas*

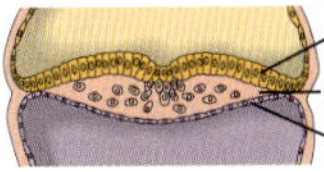

Abb. 112 Dreischichtige Keimscheibe mit Entoderm [L190]

Entschäumer Arzneimittel, welche die Schaumbildung im Magen-Darm-Trakt und Blähungen beseitigen

Entspannungsphase (Herzkreislauf) Das Kammermyokard erschlafft, die Kammerdrücke sinken, die Klappen schließen

Entwicklung Bezogen auf den Menschen: stetige körperliche und psychische Veränderungen; abhängig von den genetischen Vorgaben und zahlreichen äußeren Einflussfaktoren

Entwicklungsverzögerung Syn.: Retardierung; Verzögerung der Entwicklung eines Kindes im Vergleich zu Gleichaltrigen

Entzündung Reaktion des Organismus auf Zell- und Gewebsschäden

Entzündung, eitrige Entzündung, bei der ▶ *Eiter* entsteht und austritt

Entzündung, exsudative Entzündung, bei der v. a. Flüssigkeit und Zellen aus den Blutgefäßen austreten

Entzündung, granulomatöse Entzündung mit Granulomentstehung

Entzündung, nekrotisierende Entzündung, in deren Verlauf größere Gewebeteile absterben (nekrotisieren)

Entzündung, proliferative Entzündung mit starkem Aufbau von Granulationsgewebe

Entzündung, seröse Entzündung mit eiweißreichem und schleimigem Exsudat

Entzündungszeichen, klassische Syn.: Kardinalsymptome der Entzündung; rubor (= Rötung), tumor (= Schwellung), calor (= Überwärmung), dolor (= Schmerz) und functio laesa (= Funktionseinschränkung)

Enukleation Chirurgische Entfernung eines abgegrenzten/abgekapselten Gewebebereichs

Enuresis Syn.: Einnässen; unbeabsichtigte Blasenentleerung nach dem 5. Geburtstag, und zwar regelmäßig, länger andauernd und ohne Nachweis organischer Störungen

Enuresis nocturna Nächtliches Einnässen

Enzephalitis Syn.: Gehirnentzündung; ZNS-Infektion mit überwiegendem Befall des Gehirns; Verlauf von Begleitenzephalitiden bei viralen Allgemeininfektionen oft milde; Sterblichkeit bei Herpes-Enzephalitis bis zu 25 % mit häufigen Dauerschäden bei Überlebenden

Enzephalopathie Nichtentzündliche Erkrankung/Schädigung des Gehirns

Enzephalopathie, hepatische Syn.: portosystemische Enzephalopathie; verschiedene neurologische und psychische Auffälligkeiten, die v. a. auf einen Anstieg von Eiweißabbauprodukten im Blut durch die gestörte Entgiftungsfunktion der Leber zurückzuführen sind

Enzephalopathie, hypoxisch-ischämische Durch Sauerstoffmangel und Minderdurchblutung bedingte Gehirnschäden
Enzyme Für den Stoffwechsel aller Organismen unentbehrliche Eiweißkörper; Biokatalysator aus Eiweißen zur Beschleunigung von chemischen Reaktionen
Eosinophilie Anstieg der eosinophilen Granulozyten (mehr als 0,2–0,4/nl) im Blut; z. B. bei allergischen und parasitären Erkrankungen
EPEC Abk. für: Enteropathogene ▸ *E. coli*; verursachen Säuglingsenteritis
Ependymzellen Kleiden Hohlräume in Gehirn und Rückenmark (Liquorräume) aus
EPH-Gestose Syn.: ▸ *Schwangerschaftsinduzierte Hypertonie*
Epi- Vorsilbe oder Wortteil für: oberhalb, auf
Epicondylus Knochenvorsprung, der sich neben (-epi) einem Gelenkkopf (Condylus) befindet
Epicondylitis lateralis humeri Muskulo-tendinöse Pathologie der Dorsalextensorensehnen des Unterarms
Epicondylitis medialis humeri Muskulo-tendinöse Pathologie der Handflexorensehnen
Epidemie Infektionskrankheit, die sich zeitlich und räumlich definiert in unerwartet hoher Zahl in einer Population ausbreitet
Epidemiologie Wissenschaftliche Disziplin zur Untersuchung der Bevölkerungsgesundheit
Epidermis ▸ *Oberhaut* (▸ Abb. 113)
Epididymis ▸ *Nebenhoden*
Epididymitis Nebenhodenentzündung
Epiduralblutung Blutung in den Epiduralraum (▸ Abb. 114); meist Folge des Zerreißens einer Hirnhautarterie bei Schädelfraktur; nur bei schneller Operation gute Prognose

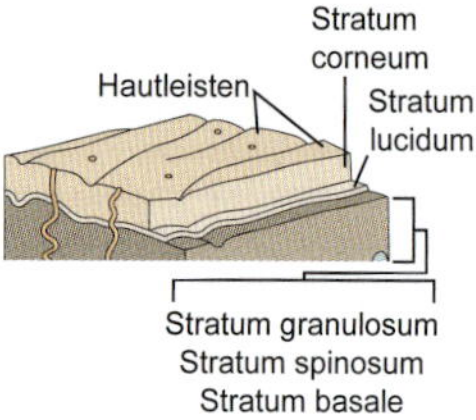

Abb. 113 Epidermis [L190]

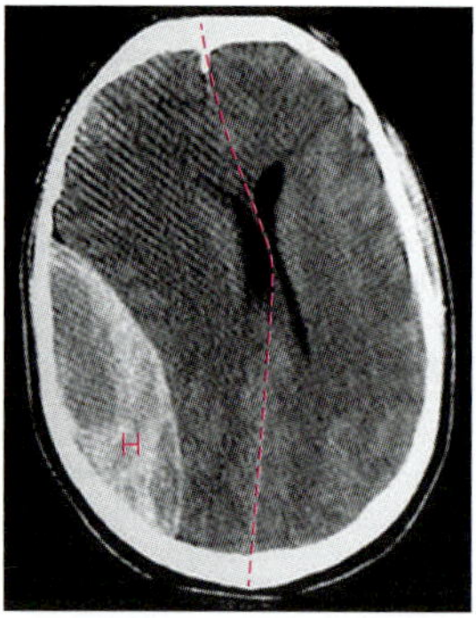

Abb. 114 Epiduralblutung im Schädel-CT [G069]

Epiduralraum Lat.: Spatium epidurale; Raum zwischen der Wand des Wirbelkanals und der ▸ *Dura mater* im Bereich des Rückenmarks
Epiglottis Kehldeckel
Epiglottitis Entzündung des Kehldeckels; meist bei Kindern; hauptsächlich verursacht durch das Bakterium Haemophilus influenzae Typ b
Epikard Herzaußenhaut

Epikrise Abschlussbericht eines Arztes/Therapeuten
Epilepsie Erkrankung mit epileptischen Anfällen (durch überschießende Entladungen der Nervenzellen im Gehirn ausgelöste Krampfanfälle)
Epimysium Schicht aus lockerem Bindegewebe, die den Skelettmuskel umgibt
Epineurium Hülle aus Bindegewebe, die die Nervenfaserbündel umgibt und zum Nervenstamm zusammenfasst
Epipharynx Syn.: ▶ *Nasopharynx*, Nasenrachenraum
Epiphyse 1. Zirbeldrüse; Teil des ▶ *Epithalamus* im Zwischenhirn; 2. Endstück eines Röhrenknochens; von dünner Schicht hyalinen Knorpels überzogen, um in Gelenken die Reibung zu minimieren
Epiphysenfuge Knorpelschicht in der Epiphyse, die ein Längenwachstum des Knochens bis zum Ende der Pubertät ermöglicht (▶ Abb. 115)

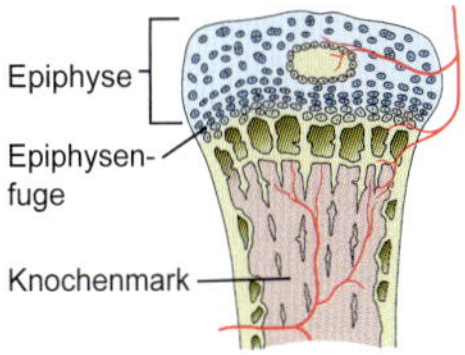

Abb. 115 Epiphysenfuge [L190]

Epiphysenfugenverletzung Mitverletzung der bei Kindern und Jugendlichen noch offenen Epiphysenfuge bei gelenknahen Frakturen; Gefahr: Wachstumsstörung des Knochens
Epiphysenlinie Verdichtungszone, die beim Erwachsenen nach Epiphysenschluss anstelle der Epiphysenfuge verbleibt
Epiphysiolysis capitis femoris Lösung der proximalen Femurkopfepiphyse während der Pubertät
Episiotomie ▶ *Dammschnitt*
Episiotomienaht ▶ *Dammnaht*
Epispadie Syn.: obere Harnröhrenspalte; angeborene Verschlussstörung der Harnröhre mit Mündung der Harnröhre an der Penisoberseite
Epistaxis Nasenbluten
Epithalamus Teil des ▶ *Zwischenhirns*
Epithel, einschichtiges Alle Epithelzellen haben Kontakt zur Basalmembran
Epithel, hochprismatisches Hohe, schmale Epithelzellen (Zylinderzellen); für Resorption und Sekretion
Epithel, isoprismatisches Die Epithelzellen sind etwa so hoch wie breit
Epithel, mehrreihiges Nicht jede Epithelzelle hat Kontakt zur Basalmembran
Epithel, mehrschichtiges Nur die unterste Epithelzellschicht hat Kontakt zur Basalmembran
Epithelgewebe Eine der vier Hauptgewebearten des menschlichen Körpers mit den unterschiedlichsten Funktionen (▶ Abb. 116)
Epitheloidzellen Zellen der Immunabwehr; typischerweise bei ▶ *Tuberkulose* und ▶ *Sarkoidose*
EPO Abk. für: ▶ *Erythropoetin*
Epstein-Barr-Virus Erreger des ▶ *Pfeiffer-Drüsenfiebers*
EPUAP Abk. für: **E**uropean **P**ressure **U**lcer **A**dvisory **P**anel; erarbeitete eine vierstufige Klassifikation für Dekubitusschweregrade
ERA Abk. für: **e**lektrische **R**eaktions**a**udiometrie; vom Patienten unabhängige Hörprüfung

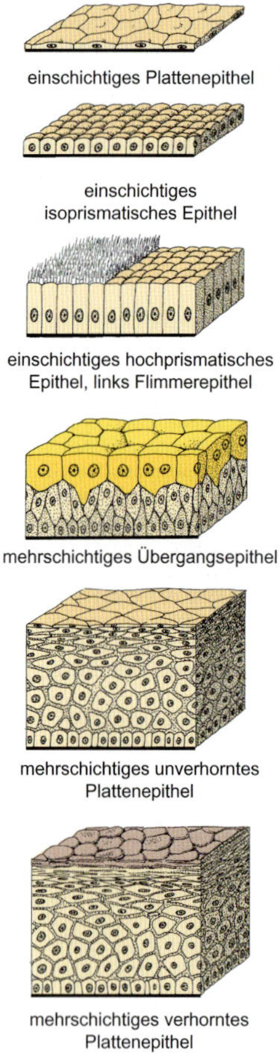

Abb. 116 Verschiedene Epithelarten [L190]

Eradikationstherapie (Helicobacter) Therapie bei Magenulzerationen zur Beseitigung des gramnegativen Bakteriums Helicobacter pylori (Abk.: Hp); einwöchige Gabe eines Protonenpumpenhemmers und zweier Antibiotika

Erbkrankheit Krankheit, deren Ursache in einem Gendefekt liegt, welcher von einem oder beiden Elternteilen vererbt wurde (z. B. ▶ *Hämophilie*)

Erbrechen Syn.: Emesis, Vomitus; ein Schutzreflex; rückläufige Entleerung von Magen- oder Darminhalt

Erbsenbein Lat.: Os pisiforme; Handwurzelknochen

Erdalkalimetalle Die Elemente der 2. Hauptgruppe: Beryllium, Magnesium, Calcium, Strontium, Barium und Radium. Magnesium und Calcium sind für das Leben unverzichtbar

Erektion Lat. für „Aufrichtung"; durch Blutstauung erwirkte Aufrichtung von Organen mit Schwellkörpern (Penis, Klitoris, Brustwarzen)

Erektionsstörungen Lat.: Impotentia coeundi; Syn.: Impotenz, erektile Dysfunktion; fehlende oder für den Geschlechtsverkehr unzureichende Versteifung des Penis auf sexuelle Stimulation

Erfrierung Schädigung von Gewebe durch Kälte; betrifft meist Finger, Zehen, Ohren oder die Nasenspitze

Ergebnisqualität Beschreibt die Leistung einer Einrichtung in Form von quantitativen und qualitativen Ergebnissen, in Abhängigkeit von der Struktur- und Prozessqualität

Ergometrie ▶ *Belastungs-EKG*

Ergonomie Griech.: ergon = Werk/Arbeit, nomos = Gesetz/Regel; ergonomische Alltagsstrategien schützen vor Überbelastung, sie wirken auf den ▶ *ICF*-Ebenen Aktivitäten/Partizipation

Ergotherapie Gr.: Ergon = Tätigkeit, Aufgabe, Werk; Beschäftigungs- und Arbeitstherapie
Erguss Flüssigkeitsansammlung in einer vorgebildeten Körperhöhle, z. B. im Pleuraspalt oder in einem Gelenkspalt
Erigiert Versteift
Erinnerungspflege Syn.: Erinnerungsarbeit; ▶ *Biografiearbeit*
Ermüdungsfraktur Bruch aufgrund einer unphysiologischen Dauerbelastung, z. B. Marschfraktur des zweiten und dritten Mittelfußknochens nach langen Fußmärschen
Ernährungspyramide Bildliche Darstellung der Empfehlung für eine ausgewogene Ernährung: die Basis der Pyramide bilden die ▶ *Kohlenhydrate* als größter Ernährungsanteil (55–65 %); die Fette liegen mit 25–30 % in der Mitte; die Pyramidenspitze bilden die Eiweiße mit 10–15 % (▶ Abb. 117)
Ernährungssonde Dünner Schlauch, der zur Ernährung in Magen oder Dünndarm eingeführt wird
Ernährungszustand Abk.: EZ; Ernährungssituation eines Menschen nach den Beobachtungskriterien Körpergröße, Körpergewicht und Gewichtsverlauf, Erscheinungsbild und klinische Symptome sowie Ernährungsverhalten
Eröffnungsphase Zeitpunkt des Geburtsvorganges, ab dem regelmäßige Wehen einsetzen; der Muttermund öffnet sich dabei, bis er schließlich eine Öffnung von 10 cm erreicht hat (▶ Abb. 118)
Eröffnungswehen Regelmäßige, stärker und schmerzhafter werdende Wehen, die den Beginn der Geburt markieren und der Eröffnung des Muttermundes dienen
Erogene Zonen Bereiche des Körpers, deren Stimulierung erotische Empfindungen auslöst
Erosion Allmähliches Abtragen/Zerstören einer Oberfläche; auf die

E

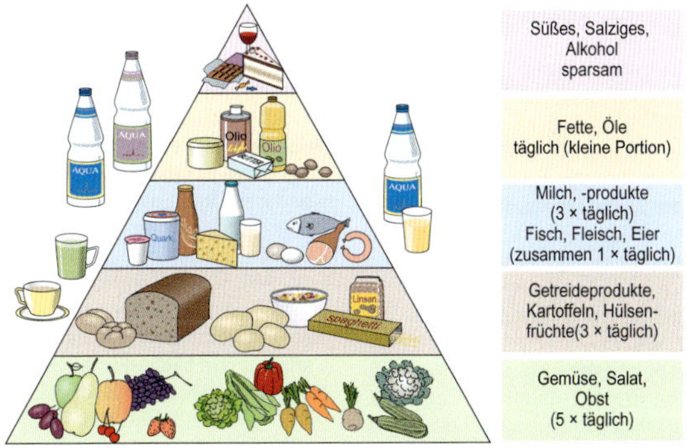

Abb. 117 Ernährungspyramide [L190]

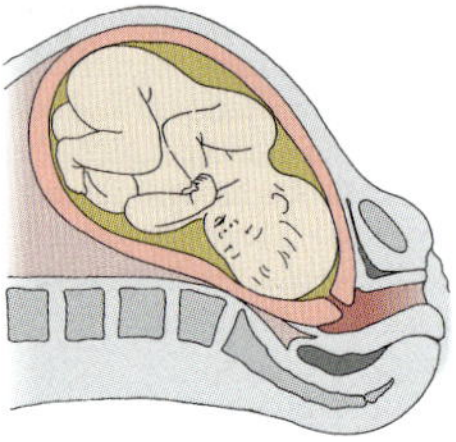

Abb. 118 Eröffnungsphase (Geburt) [L190]

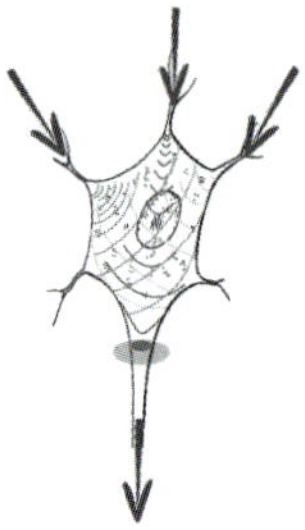

Abb. 119 Erregungsleitung durch Nerven [L190]

E

Epidermis beschränkter Substanzdefekt

Erregbarkeit Muskel-, Sinnes- und Nervenzellen sind durch spezifische Reize erregbar

Erregung Erste Phase des sexuellen Reaktionszyklus, in der der Körper auf den bevorstehenden Geschlechtsakt vorbereitet wird, z. B. durch Versteifung des Penis (Erektion) und Anfeuchten der Scheide mit Sekreten (Lubrikation)

Erregungsbildung Der Sinusknoten löst die Erregung der Herzmuskelzellen aus

Erregungsleitung Die vom Sinusknoten erzeugte Erregung des Herzmuskels wird über ▶ *AV-Knoten*, ▶ *His-Bündel*, ▶ *Kammerschenkel* und ▶ *Purkinje-Fasern* weitergeleitet

Erregungsleitung, kontinuierliche Weiterleitung eines ▶ *Aktionspotenzials* in marklosen Nervenfasern, wobei es über die gesamte Axonmembran weitergeleitet wird (▶ Abb. 119)

Erregungsleitung, saltatorische Die Nervenimpulse „springen" zwischen den Ranvier-Schnürringen und ermöglichen so eine schnelle Erregungsweiterleitung

Erregungszentrum, nachgelagertes Wenn der ▶ *Sinusknoten* im Herzen ausfällt, läuft die Herzerregung zunächst über den ▶ *AV-Knoten*, wenn dieser ausfällt, läuft sie über das ▶ *His-Bündel*; dabei sinkt jedoch die Herzfrequenz

Erste Hilfe Handlung, die im Notfall dazu dient, den Zustand des Betroffenen zu stabilisieren oder zu verbessern, bevor ein Arzt kommt

Ersthelfer Person, welche Erste Hilfe durchführt

Eruption Ausbruch

Erwachsenenalter Zweiter Lebensabschnitt, Mitte des Lebens; oft geprägt durch Berufstätigkeit, Partnerschaft und Elternschaft

Erwachsenengebiss Bleibende Zähne (▶ Abb. 120)

Erys Abk. für: ▶ *Erythrozyten*

Erysipel Syn.: Wundrose; flächenhafte Entzündung der Haut und Unterhaut, am häufigsten durch ▶ *Streptokokken*; meist Eindringen der Erreger über kleine Wunden in die Haut; gute Prognose; Rezidivneigung mit Gefahr eines ▶ *Lymphödems*

Erythema Röte, Rötung

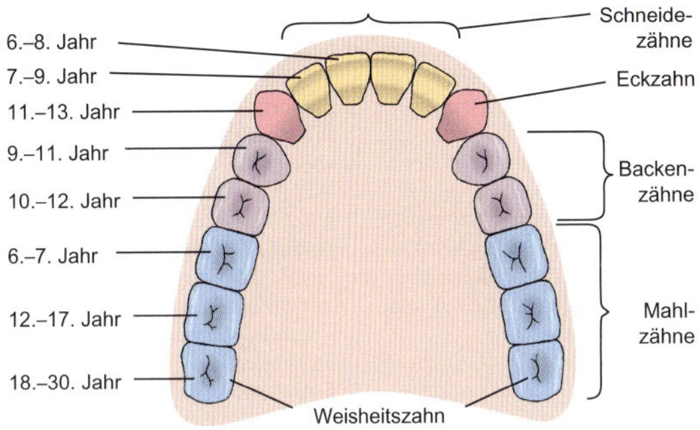

Abb. 120 Erwachsenengebiss [L190]

Erythro- Vorsilbe oder Wortteil für: rot

Erythroblast Vorstufe der ▶ *Erythrozyten*; entstehen aus Proerythroblasten; können schon ▶ *Hämoglobin* synthetisieren

Erythroblastose Übermäßiger Abbau von Erythrozyten

Erythrophobie Angst vor Erröten und Schamgefühlen

Erythropoese Bildung von Erythrozyten im roten Knochenmark

Erythropoesestörung Störung bei der Neubildung von roten Blutkörperchen

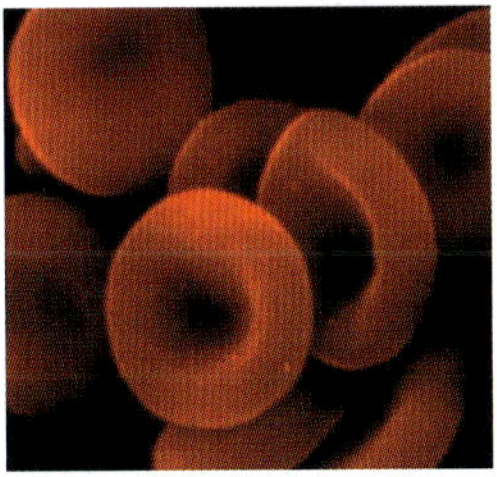

Abb. 121 Erythrozyten [E366]

Erythropoetin Abk.: EPO; Hormon der Nieren; regt die Bildung roter Blutkörperchen im Knochenmark (Erythropoese) an

Erythrozyt Rotes Blutkörperchen (▶ Abb. 121)

Erythrozytenkonzentrat Abk.: EK; Blutprodukt; Vollblut, das in seine Einzelteile aufgetrennt und weiterverarbeitet wird; für Routinetransfusion bei Blutverlust

Erythrozytenzahl Abk.: Erys; Anzahl der Erythrozyten pro Mikroliter (µl) Blut; Änderungen häufig analog zur Hämoglobinkonzentration

Erythrozyturie Ausscheidung von roten Blutkörperchen im Harn

ESBL Abk. für: **e**xtended-**s**pectrum-**b**eta-**L**aktamase produzierende gramnegative Erreger; multiresistenter Krankenhauskeim

Essenziell Wesentlich, hauptsächlich, lebensnotwendig, selbstständig

Essstörung Unterscheidung: ▶ *Magersucht*, ▶ *Bulimie*, ▶ *Adipositas*

ETEC Abk. für: enterotoxische ▶ *E. coli*; verursachen Reisediarrhö

Ethische Wertvorstellungen Wertvorstellungen, welche im menschlichen Zusammenleben den Umgang miteinander regeln sollen; z. B. Gerechtigkeit, gegenseitiger Respekt, Toleranz

Ethnografie Spezielle Form der qualitativen Sozialforschung; zielt auf die Erforschung und das vertiefte Verständnis einer spezifischen Kultur oder Bevölkerungsgruppe ab

Eu- Vorsilbe oder Wortteil für: normal, physiologisch, gut

EUG Abk. für: ▸ *Extrauteringravidität*

Eumenorrhö Normale Menstruationsblutung

Euphorie Gesteigertes Wohlbefinden; affektive Störung

Eupnoe Gesunde, normale Atmung; Kennzeichen: regelmäßig, gleichmäßig tief, geräuscharm, geruchlos, erfolgt unbewusst (▸ Abb. 122)

Eustress „Guter" Stress; tritt auf, wenn Herausforderungen erfolgreich bewältigt werden; langfristig positive gesundheitliche Auswirkungen; Geg.: ▸ *Disstress*

Euthyreose Normale Schilddrüsenfunktion

Evaluation Auswertung, Bewertung, Beurteilung

Evidence-based Physiotherapy Syn.: evidenzbasierte Physiotherapie; Integration der derzeit besten wissenschaftlichen Beweise in die Praxis unter Einbezug theoretischen Wissens und der Erfahrungen des Therapeuten, der Vorstellungen des Patienten und der vorhandenen Ressourcen

Evidenz, externe Ergebnisse der Wissenschaft, insbesondere die erwiesene Wirksamkeit von therapeutischen Maßnahmen und diagnostischen Verfahren

Evidenz, interne Ergebnis der gemeinsamen Klärung von Zielen und Vorstellungen in der Begegnung und Verständigung zwischen Therapeut und Patient

Evolution 1. Entwicklung eines Organs aus vorgebildeten Anlagen; Geg.: ▸ *Involution*; 2. Lehre von der Entwicklung der Spezies aufgrund von Mutationen des Erbguts und der damit verbundenen natürlichen Selektion

Evolutionsbiologie Basiert auf den Faktoren Mutation, Isolation und Selektion. Demzufolge hat sich der Mensch vom primitiven Wirbeltier zum hoch entwickelten Säugetier in der Gruppe der Primaten entwickelt

Evozierte Potenziale Abk.: EP; ▸ *EEG*-gestützte Untersuchung, die elektrische Aktivität des ZNS als Antwort auf definierte Sinnesreize misst

Ex(o)- Vorsilbe oder Wortteil für: außen, aus … heraus

Exanthem Großflächiger oder generalisierter Hautausschlag

Exanthema subitum ▸ *Dreitagefieber*

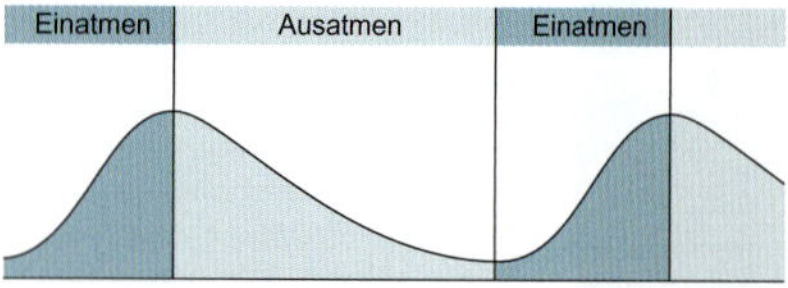

Abb. 122 Eupnoe [L190]

Exazerbation Neuerliche Verschlimmerung einer Krankheit

Exitus (letalis) Tod

Exogen Außerhalb des Körpers entstehend, von außen kommend; Geg.: ▶ *Endogen*

Exogen-allergische Alveolitis Abk.: ▶ *EAA*

Exogenes System Weg zur Aktivierung des Gerinnungssystems außerhalb der Gefäße; tritt Blut ins Gewebe über, werden die Gerinnungsfaktoren III und VII aktiviert, um eine blutende Wunde rasch zu verschließen

Exokrin Sekretion nach außen, an innere oder äußere Oberflächen; Geg.: ▶ *Endokrin*

Exokrine Drüse ▶ *Drüse, exokrine*

Exophthalmus Hervortreten des Augapfels

Exotoxine Giftstoffe (Toxine), die von lebenden Bakterien abgesondert werden

Exozytose Ausschleusen von Substanzen aus der Zelle mittels Bläschen, die mit der Zellmembran verschmelzen und den Bläscheninhalt aus der Zelle befördern (▶ Abb. 123)

Expektorans Plural: Expektoranzien; uneinheitliche Arzneimittelgruppe; Einsatz zur Steigerung von Bronchialsekretion, Verflüssigung (= Sekretolytika) und Abtransport (= Sekretomotorika) von Sekret

Expektoration ▶ *Sputum*

Expertise Gutachten; Spezial-/Fachwissen

Explantation Entnahme (von Organen)

Expositionsprophylaxe Vorbeugung von Infektionen durch Vermeidung des Kontakts mit den Erregern (z. B. durch Händewaschen oder Desinfektion)

Ex-post-facto-Studie Form eines nicht-experimentellen Forschungsdesigns, das die Beziehung zwischen den Variablen untersucht, nachdem die Veränderungen eingetreten sind

Experiment Syn.: Experimentelles Forschungsdesign; Merkmale sind Kontrolle, Randomisierung und Manipulation (Veränderung der Variablen)

Expressivität Ausprägungsgrad eines phänotypischen Merkmals

Exsikkationsekzem Syn.: Austrocknungsekzem; entzündliche Hautreaktion durch zu geringen Fettgehalt und Austrocknung der Haut

Exsikkose Austrocknung

Exspiration Ausatmung; Geg.: ▶ *Inspiration* (▶ Abb. 198)

Exspirationskerne Teile des Atemzentrums in der ▶ *Medulla oblongata*, die die Ausatmung regulieren

Exspiratorisches Reservevolumen ▶ *Reservevolumen, exspiratorisches*

Exsudat Bei einer Entzündung aus dem Gewebe austretende Flüssigkeit mit hohem Eiweißgehalt; Geg.: ▶ *Transsudat*

Exsudation Austreten von Blutplasma und ▶ *Leukozyten* ins Gewebe aufgrund einer Entzündung

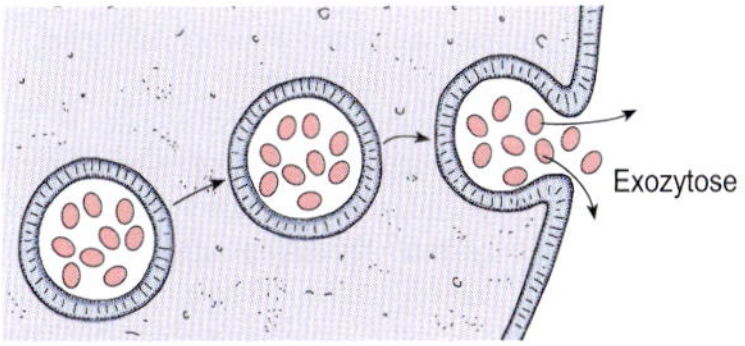

Abb. 123 Exozytose [L190]

E

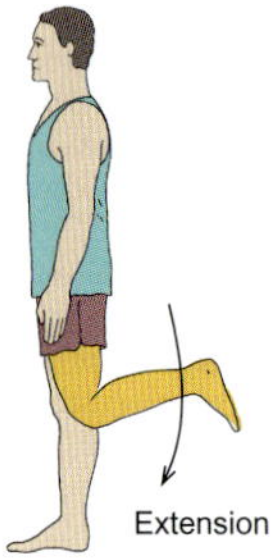

Abb. 124 Extension [L190]

E

Exsudative Entzündung ▶ *Entzündung, exsudative*
Extension Streckung (▶ Abb. 124)
Extensionsbehandlung Syn.: Streckbehandlung; konservative Versorgungsform von Frakturen, bei denen das Risiko einer Fragmentverschiebung durch Muskelzug besteht und die sich nicht durch einen Gips fixieren lassen
Extensorengruppe Gruppenbezeichnung für Muskulatur, bezogen auf die Muskelfunktion „Extension" (Streckung). Z.B. sind die Extensoren (Strecker) der Sprunggelenke der M. tibialis anterior (vorderer Schienbeinmuskel), der M. extensor hallucis longus (langer Großzehenstrecker) und der M. extensor digitorum longus (langer Zehenstrecker)
Extern Außerhalb, äußerlich; Geg.: intern
Extra- Vorsilbe für: außerhalb von
Extraglomeruläre Mesangiumzellen ▶ *Mesangiumzellen, extraglomeruläre*
Extraperitoneal Organ im Bauchraum ohne Kontakt zum ▶ *Peritoneum*
Extrapyramidales System Kortikale und subkortikale Kerngebiete mit dazugehörigen Bahnen, die nicht zur ▶ *Pyramidenbahn* gehören; beeinflussen unwillkürliche und gezielte Bewegungen, regeln den Muskeltonus
Extrasystole Herzschlag außerhalb des regulären Grundrhythmus; Unterscheidung nach dem Ursprungsort der Erregung in supraventrikulär und ventrikulär
Extrasystole, supraventrikuläre Abk.: SVES; Form der Extrasystole; Impuls stammt aus dem Vorhof des Herzens
Extrasystole, ventrikuläre Abk.: VES; Form der Extrasystole; Impuls stammt aus der Kammer
Extrauteringravidität Einnisten der befruchteten Eizelle in Strukturen außerhalb der Gebärmutter (z. B. im Eileiter oder in der Bauchhöhle) (▶ Abb. 125)
Extrazelluläre Flüssigkeit Flüssigkeit, die sich außerhalb der Zelle befindet
Extrazellularraum Raum außerhalb der Zellen
Extremitäten, obere Arme
Extremitäten, untere Beine
Extrinsic-Asthma Syn.: Exogen-allergisches Asthma; Asthmaanfälle, verursacht durch eine allergische Typ-I-Reaktion z. B. gegen Hausstaubmilben, Blütenpollen oder Tierhaare
Extrinsisch Außen, außerhalb gelegen, aufgrund äußerer Antriebe; Geg.: ▶ *Intrinsisch*
Extubation Entfernung des ▶ *Tubus* aus den Atemwegen bei ausreichenden Werten der ▶ *Blutgasanalyse* unter Spontanatmung
Exzentrische Übung Der Muskel erzeugt Spannung, während er von einer äußeren Kraft verlängert wird; ▶ *Kontraktion, exzentrische*

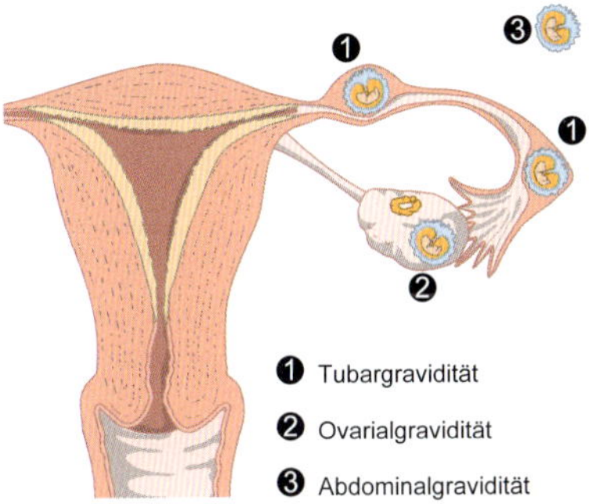

Abb. 125 Mögliche Lokalisationen einer Extrauteringravidität [L138]

Exzitatorisch Erregend
EZ Abk. für: ▶ *Ernährungszustand*

F

FAB Abk. für: familiäre adenomatöse ▶ *Polypose*; Syn.: Polyposis-Syndrom, Adenomatosis coli
Faces Pain Scale Skala zur Selbsteinschätzung der Schmerzstärke, dargestellt durch lachende bzw. traurige Gesichter; geeignet für Kinder ab ca. vier Jahren
Fadenpilze Dermatophyten und Schimmelpilze; wachsen als vielkernige verzweigte Fäden
Faeces, Fäzes ▶ *Stuhl*
Fäkalkollektor Syn.: Stuhlauffangbeutel; Versorgungssystem bei nicht therapierbarer Stuhlinkontinenz
Faktor XIII Fibrinstabilisierender Faktor XIII; Enzym, welches den Thrombus vor vorzeitiger Auflösung schützt
Fakultativ Wahlweise, dem eigenen Ermessen überlassen; Geg.: obligat
Fallhand Bei Schädigung des ▶ *N. radialis* am Oberarm kann der Patient die Hand nicht mehr gegen die Schwerkraft strecken (▶ Abb. 126)
Fall-Kontroll-Studie Studiendesign zur Erforschung von Faktoren, die das Risiko für bestimmte Erkrankungen erhöhen oder reduzieren. Gegenstand: eine einzelne Krankheit und mehrere Expositionen; geeignet zur Untersuchung von seltenen Ereignissen, jedoch nicht zur Ermittlung von Neuerkrankungen
Fallot-Tetralogie Abk.: TOF; angeborener Herzfehler mit ▶ *Rechts-links-Shunt*: ▶ *Pulmonalstenose*, ▶ *Ventrikelseptumdefekt*, Rechtsverlagerung der ▶ *Aorta* und Rechtsherzhypertrophie (▶ Abb. 127)
Falx Sichelförmige Bindegewebsplatte

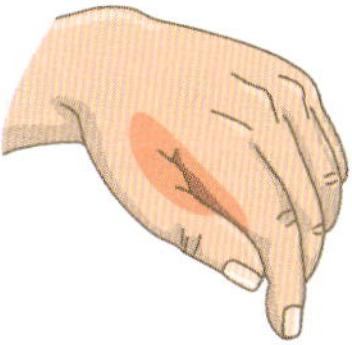

Abb. 126 Fallhand [L138]

F

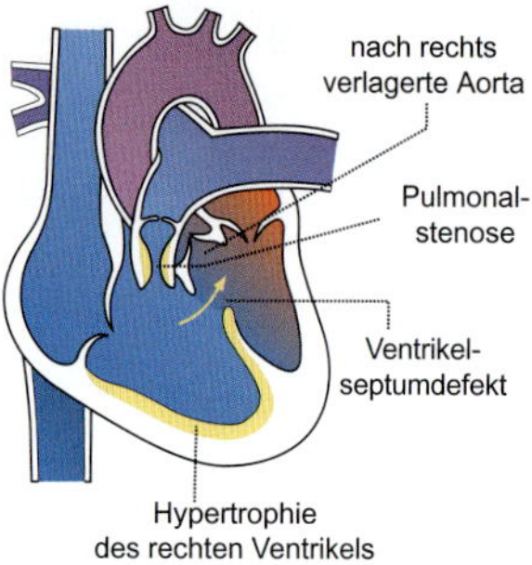

Abb. 127 Fallot-Tetralogie [L239]

Familiengesundheitspflege Ein von der Weltgesundheitsorganisation (WHO) entwickelter Ansatz zur Stärkung der Gesundheit der Bevölkerung, bei dem familien- und gesundheitsorientierte und gemeindenahe Dienste angeboten und etabliert werden (engl. Family Health Nursing, zweijährige Weiterbildung)

Fango Schlamm

Farmerlunge Form der exogen-allergischen ▶ *Alveolitis*; chronische, entzündliche Lungenerkrankung

FAS Abk. für: **f**etales **A**lkohol**s**yndrom; Syn.: Alkoholembryopathie

Fascia lata Oberschenkelbinde; Bindegewebshülle, die alle Muskeln umschließt, die am Oberschenkel entlangziehen

Fasciculus Strang

Faserknorpel Von dicht gepackten Kollagenfasern durchzogen, besonders widerstandsfähig; bildet Bandscheiben sowie Knorpelscheiben des Kniegelenks (Menisken), verbindet Schambeine (Symphyse)

Fasern Fasern sind Polymere (Molekülketten) aus Proteinen, die je nach Aufbau unterschiedliche physikalische Eigenschaften besitzen

Fasern, elastische Sehr dehnbare Fasern, welche z. B. den Arterien Elastizität verleihen sowie Haut und Lunge dehnbar machen (▶ Abb. 128)

Fasern, retikuläre Bilden ein verformbares, elastisches Netz; kommen im roten Knochenmark, in den Rachenmandeln, Lymphknoten und der Milz vor und stützen viele andere Organe; wichtiger Teil der Basalmembranen

Faserschicht des Periosts Lat.: Stratum fibrosum; Teil der Knochenhaut; setzt sich aus Kollagen und elastischen Fasern zusammen

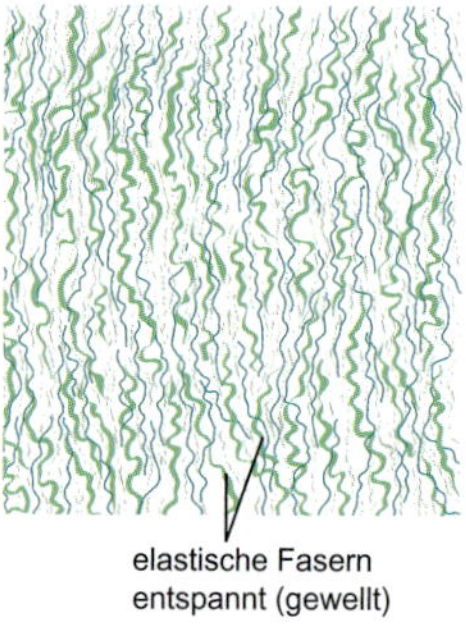

Abb. 128 Elastische Fasern [L190]

Faserstoffe, lösliche Zählen zu den Ballaststoffen; Verdauungsenzyme können sie nicht spalten, Bakterien des Dickdarms verarbeiten sie aber zu kurzkettigen Fettsäuen

Faserstoffe, unlösliche Zählen zu den Ballaststoffen (Ballaststoffe im engeren Sinn): Können nicht abgebaut werden, binden aber Wasser und erhöhen damit das Volumen des Speisebreis

Fassthorax Symptom/Untersuchungsbefund bei Lungenemphysem mit fast horizontalem Stehen der Rippen, d. h. der Brustkorb des Patienten verharrt ständig in Einatmungsstellung

Fasziale (oder myofasziale) Behandlung Techniken, die an ▶ *Faszien* oder Muskeln ausgeführt werden

Faszie Hülle, Binde, Muskelhaut

Fasziensack Lat.: Fascia renalis; Schicht der Hülle der Nieren aus dünnem Bindegewebe

Faszikel Bündel

Faszikulationen Unwillkürliche Kontraktionen kleiner Muskelfasergruppen

Fatigue, krebsassoziierte Abk.: CRF; Syn.: Fatigue-Syndrom, cancer-related fatigue; Beschwerdebild bei Krebspatienten mit Müdigkeit, Schwäche, Leistungsabfall

Fazialisparese Schlaffe Lähmung der vom ▶ *N. facialis* (VII. Hirnnerv) versorgten Muskeln einer Gesichtshälfte; Unterscheidung: idiopathische periphere (= ursächlich ungeklärte), entzündliche, otogen bedingte (= als Begleiterscheinung z. B. einer Mittelohrentzündung auftretende) oder traumatische (= bei Schädelfrakturen) Fazialisparese (▶ Abb. 129)

Fazilitation Unterstützter, aktiver Lernprozess durch Bewegungserfahrung

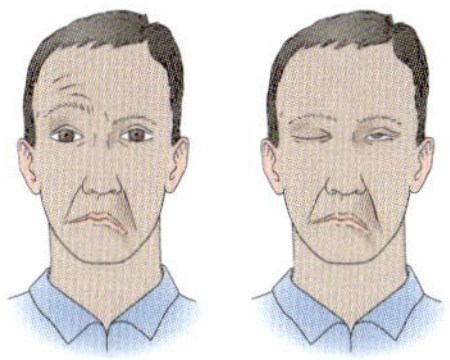

Abb. 129 Linksseitige Fazialisparese bei Stirnrunzeln (links) und Lidschluss (rechts) [L190]

FBL Abk. für: ▶ *Funktionelle Bewegungslehre*

FBU Abk. für: ▶ *Fetalblutuntersuchung*

FDA Abk. für: Food and Drug Administration; US-amerikanische Gesundheitsbehörde

Feeding-on-demand Vorgehensweise der Säuglingsernährung, bei der das Kind entscheidet, wann und wie viel Muttermilch es trinkt

Fehlbildungen Pränatal entstandene Fehlgestaltungen von Organen

Fehlgeburt ▶ *Abort*

Feigwarzen Lat.: Condylomata acuminata; Syn.: spitze Kondylome; durch humane Papillomviren hervorgerufene und durch Geschlechtsverkehr übertragene Warzen im Genital- und Analbereich

Feiung, stille/stumme Immunität durch eine ohne Symptome verlaufende Infektion

Felderhaut Hauttyp, der den gesamten menschlichen Körper bedeckt mit Ausnahme der Handinnenflächen und Fußsohlen; er wird in Felder eingeteilt

Feminin Weibliche Merkmale aufweisend; Geg.: maskulin, viril

Femoral Den Oberschenkel betreffend

Femoro-azetabuläres Impingement Abk.: FAI; unphysiologischer Knochenkontakt zwischen Collum femoris (▶ *Schenkelhals*) und Azetabulumrand

Femur ▶ *Oberschenkelknochen*

Femurkopffraktur, Klassifikation nach Pipkin Typ I: Kalottenfraktur unterhalb der Fovea capitits femoris; Typ II: wie Typ I, aber mit Beteiligung der Fovea capitits femoris; Typ III: Typ I oder Typ II mit Schenkelhalsfraktur; Typ IV: Typ I oder Typ II mit ▶ *Acetabulum*fraktur

Femurschaftfraktur Fraktur im Bereich des Femurschafts; A-Frakturen: einfache Frakturen; B-Frakturen: Keilfrakturen; C-Frakturen: komplexe Frakturen

Fensterung Gipsöffnung zur Wundkontrolle oder Drainagenentfernung

Fernakkomodation Veränderung der Brechkraft der Linse im Auge, sodass Gegenstände in der Ferne scharf gesehen werden

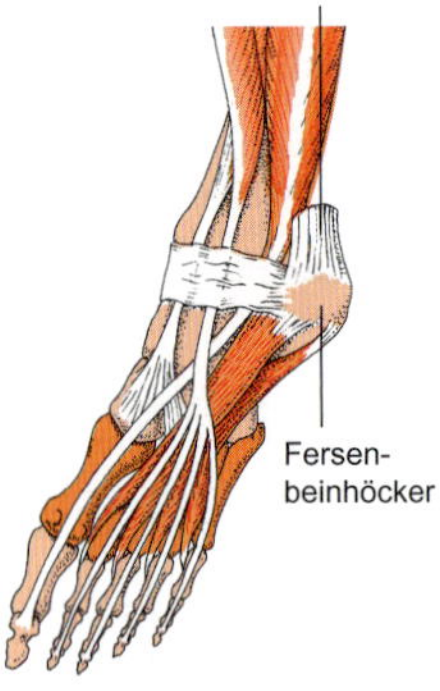

Abb. 130 Fersen(bein)höcker [L190]

Ferritin Protein, welches zur physiologischen Speicherung von Eisen im Körper dient

Fersenbein Lat.: Calcaneus; größter Fußwurzelknochen, Ansatz für die Achillessehne des M. triceps surae

Fersenhöcker Höcker am Fersenbein (Tuber calcanei); dort setzt die Achillessehne an und ihm liegt das Sprungbein (Talus) auf (▶ Abb. 130)

Fersensporn Syn.: Kalkaneussporn; knöcherne Ausziehung des Kalkaneus oberhalb oder im Ansatz der Plantarfaszie (▶ Abb. 131)

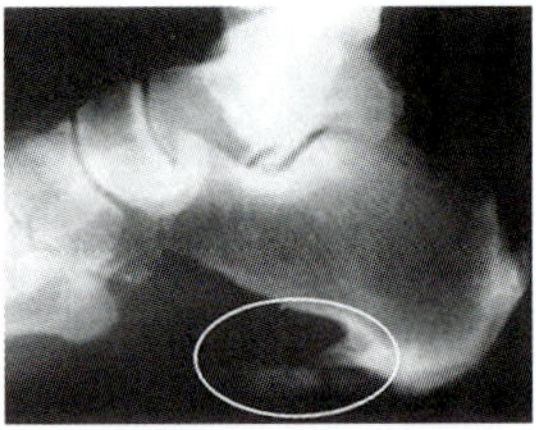

Abb. 131 Fersensporn im Ansatz der Plantarfaszie [E374]

Fertilität Fruchtbarkeit

Fertilisation ▶ *Befruchtung*

Fetalblutuntersuchung Abk.: FBU; Syn.: Mikroblutuntersuchung; Blutentnahme unter der Geburt aus der Kopfhaut des Kindes zur ▶ *Blutgasanalyse* und ▶ *pH-Wert*

Fetalperiode Zeitraum der Schwangerschaft ab der 11. Schwangerschaftswoche bis zur Geburt

Fetalstadium ▶ *Fetalperiode*

Fetischismus Sexuelle Neigung, bei der Erregung und Befriedigung ausschließlich oder überwiegend durch (nichtgenitale) Körperteile (z. B. Fuß, Haar) oder (Bekleidungs-)Gegenstände, die zu einer begehrten Person gehören (z. B. Wäsche, Schuh) bzw.

aus bestimmtem Material (z. B. Gummi, Leder) sind, entstehen

Fetopathie Entwicklungsstörung ab dem 3. Schwangerschaftsmonat; es wird vor allem die Ausreifung des Fetus gestört, Folge sind funktionelle Defekte bei Neugeborenen; Ursache: exogene Einflüsse im ersten Drittel der Schwangerschaft

Fett Sammelbegriff für tendenziell lipophile Moleküle, die aufgrund ihrer Apolarität schlecht wasserlöslich sind. Fette nehmen im Körper wichtige Aufgaben wahr, z. B. Energiespeicherung, Wärmeisolation, Isolation von Nervengewebe u. v. m.

Fett, pflanzliches Fette, die in Pflanzen vorkommen und durch den Verzehr bestimmter Pflanzenteile aufgenommen werden

Fett, tierisches Fette, die in Tieren vorkommen und durch den Verzehr von Tierprodukten aufgenommen werden

Fettgewebe Sonderform des Bindegewebes, in dessen Zellen Triglyzeride lagern

Fettgewebe, braunes Nur beim Neugeborenen vorhandenes Energiedepot; wird vor allem in Wärme umgesetzt

Fettgewebe, subkutanes Fettgewebe, welches in der Unterhaut ist

Fettgewebe, weißes Die Fettzellen des weißen Fettgewebes enthalten typischerweise einen großen Fetttropfen

Fettläppchen Von retikulären Fasern zusammengeflochtene Fettzellen

Fettleber In mindestens einem Drittel der Leberzellen lagern sich Fetttröpfchen ein, verursacht durch hyperkalorische Ernährung und/oder Alkoholmissbrauch

Fettleibigkeit ▶ *Adipositas*

Fettmark Gelbes, fetthaltiges Knochenmark, welches sich beim Erwachsenen in den Knochen befindet, die kein rotes Knochenmark mehr enthalten

Fettsäure, einfach ungesättigte Eine Fettsäure, die in ihrer Kohlenwasserstoffkette eine Doppelbindung besitzt

Fettsäure, essenzielle Linolsäure und Linolensäure sind die beiden für den Menschen essenziellen Fettsäuren; sie werden nicht vom Organismus gebildet und müssen daher über die Nahrung zugeführt werden

Fettsäure, gesättigte Eine Fettsäure, deren Kohlenwasserstoffkette nur aus Einfachbindungen besteht

Fettsäure, mehrfach ungesättigte Eine Fettsäure, die in ihrer Kohlenwasserstoffkette mehr als eine Doppelbindung besitzt

Fettsäuremolekül Ein Fettsäuremolekül besteht aus einer Kohlenwasserstoffkette mit einer Carboxylgruppe (-COOH)

Fettstoffwechselstörung ▶ *Hyperlipoproteinämie*

Fettstuhl Syn.: Steatorrhö; lehmartige, klebrige, glänzende, scharf riechende Stühle; Volumen: > 300 g, Fettgehalt > 7 g täglich

Fettverteilungstyp Einteilung des menschlichen Körpers hinsichtlich der Frage, an welchen Körperstellen der Großteil des Körperfetts vorhanden ist (▶ Abb. 132)

Fettverteilungstyp, androider Männlicher Fettverteilungstyp: Hauptfett am Körperstamm, „Apfelform“, höheres Gesundheitsrisiko als bei weiblicher „Birnenform“ (▶ Abb. 132)

Fettverteilungstyp, gynäkoider Weiblicher Fettverteilungstyp: Hauptfett an Hüfte und Oberschenkel, „Birnenform“, niedrigeres Gesundheitsrisiko als bei männlicher „Apfelform“ (▶ Abb. 132)

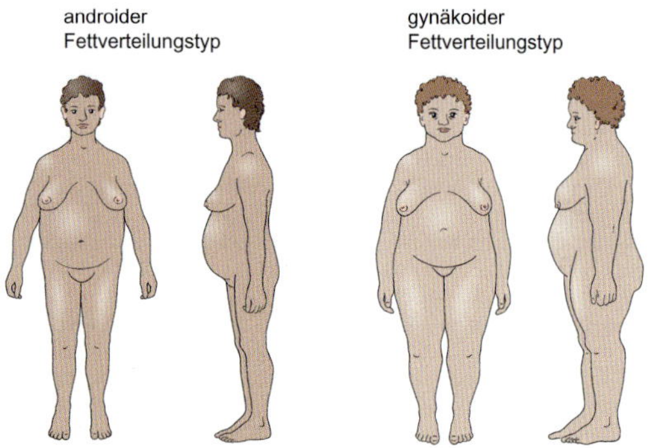

Abb. 132 Fettverteilungstypen [L190]

Fettzelle Zelle des Fettgewebes, in das Triglyzeride in Form von Tröpfchen eingelagert sind

Fetus Syn.: Fötus; Bezeichnung des Embryos ab der 11. ▶ *SSW*

Feuermal Lat.: Naevus flammeus; Syn.: Weinmal; angeborener, hellroter, rotweinfarbener oder blauroter Fleck durch Kapillarerweiterungen

FFP Abk. für: ▶ *Fresh Frozen Plasma*

Fibrillen Kettenförmige Bestandteile von Kollagen, dem zentralen Baustoff des Körpers

Fibrin Protein der Blutgerinnung, vernetzt und verfestigt einen Thrombus

Fibrinös Das Fibrin betreffend, durch Fibrinbeimischung gerinnend

Fibrinogen Faktor I der Blutgerinnung, wird aktiviert zu ▶ *Fibrin*

Fibroblasten Ortsständige, aktive Bindegewebszellen

Fibrom Gutartiger Bindegewebetumor

Fibrom, hartes Syn.: Dermatofibrom; gutartiger Tumor des Bindegewebes mit Fribroblasten- und Kollagenvermehrung

Fibrom, weiches Meist gestielte, weiche Papel

Fibromyalgie-Syndrom Abk.: FMS; weichteilrheumatische Erkrankung mit länger dauernden Schmerzen v. a. in Muskeln, Sehnen und Gelenken, meist verbunden mit vegetativen und funktionellen Beschwerden; 1–2 % der Bevölkerung betroffen

Fibrosarkom Bösartiger Bindegewebetumor

Fibrose Syn.: Gewebeverhärtung; Vermehrung des Bindegewebes, meist innerhalb eines Organs

Fibrose, zystische ▶ *Mukoviszidose*

Fibrozyten Ein Fibrozyt ist eine inaktivierte mesenchymale Zelle, also die ruhende Form der Fibroblasten im Bindegewebe

Fibula Wadenbein (▶ Abb. 133)

Fibular Zum Wadenbein hin

Fieber Anstieg der Körpertemperatur aufgrund einer krankhaften Verschiebung des Sollwerts im thermo-

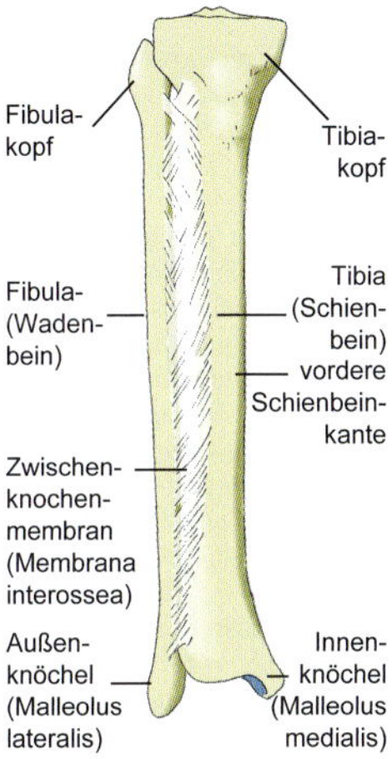

Abb. 133 Fibula [L190]

regulatorischen Zentrum im ZNS (▸ Abb. 134)

Fieber, aseptisches ▸ *Resorptionsfieber*

Fieber, infektiöses/septisches Syn.: septisches Fieber; Temperaturanstieg, verursacht durch Mikroorganismen oder deren Toxine bei Infektionskrankheiten

Fieber, intermittierendes Im Tagesverlauf Wechsel zwischen hohen Temperaturen und fieberfreien Intervallen; Schwankungen > 1,5 °C; Vorkommen: Sepsis, Pleuritis

Fieber, (akutes) rheumatisches Heute seltene ▸ *Streptokokken*-Zweiterkrankung, durch Antigen-Antikörper-Reaktionen; v. a. bei Endokarditis: gegen Streptokokken gebildete Antikörper richten sich gegen strukturähnliche Anteile des Endokards

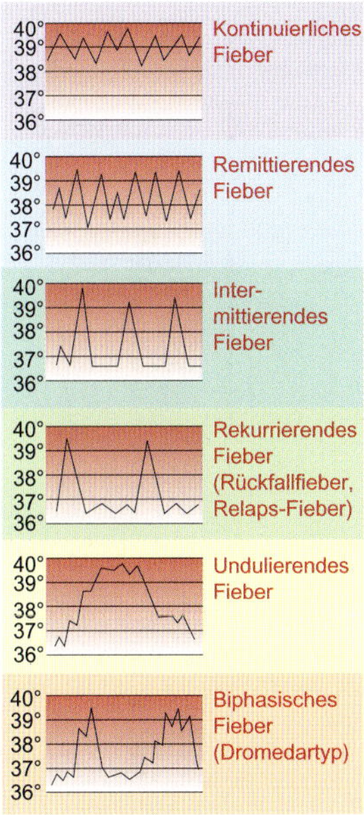

Abb. 134 Fieber [L190]

Fieber, toxisches Fieber als Reaktion auf körperfremdes oder artfremdes Eiweiß, z. B. bei Impfungen, Bluttransfusionen, malignen Tumoren

Fieber, zentrales Fieber bei Störung des Temperaturzentrums infolge von Schädel-Hirn-Verletzungen, Schädeloperationen, Gehirnentzündungen; meist über 40 °C; Anwendung von fiebersenkenden Maßnahmen ist erfolglos

Fieberkrampf Häufigster Gelegenheitsanfall, der im Rahmen fieberhafter Infekte bei ansonsten gesunden Säuglingen oder Kleinkindern auftritt; Vorkommen bei ca. 5 % aller

Kinder, Altersgipfel 1–4 Jahre, Prognose meist gut

Filamente Bilden das Stützgerüst der Zelle; es werden Aktin- und Intermediärfilamente unterschieden (▶ Abb. 135)

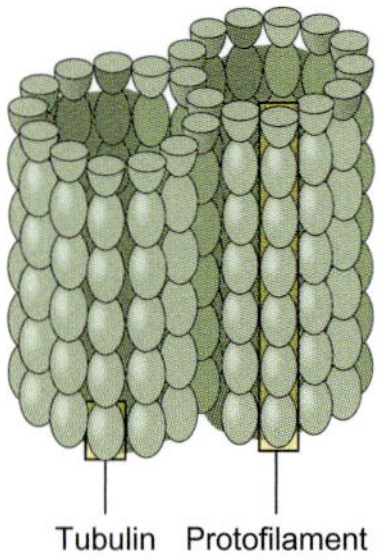

Abb. 135 Längsgerichtete Filamente setzten die Wände von zwei Mikrotubuli zusammen [L190]

Filmtablette Arzneimittelform; Tablette mit dünnem Überzug

Filtrat Filtrat ist das Lösungsmittelmedium mit niedrigerer Teilchenkonzentration, in das bei der Filtration die Teilchen aus dem Flüssigkeitsraum mit der höheren Teilchenkonzentration durch eine Membran diffundieren

Filtration Eigentlich Abtrennung fester Stoffe aus Flüssigkeiten und Gasen; bezüglich Blutkreislauf: im arteriellen Kapillarschenkel überwiegt die Abgabe von Flüssigkeit an das umgebende Gewebe (▶ Abb. 136)

FIM Abk. für: **F**unctional **I**ndependence **M**easure; Instrument zur Erfassung der Selbstständigkeit in Verrichtungen des täglichen Lebens

Fingerbeuger Muskeln, die sich vor allem an der Unterseite des Unterarms, aber auch in der Handfläche befinden und die Finger beugen, z.B. Musculus flexor digitorum profundus

Fingerdrucktest Identifikation eines ▶ *Dekubitus* bei Hautrötungen durch Fingerdruck auf gerötetes Hautareal; bleibt die Rötung nach dem Fingerdruck bestehen: Dekubitus Grad/Kategorie/Stufe I; bei weißlicher Verfärbung der Haut bei Wegnahme des Fingers: reversible Minderdurchblutung

Fingerendgelenk Lat.: Articulatio interphalangealis distalis; Gelenk zwischen Mittelglied und Endglied

Fingerglied Röhrenknochen des Fingers, nach den Mittelhandknochen

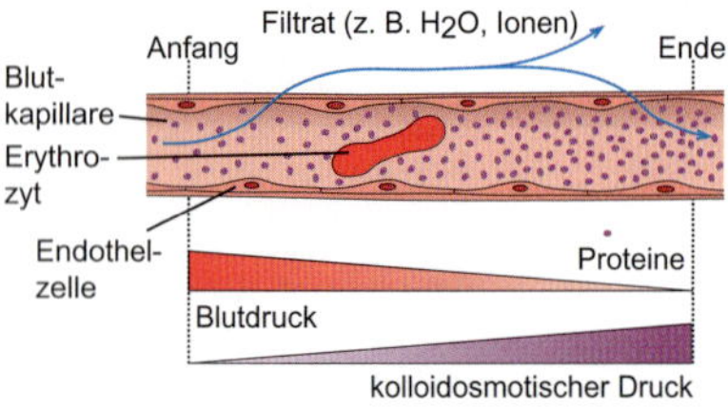

Abb. 136 Flüssigkeitsverschiebungen bei Filtration [L190]

Fingergrundgelenk Lat.: Articulatio metacarpo phalangealis; Gelenk zwischen Mittelhandknochen und Grundglied

Fingerknochen Röhrenknochen von Daumen und Fingern

Fingermittelgelenk Lat.: Articulatio interphalangealis proximalis; Gelenk zwischen Grundglied und Mittelglied

Fingermuskeln, lange Die Venter (Muskelbäuche) der langen Fingermuskeln sitzen im Unterarm, sie ziehen mit ihren Sehnen über das Handgelenk und setzen an den Fingern an; sie beugen und strecken die Finger und die Hand

Fingerstrecker Muskeln, die sich an der Oberseite des Unterarms befinden und die Finger beugen

First-pass-Effekt Abbau von Medikamenten durch die Leber nach oraler Gabe, erst dann gelangen die Wirkstoffe an den Wirkort

Fissur(a) Spalte, Furche; 1. besonders tiefe Furche in der Oberfläche des Gehirns; 2. schmerzhafter Hauteinriss, z. B. an Anus, Brustwarze, Mund; 3. Einfurchungen an Zähnen

Fistel Nicht natürliche, direkte Verbindung zwischen einem Hohlorgan und der Haut oder anderen Organen

Fixateur externe Syn.: äußerer Spanner, äußerer Festhalter; Anwendung zur äußeren Stabilisierung v. a. bei infizierten Frakturen, Frakturen mit umgebenden Weichteilverletzungen, Trümmerfrakturen oder zur temporären Stabilisierung einer Fraktur (▶ Abb. 137)

Fixateur interne Von Weichteilen bedeckte und von außen nicht sichtbare Stabilisierung; Wirkprinzip wie Fixateur externe

Fixierung Befestigung, Feststellung

fl Femtoliter (10^{-15} Liter)

Flatulenz ▶ *Blähungen*

Flaggensystem Zur Steuerung des Therapieprozesses; Kategorisierung von Risiko- und Einflussfaktoren durch z.B. gelbe und rote Flaggen („▶ *Red flags*")

Flaumhaare Kaum sichtbare Härchen; bei Männern kaum vorhanden, bei Frauen und Kindern aber fast am ganzen Körper

Flavonoide Sekundäre Pflanzenstoffe, die als Antioxidantien vor ▶ *Arteriosklerose* schützen

Fleck, blinder ▶ *Blinder Fleck*

Fleck, gelber ▶ *Gelber Fleck*

Fleckfieber Durch Rickettsien verursachte Erkrankung, gekennzeichnet durch Fieber mit Schüttelfrost, Kopf- und Gliederschmerzen und fleckförmigen Hautausschlag; v. a. in warmen Ländern

Flexion Beugung (▶ Abb. 138)

Flexorengruppe, oberflächliche Gruppenbezeichnung für Muskula-

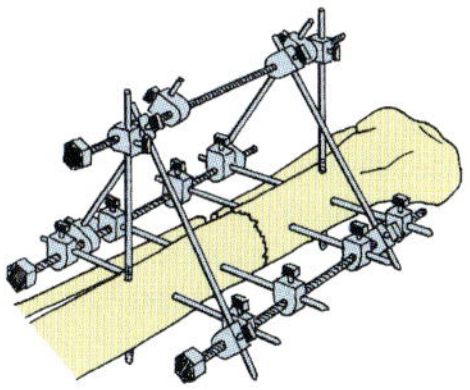

Abb. 137 Fixateur externe [L190]

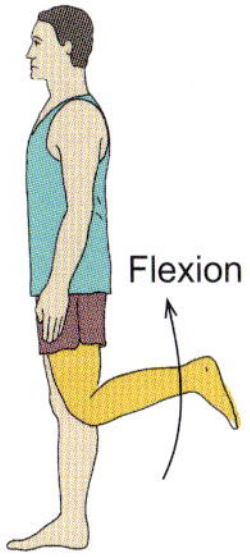

Abb. 138 Flexion [L190]

F

tur im Sinne ihrer Funktion (Flexion = Beugung) und Lage. Z.B. befinden sich die oberflächlichen Flexoren des Fußes am Unterschenkel, es sind die Köpfe des Musculus triceps surae (dreiköpfiger Wadenmuskel); Funktion: Beugung des Fußes in Richtung Fußsohle (▶ *Plantarflexion*) sowie ▶ *Supination* des Fußes

Flexorengruppe, tiefe Gruppenbezeichnung für Muskulatur im Sinne ihrer Funktion (Flexion = Beugung) und Lage. Z.B. bilden am Unterschenkel die tiefen Flexoren M. tibialis posterior, M. flexor digitorum longus, M. flexor hallucis longus einen Teil der Wadenmuskulatur; Funktion u.a. ▶ *Plantarflexion* im oberen Sprunggelenk und ▶ *Supination* im unteren Sprunggelenk

Flimmerepithel Gebündelte Flimmerhaare (▶ *Kinozilien*), welche beispielsweise in den Atemwegen Schmutz abfangen und hinausbefördern (▶ Abb. 139)

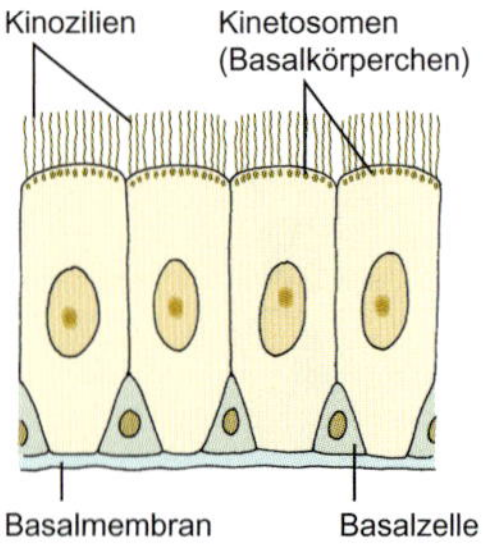

Abb. 139 Flimmerepithel [L190]

Florid Blühend, stark wachsend

Flossing Lokale Kompression einer Körperregion mittels elastischer Bandagen über ein bis drei Minuten und unter gleichzeitiger aktiver oder passiver Bewegung, Ziele: Schmerzreduktion, verbesserte Beweglichkeit, Ödemreduktion u.a.; Syn.: Voodoo- oder Ninja-Flossing

Flüssigkeit, extrazelluläre ▶ *Extrazelluläre Flüssigkeit*

Flüssigkeit, interstitielle ▶ *Interstitielle Flüssigkeit*

Flüssigkeit, intrazelluläre ▶ *Intrazelluläre Flüssigkeit*

Flüssigkeit, transzelluläre ▶ *Transzelluläre Flüssigkeit*

Flüssigkeitsbilanzierung Erfassen der Flüssigkeiten, die in einem festgesetzten Zeitraum dem Körper zugeführt (Einfuhr) und vom Körper ausgeschieden (Ausfuhr) wurden; Unterteilung: positive Bilanz (Einfuhr übersteigt Ausfuhr), ausgeglichene Bilanz (Einfuhr entspricht Ausfuhr) und negative Bilanz (Ausfuhr übersteigt Einfuhr)

Fluid lung „Überwässerung" mit Lungenödem infolge von fehlender Kochsalz- und Wasserausscheidung; Symptom des akuten Nierenversagens

Fluktuation Schneller Wechsel oder wellenförmige Bewegung

Fluktuieren Sich ändern, schwanken, wechseln

Fluor ▶ *Ausfluss*

Flush Anfallsartige Hautrötung mit Hitzegefühl

Flush-Syndrom Rötliche Verfärbung v.a. von Gesicht und Hals bei Karzinoiden

Foetor Übler Geruch

Foetor ex ore Syn.: Halitosis; übler Atemgeruch

Foetor hepaticus Geruch nach frischer Leber; Auftreten bei Leberversagen

Foetor uraemicus Urinöser Geruch; Auftreten im Endstadium des Nierenversagens

Fötus ▶ *Fetus*

Fokale Anfälle Anfälle durch lokale Veränderung des Gehirns ohne begleitende Bewusstseinsstörung, z. B. Zuckungen, Parästhesien („Pelzigsein")

Follikel Kleines Bläschen, z. B. innerhalb der Schilddrüsen

Follikelepithel Gewebe, das die ▶ *Oozyte* I. Ordnung umgibt und mit ihr zusammen den Primärfollikel bildet

Follikel-stimulierendes Hormon Abk.: FSH; Hormon, welches in der Adenohypophyse gebildet wird und u. a. Eizell- bzw. Spermabildung bei Frau bzw. Mann anregt

Follikulitis Oberflächliche Entzündung des Haarbalges, meist durch Staphylococcus aureus; gelbliche Pustel um ein Haar herum

Follikulogenese Follikelreifung

Folsäure Ist beteiligt an der Synthese von DNS-Bausteinen, wird mit der Nahrung aufgenommen und von Darmbakterien produziert; Mangelerscheinungen: ▶ *Anämie*

Fontanelle Knochenfreie Areale, an denen beim Säugling mehrere Schädelknochen aneinandergrenzen; verschließen sich im 2. Lebensjahr (▶ Abb. 140)

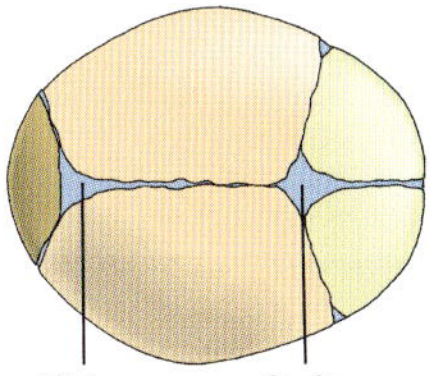

Abb. 140 Fontanellen [L190]

Foramen Loch; Öffnung im Knochen, durch welche Blutgefäße, Nerven oder Bänder hindurchziehen

Foramen magnum Großes Hinterhauptloch am Hinterhauptbein, größte Öffnung der Schädelbasis, Übergang vom Gehirn zum Rückenmark

Foramen ovale Öffnung in der Herzscheidewand beim Fetus

Foramen vertebrale Wirbelloch

Forensisch Gerichtlich, gerichtsmedizinisch

Formatio reticularis Weitläufiges, nicht klar abgegrenztes Netzwerk aus Neuronen im Hirnstamm

Fornix Gewölbe

Forschungsdesign Plan für die Durchführung einer Forschungsstudie; grundsätzliches Vorgehen bei einem Forschungsvorhaben

Fortpflanzungssystem Organsysteme bei Mann und Frau, welche der Erzeugung von Nachkommen dienen (Mann: Hoden, Nebenhoden, Prostata, Samenbläschen und Penis; Frau: Eierstöcke, Eileiter, Gebärmutter und Scheide)

Forzeps-Entbindung Syn.: Zangenentbindung (▶ Abb. 141); vaginaloperative Entbindung mit Geburtszange; Hauptindikationen: Geburtsstillstand, kindlicher Sauerstoffmangel während der Austreibungsperiode

Fossa Grube: Freiraum im Knochen

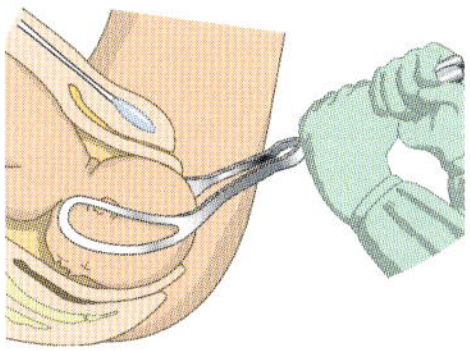

Abb. 141 Forzeps-Entbindung [L190]

F.O.T.T. Abk. für: Therapie des facio-oralen Traktes; Therapie für Funktionen in Mund und Gesicht bei hirngeschädigten Patienten
FR-Index Abk. für: **Frühr**ehabilitationsindex ▶ *Barthel-Index*
Fragment Bruchstück
Frailty Engl. für: Gebrechlichkeit; geriatrisches Syndrom mit reduzierter Belastbarkeit und erhöhter Anfälligkeit älterer Menschen gegenüber Erkrankungen, Behinderungen, Sturzereignissen usw.
Fraktur Syn.: Knochenbruch; Kontinuitätsunterbrechung eines Knochens, mindestens zwei Fragmente sind durch einen Bruchspalt voneinander getrennt (▶ Abb. 142)

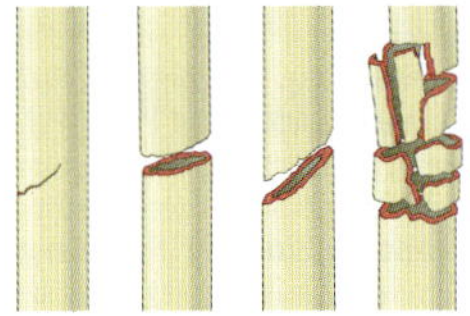

Abb. 142 Verschiedene Frakturformen [L190]

Frakturheilung, primäre Idealfall der Frakturheilung, bei der durch Osteosynthese die Bruchstücke so genau in Verbindung gebracht wurden, dass der Knochen ohne die Bildung eines Kallus zusammenwächst
Frakturheilung, sekundäre Konnten die Bruchstücke des Knochens nicht in Idealposition gebracht werden, so wachsen diese nach Bluterguss und Entzündungsreaktion mit anschließender Kallusbildung und darin folgender chondraler Ossifikation wieder zusammen
Frakturspalt Lücke im Knochengewebe, die bei einem Bruch entsteht
Frank-Starling-Mechanismus Mechanismus, der es dem Herzen ermöglicht, zu einem gewissen Grad sein Schlagvolumen selbst zu steuern
Freie Nervenendigung ▶ *Nervenendigung, freie*
Freiheitsgrad Beschreibt die Bewegungsmöglichkeiten eines Gelenks; die Anzahl der Bewegungsachsen entspricht der Anzahl der Freiheitsgrade
Fremdeln Syn.: Acht-Monats-Angst; Erkennen von fremden Personen im Säuglingsalter, Reaktion mit Abweisung oder Weinen
Fremdkörperaspiration Verlegung der Atemwege durch einen Fremdkörper; Symptome: Hustenreiz, krampfhafte Atemversuche, Zyanose (= Blauverfärbung der Haut); Erste Hilfe durch ▶ *Heimlich-Handgriff* (▶ Abb. 174)
Fremdreflex Polysynaptischer Reflex; Reflex, der nicht von dem Organ beantwortet wird, von dem er ausgegangen ist, z.B. ▶ *Bauchhautreflex*
Frenulum Bändchen
Frequenz Häufigkeit, Anzahl sich wiederholender Vorgänge pro Minute
Fresh Frozen Plasma Abk.: FFP; Blutprodukt; schockgefrorenes, zellarmes Plasma, eingesetzt bei Gerinnungsstörungen
Frigide Sexuell ohne Empfindung
Frontal Stirnwärts
Frozen Shoulder Syn.: adhäsive Kapsulitis; Schultersteife
Fruchtblase Hülle um den Embryo, mit Fruchtwasser gefüllt (▶ Abb. 143)
Fruchtwasser Syn.: Amnionflüssigkeit; klare, wässrige Flüssigkeit, die von der Fruchtblase gebildet wird und diese ausfüllt; verhindert in der

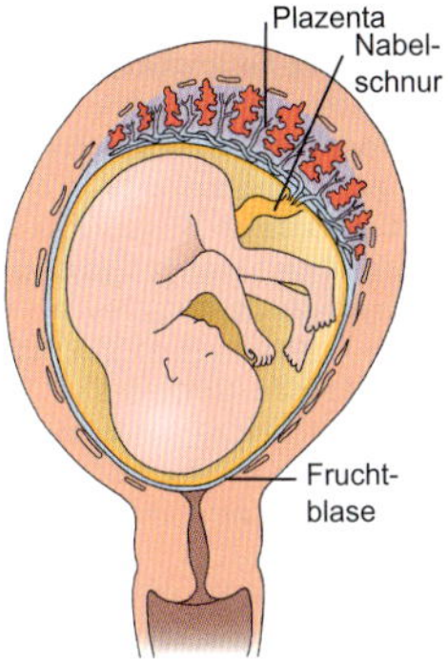

Abb. 143 Fruchtblase [L190]

Embryonalphase die Verwachsung der Frucht mit den Eihäuten

Fruchtwasserpunktion ▶ *Amniozentese*

Fruchtwasserspiegelung ▶ *Amnioskopie*

Frühabort ▶ *Abort*

Frühchen Säugling mit Geburtsgewicht < 1500 g

Frühdumpingsyndrom Folgezustand nach Magenoperationen durch zu raschen Nahrungsübertritt ins Jejunum; Symptome: Völlegefühl, Übelkeit, Blutdruckabfall 10–20 Min. nach Beginn der Mahlzeit

Frühgeborenes Kind, welches vor Vollendung der 37. ▶ *SSW* auf die Welt kommt; ca. 6 % aller Neugeborenen

Frühgeborenenretinopathie Schädigung der Netzhaut des Neugeborenen, verursacht durch Sauerstoffüberschuss bei längerfristiger Beatmung

Frühgestose Ursächlich durch die Schwangerschaft bedingte Erkrankung der Schwangeren in der Frühschwangerschaft; Hauptvertreter: Hyperemesis gravidarum

Frühsommer-Meningoenzephalitis Abk.: FSME; durch Zeckenbiss übertragener FSME-Virus führt zur Infektion des ▶ *ZNS*

Fruktose Fruchtzucker, ein Monosaccharid

FSH ▶ *Follikel-stimulierendes Hormon*

FSME Abk. für: ▶ *Frühsommer-Meningoenzephalitis*

FSP Abk. für: **F**ibrin(ogen)**s**palt**p**rodukte; Syn.: ▶ *D-Dimere*

Füllungsphase (Herzkreislauf) Der Kammerdruck sinkt unter den Vorhofdruck, die Segelklappen öffnen sich, und Blut strömt passiv in die Kammern; die Phase endet mit Schließung der Segelklappen. Die nächste ▶ *Systole* folgt

Fürsorge ▶ *Care*

Fulminanter Verlauf Schnell fortschreitende Erkrankung, rasante Verschlimmerung

Functio laesa Syn.: gestörte Funktion; eines der Kardinalsymptome einer Entzündung: das entzündete Gewebe kann seine Aufgaben nicht oder nur eingeschränkt erfüllen

Fundus Boden, tiefste Stelle

Fundus gastricus Magengrund; im Stehen die obere Wölbung, hier sammelt sich geschluckte Luft

Fundus uteri Gebärmuttergrund

Funduskopie, Fundoskopie ▶ *Augenhintergrund, Spiegelung*

Fundusstand (des Uterus) Höhe des oberen Gebärmutterrandes (▶ Abb. 144)

Funiculus Kleiner Gewebestrang

Funikulolyse Operative Freilegung und Verlagerung des Hodens in den Hodensack

Funktionelle Behandlung Behandlung mit Ziel der Funktionsver-

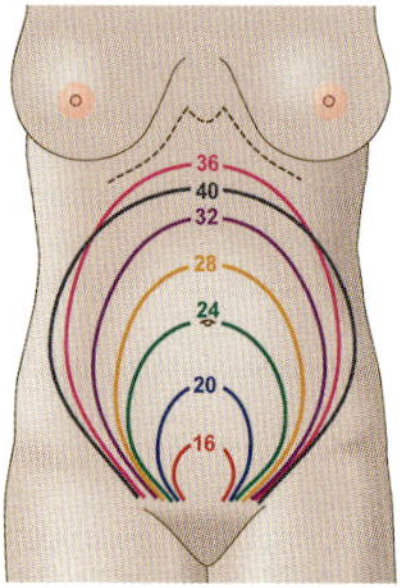

Abb. 144 Typische Fundusstände des Uterus in den einzelnen Schwangerschaftswochen [L190]

besserung (z.B. Stabilität, Muskelkraft, Stabilisation)

Funktionelle Bewegungslehre Abk.: FBL; nach Klein-Vogelbach; Engl.: Functional Kinetics; bewegungsanalytisches Konzept von Susanne Klein-Vogelbach (1909-1996); Analyse der Haltung und Bewegung nach standardisierten Kriterien, orientiert am Bewegungsverhalten des gesunden Körpers

Funktionelle Residualkapazität ▶ *Residualkapazität, funktionelle*

Funktioneller Totraum ▶ *Totraum, funktioneller*

Funktionsbereich Teilbereiche des medizinischen Versorgungssystems mit verschiedenen Aufgaben

Furche Vertiefung in der Oberflächenstruktur des Großhirns

Fusion Verbindung, Verschmelzung

Fuß, diabetischer ▶ *Diabetisches Fußsyndrom*

Fußmuskulatur, kurze Befindet sich vor allem in der Fußsohle; Funktion: Unterstützung des Fußlängsgewölbes und Bewegung der Zehen

Fußrücken Lat.: Dorsum pedis; Oberseite des Fußes

Fußwurzel Teil des Fußes aus sieben kompakten, würfelförmigen Knochen

Fußwurzelknochen Lat.: Ossa tarsi (▶ Abb. 145); die Knochen der Fußwurzel sehen aus wie vielseitige Würfel, der größte davon ist das Fersenbein (Calcaneus)

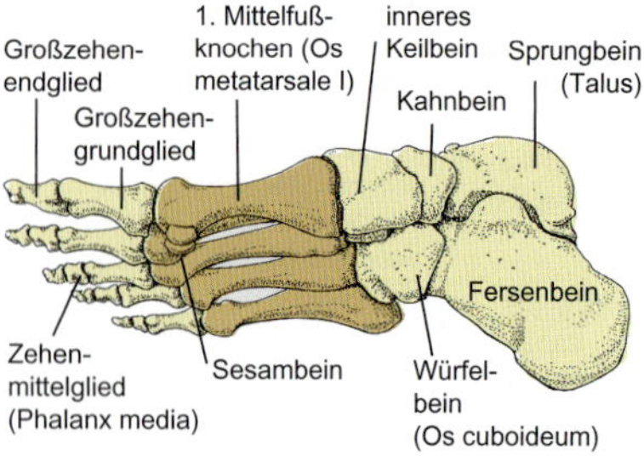

Abb. 145 Fußwurzelknochen [L190]

G

G Abk. für: **G**auge; Maßeinheit für den Außendurchmesser (eines Katheters oder einer Kanüle)

G_1-Phase Erster Abschnitt der ▶ *Interphase*, es findet ein Zellwachstum und Proteinsynthese statt (▶ Abb. 200)

G_2-Phase Abschnitt der ▶ *Interphase*, bildet den Übergang zur ▶ *Mitose* (▶ Abb. 200)

GABA Abk. für: ▶ *Gamma-Aminobuttersäure*

GADA Abk. für: **G**lu**a**tminsäure-**D**ecarboxylase-**A**ntikörper; Autoantikörper bei Diabetes mellitus Typ 1

Galakt(o)- Vorsilbe oder Wortteil für: Milch-

Galaktografie Sonderform der Mammografie; Röntgenkontrastdarstellung der Milchgänge

Galaktosämie Angeborene Stoffwechselstörung mit einer durch verschiedene Enzymdefekte verursachten Abbaustörung der Galaktose

Galaktose Schleimzucker, ein Monosaccharid

Galenik Lehre von der Herstellung von Arzneimitteln aus Wirk- und Hilfsstoffen

Gallenblase Lat.: Vesica biliaris; wird gerade keine Galle benötigt, wird diese in der Gallenblase gespeichert und dort eingedickt (▶ Abb. 146)

Gallenblasenempyem Eiteransammlung in der Gallenblase infolge einer bakteriellen Besiedelung eines ▶ *Gallenblasenhydrops*

Gallenblasengang Lat.: Ductus cysticus; transportiert Gallenflüssigkeit aus der Leber zur Gallenblase (▶ Abb. 146)

Gallenblasenhydrops Stauung von Schleim und Gallenflüssigkeit in der Gallenblase durch einen Verschluss des Ductus cysticus (= Gallenblasengang)

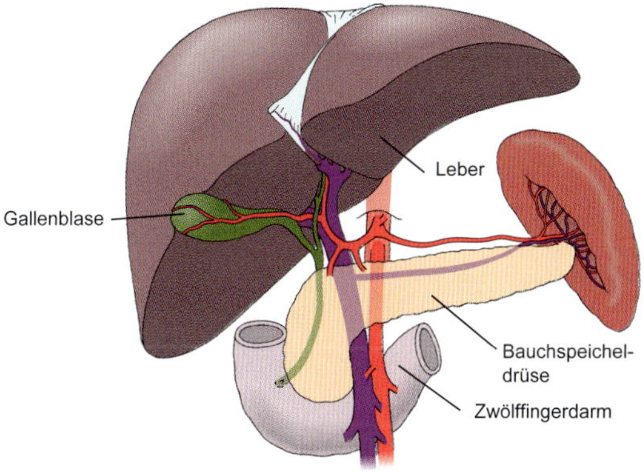

Abb. 146 Lage der Gallenblase [L190]

Gallengang Wege innerhalb (lat.: Ductus hepaticus) und außerhalb der Leber (lat.: Ductus choledochus), welche Galle transportieren
Gallengangsatresie Verschluss der intra- oder extrahepatischen Gallenwege beim Neugeborenen
Gallenkolik Plötzlich, oft nachts einsetzende krampfartige Schmerzen im rechten Oberbauch infolge eines Gallestaus, da sich ein Gallenstein in den Gallenwegen verklemmt hat; dadurch kommt es zur Dehnung und/oder Verkrampfung der Gallenblase und ihrer Gänge. Die Gallenblase versucht durch heftige Kontraktionen, den Stein zu lösen
Gallensäure Z. B. Cholsäure und Chemodesoxycholsäure; zur Verdauung und Resorption von Fett von großer Bedeutung
Gallensteine Konkremente; angereicherte Salze und Cholesterin können in der Gallenblase kristallisieren
Gallensteinileus Verschluss des Darmlumens durch einen Gallenstein
Gallenwege Galle wird in der Gallenblase konzentriert gespeichert und über die Gallenwege in den Zwölffingerdarm (▶ *Duodenum*) abgegeben
Galvanischer Strom Elektrotherapeutische Andwendung; konstanter Gleichstrom; fördert die Durchblutung im behandelten Areal; zur Schmerzlinderung
Gamma-Aminobuttersäure Abk.: GABA; hemmender Neurotransmitter, der von zahlreichen ▶ *Synapsen* im ZNS eingesetzt wird
Gamet Keim- oder Geschlechtszelle; Unterschied zu Körperzellen: haploider Chromosomensatz
Gametopathien Schädigungen der Frucht vor und während der Befruchtung
Ganglion Syn.: Nervenknoten; Anhäufung von Nervenzellkörpern außerhalb des ZNS
Ganglion, prävertebrales Teil des vegetativen Nervensystems (Sympathikus), welches die Eingeweide des Bauches und des Beckens versorgt
Gangrän Gewebeuntergang (Nekrose) infolge Blutmangelversorgung (▶ Abb. 147)

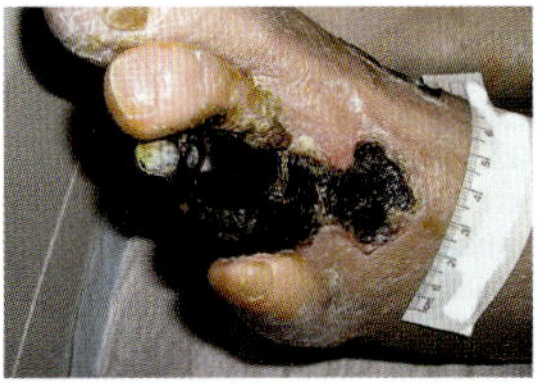

Abb. 147 Gangrän am Zeh [M291]

Gasaustausch Wichtigste Lungentätigkeit; Aufnahme von Sauerstoff ins Blut, Abgabe von Kohlendioxid an die Atemluft
Gasbrand Syn.: Gasödem; Eindringen von Clostridien in tiefe Wunden bei unsachgemäßer Wundbehandlung
Gaster Syn.: Ventriculus; Magen
Gastr(o)-, gastrisch Vorsilbe oder Wortteil für: den Magen betreffend, zum Magen gehörend
Gastransport Bewegen von Gasmolekülen
Gastrektomie Entfernung des gesamten Magens bei Magenkarzinom, meist mit Bildung eines Ersatzmagens aus Darmanteilen
Gastric banding Laparoskopische Implantation eines Bandes zur Verkleinerung des Magens; operative Maßnahme zur Gewichtsreduktion bei extremer Adipositas
Gastrin Peptidhormon des Magen-Darm-Traktes, das u. a. den

stärksten Reiz für die Produktion von Magensäure ausübt

Gastrinom Gastrinbildender Tumor; Leitsymptom: Zollinger-Ellison-Syndrom mit rezidivierenden Magen-Darm-Ulzera

Gastritis Magenschleimhautentzündung, kann akut und chronisch auftreten

Gastroduodenal Zum Magen und Zwölffingerdarm gehörend

Gastroenteritis, infektiöse Ansteckende (Brech-)Durchfallerkrankung durch eine Vielzahl von Erregern mit jahreszeitlichem Gipfel in den Sommermonaten; häufig bei Reisen in warme Länder

Gastroenterologie Teilbereich der Inneren Medizin, der sich mit den Erkrankungen des Magen-Darm-Traktes beschäftigt

Gastro-entero-pankreatisches System Abk.: GEP; zusammenfassender Begriff für endokrine Zellen des Magen-Darm-Traktes und des Pankreas

Gastroenterostomie Abk.: GE; operativ angelegte Seit-zu-Seit-Verbindung (= Anastomose) einer Jejunumschlinge mit der Magenwand; Anwendung bei inoperablem Antrumkarzinom zur Sicherung der Magen-Darm-Passage

Gastrointestinal Den Verdauungstrakt betreffend

Gastrointestinalblutung Blutung im Magen-Darm-Trakt

Gastrointestinalblutung, obere Blutungsquelle in Ösophagus (▶ *Speiseröhre*), Magen oder ▶ *Duodenum*, v. a. Ulzera, erosive Gastritis, ▶ *Ösophagusvarizen*; Leitsymptome: Bluterbrechen, „kaffeesatzartiges" (braun-schwarzes) Erbrechen; Teerstuhl

Gastrointestinalblutung, untere Blutungsquelle in tieferen Darmabschnitten, v. a. ▶ *Divertikel*, ▶ *Hämorrhoiden*, Darmentzündungen; Leitsymptom: Blutstuhl (= dunkel- oder hellrote Blutbeimischungen im Stuhl oder Blutauflagerungen)

Gastrointestinaltrakt Syn.: Magen-Darm-Trakt; Hauptteil des Verdauungssystems

Gastroösophagiale Hernie ▶ *Hernie, gastroösophagiale*

Gastropexie, vordere Bei paraösophagealer Hernie Rückverlagerung des Magens in den Bauchraum, Einengung des ▶ *Hiatus* oesophageus und Anheftung der Magenvorderwand an der Bauchdecke

Gastroschisis Herausquellen des Abdominalinhalts durch einen Bauchwanddefekt beim Neugeborenen

Gastroskopie Magenspiegelung

Gaumen Bildet gleichzeitig das Dach der Mundhöhle und den Boden der Nasenhöhle

Gaumen, harter Lat.: Palatum durum; entwächst aus den Oberkieferknochen, deren Fortsätze sich in der Mittellinie vereinen

Gaumen, weicher Eine Sehnen-Muskel-Platte, die zum einen in das Gaumensegel einstrahlt und zum anderen zum Zungengrund läuft

Gaumenbein Lat.: Os palatinum; Teil des Gesichtsschädels, welcher den hinteren Teil des knöchernen Gaumens bildet

Gaumenmandel Lat.: Tonsilla palatina; Teil des lymphatischen Rachenringes; dient der Immunabwehr

Gaze Mull, Verbandsmaterial

G-BA Abk. für: Gemeinsamer Bundesausschuss; oberstes Beschlussgremium der gemeinsamen Selbstverwaltung der Ärzte, Zahnärzte, Psychotherapeuten, Krankenhäuser und Krankenkassen in Deutschland; legt u. a. fest, welche Leistungen die gesetzlichen Krankenversicherungen (GKV) den Versicherten erstatten

GCS Abk. für: ▶ *Glasgow Coma Scale, Glasgow-Koma-Skala*

Gebärmutter Lat.: Uterus (▶ Abb. 148); Teil der inneren weiblichen Geschlechtsorgane; nimmt die befruchtete Eizelle auf und gibt dem Embryo Platz zur Entwicklung

Gebärmutterenge Lat.: Isthmus uteri (▶ Abb. 148); Übergang zum unteren Teil der Gebärmutter

Gebärmutterhals Lat.: Cervix uteri (▶ Abb. 148); unterer Teil der Gebärmutter, abgeschlossen durch den Muttermund

Gebärmutterhöhle Lat.: Cava uteri; Innenseite der Gebärmutter, unterteilbar in Gebärmutterkörper, -hals und -enge. Ist mit Gebärmutterschleimhaut (Endometrium) ausgekleidet

Gebärmutterkörper Lat.: Corpus uteri; besteht aus kräftiger glatter Muskulatur; dient während der Schwangerschaft als „Fruchthalter" und hilft, die Plazenta aufzubauen

Gebärmuttersenkung ▶ *Descensus uteri*

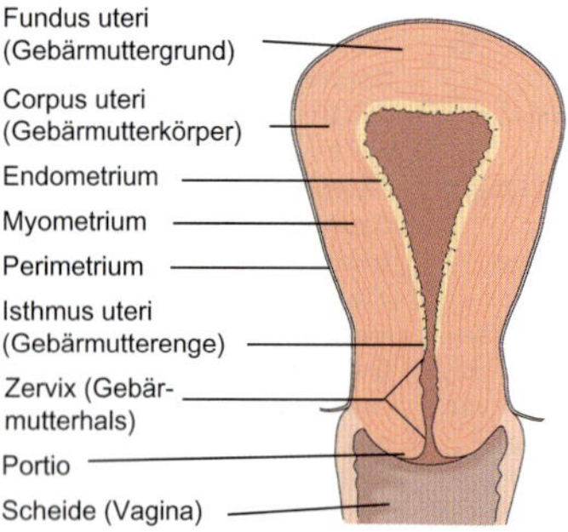

Abb. 148 Gebärmutter (Uterus) im Längsschnitt [L190]

Gebiss ▶ *Erwachsenengebiss*

Geburt, physiologische Spontane Entbindung der Schwangeren von einem reifen, normalgewichtigen Kind aus vorderer Hinterhauptslage nach einer Schwangerschaftsdauer von 38–42 Wochen; bei ca. 60 % aller Geburten

Geburtsgeschwulst ▶ *Caput succedaneum*

Geburtsstillstand Stillstand des Geburtsvorganges für mind. zwei Stunden während der Eröffnungsphase

Gedächtnis, deklaratives Speichert Faktenwissen (Jahreszahlen, Namen usw.), welches wir durch unsere Sprache wiedergeben können (deklarativ)

Gedächtnis, nicht-deklaratives Speichert u. a. die Informationen, wie wir bestimmte Dinge ausführen, z. B. Schreiben oder Fahrradfahren

Gedächtnis, sensorisches Ultra-Kurzzeitgedächtnis, welches neue Sinneseindrücke ca. eine Sekunde lang speichert und prüft, ob die aufgenommene Information wichtig ist und weitergeleitet werden soll

Gedächtnisstörung Beeinträchtigung der Fähigkeit, sich Wahrnehmungen und Empfindungen zu merken und sich später daran zu erinnern

Gedeihstörung Mangelhafte gesamtkörperliche Entwicklung, d. h. Beeinträchtigung von Gewicht- und Längenwachstum

Gefäßendothel Zum Gefäßlumen hin gerichtete Zellen der innersten Wandschicht von Gefäßen

Gefäßlumen Hohlraum der Arterien

Gefäßpol Bereich am Nierenkörperchen, an dem die zu- und abführenden Blutgefäße verlaufen

Gefäßreaktion Bestandteil der Blutstillung; das verletzte Gefäß mindert den Blutverlust durch Vasokonstriktion

Geflechtknochen Grobfaseriger Knochen des Neugeborenen sowie bei Knochenbruchheilung

Geflechtschicht Lat.: Stratum reticulare; untere Schicht der Lederhaut aus kollagenem Bindegewebe

Gegenstromprinzip Der Austausch von Stoffen in Flüssigkeiten zwischen zwei permeablen (durchlässigen) Röhren ist bei gegensätzlicher Fließrichtung erleichtert

Gehirn Lat.: Encephalon (▶ Abb. 149); größerer Teil des zentralen Nervensystems, welcher innerhalb des Schädels gelegen ist; übergeordnetes Steuerzentrum für somatische und vegetative Funktionen und Sitz der menschlichen Persönlichkeit

Gehirnerschütterung ▶ *Commotio cerebri*

Gehirnschlag ▶ *Schlaganfall*

Gehirntod ▶ *Hirntod*

Gehirntumor Syn.: intrakranieller Tumor; Unterteilung: primärer Hirntumor (= vom Gehirngewebe oder seinen Hüllen ausgehend), sekundärer Hirntumor (= Metastasen von primären Tumoren außerhalb des Gehirns)

Gehör Begriff für eine Sinnesmodalität und zugleich für ein Sinnesorgan, welches akustische Reize aufnimmt und verarbeitet

Gehörgang, äußerer Lat.: Meatus acusticus externus; Abschnitt des Ohrs vom Ohreneingang bis zum ▶ *Trommelfell*

Gehörknöchelchen Lat: Ossicula auditiva; drei kleine Knochen (▶ *Hammer*, ▶ *Amboss*, ▶ *Steigbügel*), welche die Schallschwingungen vom Trommelfell auf das ovale Fenster zum ▶ *Innenohr* übertragen (▶ Abb. 150)

Gelber Fleck Lat.: Macula lutea; Stelle der ▶ *Netzhaut*, welche die größte Konzentration von Zapfen aufweist; Ort des schärfsten Sehens

Gelbkörper Lat.: Corpus luteum; der mit dem Eisprung entleerte Graaf-Follikel bildet sich zum

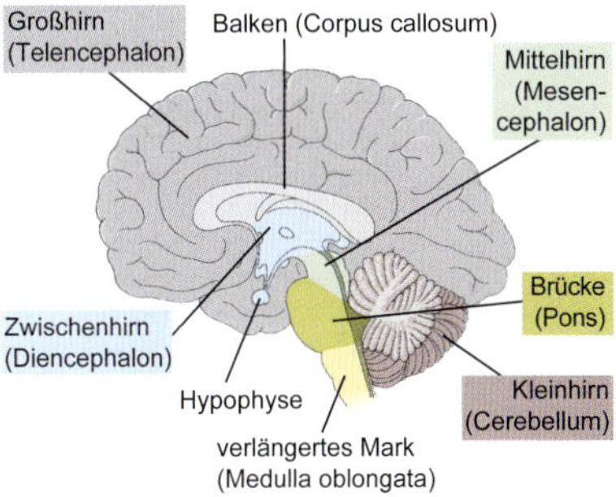

Abb. 149 Gehirn [L190]

G

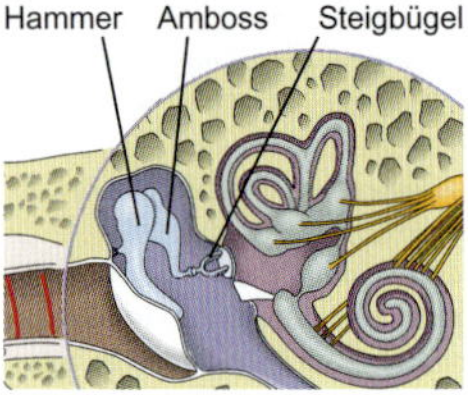

Abb. 150 Gehörknöchelchen [L190]

Gelbkörper um, der bis zur ▶ *Menstruation* bzw. zum 3. Schwangerschaftsmonat das Hormon ▶ *Progesteron* produziert

Gelbsucht ▶ *Ikterus*

Gelegenheitsanfall Epileptischer, meist generalisierter tonisch-klonischer Anfall, der nur im Zusammenhang mit außergewöhnlichen Belastungen des Gehirns auftritt; Häufigkeit: ca. 5–10 % der Bevölkerung

Gelenk Verbindung zwischen Knochen (▶ Abb. 151)

Gelenkempyem Syn.: Pyarthros; Eiteransammlung in der Gelenkhöhle

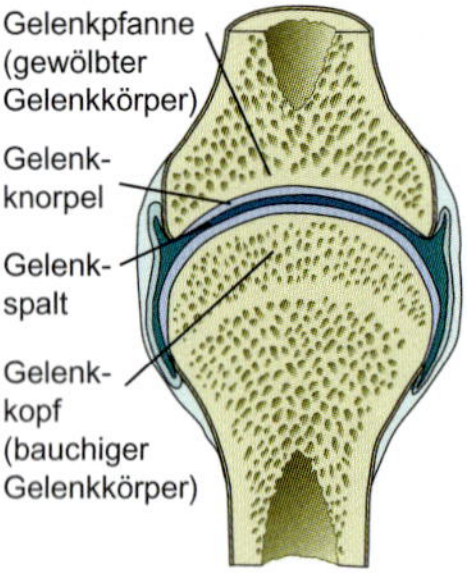

Abb. 151 Gelenk [L190]

Gelenkerguss Krankhafte Flüssigkeitsansammlung im Gelenkinneren, z. B. durch Entzündung der ▶ *Synovia* oder Verletzung mit Blutung ins Gelenk

Gelenkfläche Hyaliner Knorpel, der die ▶ *Epiphyse* eines gelenkbildenden Knochens überzieht

Gelenkfortsätze Lat.: Processus articulares; Wirbel besitzen jeweils zwei nach oben gerichtete und zwei nach unten gerichtete Fortsätze mit Gelenkflächen; die nach unten gerichteten Fortsätze eines Wirbels bilden mit den nach oben gerichteten Fortsätzen des benachbarten Wirbels echte Gelenke

Gelenkhöhle Lat.: Cavitas articularis; innerer Raum eines Gelenks, welcher luftdicht abgeschlossen und mit Gelenkflüssigkeit gefüllt ist

Gelenkkapsel Lat.: Capsula articularis; umschließt das Gelenk und besteht aus zwei Schichten: außen die Membrana fibrosa aus festen kollagenen Fasern, schützt vor Verrenkungen; innen die Membrana synovialis (Synovialmembran) aus elastischen Fasern, enthält Gefäße und Nerven

Gelenkknorpel Lat.: Cartilago articularis; hyaliner Knorpel, bildet die Gelenkfläche

Gelenkspiel kleine Bewegungen des Gelenks, unabhängig von willentlicher Muskelaktion, Test erfolgt passiv

Gemelli, Gemini Zwillinge

Gen Abschnitt der ▶ *Desoxyribonukleinsäure* (DNA) innerhalb eines Chromosoms, aus welchem durch Transkription eine Ribonukleinsäure (RNA) erstellt werden kann, mit der wiederum an einem Ribosom beispielsweise ein Enzym erstellt werden kann

Gender Syn.: soziales Geschlecht; von der Gesellschaft bzw. durch Erziehung zugewiesene Geschlechtsrolle

Generalisiert Nicht örtlich begrenzt, über den ganzen Körper verbreitet; Geg.: lokal
Generallamelle Lamellenschicht im Außenbereich zur Bedeckung der Knochenoberfläche, darüber befindet sich Periost
Generation Einzelne Glieder einer Geschlechterfolge, alle innerhalb eines Zeitraums Geborenen
Generatorpotenzial Zustand der Nervenzelle während des Prozesses der Depolarisation bis zum Überschreiten des Schwellenpotenzials und dem Zeitpunkt der Auslösung eines Aktionspotenzials
Generikum Plural: Generika; Arzneimittel, das eine wirkstoffgleiche Kopie eines bereits auf dem Markt befindlichen Medikaments ist; trägt als Handelsname die Kurzbezeichnung der chemischen Verbindung (= generic name)
Genese Ursprung, Entstehung
Genetik Lehre der Vererbung
Genetisch bedingte Krankheit ▶ *Erbkrankheit*
Genexpression Biosynthese von RNA und Proteinen aus der DNA
Genital Zu den Geschlechtsorganen gehörend
Genkoppelung Gene liegen auf ▶ *Chromosomen*; falls zwei unterschiedliche Gene auf demselben Chromosom liegen, ist die Wahrscheinlichkeit der gemeinsamen Vererbung größer, als lägen diese auf unterschiedlichen Chromosomen
Genmutation Spontane oder künstlich erzeugte Veränderung von Genen in einzelnen Zellen aufgrund einer Veränderung der ▶ *Basensequenzen*
Genom Gesamtes Erbmaterial einer Zelle
Genotyp Gesamtheit aller genetischen Informationen; bestimmt maßgeblich das Aussehen; wird durch Umweltfaktoren individuell ausgeprägt; Geg.: Phänotyp
Genregulationstheorie Programmtheorie des Alterns; Altern als Ergebnis einer Genveränderung; Aktivierung bzw. Deaktivierung von einzelnen Gerontogenen je nach aktueller Lebensphase des Individuums
Genu Knie
Genu valgum X-Bein-Stellung; Winkel zwischen Ober- und Unterschenkelknochen (Femorotibialwinkel) ist kleiner als 174° (▶ Abb. 152)
Genu varum O-Bein-Stellung; Winkel zwischen Ober- und Unterschenkelknochen (Femorotibialwinkel) ist größer als 174° (▶ Abb. 152)
GEP Abk. für: ▶ *Gastro-entero-pankreatisches System*
Geragogik Syn.: Alterspädagogik; Wissenschaft von der Bildung und Erziehung im Alter; Bildungsarbeit mit alten Menschen sowie Vorbereitung junger Menschen auf den Ruhestand und die Begleiterscheinungen des Alters
Geriatrie Syn.: Altersheilkunde; Lehre über die Krankheiten des Alterns
Geriatrische Syndrome Spezifische Krankheitszeichen älterer Personen, z. B. ▶ *Frailty* (Gebrechlichkeit), Schwindel, Sturzneigung, Malnutrition (Mangelernährung), Juckreiz (Pruritus), Harninkontinenz, aufgrund altersbedingter eingeschränkter Organreserven und Kompensationsmöglichkeiten
Gerinnungsfaktor Plasmaprotein, welches die chemischen Reaktionen der Blutgerinnung beschleunigt
Gerinnungskaskade Reaktionsfolge der verschiedenen Gerinnungsfaktoren

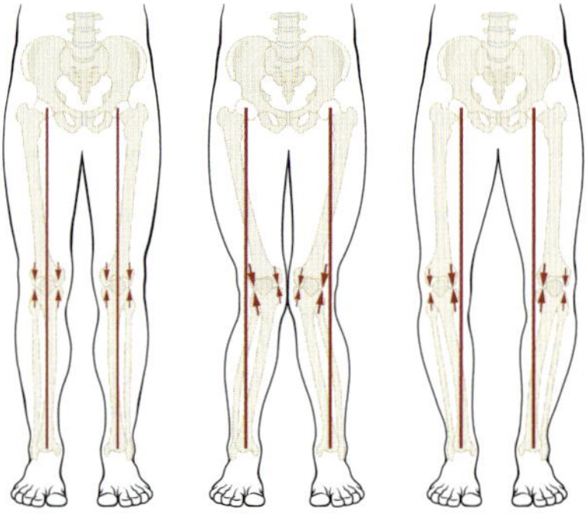

Abb. 152 Genu valgum/Genu varum (X-/O-Beinstellung) [L126]

Gerinnungssystem Gesamtheit aller Vorgänge, welche zur Gerinnung des Blutes führen

Gerontogene Genabschnitte auf der ▶ *Desoxyribonukleinsäure* (DNA), welche für das Altern zuständig sind

Gerontologie Alternsforschung; Wissenschaft von den körperlichen, sozialen und psychischen Altersveränderungen

Gerstenkorn Syn.: Hordeolum; meist staphylokokkenbedingte, akute, eitrige Infektion der Liddrüsen (▶ Abb. 153)

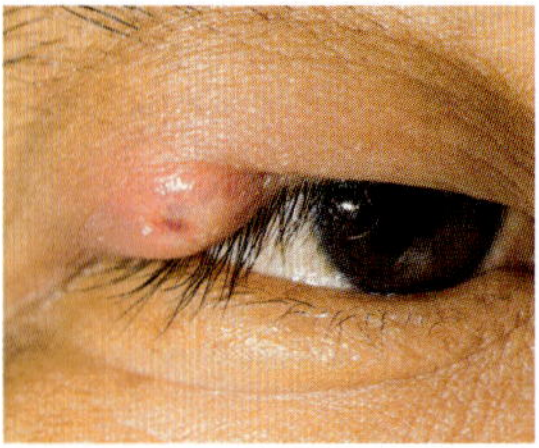

Abb. 153 Gerstenkorn [J787]

Geruchssinn Sinn zur Wahrnehmung von Gerüchen (olfaktorischer Sinn)

Geschlechtschromosomen Gonosomen; diese Chromosomen definieren das Geschlecht des Individuums; eine Frau hat zwei X-Chromosomen, ein Mann hat ein X- und ein Y-Chromosom

Geschlechtsdrüse Geschlechtsorgane, die Sekrete produzieren (z. B. Prostata beim Mann)

Geschlechtskrankheit Infektionskrankheiten des Genitals, durch Sexualkontakt übertragen; klassische Geschlechtskrankheiten: ▶ *Gonorrhö*, ▶ *Syphilis*, ▶ *Ulcus molle*, ▶ *Lymphogranuloma venereum*

Geschlechtsmerkmale, primäre Bei der Geburt vorhandene Geschlechtsmerkmale, die unmittelbar der Fortpflanzung dienen

Geschlechtsmerkmale, sekundäre Geschlechtsmerkmale, die erst während der Pubertät unter dem Einfluss der Geschlechtshormone vollständig ausgebildet werden

Geschlechtsmerkmale, tertiäre Tertiäre Geschlechtsmerkmale sind geschlechtsspezifische Verhaltensweisen, die gesellschaftlich und kulturell geprägt sind

Geschlechtsorgane, äußere Geschlechtsorgane bei Mann und Frau, welche von außen sichtbar sind (▶ Abb. 154)

Geschlechtsorgane, innere Organe mit Aufgaben der Reproduktion, produzieren die Keimzellen, synthetisieren Sexualhormone und bilden Sekrete (▶ Abb. 154)

Geschlechtstrieb Syn.: Libido; hormonell bedingter Antrieb zur Ausübung sexueller Aktivität

Geschlechtsverkehr Syn.: Beischlaf, Koitus; geschlechtliche Vereinigung, bei der der Penis des Mannes in die Scheide der Frau eingeführt wird

Geschlossener Bruch Knochenbruch ohne äußerlich sichtbare Wunde

Geschmacksknospen Zwiebelförmige Struktur in der Mundschleimhaut, enthalten Geschmackssinneszellen

Geschmacksporus Öffnung in der Mundschleimhaut, durch welche die Geschmacksstiftchen (Mikrovilli) an die Oberfläche treten

Geschmackssinn Wahrnehmung von Geschmacksstoffen

Geschmacksstiftchen ▶ *Mikrovilli*; Teil der Geschmackszelle in der Geschmacksknospe, welcher die Geschmacksreize aufnimmt

Geschmackszelle Zelle innerhalb der Geschmacksknospe, welche über ein Geschmacksstiftchen (Mikrovillus) Reize aufnimmt, verarbeitet und weiterleitet

Geschwür ▶ *Ulkus*

Gesichtsfeldausfall Syn.: Skotom; Einschränkung des Wahrnehmungsfeldes des Auges bei unbewegtem Auge, z. B. durch Sehnerv-, Netzhaut- oder Gehirnerkrankungen

Gesichtslage Schädellage des

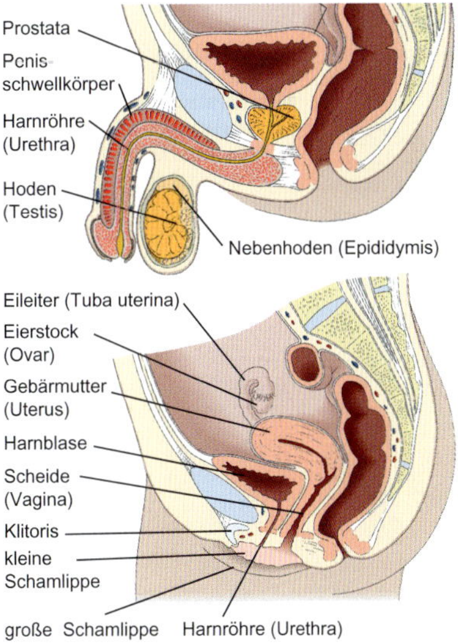

Abb. 154 Geschlechtsorgane des Mannes (oben) und Geschlechtsorgane der Frau (unten) [L190]

G

Kindes bei der Geburt mit Haltungsanomalie durch Ausbleiben der Beugung des Kopfes beim Eintritt in das kleine Becken; gestreckter Kopf mit Gesicht als vorangehender Körperteil vergrößert den Kopfumfang und verzögert den Geburtsverlauf (▶ Abb. 155)

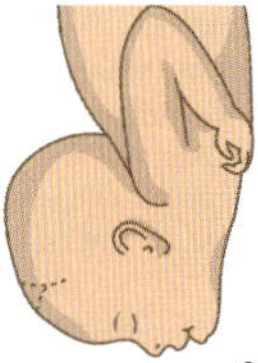

Abb. 155 Gesichtslage [L190]

Gesichtsschädel Lat.: Viscerocranium; Knochengruppe aus zwölf einzelnen Knochen, die sich im Bereich des Gesichts befinden (▶ Abb. 156)
Gesichtsskoliose Gesichtsasymmetrie, z. B. bei längerem Bestehen eines muskulären Schiefhalses

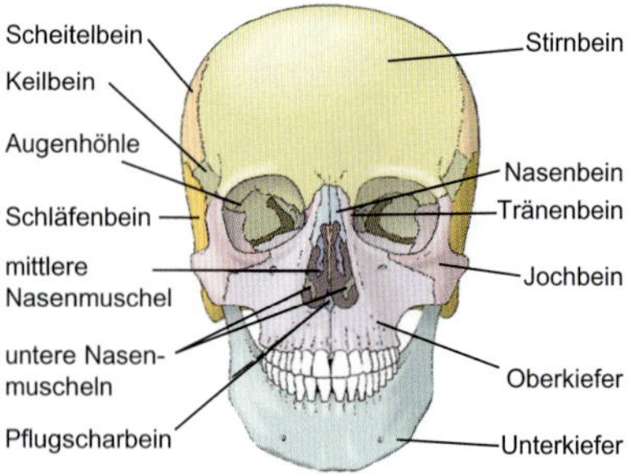

Abb. 156 Gesichtsschädel [L190]

Gestagene Weibliche Geschlechtshormone
Gestation Syn.: ▶ *Gravidität*, Schwangerschaft
Gestationsalter Kalendarisches Alter des Fetus oder des Neugeborenen ab erfolgter Befruchtung
Gestationsdiabetes ▶ *Schwangerschaftsdiabetes*
Gestörte Funktion ▶ *Functio laesa*
Gestose Erkrankung der Schwangeren, die ursächlich durch die Schwangerschaft bedingt ist; Unterteilung: Früh- und Spätgestose
Gesundheit Zustand des vollständigen körperlichen, geistigen und sozialen Wohlbefindens (Definition der WHO)
Gesundheitsförderung Maßnahmen, Gesundheit zu erhalten und zu fördern; auf Makroebene (z. B. durch Schaffung politischer Rahmenbedingungen), Mesoebene (z. B. in der Arbeitswelt) oder Mikroebene (z. B. Förderung der körperlichen Fitness des Einzelnen) möglich
Gesundheitspsychologie Unterdisziplin der Psychologie; beschäftigt sich mit den psychologischen Prozessen im Rahmen der Förderung und Erhaltung von Gesundheit, Vermeidung von Krankheit und in der Gesundheitsversorgung und Rehabilitation
Gewebe Zellen ähnlichen Baus mit einer gemeinsamen Funktion, die einen Zellverband bilden

G

Gewebshormone Hormone, welche nicht von endokrinen Drüsen produziert werden, sondern im Gewebe, z. B. Magen-Darmwand
Gewürzstoffe Beinhalten Duft- und Aromastoffe, die anregend auf die Sekretion von Verdauungssäften wirken
GFP Abk. für: **g**efrorenes **F**risch**p**lasma; Syn.: ▶ *Fresh Frozen Plasma*
GFR Abk. für: ▶ *Glomeruläre Filtrationsrate*
GGT; γ-GT Abk. für: **G**amma-**G**lutamyl-**T**ransferase; Laborgröße bei Lebererkrankungen
GH Abk. für: **G**rowth **h**ormone; ▶ *Wachstumshormon*
GH-IH Abk. für. **G**rowth-**H**ormone-**I**nhibiting**h**ormon; ▶ *Somatostatin*
Ghrelin Hormon, welches Hungergefühl auslöst
GH-RH Abk. für: **G**rowth-**H**ormone-**R**eleasing**h**ormon; Hormon des ▶ *Hypothalamus*, welches in der Hypophyse die Ausschüttung von ▶ *Wachstumshormon* bewirkt
Gicht Syn.: Urikopathie; klinische Manifestationsform der Hyperurikämie (= Harnsäureerhöhung im Serum), insbesondere Gichtanfälle der Gelenke
Gichtanfall, akuter Plötzliches Auftreten von starker Schwellung, Rötung und Druckschmerz am Gelenk; am häufigsten betroffen: Großzehengrundgelenk (= Podagra)
Gichtnephropathie Syn.: Gichtniere; Erkrankung der ▶ *Niere* bis zur Niereninsuffizienz durch Harnsäureablagerungen; selten
Giemen Trockenes Atemgeräusch, v. a. während der Ausatmung, infolge verengter Bronchien oder durch das Schwingen von Schleimfäden in den Luftwegen
Gilchrist-Verband Verband bei Verletzungen des Schultergelenks oder bei Oberarmkopffrakturen älterer Menschen (▶ Abb. 157)

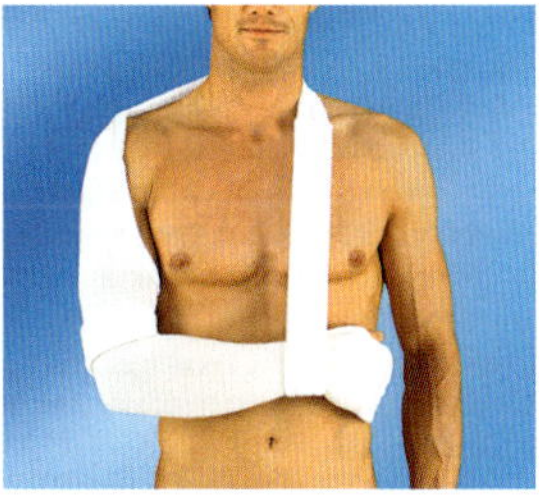

Abb. 157 Gilchrist-Verband [V155]

Gingiva Zahnfleisch
Gingivitis Zahnfleischentzündung
Gipsbehandlung Bekanntestes Verfahren der konservativen Retention (Fixation), d. h. der Ruhigstellung der Fraktur bis zur Verheilung
Gipsverband Fester Stützverband, hergestellt aus dem Pulver des Gipsminerals und Wasser; Indikation: Ruhigstellung von Körperteilen (meist der Extremitäten) bei Frakturen, Entzündungen oder nach Operationen
GKV Abk. für: **G**esetzliche **K**ranken**v**ersicherung
Glandotropes Hormon Hormon des ▶ *Hypophysenvorderlappens*, welches auf andere, untergeordnete Hormondrüsen einwirkt; z. B. Follikel-stimulierendes Hormon, welches die Geschlechtszellen stimuliert
Glandula Drüse
Glandula mammaria ▶ *Brustdrüse*
Glandula parathyroidea ▶ *Nebenschilddrüse*
Glandula suprarenalis ▶ *Nebenniere*
Glandula thyroidea ▶ *Schilddrüse*

Glans penis ▶ *Eichel*

Glanzschicht Vierte Schicht der Oberhaut (von innen); mehrere Reihen flacher, durchsichtiger Zellen zum Schutz vor mechanischer Belastung; nur an der Leistenhaut vorhanden

Glasgow Coma Scale, Glasgow-Koma-Skala Abk.: GCS; Instrument zur standardisierten Einschätzung des Schweregrades einer Bewusstseinsstörung; Erfassung von sprachlicher und motorischer Reaktion sowie des Öffnens der Augen des Patienten (▶ Tab. 5); je niedriger die Gesamtpunktzahl, desto schwerer die Bewusstseinsstörung

Glaskörper Lat.: Corpus vitreum; mit durchsichtiger, gallertiger Masse gefüllter Innenraum des Augapfels

Glatte Muskulatur Muskelart aus länglichen Myozyten (▶ *Muskelzel-*

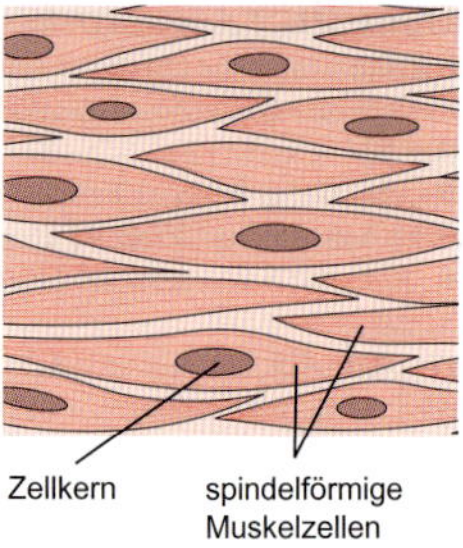

Abb. 158 Glatte Muskulatur [L190]

Tab. 5 Glasgow Coma Scale

Neurologische Funktion	(Beste) Reaktion des Patienten	Bewertung [Punkte]
Augen öffnen	Spontan	4
	Auf Ansprechen	3
	Auf Schmerzreiz	2
	Kein Öffnen	1
Verbale Reaktion (auf Ansprache)	Orientiert	5
	Verwirrt, desorientiert	4
	Unzusammenhängende Worte	3
	Unverständliche Laute	2
	Keine verbale Reaktion	1
Motorische Reaktion Motorische Reaktion auf Schmerzreize	Befolgen von Aufforderungen	6
	Gezielte Schmerzabwehr	5
	Ungezielte Schmerzabwehr (sog. Massenbewegungen)	4
	Beugesynergien (Beugehaltung)	3
	Strecksynergien (Streckhaltung)	2
	Keine motorische Reaktion	1

len), kontrahiert langsam und unwillkürlich (▶ Abb. 158)
Glattes endoplasmatisches Retikulum ▶ *Endoplasmatisches Retikulum*
Glaukom ▶ *Grüner Star*
Glaukom, angeborenes/kongenitales ▶ *Hydrophthalmus*
GLDH Abk. für: **Gl**utamat-**Deh**ydrogenase; Laborgröße für schwere Lebererkrankungen mit Zelluntergang
Gleichgewichtsorgan Syn.: Vestibularapparat; Organ zur Feststellung von Lage und Bewegung des Körpers im Raum
Gleichgewichtssinn Sinn für Lage und Bewegung des Körpers im Raum
Gleithernie Teilweise von Peritoneum überzogene Eingeweide gleiten auf lockerem Bindegewebe durch die Bruchpforte (▶ Abb. 159)

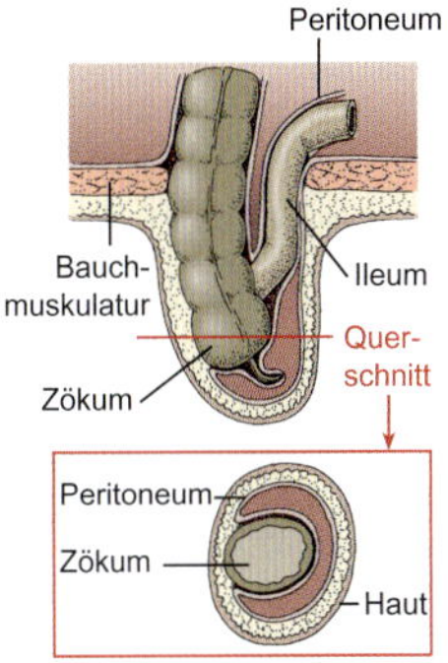

Abb. 159 Gleithernie [L190]

Gliazelle Stützzellen des Nervengewebes mit Ernährungs-, Stütz- und immunologischer Schutzfunktion
Glioblastom Aus ▶ *Gliazellen* hervorgehender bösartiger ZNS-Tumor
Gliom Aus ▶ *Gliazellen* hervorgehender ZNS-Tumor unterschiedlicher biologischer Wertigkeit
Globalinsuffizienz Herzinsuffizienz (= Herzmuskelschwäche), bei der beide Herzkammern betroffen sind
Globus pallidus Kerngebiet des Zwischenhirns und Teil der ▶ *Basalganglien*
Glomerulär Auf den Glomerulus bezogen
Glomeruläre Filtrationsrate Abk.: GFR; Menge an Glomerulusfiltrat, das die Nieren innerhalb eines bestimmten Zeitraums erzeugen
Glomerulärer Filtrationsdruck Druck von ca. 10 mmHg, mit dem das Glomerulusfiltrat in den Kapselraum der ▶ *Bowman-Kapsel* abgepresst wird
Glomerulonephritis Abk.: GN; abakterielle (= nicht durch Bakterien bedingte) Entzündung der Nierenkörperchen (= Glomeruli), die entweder primär oder sekundär im Verlauf verschiedenster Systemerkrankungen entstehen kann
Glomerulonephritis, postinfektiöse akute Durch eine fehlgeleitete Immunreaktion bedingt, oft 1–4 Wochen nach einer Infektion; gute Prognose
Glomerulonephritis, rasch progrediente Abk.: RPGN; engl.: rapid progressive Glomerulonephritis; seltene GN mit rascher Verschlechterung der Nierenfunktion bis zum Nierenversagen, oft im Rahmen von Autoimmunerkrankungen; Prognose abhängig von Grunderkrankung und Therapiebeginn
Glomerulus Knäuelartiges Kapillarschlingengeflecht, das die Nierenkörperchen umgibt
Glomerulusfiltrat ▶ *Primärharn*

Glomus caroticum Parasympathisches Paraganglion auf Höhe der Karotisgabel; misst den O_2- und CO_2-Partialdruck und den ▶ *pH-Wert* des Blutes

Glossa Zunge

Glukagon In den A-Zellen der ▶ *Langerhans-Inseln* gebildetes Hormon; regelt den Abbau und die Neubildung von ▶ *Glykogen* und ist der Gegenspieler des ▶ *Insulins* (erhöht den Blutzuckerspiegel)

Glukokortikoide Gruppe der Steroidhormone mit immunsuppressiver und antientzündlicher Wirkung

Glukoneogenese Findet vor allem in der Leber und auch in der Nierenrinde statt; es wird aus Molekülen, die keine Kohlenhydrate sind (z. B. Aminosäuren und Lactat), Glukose synthetisiert

Glukose Traubenzucker, ein Monosaccharid; wichtigster Energielieferant für den menschlichen Organismus

Glukosetoleranztest Zuckerbelastungstest; dient dem Nachweis einer gestörten Zuckeraufnahme aus dem Blut in den Körper

Glukosurie Glukoseausscheidung mit dem Harn

Glutamat Erregender Neurotransmitter, an Lern- und Gedächtnisfunktionen beteiligt

Gluteal, glutäal Zum Gesäßmuskel gehörend

Gluten Kleber-Eiweiß, das in vielen Getreidesorten vorkommt

Glykogen Speicherform der Glukose in Leber und Skelettmuskulatur; ein Polysaccharid

Glykokalix Die Glykokalix wird durch Kohlenhydratreste gebildet, welche über Glykolipide oder Glykoproteine an die Außenfläche der Zellmembran gebunden sind. Sie ist u. a. wichtig für Zellerkennungsreaktionen (Blutgruppeneigenschaften) und stellt einen Schutz vor chemischen und mechanischen Belastungen der Zelle dar

Glykolipide Lipide, die Kohlenhydratanteile enthalten; sie sind ein wichtiger Bestandteil der Zellmembran

Glykolyse In der Glykolyse wird in vielen Schritten ein Molekül Glukose zu zwei Molekülen Pyruvat umgewandelt, dabei werden zwei Moleküle ▶ *ATP* gewonnen

Glyx Abk. für: **gly**kämischer Inde**x;** Maßstab für den Blutzuckeranstieg nach der Nahrungsaufnahme

GN Abk. für: ▶ *Glomerulonephritis*

Gn-RH Abk. für: ▶ *Gonadotropin-Releasing-Hormon*

Goldstandard Verfahren, das die bewährteste und beste Lösung bietet, um ein bestimmtes (Behandlungs-) Ziel zu erreichen

Golgi-Apparat Zellorganell, in dem Proteine transportiert und modifiziert werden (▶ Abb. 160)

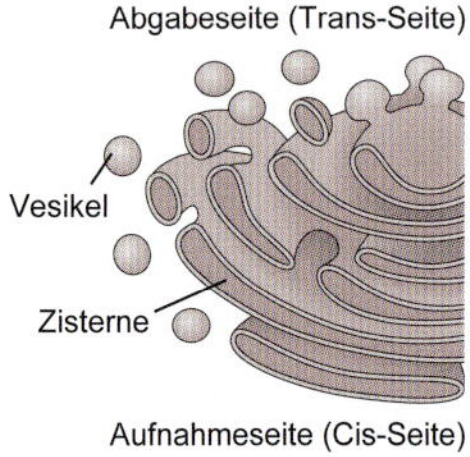

Abb. 160 Golgi-Apparat [L190]

Golgi-Sehnenorgan Rezeptor der Tiefensensibilität; liegt am Übergang zwischen Muskel und Sehne und misst die Muskelspannung; verhindert eine zu starke Muskelanspannung und ermöglicht feine Bewegungen

Gonaden Geschlechtsdrüsen
Gonadotropine Proteohormone der Hypophyse zur Stimulierung der Keimdrüsen
Gonadotropin-Releasing-Hormon Abk.: Gn-RH; Hormon des ▶ *Hypothalamus*, welches in der Hypophyse die Ausschüttung von ▶ *FSH* und ▶ *LH* bewirkt
Gonarthrose Syn.: Kniegelenkarthrose; degenerative Erkrankung des Kniegelenks
Goniometer Instrument zum Messen von Gelenkwinkeln und Extremitätenbeweglichkeit (▶ Abb. 161)

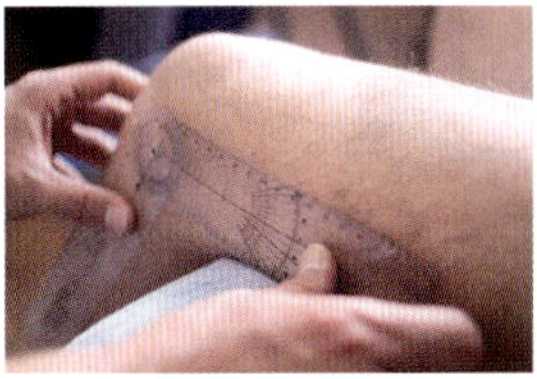

Abb. 161 Goniometer [J787]

Gonokokken Lat.: Neisseria gonorrhoeae; gramnegative Kokken mit kurzer Überlebenszeit außerhalb des Körpers; Verursacher u. a. der Gonorrhö
Gonorrhö Syn.: Tripper; bakterielle, durch Gonokokken verursachte Geschlechtskrankheit mit Ausfluss aus der Harnröhre und Schmerzen beim Wasserlassen; meist deutliche Beschwerden beim Mann und symptomarmer Verlauf bei der Frau; fast immer Übertragung durch Sexualkontakt
Gonosom Geschlechtschromosom
Gonosomaler Erbgang ▶ *Vererbung, gonosomale*
GOT Abk. für: **G**lutamat-**O**xalacetat-**T**ransaminase; Syn.: ▶ *AST*
GPT Abk. für: **G**lutamat-**P**yruvat-**T**ransaminase; Syn.: ▶ *ALT*
Gracilis-Syndrom Irritation der Sehne und Einrisse des Muskels und/oder der Sehne des M. gracilis
Grade Mix Beschreibt die unterschiedlichen offiziellen (Zusatz-)Ausbildungen der Mitarbeiter einer Organisationseinheit (Station, Fachabteilung etc.)
Graft-versus-Host-Krankheit Abk.: GvHD; akute oder chronische Abstoßungsreaktion des Transplantats gegen den Empfänger
Grand-mal-Anfall Generalisierte, tonisch-klonische Anfallsform, u. a. gekennzeichnet durch Bewusstseinsverlust und starke Muskelzuckungen; Symptom der ▶ *Epilepsie*
Granulär, granulös Körnig, gekörnt, sandartig
Granulat Arzneimittelform; grobkörnig zerkleinerte, feste Substanzen; Dosierung oft ungenau
Granulationsgewebe Gefäßreiches Bindegewebe, das bei der Wundheilung und bei chronischen Entzündungen gebildet wird; wandelt sich später in Narbengewebe
Granulomatöse Entzündung ▶ *Entzündung, granulomatöse*
Granulome Knötchenförmige Ansammlung von Entzündungszellen und Bindegewebe
Granulozyt Zu den weißen Blutkörperchen gehörende Abwehrzellen; weitere Unterteilung nach Aussehen des Zellkerns in stabkernig und segmentkernig sowie nach Anfärbbarkeit in neutrophil, eosinophil und basophil (▶ Abb. 162)
Granulozyt, basophiler Kleiner als neutrophile Granulozyten; haben einen großen, nicht gelappten Kern und fungieren als Entzündungsmediatoren

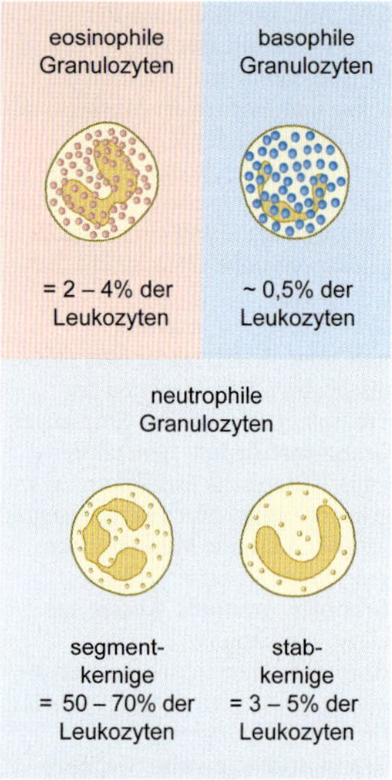

Abb. 162 Granulozytenverteilung von Leukozyten gesamt [L190]

Granulozyt, eosinophiler Größer als neutrophile Granulozyten, haben einen zweigelappten Kern und sind für die Parasitenbekämpfung verantwortlich

Granulozyt, neutrophiler Zellart der Leukozyten, die schädliche Mikroorganismen tötet

Granulozyt, segmentkerniger Granulozyt, dessen Kern in mehrere Segmente unterteilt ist

Granulozyt, stabkerniger Granulozyt, dessen Kern die Form eines Stabes hat

Granulozyt, übersegmentierter Überalterter Granulozyt

Granulum Körnchen

Granzym B Enzym der zytotoxischen T-Lymphozytenzelle, welches in Zusammenarbeit mit Perforin den programmierten Zelltod (Apoptose) einleitet

-grafie, -graphie Nachsilbe und Wortteil für: Messung, Beschreibung, Aufzeichnung

Graue Substanz Lat.: Substantia grisea; Gebiete des ZNS, die aus Neuronen bestehen (▶ Abb. 163)

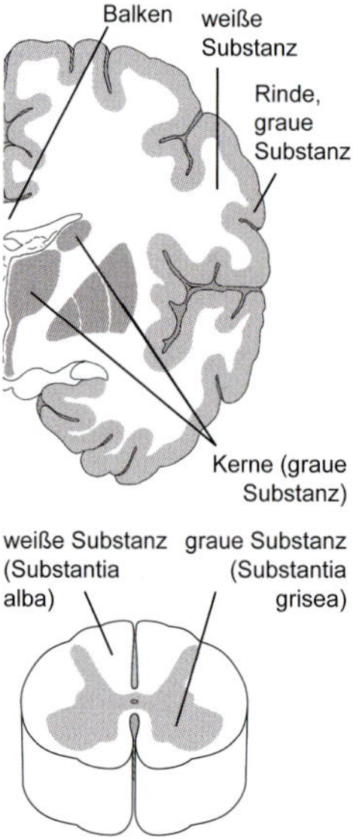

Abb. 163 Graue Substanz [L190]

Grauer Star Syn.: Katarakt; Trübung der Augenlinse

Gravidität Syn.: Schwangerschaft, Gestation; Phase von der Befruchtung einer Eizelle bis zur Geburt

Grawitz-Tumor ▶ *Hypernephrom*

GRE Abk. für: **G**lykopeptid-**r**esistente **E**nterokokken
Greifreflex Reflex des Neugeborenen; bei Berührung der Handinnenflächen des Kindes schließt es diese zu einer Faust
Grenzstrang Teil des Sympathikus, Ketten von Ganglien nahe den Wirbelkörpern
Grippe Durch Grippeviren ausgelöste Infektion
Großhirn Lat.: Cerebrum; gr.: Telencephalon; Teil des ZNS und größter der fünf Hirnabschnitte (▶ Abb. 164)
Großhirnfurche, seitliche Furche im Großhirn, welche Scheitellappen und Schläfenlappen trennt
Großhirnhemisphäre Eine Hälfte des Großhirns, welche durch die Längsfurche von der anderen Hälfte getrennt ist
Großhirnlappen Lat.: Lobus cerebri; Unterteilungen der Großhirnhemisphären
Großhirnrinde Lat.: Cortex cerebri; äußere Schicht des Großhirns; beherbergt den Großteil der Neuronen des Großhirns
Großhirnsichel Lat.: Falx cerebri; Duraseptum, welches die beiden ▶ *Großhirnhemisphären* trennt
Großzehe Erste Zehe
Großzehenfach Großzehenloge; enthält die Muskeln, welche auf die Großzehe wirken: M. abductor hallucis (Großzehenspreizer) und M. flexor hallucis brevis (kurzer Großzehenbeuger)
Grounded Theory Forschungsansatz zur Untersuchung von Problemen, die im Rahmen sozialen Handelns auftreten; charakteristisch ist ein ständiger Wechsel von Datenerhebung, -analyse und Theoriebildung; die Auswahl der zu untersuchenden Fälle erfolgt schrittweise im Forschungsprozess nach theoretischen Gesichtspunkten, die aus den Daten entwickeltet werden
Grüner Star Syn.: Glaukom; Erhöhung des Augeninnendruckes mit Gefahr der Schädigung des Sehnervs
Grünholzfraktur Knochenbruch eines Röhrenknochens bei Kindern, bei dem der ▶ *Periost* erhalten geblieben ist
Grundglied Lat.: Phalanx proximalis; erster Knochen

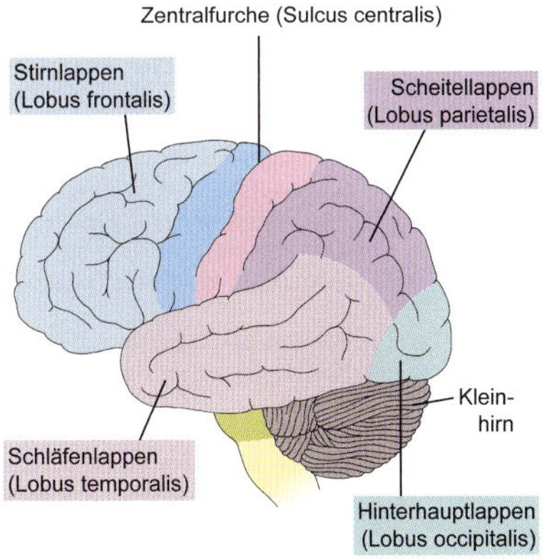

Abb. 164 Großhirn [L190]

eines Fingers nach dem Mittelhandknochen
Grundsubstanz Interzellularsubstanz; Bestandteil des Binde- und Stützgewebes aus Wasser, Glykoproteinen und Proteoglykanen; kittartige Masse
Grundumsatz Energieumsatz eines Menschen zur Aufrechterhaltung der Körperfunktion unter folgenden Bedingungen: Nüchternheit seit mind. 12 Stunden, entspannter und ruhiger Zustand und Indifferenztemperatur der Umgebung (Außentemperatur, bei der der Körper keine Energie zur Temperaturregulierung verbraucht)
GTG-Ak Abk. für: **G**ewebs**t**rans**g**lutaminase-**A**nti**k**örper
Guanin Base und Grundbaustein der DNA und RNA, komplementär zu ▸ *Cytosin*, gebunden an Desoxyribose
Gürtelrose ▸ *Herpes zoster*
Gütekriterien Kriterien zur Beurteilung von wissenschaftlichen Studien, z. B. ▸ *Validität*, ▸ *Objektivität*, ▸ *Reliabilität*
Guillain-Barré-Syndrom Syn.: akute inflammatorische demyelinisierende Polyneuropathie; Abk.: AIDP; ätiologisch ungeklärte Entzündung der peripheren Nerven und Nervenwurzeln mit Sensibilitätsstörungen, motorischen Lähmungen und vegetativen Störungen
Gustatorisch Zum Geschmack, zum Schmecken oder zu den Geschmacksorganen gehörend
Gutartiger Tumor ▸ *Tumor, benigner*
Guttae Abk.: gtt.; Tropfen
Guttural Zum Rachen oder zum Kehlkopf und zur Stimme gehörend
GvHD Abk. für: ▸ *Graft-versus-Host-Krankheit*
Gyn- Vorsilbe oder Wortteil für: Frau-
Gynäkoider Fettverteilungstyp ▸ *Fettverteilungstyp, gynäkoider*
Gynäkologie Syn.: Frauenheilkunde; medizinisches Fachgebiet, das sich mit Prophylaxe, Diagnostik, konservativer und operativer Behandlung von Erkrankungen der weiblichen Geschlechtsorgane und der weiblichen Brust sowie weiteren frauenspezifischen Gesundheitsfragen/-problemen befasst
Gyrus Windung, Furche
Gyrus cerebri Hirnwindung
G-Zellen Produzieren das Hormon Gastrin, welches Haupt- und Belegzellen zur Sekretion stimuliert; Vorkommen: in Schleimhaut von *Antrum* und ▸ *Pylorus*

H

H^+ Proton; positiv geladenes Ion des Wasserstoffs
H_2O Wasser
H_2O_2 Wasserstoffperoxid
Haarfollikel Umhüllung der Haarwurzel
Haarfollikelsensoren Syn.: Haarfollikelrezeptoren; afferente Nervenfasern um den Haarfollikel; dienen der Wahrnehmung von Berührungen
Haarpapille Struktur innerhalb der Haarzwiebel, deren Blutgefäße das Haar versorgen
Haarschaft Sichtbarer Teil des Haares
Haarwurzel Unsichtbarer Teil des Haares, welches sich unter der Haut befindet
Haarzelle Nervenzelle des Gehörs
Haarzwiebel Haarbulbus innerhalb des Follikels; produziert in der Matrix neue Haarzellen
Habituation Gewöhnung an den reduzierten Informationsfluss bei Menschen mit reduzierten oder feh-

lenden Wahrnehmung-, Bewegungs- und Kommunikationsmöglichkeiten
Haglund-Ferse Posterior-superiore Knochenausziehung des Calcaneus, kann asymoptomatisch oder entzündlich sein (▶ Abb. 165)

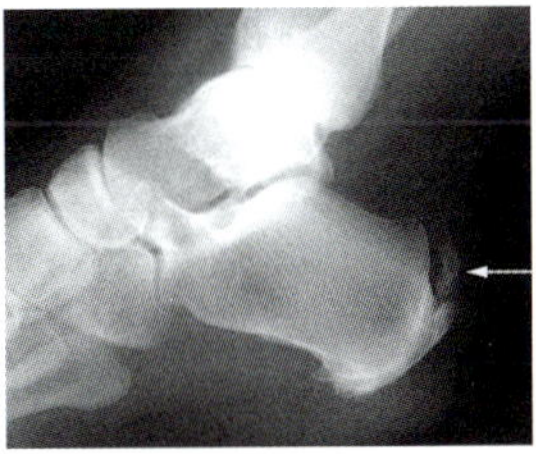

Abb. 165 Haglund-Ferse [G493]

Häm Eisenhaltiges Molekül, das Sauerstoff bindet und wieder abgeben kann
Häm(o)- Vorsilbe oder Wortteil für: Blut-, das Blut betreffend
Hämangiom Syn.: Blutschwamm; schwammartiger, gutartiger Blutgefäßtumor
Hämarthros Gelenkblutungen
Hämatemesis Bluterbrechen infolge oberer ▶ *Gastrointestinalblutung* mit Blutungsquelle in ▶ *Ösophagus*, Magen oder ▶ *Duodenum*; „kaffeesatzartige" (braun-schwarze) Färbung des Erbrochenen bei Kontakt des Blutes mit Salzsäure des Magens; hellrote Färbung bei starker Blutung im Ösophagus
Hämatochezie Syn.: rote Darmblutung, Blutstuhl; peranaler Abgang von rotem Blut im oder auf dem Stuhl; Leitsymptom der unteren ▶ *Gastrointestinalblutung*
Hämatogen Auf dem Blutweg, „durch das Blut verursacht", auch „Blut bildend"
Hämatogene Metastasierung ▶ *Metastasierung, hämatogene*
Hämatokrit Abk.: Hk, Hkt; Anteil der Blutkörperchen am gesamten Blutvolumen
Hämatologie Lehre von Physiologie und Erkrankungen des Blutes und der blutbildenden Organe sowie der Bluteiweiße, der Blutgerinnung und des Lymphsystems
Hämatom Syn.: Bluterguss; Einblutung ins Gewebe
Hämatom, subkapsuläres Verletzung eines Organs bei intakter Organkapsel, führt zu einer Blutung innerhalb der Kapsel; Gefahr der späteren Kapselruptur mit lebensbedrohlicher Blutung; v. a. bei Leber und Milz nach stumpfem Bauchtrauma
Hämatometra Ansammlung von (Menstrual-)Blut in der Uterushöhle bei Verschluss des Gebärmutterhalses
Hämatopoese Bildung der roten Blutkörperchen
Hämaturie Krankhafte Ausscheidung von roten Blutkörperchen mit dem Urin; Unterteilung in Mikro- (nur im Labor zu ermitteln) und ▶ *Makrohämaturie*
Hämobilie Hauptkomplikation von Leberverletzungen mit Übertritt von Blut in die Gallenwege und nachfolgend in das ▶ *Duodenum*
Hämochromatose Vererbte Eisenstoffwechselstörung, bei der es zu pathologischen Eisenablagerungen und in der Folge zu Leberschäden, ▶ *Diabetes mellitus* und bronzefarbener Haut kommt
Hämodialyse Syn.: Dialyse; Verfahren zur Reinigung des Blutes außerhalb des Körpers als Ersatz der Ausscheidungsfunktionen der Nieren mithilfe eines Dialysegeräts (▶ Abb. 166)

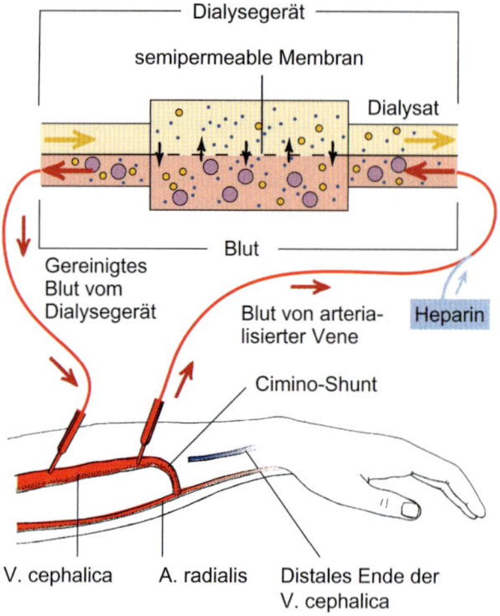

Abb. 166 Prinzip der Hämodialyse [L190]

Hämolyse Auflösen der ▸ *Erythrozyten*; physiologische Hämolyse nach 120 Tagen

Hämolytisch-urämisches Syndrom Abk.: HUS; Kombination aus hämolytischer Anämie, Thrombozytopenie und akutem Nierenversagen; Hauptursache: Magen-Darm-Infektionen, v. a. EHEC-Infektion; häufig bei Kindern von 1–5 Jahren

Hämolytische Anämie ▸ *Anämie, hämolytische*

Hämodilution, isovolämische Blutverdünnung zur Verbesserung der Fließeigenschaften des Blutes bei gleichbleibendem Volumen

Hämofiltration Verfahren zur Reinigung des Blutes außerhalb des Körpers als Ersatz der Ausscheidungsfunktionen der Nieren; Ultrafiltrationsverfahren: Abpressen eines Ultrafiltrats über eine Membran mittels Druckdifferenz

Hämoglobin Abk.: Hb; roter Blutfarbstoff; Eiweißmolekül innerhalb der ▸ *Erythrozyten*, welches dem Blut die typisch rote Farbe verleiht

Hämoglobinkonzentration Abk.: Hb; Menge des Hämoglobins in Gramm pro Liter Blut

Hämoglobin, mittleres korpuskuläres Abk.: ▸ *MCH*

Hämophilie Bluterkrankheit; angeborene, X-chromosomal-rezessiv vererbte ▸ *Koagulopathie*, bei der einzelne Gerinnungsfaktoren nicht oder nicht ausreichend gebildet werden können

Haemophilus ducreyi Gramnegatives Stäbchenbakterium, durch Geschlechtsverkehr übertragen; Verursacher von Ulcus molle

Haemophilus influenzae Typ b Abk.: Hib; gramnegatives Stäbchenbakterium, durch Tröpfcheninfektion übertragen; verursacht bei Säuglingen und Kleinkindern lebensbedrohliche ▸ *Meningitis* und ▸ *Epiglottitis*; eine Impfung ist möglich und wird von der ▸ *STIKO* empfohlen

Hämopoetin Syn.: Erythropoetin; Hormon der Niere, welches die Erythropoese (Wachstum der Blutzellen) im Knochenmark anregt
Hämoptoe Syn.: Bluthusten; Aushusten größerer Blutmengen
Hämoptyse Syn.: Bluthusten; Aushusten von blutigem Sputum oder geringen Blutmengen
Hämorrhagie Blutung, Verlust größerer Blutmengen
Hämorrhagische Diathese Erhöhte Blutungsneigung; Unterteilung in drei Gruppen: Koagulopathien, Thrombozytopenien/-pathien, Vasopathien
Hämorrhoidalzone Bereich im unteren Mastdarm auf Höhe der Schließmuskeln, in dem hauptsächlich Hämorrhoiden entstehen (▶ Abb. 167)

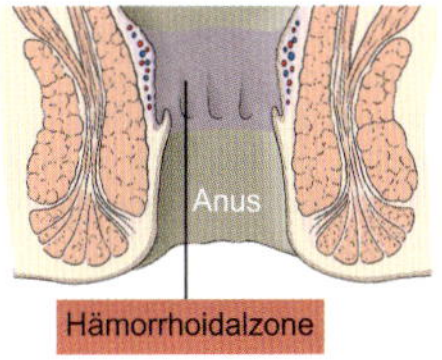

Abb. 167 Hämorrhoidalzone [L190]

Hämorrhoiden Krampfaderähnliche, knotige Erweiterungen des arteriovenösen Schwellkörpers im Analkanal; sehr häufig, gutartig
Hämosiderin Komplex aus Eisen und verschiedenen ▶ *Proteinen*, welche Eisen binden
Hämostase Blutstillung durch Gerinnungsprozess
Häufigkeit, absolute Begriff der Statistik; gibt an, wie oft eine Merkmalsausprägung in einer Untersuchung vorkommt
Häufigkeitsdichte Quotient aus Häufigkeit und Intervallbreite
Häufigkeitstabelle Tabelle der Häufigkeiten einzelner Werte einer Variable
HAES Abk. für: ▶ *Hydroxyäthylstärke*
Haftkontakte Ermöglichen mechanisch stabile Verbindungen von Zellen zu Gewebe
Haftstiel Verbindung zwischen Embryoblast und Synzytiotrophoblast
Hagelkorn Syn.: Chalazion; chronische Entzündung infolge eines Sekretstaus in den Meibom-Talgdrüsen im Ober- und Unterlid
Hakenbein Lat.: Os hamatum; Handwurzelknochen
Hakenfortsatz Lat.: Olecranon; Hakenfortsatz, der am oberen Ende der Elle sitzt
Halbseitenlähmung Unvollständige oder vollständige Lähmung der Muskulatur einer Körperhälfte
Halbwertszeit, biologische Zeitraum, innerhalb dessen der Körper einen Stoff zur Hälfte abgebaut hat
Halitosis ▶ *Foetor ex ore*
Hallux Großer Zeh
Hallux rigidus Arthrose des Großzehengrundgelenks
Hallux valgus Sehr häufige, meist erworbene Zehendeformität mit Abweichung des Großzehengrundgelenks zur Fußaußenseite (▶ Abb. 168)

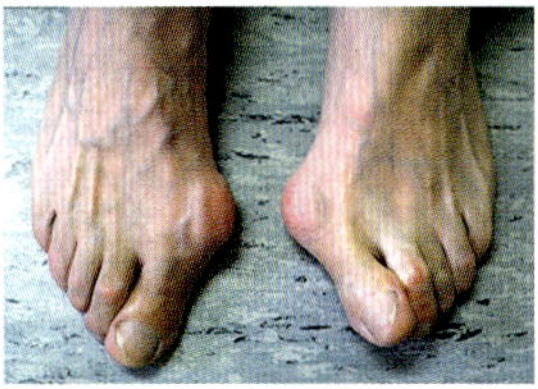

Abb. 168 Hallux valgus [M158]

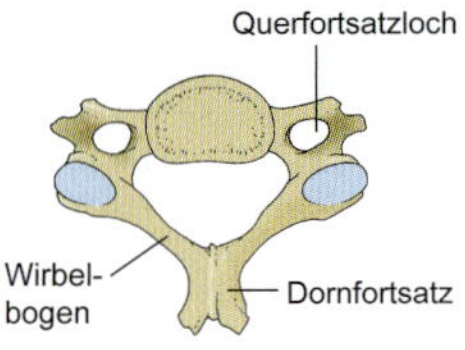

Abb. 169 Halswirbel [L190]

Halluzination Syn.: Trugwahrnehmung; Wahrnehmungserlebnis ohne reales Objekt und ohne Reizquelle in der Außenwelt, das der Kranke aber für einen wirklichen Sinneseindruck hält

Halogene Fluor, Chlor, Brom und Iod; in der 7. Gruppe des Periodensystems der Elemente; Gemeinsamkeit: sehr hohe chemische Reaktivität, bedingt durch ihre hohe ▶ *Elektronegativität* – also ihre Eigenschaft, Elektronen an sich zu binden

Hals Lat.: Collum; Verbindung zwischen Kopf und Rumpf; enthält Muskeln zur Bewegung des Kopfes, Leitungs- und Nervenbahnen vom und zum Kopf sowie Luft- und Speiseröhre u. v. m.

Halslordose Krümmung der Wirbelsäule nach vorne im Halsbereich

Halsmuskeln, tiefe Vor den Halswirbeln liegende Muskelgruppe sowie die Skalenusmuskelgruppe

Halssegment Syn.: Zervikalsegment; acht Rückenmarksegmente (C1–C8), welche die Atemmuskulatur und die obere Extremität versorgen

Halswirbel Knochen des kranialen Teils der Wirbelsäule (▶ Abb. 169)

Halswirbelsäule Besteht bei allen Wirbeltieren aus sieben Halswirbeln

Haltemuskulatur Muskulatur, welche eine aufrechte Körperhaltung ermöglicht; dazu zählen die autochtone Rückenmuskulatur, die Bauchmuskulatur und die Gesäßmuskeln

Hammer Lat.: Malleus; Gehörknöchelchen in der Paukenhöhle des Mittelohrs, welches mit ▶ *Amboss* und ▶ *Steigbügel* verbunden ist; zu-

H

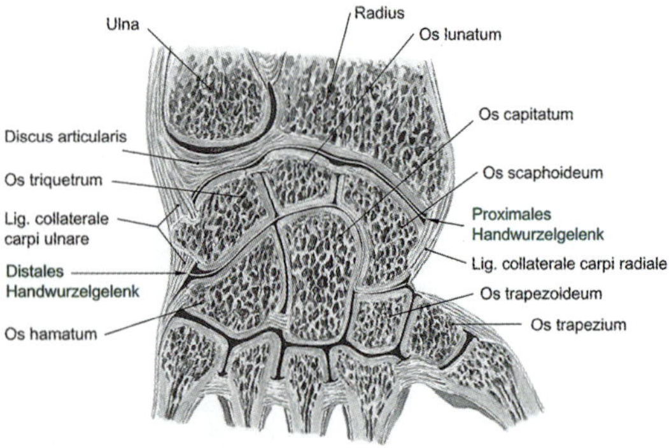

Abb. 170 Knöcherne Anatomie des Handgelenks [L157]

sammen verstärken diese Knochen die Schwingungen des Trommelfells und übertragen sie auf das ovale Fenster

HA-Nahrung Abk. für: **H**ypo**a**llergene Nahrungen; für Säuglinge mit erhöhtem Allergierisiko bzw. vorhandener Allergie; Proteine sind hierbei stärker aufgespalten

Handgelenk, distales Lat.: Articulatio mediocarpalis; proximale und distale Reihe der Mittelhandknochen bilden ein Gelenk (Abb. 10.neu)

Handgelenk, proximales Lat.: Articulatio radiocarpalis; Eigelenk zwischen unterem Ende der Speiche (Radius) und der Handwurzel (Carpus) (▶ Abb. 170)

Handlungskompetenz, berufliche Besteht aus drei ▶ *Kompetenzbereichen*: Fach-, Sozial- und Selbstkompetenz

Handmuskulatur, kurze Muskeln zur Feinsteuerung der Finger; es sind Muskeln in der Hohlhand, im Thenar (Daumenballen) und im Hypothenar (Kleinfingerhandballen)

Hand- und Fingerbeuger Muskeln, welche eine ▶ *Palmarflexion* vollziehen, also die Hand in Richtung Handfläche ziehen und die Finger schließen

Hand- und Fingerstrecker Muskeln, welche eine ▶ *Dorsalextension* vollziehen, also die Hand in Richtung Handrücken ziehen und die Finger öffnen

Handwurzelknochen Lat.: Ossa carpi; acht gelenkig miteinander verbundene Knochen (▶ Abb. 171)

Hangover Syn.: Überhang; Nachwirkungen der Einnahme von Arzneimitteln, Alkohol, Drogen durch lange Halbwertszeit

HAP Abk. für: **h**ospital-**a**cquired **p**neumonia; Syn.: nosokomiale ▶ *Pneumonie*

Haploid Mit einfachem Chromosomensatz; Geg.: ▶ *Diploid*

Haptisch ▶ *Taktil*

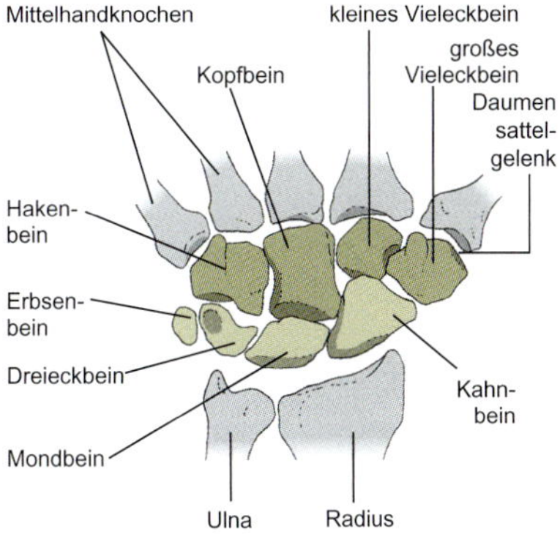

Abb. 171 Handwurzelknochen [L190]

Harnableitung, transurethrale ▶ *Blasenkatheterisierung, transurethrale*

Harnausscheidung Ausscheidung des Urins zur Ausscheidung von Abfallstoffen

Harnblase Lat.: Vesica urinaria; Hohlorgan im Harntrakt, das den Urin zwischenspeichert

Harnflussmessung ▶ *Uroflowmetrie*
Harnflut Hohe Ausscheidung (bis zu 4 l pro Tag) und starkes Schwitzen der Wöchnerin 4–72 Std. nach der Geburt; dient der Gewichtsabnahme
Harninkontinenz Syn.: Blaseninkontinenz; unwillkürlicher Urinabgang zu ungeeigneter Zeit an einem ungeeigneten Ort
Harnleiter Teil des Harntraktes zwischen Nierenbecken und Harnblase
Harnpflichtige Substanzen Stoffe, die stets über die Nieren ausgeschieden werden müssen und sich bei einer Niereninsuffizienz im Blut anreichern
Harnpol Abgang der Nierentubuli aus den Nierenkörperchen
Harnproduktion Herstellung des Ausscheidungsproduktes Urin (= Harn) in der Niere
Harnretention ▶ *Harnverhalt*
Harnretention, chronische Syn.: Restharnbildung; unvollständige Blasenentleerung mit und ohne unfreiwilligen Urinverlust, ursächlich bedingt durch Abflusshindernis oder Schädigung des Rückenmarks
Harnröhre Verbindung zwischen Harnblase und Körperoberfläche
Harnröhrenschließmuskel, äußerer Quergestreifte Muskelfasern des Beckenbodens zum Verschluss der Harnröhre
Harnröhrenschließmuskel, innerer Verdickte Muskelfasern der Harnblase zum Verschluss der Harnröhre
Harnröhrenschwellkörper Lat.: Corpus spongiosum urethrae; Schwellkörper an der Unterseite des Penis, in dem die Harnsamenröhre verläuft
Harnsamenröhre Gemeinsamer Ausführungsgang für Urin und Sperma
Harnstoff Endprodukt des Proteinstoffwechsels; wird in der Leber gebildet
Harntrakt Organsystem, welches Urin produziert

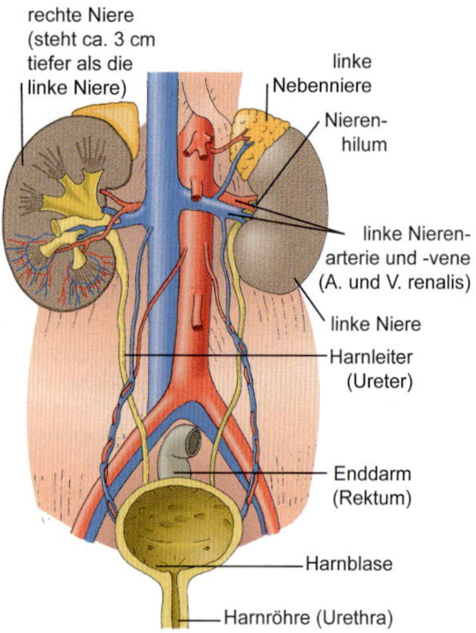

Abb. 172 Harntrakt [L190]

und ausscheidet (Nieren, Harnleiter, Harnblase, Harnröhre ▶ Abb. 172)

Harnvergiftung ▶ *Urämie*

Harnverhalt Syn.: Harnretention; Unvermögen, trotz praller und meist schmerzhafter Füllung der Harnblase Wasser zu lassen

Harnwegsinfektion Syn.: Harnwegsinfekt; Abk.: HWI; meist bakteriell, selten viral oder parasitär verursachte Entzündung der ableitenden Harnwege, die sich durch schmerzhaftes und häufiges Wasserlassen, evtl. Fieber, allgemeines Unwohlsein und Nierenlagerklopfschmerz zeigt

Harter Schanker ▶ *Syphilis*

Hauptbronchus Lat.: Bronchus principalis; Aufteilung der Luftröhre zu den linken und rechten Lungenlappen

Hauptgruppe Gruppe von chemischen Elementen, welche in der äußersten Elektronenschale die gleiche Anzahl an Elektronen haben

Hauptlymphgang, rechter Teil des lymphatischen Systems; großes Lymphgefäß, welches an den Achsel- bzw. Halslymphknoten beginnt und in den rechten Venenwinkel mündet

Hauptzellen Produzieren Pepsinogen, die Vorstufe des Verdauungsenzyms Pepsin, zur Eiweißspaltung sowie das fettspaltende Enzym saure Lipase

Haut Größtes Organ des Organismus mit vielfältigen Funktionen (Schutz des Organismus, Regulation der Körpertemperatur etc.); umfasst Haut und Hautanhangsgebilde wie Haar, Nägel, Schweiß- und Duftdrüsen (▶ Abb. 173)

Hautanhangsgebilde Gebilde in der Haut, welche die Oberhaut durchstoßen und auf der Hautoberfläche münden (Haar, Nägel und Hautdrüsen)

Hautemphysem Komplikation nach Lungenoperation; Fistelbildung mit Eindringen von Luft in das Subkutangewebe; Schwellung, die sich unter typischem „Schneeballknirschen" wegdrücken lässt

Hautrezeptor
Rezeptoren der Haut zur Aufnahme des Oberflächensinns; man unterscheidet Mechanorezeptoren, Thermorezeptoren und Schmerzrezeptoren

Hautturgor
▶ *Turgor*

Havers-Kanal
Knochenfreier Kanal im Knochen, durch den Blutgefäße und ein Nerv ziehen

Hawthorne-Effekt Teilnehmer einer wissenschaftlichen Studie verändern ihr Verhalten, wenn sie wissen, dass sie an einer Studie teilnehmen; wurde erstmals in den 1920er-Jahren in den Hawthorne-Werken beobachtet

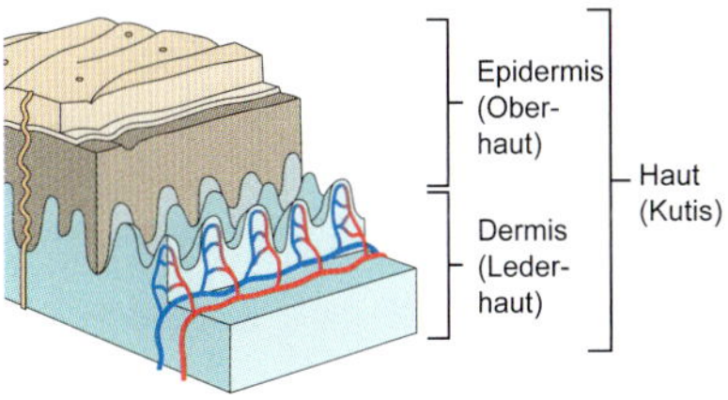

Abb. 173 Haut [L190]

Hb Abk. für: ▶ *Hämoglobin*
HbA_{1c} Laborgröße bei ▶ *Diabetes mellitus* zur Blutzuckerkontrolle über die letzten Wochen; physiologisch < 6 % (42 mmol/mol)
HBDH Abk. für: **H**ydroxi**b**utyrat**de**-**h**ydrogenase; Syn.: Laktatdehyhdrogenase, Abk.: ▶ *LDH*
HbF Abk. für: Fetales Hämoglobin mit zwei alpha- und zwei gamma-Peptidketten
HCG Abk. für: **H**umanes **C**horion**go**nadotropin; Schwangerschaftshormon
HCl Abk. für: ▶ *Salzsäure*
HCT Abk. für: ▶ *Kalzitonin*
HDL-Cholesterin HDL = high density lipoproteins; Bestandteil von Zellmembranen; schützt vor ▶ *Arteriosklerose*
Health Belief Model Abk. HBM; Modell gesundheitlicher Überzeugungen; Ziel: Faktoren identifizieren, die sich durch Gesundheitsprogramme beeinflussen lassen, um das Gesundheitsverhalten in der Bevölkerung zu verändern
Hebb-Synapse Diese ▶ *Synapse* kann über ihre eigene Aktivität ihre Übertragungsstärke verändern
Hebereinlauf ▶ *Schwenkeinlauf*
Hefepilze, Hefen Sprosspilze, die v. a. Infektionen der ▶ *Haut* und Schleimhäute verursachen, Organbefall bis zur Pilzsepsis bei Abwehrschwäche möglich; wachsen als ovale oder kugelige Einzellen, die sich durch Sprossung und Teilung vermehren; Hauptvertreter: Candida albicans
Heilmittel Behandlungen oder Maßnahmen, die persönlich erbracht werden; dazu zählen Phyikalische Therapie, Podologische Therapie, Stimm-, Sprech und Sprachtherapie sowie Ergotherapie; Nach §32 SGB V haben Versicherte der gesetzlichen Krankenversicherung Anspruch auf Heilmittel
Heilmittel-Katalog Verzeichnis verordnungsfähiger Maßnahmen; beschreibt nach Diagnose, welche Heilmittel in welchen Mengen im Regelfall verordnet werden können bzw. als medizinisch angemessen und wirtschaftlich gelten
Heilmittel-Richtlinie Richtlinie zu Voraussetzungen, Grundsätzen und Verordnungsmöglichkeiten von Heilmitteln sowie zur Zusammenarbeit von Vertragsärzten und Heilmittelerbringern; enhtält den Heilmittel-Katalog
Heilmittel-Verordnung In der gesetzlichen Krankenkasse können Vertragsärzte Heilmittel verordnen, sodass Versicherte sie auf Kosten der Krankenkasse in Anspruch nehmen können
Heilung Vollständige Wiederherstellung des inneren Gleichgewichts und vollständige Regeneration des erkrankten Gewebes
Heimlich-Handgriff Erste-Hilfe-Maßnahme bei Erstickungsgefahr durch einen Fremdkörper; Helfer schlingt von hinten die Arme um die Taille des Patienten, platziert seine Faust im epigastrischen Winkel des Patienten und umfasst diese mit der anderen Hand, dann kräftiges Drü-

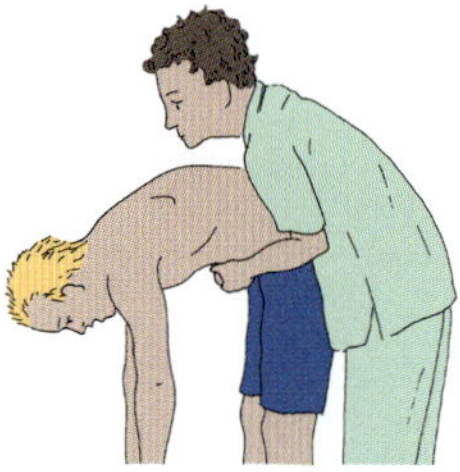

Abb. 174 Heimlich-Handgriff [L190]

H

cken der Faust in die Bauchdecke in Richtung ▶ *Zwerchfell* (▶ Abb. 174)

Helfer-Syndrom Beschreibung einer naiven, von unbewussten Vorstellungen geprägten Motivation für helfende Berufe; Burn-out-Gefahr, da die Realität der Arbeit zwangsläufig zur Überforderung führt

Helicobacter-pylori-Infektion Besiedelung des Magens mit dem gramnegativen Bakterium Helicobacter pylori; Vorkommen bei 75 % der Menschen mit Magenulkus

Helix Gewundene, spiralförmige Struktur

HELLP-Syndrom Sonderform der schwangerschaftsinduzierten Hypertonie mit **H**ämolyse, **e**rhöhten **L**eberwerten und Thrombozytopenie (engl.: **l**ow **p**latelets)

Hemi- Vorsilbe oder Wortteil für: Halb-

Hemikolektomie Operative Entfernung einer Hälfte des Dickdarms, v. a. bei Kolonkarzinom

Hemiparese Syn.: Halbseitenlähmung; unvollständige Lähmung einer Körperhälfte

Hemiplegie Syn.: Halbseitenlähmung; vollständige Lähmung einer Körperhälfte

Hemizellulose Unlöslicher Faserstoff (Ballaststoff)

Hemmsystem, absteigendes Mechanismus zur Hemmung von Schmerzreizen; dabei schüttet das ZNS Substanzen aus, welche die Reizleitung des aufsteigenden Aktivierungssystems hemmen oder unterdrücken

Henle-Schleife Gestreckte, haarnadelförmige Nierentubulusabschnitte; verantwortlich für die Harnkonzentrierung

HEP Abk. für: **He**mien**do**prothese

Hepar ▶ *Leber*

Heparin Gerinnungshemmende Substanz, die in verschiedenen Geweben vorkommt; Arzneimittel zur Herabsetzung der Blutgerinnung

Heparinisierung ▶ *High-dose-Heparinisierung*; ▶ *Low-dose-Heparinisierung*

Hepatisch, Hepato- Die Leber betreffend

Hepatitis Viral bedingte Leberentzündung mit Leberzellnekrosen und einem meist intrahepatischen Ikterus; Unterteilung nach ursächlichem Virus in die Typen A–E; chronische Hepatitis bei länger als sechs Monate bestehender Entzündung

Hepatitis A Leberentzündung durch Hepatitis-A-Virus; fäkal-orale Übertragung; typische Reiseerkrankung

Hepatits B/C Leberentzündung durch Hepatitis-B-Virus bzw. Hepatitis-C-Virus; Übertragung durch Körpersekrete (Blut/Blutprodukte, Samenflüssigkeit, Vaginalsekret, Speichel); eine Impfung ist für Hepatitis B möglich und wird von der ▶ *STIKO* empfohlen

Hepatitis, akute infektiöse Leberentzündung durch andere Viren (z. B. Epstein-Barr-Virus), Bakterien, Protozoen

Hernie Syn.: Eingeweide- oder Weichteilbruch (▶ Abb. 175); Aus-

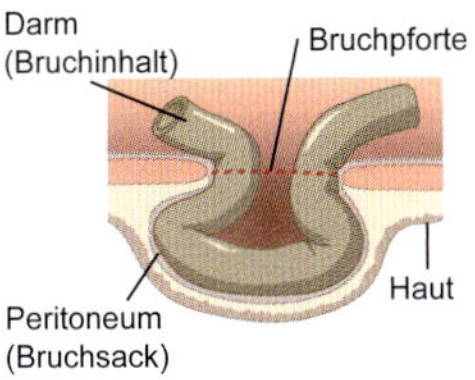

Abb. 175 Hernie [L138]

tritt von Eingeweiden aus der Bauchhöhle durch eine angeborene oder erworbene Öffnung; bestehend aus Bruchsack (Ausstülpung des Bauchfells), Bruchpforte (Bauchwandlücke) und Bruchinhalt (Hervortreten von Eingeweiden oder Organteilen)

Hernie, axiale ▶ *Gleithernie*

Hernie, gastroösophagiale ▶ *Gleithernie*

Hernie, paraösophageale Hiatushernie (= ▶ *Zwerchfell*), bei der sich der Magenfundus neben die Speiseröhre in den Brustraum drängt

Hernie, parastomale Vorwölbung der Bauchdecke in der Stomaumgebung mit tastbarer Bruchpforte; Komplikation des Enterostomas

Herpes genitalis Ansteckende Infektion durch Herpesviren mit typischem, wiederkehrendem Bläschenausschlag in der Genitalregion

Herpes labialis/simplex Ansteckende Infektion durch Herpesviren mit typischem, wiederkehrendem Bläschenausschlag in der Mundregion

Herpes zoster Syn.: Zoster, Gürtelrose; Zweiterkrankung durch das Varizella-Zoster-Virus (= Windpockenvirus) mit meist nur geringen Allgemeinerscheinungen und einem typischen Hautauschlag aus vielen kleinen Bläschen

Herz Lat.: Cor (▶ Abb. 176); muskuläres Hohlorgan, das mit rhythmischen Kontraktionen das Blut durch den Körper pumpt und so die Durchblutung aller Organe sichert

Herzarbeit Lässt sich berechnen aus dem Druck, mit dem das Herz

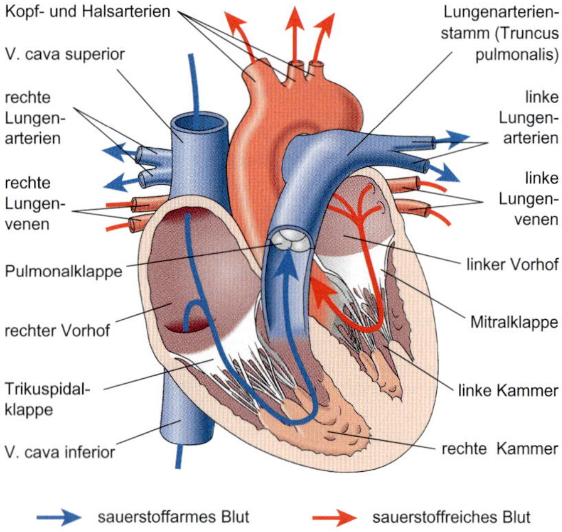

Abb. 176 Herz [L190]

H

das Blut in den Kreislauf pumpt, und dem Blutvolumen, welches pro Herzschlag in den Kreislauf gepumpt wird

Herzbettlage Oberkörperhoch- und Beintieflagerung mit Abstützung der Hände und Füße zur Erleichterung der Atmung und Entlastung des Herzens

Herzbeutel Haut, die das Herz umschließt; ist mit ▶ *Pleura* und ▶ *Zwerchfell* verwachsen

Herzbeuteltamponade Wegen mangelnder Elastizität des ▶ *Perikards* drückt ein Perikarderguss auf die Herzhöhlen und vermindert den Blutauswurf

Herzdruckmassage Kernelement der kardiopulmonalen Reanimation mit Kompression des Herzens durch Druckausübung auf das Sternum

Herzfrequenz Anzahl der Herzkontraktionen (Herzschläge) pro Min.

Herzgeräusch Pathologisches in oder am Herzen entstehendes Geräusch, das von außen am Brustkorb mit einem Stethoskop zu hören ist

Herzglykoside Arzneimittel mit positiv inotroper Wirkung auf das Herz

Herzinfarkt Syn.: Myokardinfarkt; Tod von Herzmuskelgewebe infolge von Sauerstoffmangel/Mangeldurchblutung

Herzinsuffizienz Herzmuskelschwäche; Unvermögen des Herzens, das zur Versorgung des Körpers erforderliche Blutvolumen zu fördern; körperliche Belastbarkeit sinkt; mit Abstand häufigste Todesursache in Deutschland; häufigster Auslöser ist die koronare Herzkrankheit (▶ *KHK*) ▶ *Linksherzinsuffizienz*, ▶ *Rechtsherzinsuffizienz*

Herzinsuffizienz, dekompensierte Herzinsuffizienz mit unzureichendem Herzzeitvolumen und entsprechenden Beschwerden

Herzinsuffizienz, kompensierte Herzinsuffizienz mit durch Gegenregulation noch ausreichendem Herzzeitvolumen

Herzkammer Lat.: Ventriculus dexter/sinister; Innenraum des Herzens, aus welchem das Blut weitergepumpt (ausgetrieben) wird

Herzklappen Klappen zwischen Vorhöfen und Kammern sowie Kammern und Gefäßen, die wie ein Rückschlagventil arbeiten

Herz-Kreislauf-Stillstand Zusammenbruch der Kreislauftätigkeit und Unterbrechung des Blutflusses durch den Körper

Herz-Kreislauf-System Gesamtheit aller Organe zum Transport des Blutes durch den Körper (Blut, Herz, Blutgefäße)

Herz-Kreislauf-Zentrum Steuerungszentrum für Herz-Kreislauf-Vorgänge im verlängerten Mark

Herzkatheteruntersuchung ▶ *Linksherzkatheteruntersuchung*; ▶ *Rechtsherzkatheteruntersuchung*

Herzkranzgefäßstenose ▶ *KHK*

Herzleistung Herzarbeit in Abhängigkeit von der Zeit (Leistung = Arbeit × Zeit)

Herzmassage Beim Herzstillstand wird durch rhythmische Druckimpulse von außen auf das Herz versucht, den Herzschlag zu „ersetzen“

Herzminutenvolumen ▶ *Herzzeitvolumen*

Herzmuskelhypertrophie Vergrößerung des Herzmuskels durch Verstärkung und Verlängerung der Herzmuskelfasern

Herzmuskulatur Kommt ausschließlich im Herzmuskel (Myokard) vor; Myokard ähnelt der Skelettmuskulatur, weist jedoch Eigenschaften der glatten Muskulatur auf, wie z. B. nahezu ermüdungsfrei zu sein

Herzohren Gut sichtbare, zipfelförmige Ausbuchtungen der Vorhöfe
Herzrhythmusstörungen Störung der Herzfrequenz und/oder der Regelmäßigkeit des Herzschlags aufgrund von Reizleitungs- und/oder Reizbildungsstörungen
Herzscheidewand Lat.: Septum cordis; Trennwand zwischen den beiden Herzhälften
Herzschrittmacher Gerät zur künstlichen Erzeugung von Erregungsimpulsen für das Herz (▶ Abb. 177)

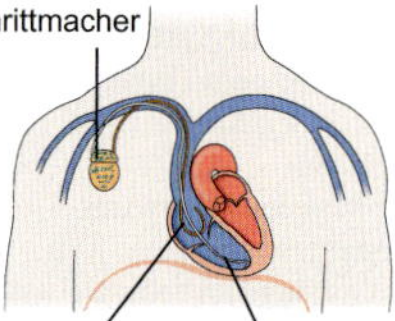

Abb. 177 Lage eines Herzschrittmachers [L190]

Herzskelett Gerüst aus Bindegewebe, an dem die 4 Herzklappen aufgehängt sind
Herzspitze Spitz zulaufende Verjüngung des Herzens
Herzspitzenstoß Auf der Haut tastbarer Herzschlag, dort wo die Herzspitze sehr nahe an der linken Brustwand liegt
Herzton, erster Anspannungston des Myokards zu Beginn der ▶ *Systole*
Herzton, zweiter Verschluss der Taschenklappen am Ende der ▶ *Systole*
Herzzeitvolumen Blutvolumen, welches das Herz pro Minute in den Körper pumpt, durchschnittlich 5 l/Min.; Berechnung: Schlagfrequenz × Schlagvolumen
Herzzyklus In beiden Herzhälften stattfindende, wiederkehrende Abläufe von der Anspannung bis zur Erschlaffung der Muskulatur
Heterogen Ungleichartig, aus verschiedenen Bestandteilen zusammengesetzt; Geg.: homogen
Heterogenie Das gleiche Merkmal (also der gleiche Phänotyp) wird von unterschiedlichen Genen hervorgerufen
Heterosexualität Sexuelle Empfindung für Personen des anderen Geschlechts; Geg.: Homosexualität
Heterozygot Mischerbig
Heuschnupfen Saisonaler allergischer Schnupfen, ausgelöst durch Pollen
Hexenschuss Syn.: ▶ *Lumbago*, akutes Lumbalsyndrom ; plötzlich eintretender, starker und andauernder Schmerz in der Lumbalregion, Ursache: möglich sind Wirbelblockaden oder Bandscheibenprotrusion
HHV Abk. für: **H**umanes **H**erpes-**V**irus
Hiatus Öffnung, Spalt
Hiatushernie Zwerchfellbruch mit teilweiser oder kompletter Verlagerung des Magens in den Thorax ohne Einstülpung der Speiseröhre; Ursache: meist Erweiterung des Hiatus oesophageus (▶ Abb. 178)
Hib Abk. für: ▶ *Haemophilus influenzae Typ b*
High-dose-Heparinisierung Therapeutische Gabe von Heparin bei bereits vorhandener Venenthrombose, Lungenembolie, Herzinfarkt sowie arteriellen Gefäßverschlüssen
Hilum Organabschnitt, an dem Blutgefäße und Nerven ein- bzw. austreten

H

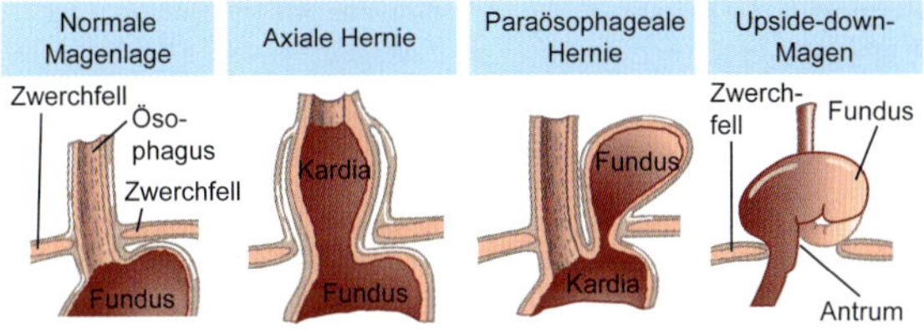

Abb. 178 Normalbefund und verschiedene Formen der Hiatushernie [L138]

Hinken, intermittierendes ▶ *Claudicatio intermittens*

Hinterhauptbein Lat.: Os occipitale; Teil des Hirnschädels, hinterer Abschluss der Schädelhöhle

Hinterhauptfontanelle Lat.: Fonticulus posterior; beim Säugling vorhandene Stelle, die nicht von Knochen bedeckt ist; liegt zwischen den Scheitelbeinen und dem Hinterhauptbein

Hinterhauptlappen Lat.: Lobus occipitalis; hinterer Teil des ▶ *Großhirns*; hier befindet sich das Sehzentrum

Hinterhauptslage Abk.: HHL; regelrechte Schädellage des Kindes bei der Geburt mit Beugung des Kopfes beim Eintritt in das kleine Becken (▶ Abb. 179)

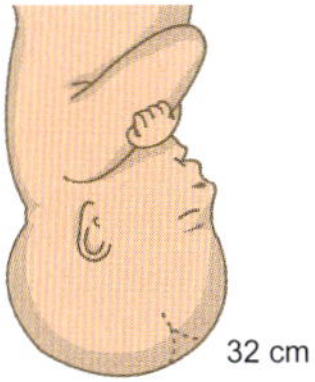

Abb. 179 Hinterhauptlage [L190]

Hinterhorn Lat.: Cornu posterius; hinterer schlanker Flügel der grauen Substanz im Rückenmark

Hinterstrang Nach hinten gerichteter Teil der weißen Substanz des Rückenmarks

Hinterwandinfarkt Herzinfarkt durch Verschluss der rechten ▶ *Koronararterie* oder des Ramus circumflexus der linken ▶ *Koronararterie*

Hinterwurzel Lat.: Radix posterior; Bündel aus sensiblen Nervenfasern, welche zum Hinterhorn des Rückenmarks führen

Hippocampus Teil des limbischen Systems; befindet sich im Temporallappen (Schläfenlappen)

Hirnatrophie Abbau von Gehirnmasse; Gehirnschwund

Hirnbasis Unterseite des Gehirns

Hirnhäute, weiche Bezeichnung für die beiden inneren Hirnhäute (Arachnoidea und ▶ *Pia mater*)

Hirnhautentzündung Häufig lebensbedrohliche Infektion des ZNS mit (vorwiegendem) Befall der Hirnhäute

Hirninfarkt Untergang von Hirngewebe durch die verminderte Blutversorgung des Gehirns beim Schlaganfall

Hirnnerv Nerven, welche das ZNS oberhalb des Rückenmarks verlassen; dienen vor allem der Innervation des Kopfes

Hirnorganische Krampfanfälle ▶ *Epilepsie*
Hirnprellung ▶ *Contusio cerebri*
Hirnschädel Lat.: Neurocranium; schützende Knochenschale um das Gehirn, beim Menschen bestehend aus acht Knochen
Hirnschenkel Lat.: Crus cerebri; vorderer Teil des Mittelhirns
Hirnsinus Starrwandige Kanäle zwischen den Blättern der ▶ *Dura mater* im Schädel, die venöses Blut führen
Hirnstamm Lat.: Truncus encephali; Bereich unterhalb des ▶ *Zwischenhirns* (ohne ▶ *Cerebellum*); besteht aus ▶ *Brücke* (Pons), verlängertem Rückenmark (▶ *Medulla oblongata*) und ▶ *Mittelhirn* (Mesencephalon); regelt lebensnotwendige Funktionen wie Atmung und Herzschlag (▶ Abb. 180)

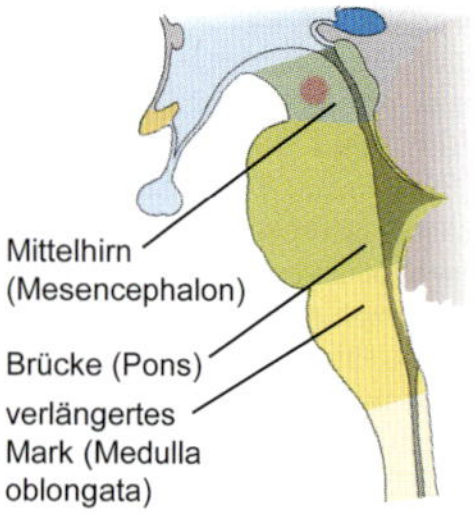

Abb. 180 Hirnstamm [L190]

Hirnstiel Pedunculus cerebri; Teil des Mittelhirns
Hirntod Irreversibler Verlust aller Gehirnfunktionen aufgrund von Sauerstoffmangel
Hirntumor ▶ *Gehirntumor*
Hirnvene, äußere Dünnwandige Vene ohne Klappen, welche Blut von der Oberfläche des Gehirns ableitet
Hirnvene, innere Dünnwandige Vene ohne Klappen, welche Blut aus den zentralen Teilen des Gehirns ableitet
Hirnventrikel Hirnkammern, welche mit Liquor (Gehirnflüssigkeit) gefüllt sind
Hirsutismus Verstärkte, dem männlichen Behaarungstyp entsprechende Behaarung bei Frauen (und Kindern)
His-Bündel Teil des Erregungsleitungssystems, tertiärer Taktgeber, 20–30 Erregungen pro Minute
Histamin In Mastzellen gespeicherte Substanz, die z. B. bei allergischen Reaktionen freigesetzt wird; Wirkung: Kontraktion von Bronchial- und Darmmuskulatur, Verengung großer und Erweiterung kleiner Blutgefäße, Steigerung der Kapillardurchlässigkeit, Schmerz, Juckreiz
Histiozytom Syn.: ▶ *Fibrom, hartes*
Histo- Vorsilbe oder Wortteil für: Gewebe-
Histogramm Begriff der Statistik; zeigt z.B. die Verteilung der beobachteten Werte einer Stichprobe in Balkenform
Histologie Mikroskopische Anatomie und mikroskopische Krankheitslehre (also auf Gewebe- und Zellebene)
HIT Abk. für: **h**eparin**i**nduzierte **T**hrombozytopenie
Hitzekollaps Syn.: Hitzeerschöpfung; Entstehung durch einen Flüssigkeits- und/oder Mineralienverlust; Blutdruckabfall und Pulsanstieg infolge von ▶ *Vasodilatation*, welche durch eine erhöhte Körpertemperatur ausgelöst wird
Hitzschlag Entstehung bei fehlender Fähigkeit des Körpers, Wärme abzugeben, z. B. bei Flüssigkeitsmangel, schweißundurchlässiger Kleidung, hoher Umgebungswärme

HIV Abk. für: **H**umanes **I**mmundefizienz-**V**irus; verursacht AIDS; Übertragung durch Körpersekrete (alle Körpersekrete potenziell infektiös, Blut und Sperma besonders virushaltig); Zerstörung der Abwehrzellen des Körpers

Hk, HKT Abk. für: ▶ *Hämatokrit*

HLA Abk. für: **h**uman **l**eukocyte **a**ntigen; Syn.: menschliches Leukozyten-Antigen; kommt auf den Zellen fast aller menschlichen Gewebe vor; entspricht dem MHC-Molekül

HLA-Typisierung Bestimmung der HLA-Antigene, z. B. vor Transplantationen

HLHS Abk. für: **h**ypoplastisches **L**ink**sh**erz**s**yndrom; angeborener Herzfehler

HLM Abk. für: **H**erz-**L**ungen-**Ma**schine

HNO Abk. für: **H**als-**N**asen-**O**hren

Hochbetagte Dritte Unterteilungsstufe des Begriffs „Alter": über 90 Jahre

Hochdrucksystem Teil des Blutkreislaufs, der die Aufgabe hat, Blut hohen Druckes zur Durchströmung der Organe bereitzustellen (d. h. Aorta und große Arterien)

Hoden Lat.: Testis; paarig angelegtes, inneres männliches Geschlechtsorgan; erzeugt die Keimzellen

Hodenhochstand Syn.: Hodenretention, Hodendystopie, Kryptorchismus; Ausbleiben des physiologischen Hodenabstiegs vom Bauchraum über den Leistenkanal in den Hodensack

Hodenkanälchen Teil der Hoden, in dem die Spermien gebildet werden

Hodenläppchen Lat.: Lobulus testis; Abschnitte der Hoden

Hodennetz Lat.: Rete testis; Leitungsbahnen innerhalb des Hodens, die die Samenkanälchen mit den Leitungsbahnen zum Nebenhoden verbinden

Hodenretention ▶ *Hodenhochstand*

Hodensack Lat.: Scrotum; äußere Umhüllung der beiden Hoden

Hodentorsion Syn.: Samenstrangtorsion; Drehung von Hoden und Samenstrang um die Längsachse; wegen Abschnürung der Blutversorgung hochakutes Krankheitsbild

Hodentumor, bösartiger Syn.: Hodenkrebs; ursächlich unklarer, bösartiger Tumor des Hodens; häufigster bösartiger Tumor bei jungen Männern; Altersgipfel 20.–40. Lebensjahr; 5-Jahres-Überlebensrate: über 90 %

Hodgkin-Lymphom Syn.: Morbus Hodgkin, Lymphogranulomatose; von den Lymphknoten ausgehende bösartige Erkrankung; 5-Jahres-Überlebensrate: über 90 %

Hörorgan Gesamtheit aus äußerem Ohr, ▶ *Mittelohr* und ▶ *Innenohr* (▶ Abb. 181)

Hörschwelle Schallintensität, bei der ein Mensch gerade noch Geräusche und Töne einer bestimmten Frequenz wahrnimmt

Hörsturz Plötzliche Schallempfindungs-Schwerhörigkeit bis Taubheit, häufig begleitet von Tinnitus; vermutlich bedingt durch Durchblutungsstörungen im Innenohr

Hörzentrum Bereich im Schläfenlappen des ▶ *Großhirns*, welcher auditive Reize verarbeitet

Hörzentrum, primäres Teil des Hörzentrums im Schläfenlappen, in welchen die Hörbahn mündet; hier kommen auditive Reize im Hörzentrum an

Hörzentrum, sekundäres Teil des Hörzentrums im Schläfenlappen, welches das Gehörte verarbeitet

Hoffascher Fettkörper ▶ *Kniegelenksfettkörper*

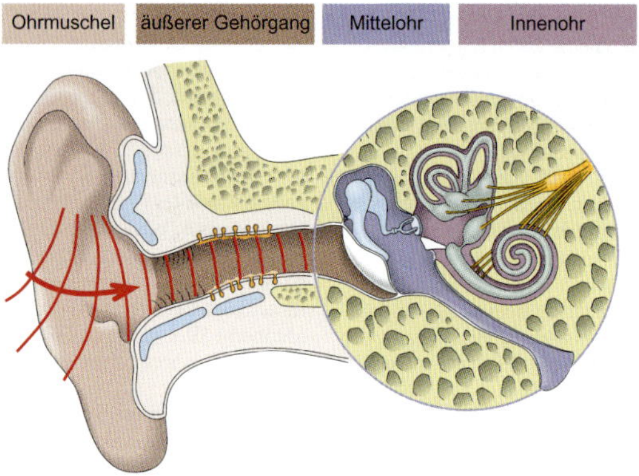

Abb. 181 Hörorgan [L190]

Hohlfuß Gegenteil des Plattfußes mit überhöhtem Längsgewölbe; Vorfuß und Ferse sind stark belastet (▶ Abb. 182)

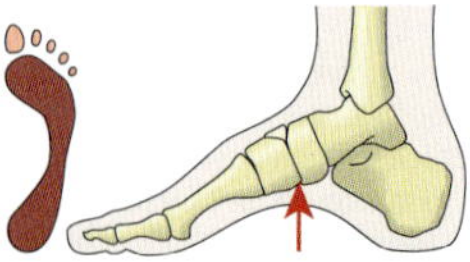

Abb. 182 Hohlfuß [L190]

Hohlräume des Warzenfortsatzes Mit Schleimhaut ausgekleideter Hohlraum in dem Teil des Schädelknochens, welcher sich unmittelbar hinter der Ohrmuschel befindet

Hohlvene, obere Sammelt venöses Blut aus Kopf, Hals, Armen und Brust

Hohlvene, untere Sammelt venöses Blut aus Beinen, Bauchraum, Bauchdecke und Beckenorganen

Holozytose Sekretabgabe durch Zelluntergang

Holzlunge, Holzarbeiterlunge Form der exogen-allergischen Alveolitis; chronische, entzündliche Lungenerkrankung

Hominiden Menschenartige Affen, eine Familie der Primaten

Homo- Vorsilbe oder Wortteil für: Mensch-

Homo erectus Ausgestorbene Menschengattung mit aufrechtem Gang; beherrschte erstmalig das Feuer, baute Mauern, Hütten und Zelte, breitete sich nach Europa aus. Seine zunehmenden Fähigkeiten vergrößerten das Gehirn auf bis heute 1200–1700 ml

Homo habilis Ausgestorbene Menschengattung mit nachweislich zumindest teilweise aufrechtem Gang, Hirnvolumen ca. 650 ml

Homo sapiens Wissenschaftliche Bezeichnung für den zurzeit auf der Erde lebenden Menschen
Homöopathie Naturheilkundliches, alternativmedizinisches Behandlungsverfahren
Homöostase Konstanz des inneren Milieus
Homogen Gleichartig, von einheitlicher Beschaffenheit; Geg.: heterogen
Homolog Übereinstimmend, gleich liegend
Homosexualität Sexuelle Empfindung für Personen des eigenen Geschlechts; Geg.: Heterosexualität
Homozygot Reinerbig
Horizontalachse Gedachte Achse zur räumlichen Orientierung am menschlichen Körper, verläuft waagerecht durch den aufrecht stehenden Menschen
Horizontalzelle Nervenzelle in der zweiten Schicht der ▶ *Netzhaut*, welche (ähnlich den amakrinen Zellen) Signale innerhalb der Netzhaut moduliert und zum Sehnerv weiterleitet
Hormon Signal- und Botenstoff für die Kommunikation zwischen Organen und Zellen
Hormon, peripheres Hormon einer Hormondrüse, dessen Produktion von ▶ *Hypothalamus* und ▶ *Hypophyse* reguliert wird
Hormonabbau Aufspaltung und Deaktivierung von Hormonen in der Leber
Hormondrüse Hormondrüsen benötigen keinen Ausführungsgang; die produzierten Hormone werden entweder lokal eingesetzt oder sie diffundieren in die Blutbahn und erreichen über den Kreislauf die Zielzellen
Hormonrezeptor, intrazellulärer Innerhalb einer Zelle gelegene Andockstelle eines fettlöslichen Hormons (kann die Zellmembran durchdringen)
Hormonrezeptor, spezifischer Andockstelle, an die nur ein bestimmtes Hormon binden kann und so seine Wirkung entfaltet
Hormonsystem Gesamtheit aller Organe und Zellen, welche Hormone produzieren und deren Produktion regeln (▶ *Hypothalamus* und ▶ *Hypophyse*)
Hormontherapie Therapeutische Verwendung von Hormonen oder antihormonell wirksamen Substanzen; z. B. Gabe von Schilddrüsenhormonen bei Schilddrüsenunterfunktion, Antihormone bei Brust- oder Prostatatumoren
Hornhaut Syn.: Kornea; durchsichtiger Teil der äußeren Augenhaut vor der vorderen Augenkammer
Hornschicht Lat.: Stratum corneum; fünfte Schicht der Oberhaut (von innen); 25–30 Reihen verhornter ▶ *Keratinozyten* mit fetthaltiger Dichtsubstanz zwischen den Zellen; eigentliche Trennschicht zur Außenwelt; verhornte Keratinozyten werden als Hornlamellen abgestoßen
Hospitalismus Negative körperliche und/oder seelische Folgen für den Patienten eines längeren Krankenhaus- oder Heimaufenthalts
Hospizbewegung Abgleitet vom lat. hospitium, „Herberge"; Ziel ist der würdevolle Umgang mit dem menschlichen Sterben; zentral sind die individuellen Bedürfnisse der Sterbenden und ihrer Angehörigen, eine gute interdisziplinäre Zusammenarbeit (Ärzte, Pfleger, Therapeuten, Psychologen, Theologen etc.) sowie eine gezielte Palliativmedizin, v. a. Schmerztherapie
HPV Abk. für: **h**umane **P**apilloma-**V**iren
HTX Abk. für: Herztransplantation

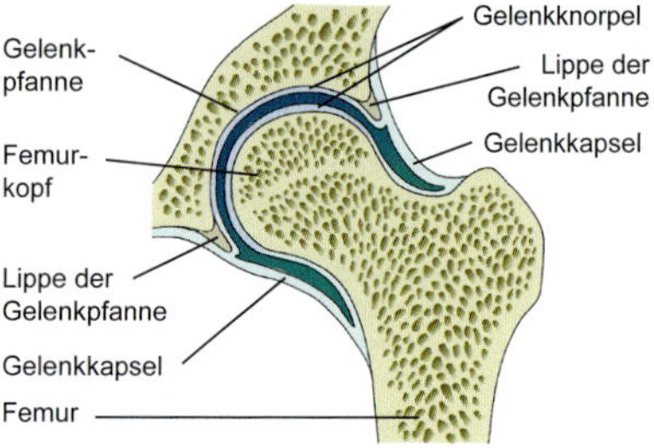

Abb. 183 Hüftgelenk [L190]

Hüftgelenkluxation Auskugelung des Hüftgelenks (▶ Abb. 184)
Hüftgelenkpfanne Lat.: Acetabulum; knöcherne „Schale", die den kugeligen Kopf des Oberschenkelknochens aufnimmt

Hüftbein Lat.: Os coxae; paarig angelegter Knochen, jeweils aus drei verwachsenen Teilen
Hüftdysplasie Angeborene Verknöcherungsstörung und Deformierung der Hüftpfanne, evtl. mit (Teil-) Verrenkung des Hüftkopfes
Hüftgelenk Lat.: Articulatio coxae; verbindet Rumpf und Oberschenkel; ▶ *Kugelgelenk* (▶ Abb. 183)
Hüftgelenkarthrose ▶ *Koxarthrose*
Hüftgelenkdysplasie Angeborene Fehlstellung vom Gelenkkopf des Femurs im Verhältnis zur Hüftgelenkpfanne

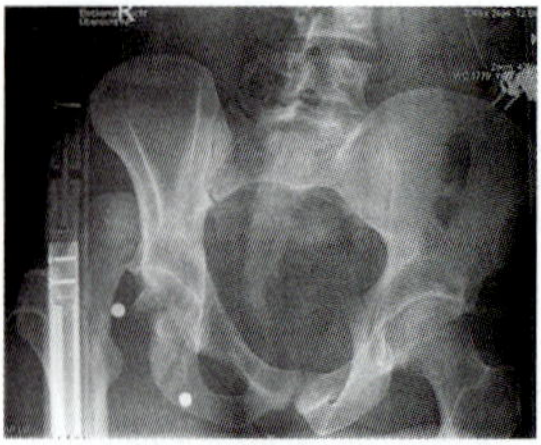

Abb. 184 Röntgenbild einer Hüftluxation [P196]

Hüftkopfnekrose, idiopathische Ursächlich ungeklärte Nekrose des Hüftkopfs bei Erwachsenen; meist bei Männern im mittleren Lebensalter, in 50 % der Fälle beidseitig auftretend
Hüftloch Lat.: Foramen obturatum; ist durch die Membrana obturatoria verschlossen, lässt Nerven und Gefäße durchtreten und ist Ursprung für einige Muskeln
Hüftmuskulatur Skelettmuskulatur, die um das Hüftgelenk herum gruppiert ist und vor allem Stabilität beim aufrechten Gang bietet, aber auch Bewegungen wie Vorbeugen und Wiederaufrichten ermöglicht, z.B. ▶ *M. iliopsoas*, ▶ *M. glutaeus maximus*
Hüftschnupfen Syn.: Coxitis fugax; flüchtige Entzündung der Hüftgelenkkapsel, oft nach einem (viralen) Infekt; Altersgipfel: 4.–8. Lebensjahr
Hufeisenniere Angeborene Nierenfehlbildung mit einer Verschmelzung beider Nieren am unteren Pol (▶ Abb. 185)
Huffing Methode zum effektiven Abhusten

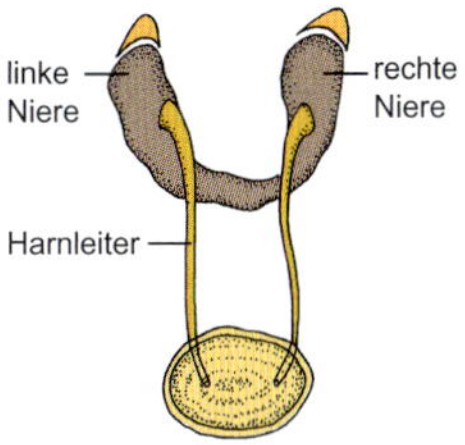

Abb. 185 Hufeisenniere [L157]

Humanalbumin Blutprodukt; Lösung aus menschlichem Albumin; Einsatz bei massiven Eiweißverlusten, z. B. nach Verbrennungen
Humaner Immundefizienz-Virus Abk.: ▶ *HIV*
Humeroradialgelenk Lat.: Articulatio humeroradialis; Gelenk zwischen Oberarmknochen und Speiche; Teil des Ellenbogengelenks
Humeroulnargelenk Lat.: Articulatio humeroulnaris; Gelenk zwischen Oberarmknochen und Elle; Teil des Ellenbogengelenks
Humerus Röhrenknochen des Oberarmes (▶ Abb. 186)
Humeruskopf Oberarmknochenkopf, der mit der Schultergelenkpfanne des Schulterblattes das Schultergelenk (Articulatio humeri) bildet
Humerusschaft Länglicher, mittiger Teil des Oberarmknochens
Humoral Körperflüssigkeiten betreffend
Humorale Abwehr ▶ *Abwehr, humorale*
Hungerstuhl Geringe Stuhlmengen, schwarz-grünlich gefärbter Stuhl aus Schleim und Darmzellen; Auftreten bei Hungerzuständen
HUS Abk. für: ▶ *Hämolytisch-urämisches Syndrom*

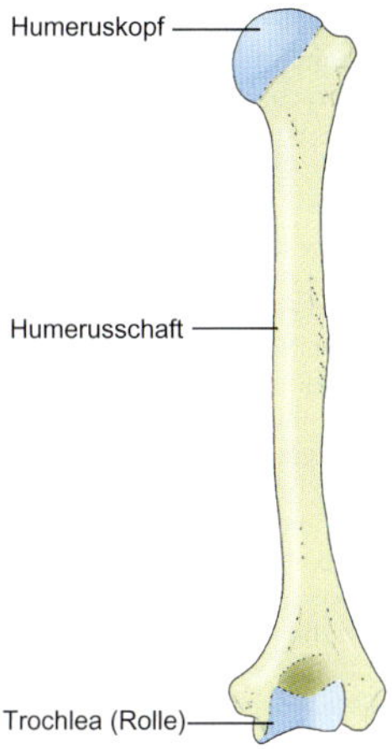

Abb. 186 Humerus [L190]

Husten Heftige Ausatmung gegen die zunächst geschlossene, dann plötzlich geöffnete Stimmritze zum Freihalten der Atemwege; physiologisch oder pathologisches Auftreten
Husten, produktiver Befördert Sekret (Auswurf, Sputum) in die oberen Luftwege, das ausgespuckt oder verschluckt wird
Hustenreflex Natürlicher Schutzreflex, der den Hustenreiz auslöst, sobald ein Fremdkörper in die Lunge gelangt
Hustenzentrum Steuerungszentrum für den Hustenreflex im verlängerten Mark
HWS Abk. für: ▶ *Halswirbelsäule*
Hyalin Durchscheinend, klar, glasähnlich
Hyaliner Knorpel ▶ *Knorpel, hyaliner*

Hybrid Kreuzung, Mischung, von zweierlei Herkunft
Hydramnion Überdurchschnittlich große Fruchtwassermenge
Hydro- Vorsilbe oder Wortteil für: Wasser-
Hydrogel Wundauflage mit 60–95 % gebundenem Wasser; schonende Wirkweise durch Abgabe von Feuchtigkeit; Einsatz zur Verflüssigung von Nekrosen und Belägen
Hydrokolloidverband Semiokklusive (= halbdurchlässige) Wundauflage mit granulationsfördernder Wirkung und zur Verflüssigung oberflächlicher Beläge; Einsatz bei schwach bis mäßig exsudierenden Wunden
Hydrophil Wasser anziehend; ein hydrophiler Stoff ist polar und kann somit in einem polaren Lösungsmittel wie Wasser gelöst werden
Hydrophob Wasser abweisend; ein hydrophober Stoff kann in einem polaren Lösungsmittel wie Wasser nicht gelöst werden
Hydrophthalmus Syn.: Kongenitales/angeborenes Glaukom, Buphthalmus; Verlegung des Kammerwinkels durch mesodermales Gewebe; führt zu Augeninnendrucksteigerung und einer Vergrößerung des kindlichen Auges
-hydrops Nachsilbe oder Wortteil für: Wasseransammlung in vorgebildetem Hohlraum
Hydrosalpinx Flüssigkeitsansammlung im Eileiter durch entzündliche Verklebung des Tubenendes
Hydrostatischer Druck Schweredruck von Flüssigkeiten
Hydrothorax Wässrige, klare Flüssigkeitsansammlung in der Pleurahöhle (= Pleuraerguss) durch Transsudat; häufigste Ursache: ▶ *Herzinsuffizienz*
Hydroxyäthylstärke Abk.: HAES; hochverzweigte Stärkemoleküle, Infusionslösung zum Volumenersatz oder zur Durchblutungsverbesserung bei Mikrozirkulationsstörungen
Hydrozele Angeborene oder erworbene Ansammlung von seröser Flüssigkeit zwischen den Hodenhüllen
Hydrozephalus Syn.: Wasserkopf; pathologische Erweiterung der Liquorräume; Ansammlung von Liquor in den Ventrikeln oder im Subarachnoidalraum, bei Kleinkindern mit Vergrößerung des Kopfes (▶ Abb. 187)

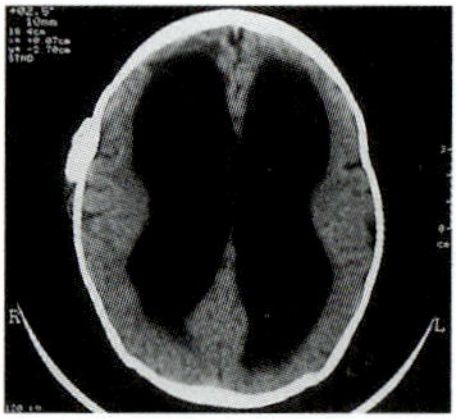

Abb. 187 Hydrozephalus im CT, die Ventrikel sind stark erweitert [F260]

Hygiene Lehre von der Verhütung der Krankheiten und der Erhaltung und Festigung der Gesundheit
Hymen ▶ *Jungfernhäutchen*
Hypästhesie Sensibilitätsstörung mit herabgesetzter Berührungsempfindung
Hypalgesie Sensibilitätsstörung mit herabgesetzter Schmerzempfindung
Hyper- Wortteil oder Vorsilbe für: das normale Maß übersteigend, über, darüber
Hyperästhesie Sensibilitätsstörung mit gesteigerter Berührungsempfindung
Hyperaldosteronismus Syn.: Conn-Syndrom; Nebennierenrindenhormon-Überproduktion mit Erhöhung des Aldosterons

Hyperalgesie Sensibilitätsstörung mit gesteigerter Schmerzempfindung
Hyperbilirubinämie des Neugeborenen ▶ *Neugeborenenikterus*
Hyperemesis gravidarum Übermäßiges Schwangerschaftserbrechen im ersten Trimenon (= 1.–3. Schwangerschaftsmonat) mit erhöhter Gefährdung von Mutter und Kind; Abgrenzung von der (leichten) morgendlichen Übelkeit mit Erbrechen in der Frühschwangerschaft
Hyperextension Überstreckbewegung in einem Gelenk
Hyperglykämie ▶ *Überzuckerung*
Hyperglykämisches Koma ▶ *Diabetisches Koma*
Hyperhidrosis Übermäßige Schweißabsonderung
Hyperhydratation Überwässerung
Hyperhydratation, hypertone Gleichzeitiger Natrium- und Wasserüberschuss
Hyperhydratation, hypotone Situation eines Natriummangels im Blut bei gleichzeitigem Wasserüberschuss
Hyperimmunserum Impfstoff zur Passivimmunisierung, welcher Antikörper in hoher Konzentration enthält
Hyperkaliämie Kaliumüberschuss im Blut
Hyperkalzämie Kalziumüberschuss im Blut
Hyperkapnie Erhöhter CO_2-Gehalt des Blutes
Hyperkeratose Syn.: Keratose; fest haftende Hornmassen; verstärkte Verhornung eines Plattenepithels, insbesondere der Haut
Hyperkinese Steigerung der Motorik mit z. T. unwillkürlich ablaufenden Bewegungen
Hyperlipoproteinämie Syn.: Hyperlipidämie; erhöhte Fettkonzentration im Blut
Hypermagnesiämie Magnesiumüberschuss im Blut
Hypermenorrhö Zu starke Regelblutung
Hypermetropie ▶ *Weitsichtigkeit*
Hypernatriämie Natriumüberschuss im Blut
Hypernephrom ▶ *Nierenzellkarzinom*
Hyperparathyreoidismus Nebenschilddrüsenüberfunktion
Hyperphosphatämie Phosphatüberschuss im Blut
Hyperplasie, -hyperplasie Vermehrung von Zellen in Gewebsverbänden oder Organen durch Zunahme der Zellteilung; Anpassungsreaktion auf erhöhte Beanspruchung (▶ Abb. 188)

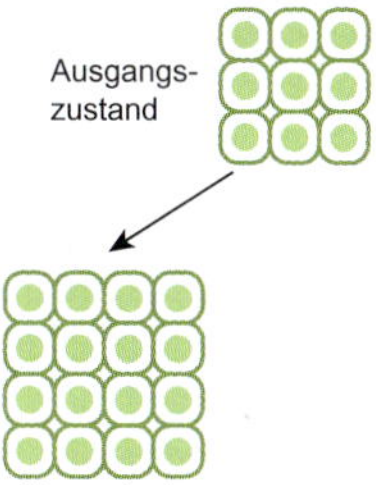

Abb. 188 Hyperplasie und der physiologische Zustand [L264]

Hyperpnoe Vertiefte Atmung
Hyperpolarisation Spannung an der Membran einer Nerven- oder Muskelzelle fällt unter den Wert des Ruhepotenzials von –70 mV
Hypersensitivitätspneumonie, allergische Syn.: exogen-allergische Alveolitis; Abk.: EAA
Hypersomnie Sehr starkes Schlafbedürfnis

Hypersplenismus Syn.: Hyperspleniesyndrom; Überaktivität der Milz mit beschleunigtem Blutzellabbau und dadurch Mangel an Blutzellen im Blut

Hypertension, portale ▶ *Pfortaderhochdruck*

Hyperthermie Überhitzung, Überwärmung des Körpers; therapeutisch im Rahmen einer onkologischen Behandlung (künstliche Hyperthermie)

Hyperthyreose Syn.: Schilddrüsenüberfunktion; Überproduktion von Schilddrüsenhormonen; Hauptursachen: Schilddrüsenautonomie, Morbus Basedow

Hypertone Infusionslösung ▶ *Osmolarität* der Infusionslösung (> 310 mosmol/l) übersteigt die Osmolarität des Blutplasmas (300 mosmol/l); führt zur Schädigung von Venenwänden und Schrumpfung von Erythrozyten; Verabreichung über ZVK ab 800 mosmol/l

Hypertonie, arterielle Dauerhafter Blutdruck über der Normwertgrenze von 140/90 mmHg; besteht oft lange ohne Beschwerden und Wissen der Betroffenen und hat Langzeitfolgen

Hypertonie, renale Bluthochdruck infolge einer Erkrankung des Nierenparenchyms (= renoparenchymatöse Hypertonie) oder einer Erkrankung der Nierengefäße (= renovaskuläre Hypertonie)

Hypertonie, schwangerschaftsinduzierte ▶ *Schwangerschaftsinduzierte Hypertonie*

Hypertrichose Verstärkte Körperbehaarung bei geschlechtstypischem Behaarungstyp

Hypertrophie Vergrößerung von Zellen in Gewebsverbänden oder Organen durch Zunahme der Zellgröße (▶ Abb. 189); Anpassungsreaktion auf erhöhte Beanspruchung; Geg.: Atrophie

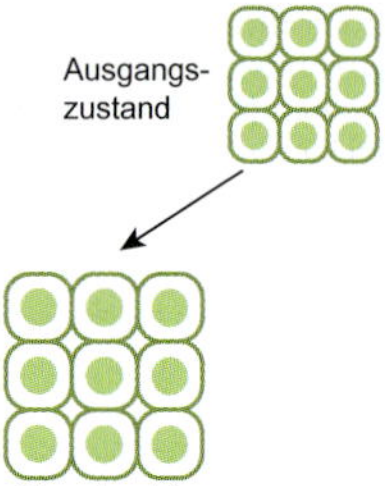

Abb. 189 Hypertrophie und der physiologische Zustand [L264]

Hyperurikämie Harnsäureerhöhung im Serum über 6,4 mg/dl

Hyperventilation Gesteigertes Atemminutenvolumen über die Stoffwechselbedürfnisse des Körpers hinaus

Hyperventilation, psychogene Psychisch bedingte Hyperventilation

Hypervolämie Erhöhung des Blutvolumens, das im Kreislauf zirkuliert

Hypno- Vorsilbe oder Wortteil für: Schlaf-

Hypnotikum Plural: Hypnotika; Schlaf herbeiführende Arzneimittel

Hypo- Vorsilbe, Wortteil für: das normale Maß unterschreitend, unter, darunter

Hypoglykämie ▶ *Unterzuckerung*

Hypoglykämischer Schock ▶ *Schock, hypoglykämischer*

Hypohydratation ▶ *Dehydratation*

Hypokaliämie Kaliummangel im Blut

Hypokalzämie Kalziummangel im Blut

Hypokapnie Erniedrigung des Kohlendioxidpartialdrucks im arteriellen Blut unter 35 mmHg; Ursache: Hyperventilation oder metabolische Azidose

H

Hypokinese Bewegungsarmut, Verminderung der willkürlichen und der unwillkürlichen Bewegungen

Hypomagnesiämie Magnesiummangel im Blut

Hypomenorrhö Zu schwache Regelblutung

Hyponatriämie Natriummangel im Blut

Hypoparathyreoidismus Nebenschilddrüsenunterfunktion

Hypopharynx Syn.: Laryngopharynx; Kehlkopfrachen

Hypophosphatämie Phosphatmangel im Blut

Hypophyse Hirnanhangsdrüse, schüttet selbst produzierte sowie von außen aufgenommene Hormone aus (▶ Abb. 190)

Hypophysenhinterlappen Kleinerer Teil der Hypophyse; ist mit dem ▶ *Hypothalamus* über Nervenaxone verbunden

Hypophysenhinterlappenhormon Bezeichnung für die Hormone ▶ *Oxytocin* und ADH (▶ *Antidiuretisches Hormon*), weil diese im Hypothalamus gebildet und dann im Hypophysenhinterlappen gespeichert werden, bis der Körper sie benötigt

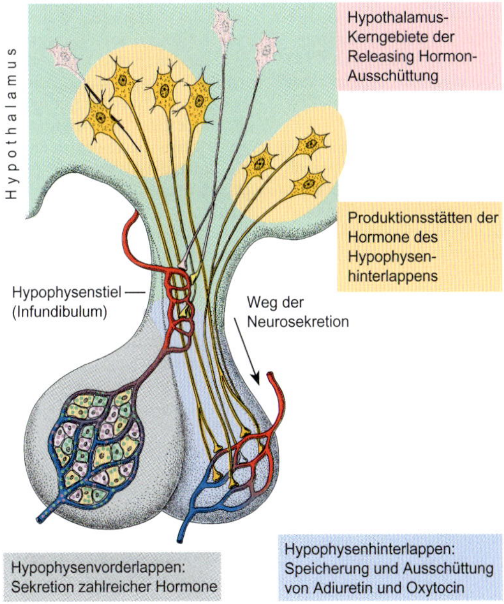

Abb. 190 Hypophyse [L190]

H

Hypophysenstiel Verbindung zwischen ▸ *Hypothalamus* und ▸ *Hypophyse*
Hypophysenvorderlappen Syn.: Adenohypophyse; größerer Teil der ▸ *Hypophyse* aus Drüsengewebe
Hypopituitarismus Syn.: Hypophysenvorderlappeninsuffizienz; Unterfunktion des ▸ *Hypophysenvorderlappens* mit Mangel von Hypophysenvorderlappenhormonen
Hypophyseotrope Zone Bereich im ▸ *Hypothalamus*, welcher Releasing-Hormone und Inhibiting-Hormone ausschüttet
Hypoproteinämie Eiweißmangel im Blut; Folge von Eiweißverlusten
Hyposensibilisierung Methode zur Allergiebehandlung; Wirkprinzip: Provokation der Bildung von ▸ *IgG* zur Verdrängung der symptomauslösenden IgE beim tatsächlichen Kontakt mit dem Antigen
Hyposomnie Leichte Schlaflosigkeit
Hypospadie Syn.: untere Harnröhrenspalte; angeborene Verschlussstörung der Harnröhre mit Mündung der Harnröhre an Penisunterseite oder Skrotum

H

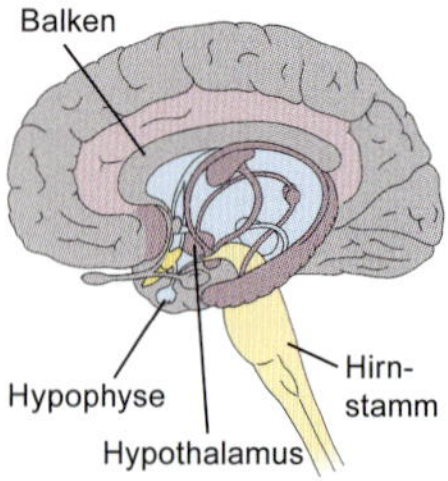

Abb. 191 Lage des Hypothalamus [L190]

Hypothalamus Abschnitt des ▸ *Zwischenhirns*; bildet diverse Hormone, Neuropeptide und Dopamin; regelt z. B. Hunger- und Sättigungsgefühl (▸ Abb. 191)
Hypothenar Kleinfingerballen
Hypothermie ▸ *Unterkühlung*
Hypothese Voraussage (Prognose) über die Beziehung zwischen zwei oder mehr Variablen
Hypothyreose Syn.: Schilddrüsenunterfunktion; Mangel an Schilddrüsenhormonen; gute Prognose bei Behandlung
Hypotone Infusionslösung ▸ *Osmolarität* der Infusionslösung (< 270 mosmol/l) liegt unterhalb der Osmolarität des Blutplasmas (300 mosmol/l); führt zur Schädigung von Erythrozyten (Platzen der Erythrozyten durch Aufsaugen von Wasser)
Hypotonie Dauerhaft niedriger Blutdruck unter 100/60 mmHg bei gleichzeitigen Beschwerden durch die Minderdurchblutung der peripheren Organe
Hypotonie, orthostatische ▸ *Orthostatische Dysregulation*
Hypoventilation Verminderte Atemtätigkeit; im Verhältnis zum Sauerstoffbedarf des Körpers zu geringe Belüftung der Lungenbläschen
Hypovitaminose Vitaminmangelerscheinung
Hypovolämie Verringerung der Blutmenge, die im Blutkreislauf zirkuliert
Hypoxämie O_2-Gehalt im Blut unter dem Normalwert; führt nicht zwingend zur Hypoxie
Hypoxie Tatsächliche Unterversorgung des Körpers mit Sauerstoff
Hyster- Vorsilbe oder Wortteil für: den ▸ *Uterus* betreffend
Hysterektomie Entfernung der Gebärmutter
HZV Abk. für: ▸ *Herzzeitvolumen*

I

IAA Abk. für: Insulinantikörper; Autoantikörper bei ▶ *Diabetes mellitus Typ 1*
-iasis Vorsilbe oder Wortteil für: -krankheit, krankhafter Zustand
Iatrogen Durch ärztliche Mitwirkung, durch ärztliches Handeln verursacht
IBF Abk. für: **i**nner**b**etriebliche **F**ortbildung
i.c. Abk. für: intrakutan, **i**ntra**c**utan
ICA Abk. für: Inselzellautoantikörper; Autoantikörper bei ▶ *Diabetes mellitus Typ 1*
ICD Abk. für: Implantierter Kardioverter-Defibrillator
ICD-Diagnoseklassifikation Abk. für: **I**nternational Statistical **C**lassification of **D**iseases and Related Health Problems; weltweit angewendete Diagnoseklassifikation der Weltgesundheitsorganisation WHO
ICF Abk. für: **I**nternational **C**lassification of **F**unctioning, Disability and Health; Ergänzung der ICD; beschreibt die Folgen einer Erkrankung auf drei Ebenen: Körperstruktur und Körperfunktion, Aktivitäten, Partizipation
ICR Abk. für: Interkostalraum; Syn.: ▶ *Zwischenrippenraum*
ICSI Abk. für: intrazytoplasmatische Spermieninjektion
ICT Abk. für: intensivierte konventionelle Insulintherapie; ein bis zwei Mal tägliche Langzeitinsulininjektion, ergänzt durch kurz wirksame Insulininjektionen zu den Hauptmahlzeiten
Icterus neonatorum ▶ *Neugeborenenikterus*
Idio- Vorsilbe oder Wortteil für: eigen, selbst, besonders
Idiopathisch Von sich aus entstanden; primäre Krankheit, nicht Folge einer anderen Erkrankung
IE Abk. für: **I**nternationale **E**inheit; Maßeinheit für das internationale Einheitssystem
iFOB-Test Immunologischer Test auf verstecktes (okkultes) Blut im Stuhl (FOB engl.: fecal occult blood)
Ig Abk. für: ▶ *Immunglobulin*
IgA Abk. für: **I**mmun**g**lobulin **A;** Doppelmolekül in Körperflüssigkeiten wie Speichel, Darmsekret und Bronchialschleim; unterstützt die lokale Abwehr in den Schleimhäuten; als Einzelmolekül (Monomer) zirkuliert es im Blut
IgD Abk. für: **I**mmun**g**lobulin **D;** Einzelmolekül auf der Oberfläche von B-Lymphozyten zur Antigenerkennung; andere Funktionen bislang nicht bekannt
IgE Abk. für: **I**mmun**g**lobulin **E;** eine der fünf Antikörperklassen; zur Abwehr von Parasiten und bei Allergien relevant
IgG Abk. für: **I**mmun**g**lobulin **G;** häufigster Antikörper; aktiviert

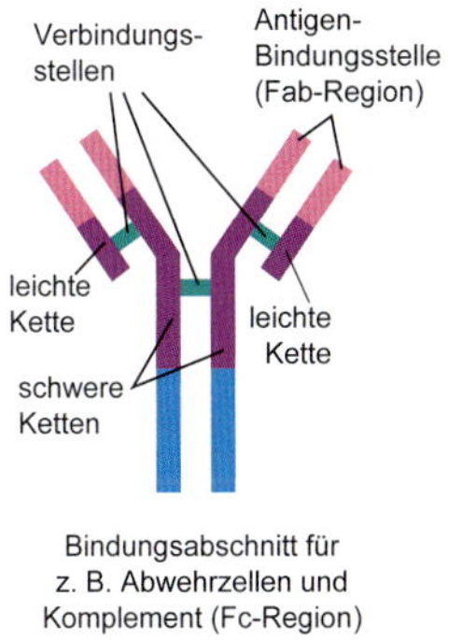

Abb. 192 Aufbau eines IgG-Antikörpers [L190]

Komplementsystem und markiert Fremdzellen (▶ Abb. 192)

IgM Abk. für: **I**mmun**g**lobulin **M**; großes Antikörper-Molekül aus fünf Y-förmigen Basismolekülen

IICP Abk. für: **i**ncreased **i**ntra**c**ranial **p**ressure; Syn.: intrakranielle Druckerhöhung

Ikterus Syn.: Gelbsucht; Gelbfärbung von Haut und Schleimhäuten durch Anstieg des Bilirubins im Blut mit nachfolgendem Bilirubinübertritt in die Gewebe; ▶ *Neugeborenenikterus*

Ileoaszendostomie Verbindung von Ileumrest und Colon ascendens nach Ileozäkalresektion (= operative Entfernung von terminalem Ileum und Zäkum); operative Therapie bei Morbus Crohn

Ileostoma ▶ *Stoma* am Dünndarm

Ileozäkalklappe Am Übergang von Dünndarm zu Blinddarm; verhindert den Rückfluss von Dickdarminhalt in den Dünndarm

Ileozäkalresektion Operative Entfernung von terminalem Ileum und Zäkum (▶ Abb. 193)

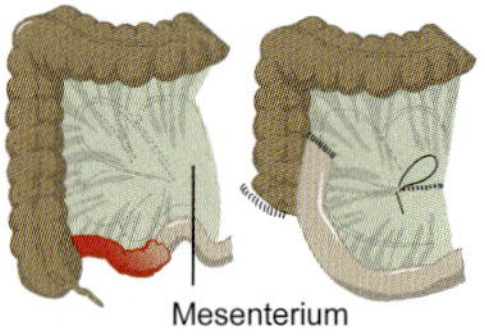

Abb. 193 Ileozäkalresektion mit anschließender Ileoaszendostomie [L138]

Ileum Krummdarm; keine klare Grenze zum Jejunum, windet sich abwärts, Länge macht fast 60 % des Dünndarms aus, sehr beweglich

Ileus Syn.: Darmverschluss; lebensbedrohliches Krankheitsbild mit Unterbrechung der Dünn- und Dickdarmpassage

Ileus, mechanischer ▶ *Mechanischer Ileus*

Ileus, paralytischer ▶ *Paralytischer Ileus*

Iliosakralgelenk Lat.: Articulatio sacroiliaca; Syn.: ▶ *Sakroiliakalgelenk*, Kreuzbein-Darmbein-Gelenk; Abk.: ISG, SIG; zwischen Hüft- und Kreuzbein, durch straffe Bänder gesichert, nahezu unbeweglich (▶ Abb. 194)

i. m. Abk. für: **i**ntra**m**uskulär

IMA-Bypass Abk. für: A. mammaria interna; Syn.: Mammaria-Bypass, Mammaria-koronarer Bypass, MCB

IMC Abk. für: ▶ *Intermediate Care*

Immobilität Bewegungsunfähigkeit

Immunantwort Reaktion des Körpers auf Kontakt mit einem ▶ *Antigen* (entweder Bildung von Antikörpern oder Immuntoleranz)

Immundefektsyndrom, erworbenes ▶ *AIDS*

Immunglobulin Abk.: Ig; Syn.: ▶ *Antikörper*

Immunisierung, aktive ▶ *Aktivimmunisierung*

Immunisierung, passive ▶ *Passivimmunisierung*

Immunität Angeborene oder erworbene Unempfindlichkeit gegenüber bestimmten Krankheitserregern, welche durch die Gedächtnisfunktion des Immunsystems ermöglicht wird

Immunogen Immunität bewirkend

Immunologie Lehre von den Abwehrmechanismen des Immunsystems und den damit verbundenen Erkrankungen

Immunsuppression Unterdrückung des Immunsystems; z. B. medikamentös herbeigeführt, um eine Abstoßung von Transplantaten zu verhindern

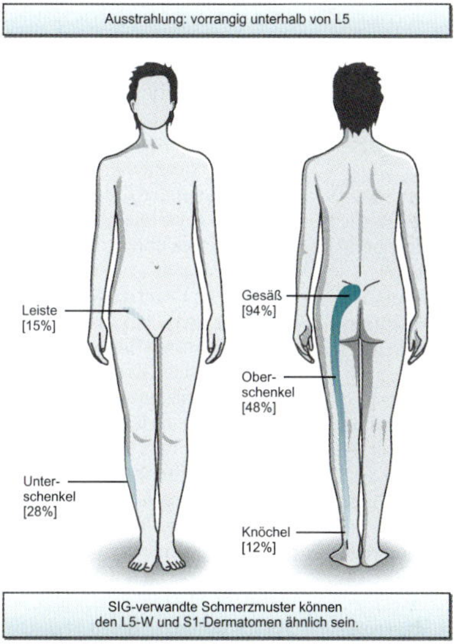

Abb. 194 Ausstrahlungsgebiete von Schmerzen im Iliosakralgelenk [L157]

Immunsuppressivum Plural: Immunsuppressiva; Arzneimittel zur Unterdrückung des Immunsystems

Immunsystem Syn.: Abwehrsystem; komplexes System aus verschiedenen Organen und spezialisierten Zellen, welches körperfremde Substanzen (z. B. Bakterien, Viren, Eiweiße) sowie fehlerhafte, körpereigene Zellen identifiziert und wenn möglich vernichtet

Immuntherapie Bekämpfung von Tumoren durch Stärkung des Immunsystems (damit sich dieses gegen den Tumor wendet)

Immuntoleranz Immunologische Nichtreaktivität auf einen normalerweise immunogenen Reiz

Impermeabel Undurchlässig; Geg.: permeabel

Impetigo contagiosa Syn.: Impetigo vulgaris, Grindflechte; oberflächliche Infektion der Haut durch ▶ *Streptokokken* oder ▶ *Staphylokokken*

Impfprophylaxe Verhinderung einer Infektion durch die Verabreichung eines Impfstoffes; die Ständige Impfkommission des Robert-Koch-Instituts (STIKO) veröffentlicht regelmäßig aktualisierte Impfempfehlungen unter: www.rki.de/DE/Content/Kommissionen/STIKO/Empfehlungen/Aktuelles/Impfkalender.html

Impfung Einbringen von abgeschwächten Antigenen (= aktive Impfung) oder von Antikörpern (= passive Impfung) zum Zweck der Immunisierung

Impingementsyndrom, subakromial Kompression der ▶ *Rotatorenmanschette* und/oder Bursa zwischen Humeruskopf und ▶ *Akromion*

Impingementsyndrom, subkorakoidales Kompression von Bursa,

Subscapularissehne und/oder langen Bizepssehne zwischen Humeruskopf und Proc. coracoideus

Implantat Dauerhaft in Körperhöhlen oder Organe eingebrachte Fremdmaterialien

Implantation ▶ *Einnistung*; Einpflanzung

Impotentia generandi Syn.: Sterilität des Mannes, Zeugungsunfähigkeit; Unfähigkeit des Mannes, trotz normaler Erektion, ein Kind zu zeugen

Impotenz ▶ *Erektionsstörungen*

Inappetenz Fehlendes Verlangen, Appetitlosigkeit; Geg.: Appetenz

Incisura Einschnitt, Inzisur

Incus ▶ *Amboss*

Indifferenzstadium Zeitraum bis zur 7. Woche nach der Befruchtung, in der die äußere Erscheinung der Frucht keine geschlechtliche Unterscheidung zulässt

Indikation Heilanzeige; Kriterium, ein bestimmtes Medikament zu geben oder eine bestimmte Therapie durchzuführen; Geg.: ▶ *Kontraindikation*

Induktion Wissenschaftliche Methode der logischen Ableitung eines Allgemeinen aus dem besonderen Einzelfall; Geg.: Deduktion

Infantil Zum Säugling gehörend, in einer früheren Entwicklungsphase befindlich; Fehlen von Reife, Vernunft

Infaust Ungünstig, aussichtslos (in Bezug auf den Verlauf einer Krankheit)

Infektion Eindringen, Anhaften und ggf. Vermehren von Mikroorganismen oder Parasiten im menschlichen Körper

Infektion, inapparente Stumm, ohne Symptome verlaufende Infektion

Infektion, nosokomiale ▶ *Nosokomiale Infektion*

Infektion, opportunistische Keime führen nur bei Abwehrschwäche zu einer Erkrankung

Infektion, systemische Allgemeininfektion; Vordringen der Erreger bis ins Gefäßsystem, Beeinträchtigung des gesamten Organismus

Infektionskrankheit Vorhandensein von typischen Krankheitszeichen nach einer Infektion

Inferior Nach unten, darunter; Geg.: superior

Infertilität Unvermögen einer Frau, die Schwangerschaft auszutragen

Infiltrationsanästhesie Betäubung des gewünschten Areals durch intradermale, subkutane oder intramuskuläre Injektion eines Lokalanästhetikums

Inflammatorisches Mammakarzinom ▶ *Mammakarzinom*

Influenza Syn.: Virusgrippe, echte Grippe; akute Infektion der Atemwege, typischerweise mit hohem Fieber und starkem Krankheitsgefühl; bei Vorerkrankungen hohes Risiko für Komplikationen; eine Impfung ist möglich und wird von der ▶ *STIKO* empfohlen

Infraktion Spaltbildung im Knochen bei Fraktur

Infusion Verabreichung von Flüssigkeiten in den Körper

Inguinal Zur Leiste gehörend

Inhalation Einatmen von Flüssigkeiten oder Gasen zur Prophylaxe oder Therapie von Atemwegserkrankungen oder als spezielle Form der Arzneimittelgabe

Inhibiting-Hormon Hemmt die Produktion bestimmter ▶ *Hormone* durch den ▶ *Hypophysenvorderlappen*

Inhibitor Stoff, welcher die Wirksamkeit eines anderen Stoffes verhindert

Inhibitorisch Hemmend

Initialberührung Ritualisierte Begrüßung und Verabschiedung, durch die ein Patient Sicherheit und Orientierung erlebt; Anwendung in der Pflege von Menschen mit Wahrnehmungsveränderungen

Initiierungsphase 1. Phase der Tumorentstehung: durch Mutation verändert eine Zelle des Gewebes ihre Erbinformation (entartet) und bildet die Geschwulstanlage

Injektion Einspritzen von sterilen Medikamenten in den Körper mit einer Spritze und einer Hohlnadel

Injektion, intramuskuläre Abk.: i. m.-Injektion; Arzneimittelgabe in einen Skelettmuskel; schnellere Wirkweise als bei subkutaner, langsamere Wirkweise als bei intravenöser Arzneimittelgabe

Injektion, intravenöse Abk.: i. v.-Injektion; Arzneimittelgabe direkt in eine Vene; schnelle Wirkweise

Injektion, subkutane Abk.: s. c.-Injektion; Arzneimittelgabe in die Unterhaut (Subkutis); gut geeignet für Medikamente, die nur langsam resorbiert werden sollen (z. B. ▸ *Insulin*)

Injektion, ventrogluteale Intramuskuläre Arzneimittelgabe in den M. glutaeus medius (= mittlerer Gesäßmuskel)

Injizieren Einspritzen

Inkarzeration Syn.: Einklemmung; Komplikation eines Weichteilbruchs, bei der der Bruchinhalt in der Bruchpforte stranguliert wird (▸ Abb. 195)

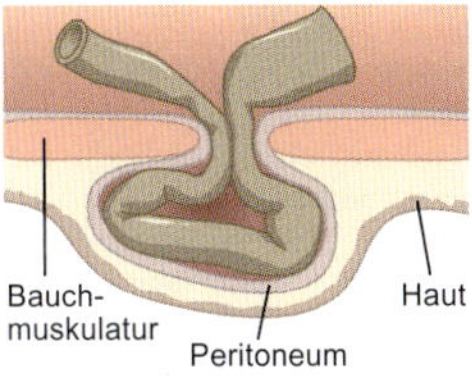

Abb. 195 Komplett inkarzerierte Hernie [L138]

Inkarzeration, inkomplette Syn.: Darmwandbruch, (Richter-) Littré-Hernie; Einklemmung eines Teils der Darmwand; Stuhlpassage bleibt erhalten; vielfach erst durch eine Peritonitis bemerkt

Inkarzeration, komplette Einklemmung des Darms mit Unterbrechung der Stuhlpassage, mechanischem Ileus und Ischämie der Darmwand mit lebensbedrohlichem Absterben von Darmgewebe

Inkompatibel Unverträglich; Geg.: kompatibel

Inkontinenz Kontrollverlust über die Ausscheidung; Unterteilung in Harn- und Stuhlinkontinenz

Inkubationszeit Zeit zwischen Infektion mit Krankheitserregern und

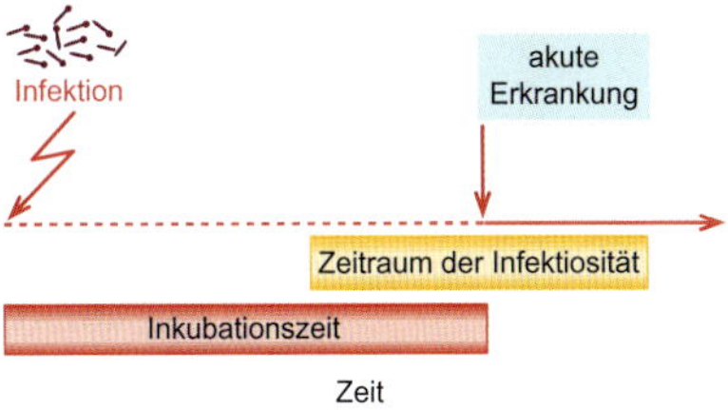

Abb. 196 Inkubationszeit [L157]

Auftritt der ersten Krankheitssymptome (▶ Abb. 196)

Inkubator Brutkasten für Frühgeborene

Innenknöchel Lat.: Malleolus medialis; gehört zum Schienbein (Tibia), ist gut tast- und sichtbar und bildet zusammen mit dem Außenknöchel das obere Sprunggelenk

Innenmeniskus Die Menisken des Kniegelenks dienen der Oberflächenvergrößerung der Gelenkflächen sowie der besseren Lastverteilung im Femorotibialgelenk. Der Innenmeniskus ist ein flaches, C-förmiges Gebilde aus Faserknorpel zwischen dem ▶ *Condylus medialis tibiae* und dem Condylus medialis femoris

Innenohr Teil des Ohres im knöchernen Labyrinth des Felsenbeins mit Sinnesrezeptoren für Gehör und Gleichgewichtssinn

Innenrotation Einwärtsdrehung (▶ Abb. 197)

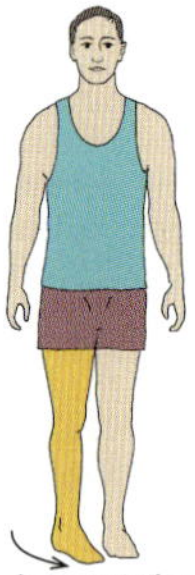

Abb. 197 Innenrotation [L190]

Innere Kapsel Capsula interna; Ort im Gehirn, an dem sich auf- und absteigende Nervenfasern ansammeln, welche mit der Großhirnrinde verbunden sind; hier verläuft auch die ▶ *Pyramidenbahn*

Innere Krankheitsursachen Faktoren innerhalb des Menschen, die Krankheiten verursachen, z. B. Disposition, Erbkrankheiten im engeren Sinn, Alterung

Innervation Nervenversorgung von Geweben/Organen, Reizleitung

Inoperabel Zustand, der von einem operativen Eingriff nicht profitiert oder bei dem das Risiko größer ist als der Nutzen; Geg.: operabel

Inotropie Wirkung auf die Kontraktionskraft des Herzens

Inotropie, negative Herabsenkung der Schlagkraft des Herzens

Inotropie, positive Steigerung der Schlagkraft des Herzens

INR Abk. für: **I**nternational **N**ormalized **R**atio; Aussagekraft ähnlich Quick-Wert, international standardisiert; Laborparameter zur Diagnose der Gerinnungsfähigkeit des Blutes

In situ Am natürlichen/üblichen Platz

Inselzellautoantikörper Abk.: ▶ *ICA*

Insemination Einbringen von Spermien in die Gebärmutterhöhle

Insomnie Schlaflosigkeit

Inspektion Untersuchung des Körpers durch Betrachten

Inspiration Einatmung; Geg.: ▶ *Exspiration* (▶ Abb. 198)

Inspirationskapazität Atemzugvolumen und inspiratorisches Reservevolumen

Inspirationskerne Teile des Atemzentrums in der ▶ *Medulla oblongata*, die die Einatmung regulieren

Inspiratorisches Reservevolumen ▶ *Reservevolumen, inspiratorisches*

Instinkt Angeborene Verhaltensweise/Reaktionsbereitschaft, sicheres Gefühl für etwas

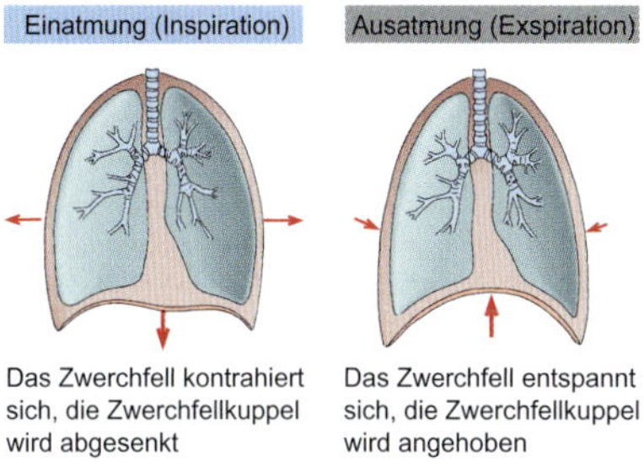

Abb. 198 Inspiration und Exspiration [L190]

Institution Einrichtung, die dem Wohl/Nutzen des Einzelnen oder der Gemeinschaft dient
Insuffizienz Schwäche, ungenügende Leistung
Insuffizienz, chronisch-venöse ▶ *Chronisch-venöse Insuffizienz*
Insulin ▶ *Hormon*, das die Wirkung von ▶ *Leptin* verstärkt; wichtigste Aufgabe ist die Blutzuckersenkung
Insulinantikörper Abk.: ▶ *IAA*
Insulintherapie, basal unterstützte orale Abk.: ▶ *BOT*
Insulintherapie, intensivierte konventionelle Abk.: ▶ *ICT*
Insulintherapie, supplementäre Abk.: ▶ *SIT*
Integration Syn.: Eingliederung, Einbeziehung; Wiederherstellung eines Ganzen
Intelligenz, fluide Beschreibt die Geschwindigkeit und Genauigkeit der Informationsverarbeitung, z. B. beim Erlernen von Sprachen; bedarf keiner früheren Lernerfahrung; die biologische Dimension der intellektuellen Entwicklung
Intelligenz, kristalline Weisheitswissen, emotionale Intelligenz, berufliche Erfahrung; die kulturelle Dimension der intellektuellen Entwicklung
Item Kleinstes Element eines Instruments; Fragen eines ▶ *Assessmentinstruments*
Intensivmedizin/-pflege Pflege, Überwachung und Behandlung von Patienten mit lebensbedrohlichen oder potenziell lebensbedrohlichen Erkrankungen (z. B. Schock, Herzinfarkt)
Intention 1. Absicht, Vorhaben; 2. Verlauf der ▶ *Wundheilung*
Intention-to-treat Abk.: ITT; Vorgehensweise zur Auswertung der Ergebnisse von kontrollierten Studien, wenn Teilnehmer im Laufe einer Studie ausscheiden oder die Therapie wechseln; Für die Endauswertung werden Teilnehmer ihrer ursprünglichen Gruppe zugeordnet, so wie es zu Beginn der Studie die Absicht (Intention) war
Intentionstremor Muskelzittern bei Bewegungen in Zielnähe (▶ Abb. 199)
Inter- Vorsilbe oder Wortteil für: zwischen, dazwischen
Interaktion Wechselwirkung
Interferon Botenstoff des Immunsystems, gegen Viren gerichtet
Interkostalarterien Zwischenrippenarterien
Interkostalneuralgie Neuralgiformes Schmerzsyndrom im Zwischenrippenbereich
Interkostalraum ▶ *Zwischenrippenraum*

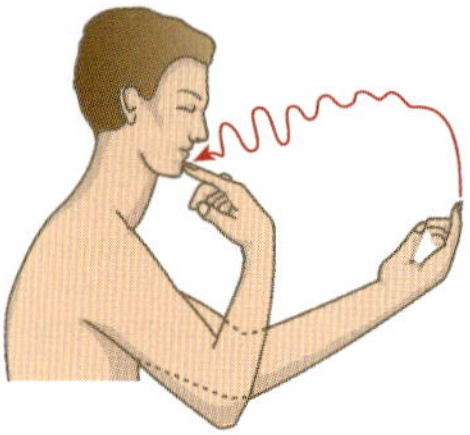

Abb. 199 Intentionstremor bei Finger-Nase-Versuch [L138]

Interleukin Gehört zu den ▶ *Zytokinen* (Botenstoff des Immunsystems); es gibt verschiedene Unterarten von Interleukinen
Interleukin-1 Lockt ▶ *Granulozyten* und ▶ *Fibroblasten* zu einer Entzündung und löst Fieber aus
Interleukin-2 Wird von ▶ *T-Helferzellen* ausgeschüttet und stimuliert ihre Vermehrung
Interleukin-4 Verhindert überschießende Entzündungsreaktionen
Interlobulär Zwischen den Läppchen gelegen
Intermediär Dazwischenliegend
Intermediate Care Abk.: IMC; Bindeglied zwischen Intensivstation und Normalstation
Intermittierend Zeitweise, in bestimmten Abständen auftretend
Intern Innerhalb, innerlich; Geg.: extern
Interneuron Zwischennervenzelle
Interphase Zeitspanne zwischen zwei Zellteilungen (▶ Abb. 200); verläuft in ▶ *G1-Phase*, ▶ *S-Phase* und ▶ *G2-Phase*; längste Zeitspanne im Zellzyklus
Interraterreliabilität Grad der Übereinstimmung zweier unabhängiger Beobachter/Einschätzer, z. B. bei der Nutzung eines ▶ *Assessmentinstruments*
Interstitiell
Zum Raum zwischen den Zellen oder zu einem Zwischenraum gehörend

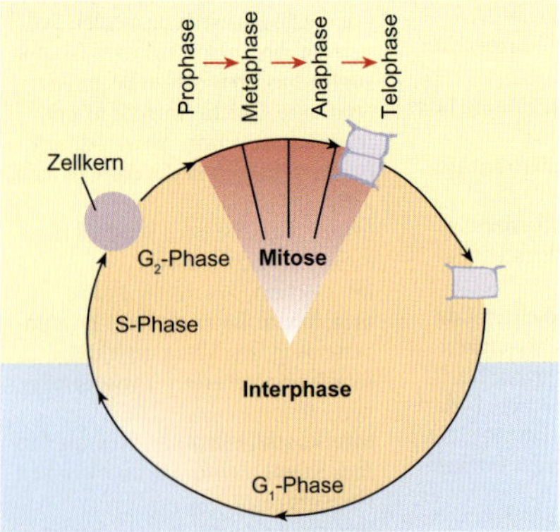

Abb. 200 Die Interphase im Zellzyklus [L190]

Interstitielle Flüssigkeit Teil der Körperflüssigkeit, die sich zwischen den Zellen in den Gewebsspalten befindet
Interstitielle Pneumonie ▶ *Pneumonie*
Interstitium Raum außerhalb der Zellen und Gefäße
Intervall Zwischenraum, Zwischenzeit

Intervention Eingriff (zur Verhinderung des Ausbruchs oder des Fortschreitens einer Krankheit)
Interventionsstudien Forschungsansätze, die kausale Zusammenhänge (Ursache-Wirkungszusammenhänge) überprüft werden
Intervillöser Raum Raum zwischen ▶ *Chorionzotten*, in dem das mütterliche Blut fließt
Interzellularraum Zwischenzellraum
Interzellularsubstanz Substanz, die den Raum zwischen den Zellen (Interstitium) füllt
Intertrigo Syn.: Wundsein, Wolf; ▶ *Ekzem* durch Vermehrung von Bakterien und Keimen in feuchtwarmen Hautfalten
Intestinal Zum Darmkanal gehörend
Intestinale Phase Verdauungsphase, die beginnt, wenn der vorverdaute Nahrungsbrei in den Zwölffingerdarm (Duodenum) entleert wird
Intoleranz 1. Abneigung gegenüber einer bestimmten Gruppe; 2. Stoffwechselstörung aufgrund unzureichender Verarbeitung zugeführter Stoffe
Intoxikation Vergiftung
Intra- Vorsilbe oder Wortteil für: in, hinein, innerhalb
Intrakranielle Druckerhöhung, akute Sich rasch entwickelnde Druckerhöhung im Schädelinnenraum; lebensgefährlicher Notfall; Prognose abhängig von Dauer und Ausprägung der Druckerhöhung, insgesamt ernst; Dauerschäden möglich
Intrakranielle Druckerhöhung, chronische Langsames Anwachsen des Drucks im Schädelinneren, oft über Monate; Prognose abhängig von Höhe und Dauer der Hirndrucksteigerung und ursächlicher Erkrankung
Intrakranieller Druck Druck innerhalb der Schädelhöhle; physiologisch beim Erwachsenen: 3–12 mmHg (intraventrikulär), 5–17 mmHg (epidural) mit kurzzeitigen Spitzen bis 60 mmHg; Normwerte für Kinder niedriger
Intrakutan Abk.: i. c.; in die Haut hinein, in der Haut gelegen
Intramural Innerhalb der Wand (eines Hohlorgans) gelegen
Intramuskulär Abk.: i. m.; in einen Muskel hinein, in einem Muskel gelegen
Intraossär Abk.: i. o.; in die Knochenmarkshöhle (▶ Abb. 201)

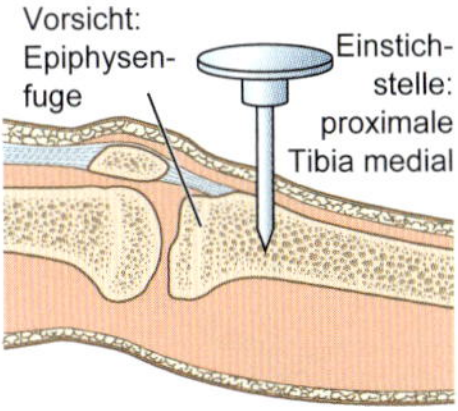

Abb. 201 Intraossärer Zugang [L234]

Intraperitoneal Vollständig vom ▶ *Peritoneum* überzogenes Organ
Intrauterinpessar Abk.: IUP; Syn.: Spirale; Verhütungsmittel
Intravenös Abk.: i. v.; in eine Vene hinein
Intraventrikulärer Block ▶ *Schenkelblock*
Intrazellulär Innerhalb der Zellen
Intrazelluläre Flüssigkeit Flüssigkeit, die sich innerhalb der Zelle befindet
Intrazelluläres Wasser Intrazelluläres Wasser, auch Zytosol genannt, sind die flüssigen Bestandteile innerhalb der Zellen aller Organismen; es besteht u. a. aus Wasser und darin

gelösten Ionen sowie wasserlöslichen ▶ *Proteinen*

Intrazellularraum Raum innerhalb der Zelle

Intrinsic-Asthma Syn.: nicht-allergisches Asthma; Asthma-Anfälle, verursacht durch Infekte, körperliche Anstrengungen, kalte Luft, psychische Faktoren oder Inhalation atemwegsreizender Substanzen

Intrinsic-Faktor Teil des Magensaftes, der zur Aufnahme von Vitamin B_{12} nötig ist

Intrinsisch Innen, innerhalb gelegen; aufgrund innerer Antriebe; Geg.: ▶ *Extrinsisch*

Intubation Einführung eines Tubus (= Hohlsonde) über Mund oder Nase zur Sicherung der Atemwege (▶ Abb. 202)

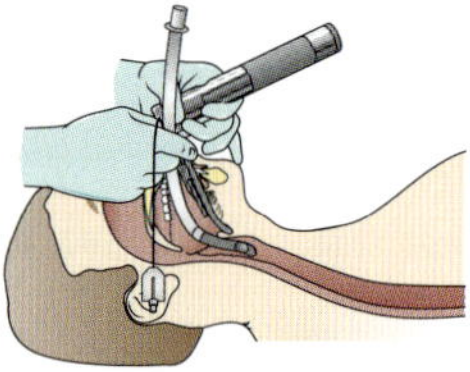

Abb. 202 Intubation [L141]

Inulin Löslicher Faserstoff

Invagination Teleskopische Einstülpung eines Darmabschnitts in einen anderen; am häufigsten: Einstülpung des distalen Ileums ins Kolon

Invasion Eindringen von Krankheitserregern in die Blutbahn

Invasiv Eindringend (ins Gefäß, Gewebe)

Invasives Karzinom Bösartiger Tumor mit epithelialem Urprung, der in umliegendes Gewebe einwächst, sich in diesem ausbreitet und es verdrängt

Inversion Drehbewegung des Fußes nach innen

In vitro Außerhalb des Körpers, z. B. in einem Reagenzglas im Labor stattfindend; Geg.: in vivo

In vivo Innerhalb des Körpers, am lebenden Organismus; Geg.: in vitro

Involution Rückbildung eines Organs (z. B. Gebärmutter nach Entbindung) bzw. des gesamten Organismus (Alterungsprozess); Geg.: ▶ *Evolution*

Inzidenz Anzahl der Neuerkrankungen an einer bestimmten Krankheit in einer definierten Bevölkerungsgruppe innerhalb eines bestimmten Zeitraums

Inzision Einschnitt

i. o. Abk. für: ▶ *Intraossär*

Ionen Ein elektrisch negativ oder positiv geladenes Atom

Ionenbindung Anziehungskraft zwischen zwei Teilchen aufgrund ihrer gegensätzlichen elektrischen Ladung

Ionenverbindung Durch elektrostatische Anziehungskräfte zwischen unterschiedlich geladenen Ionen werden Ionenbindungen ausgebildet; die so im festen Zustand entstandenen Verbindungen bezeichnet man als Salze

Iontophorese Mittels Gleichstrom werden Medikamente in die Haut eingebracht

IPK Abk. für: **i**ntermittierende **p**neumatische **K**ompression; Syn.: Pneumomassage

IPPB-Gerät Abk. für: **i**ntermittent **p**ositive **p**ressure **b**reathing; Kombination von Inhalation und Atemtraining

IQWiG Abk. für: **I**nstitut für **Q**ualität und **Wi**rtschaftlichkeit im **G**esundheitswesen

Iris ▶ *Regenbogenhaut*
Irreparabel Nicht wiederherstellbar; Geg.: reparabel
Irreversibel Nicht rückgängig zu machen; Geg.: reversibel
Irrigation Ausspülen, Auswaschen, Einlauf
Irrtumswahrscheinlichkeit Syn.: Signifikanzniveau; bezeichnet die Wahrscheinlichkeit, mit der im Rahmen eines statistischen Hypothesentests die ▶ *Nullhypothese* fälschlicherweise verworfen wird
Ischämie Verminderung oder Unterbrechung der Durchblutung eines Organs
Ischämiephase Letzte Phase des Menstruationszyklus vor der Regelblutung; Minderdurchblutung und somit Absterben der Gebärmutterschleimhaut bei ausbleibender Befruchtung der Eizelle
Ischialgie Syn.: Ischias; Schmerzen im Ischiadikusgebiet und im Bereich der unteren Lendenwirbelsäule, meist durch Dehnung des Nervs ausgelöst, u.a. positives ▶ *Lasègue-Zeichen*
Ischiokrurale Muskulatur Oberschenkelflexoren; ▶ *M. biceps femoris*, ▶ *M. semitendinosus*, ▶ *M. semimembranosus*
ISG ▶ *Iliosakralgelenk*
ISK Abk. für: **i**ntermittierende **S**elbst**k**atheterisierung
Iso- Vorsilbe oder Wortteil für: gleich-
Isokorie Seitengleichheit der Pupillen
Isolierung, Isolation Abtrennung, Absonderung; Verhinderung der Übertragung von Krankheitserregern durch räumliche Trennung; Umkehrisolierung (syn.: protektive Isolierung): Immungeschwächte Patienten werden vor potenziellen Erregerquellen geschützt
ISO-Normen Abk. für: International Organisation for Standardization; Normen des Qualitätsmanagements
Isoton(isch) Lösungen mit gleichem osmotischen Druck
Isotone Infusionslösungen ▶ *Osmolarität* der Infusionslösung entspricht der Osmolarität des Blutplasmas (300 mosmol/l)
Isotop Ein Element, welches stets als Atom mit einer gleichen Anzahl von Protonen in der Natur erscheint, kann jedoch mit unterschiedlicher Anzahl von Neutronen auftreten; Isotope sind also Atome eines Elements, die in der Ordnungszahl übereinstimmen, sich aber in der Massenzahl unterscheiden
ISTA Abk. für: ▶ *Aortenisthmusstenose*
Isthmus Gewebebrücke zwischen zwei Lappen, schmale Verbindung, Passage (▶ Abb. 203)

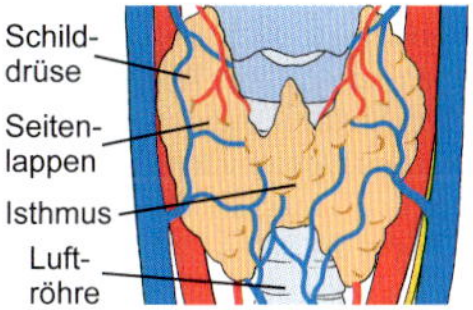

Abb. 203 Isthmus zwischen den Schilddrüsenlappen [L190]

-itis Nachsilbe oder Wortteil für: Entzündung
IUP Abk. für: ▶ *Intrauterinpessar*
i. v. Abk. für: ▶ *Intravenös*
IVF Abk. für: **I**n-**v**itro-**F**ertilisation; Syn.: Reagenzglasbefruchtung

J

Jejunum Leerdarm; liegt in Schlingen, Länge macht ca. 40 % des Dünndarms aus, sehr beweglich
Jochbein Lat.: Os zygomaticum; Wangenknochen, paarig angelegt
Joule Maßeinheit für den Energiegehalt von Nahrungsmitteln, wobei i. d. R. mit Tausendereinheiten (Kilojoule, Abk.: kJ) gerechnet wird
Jugend Übergangszeit des Menschen zwischen Kindheit und Erwachsensein (13.–21. Lebensjahr)
Jugendgesundheitsuntersuchung Vorsorgeuntersuchung für Jugendliche zwischen dem 13. und 15. Lebensjahr
Jugulariskatheter Zentraler Venenkatheter über die V. jugularis
Jungfernhäutchen Gr.: Hymen; Schleimhautfalte zur teilweisen Verdeckung des Scheideneinganges, welche meist beim ersten Geschlechtsakt mit leichter Blutung zerreißt
Juvenil Jugendlich; Geg.: adult
Juxtaglomerulärer Apparat Steuert Blutdruck und -volumen und damit den glomerulären Filtrationsdruck der Nieren durch Sekretion des Hormons Renin

K

Kachexie Schlechter Allgemeinzustand, Kräfteverfall, Auszehrung
Käseschmiere Syn.: Vernix caseosa; fette, blassgelbe Schmiere auf der Haut des Neugeborenen
Kaffeesatzerbrechen Braunschwarze Färbung des Erbrochenen bei Kontakt des Blutes mit Salzsäure des Magens
Kahnbein 1. Lat.: Os scaphoideum, Handwurzelknochen; 2. Lat.: Os naviculare; Fußwurzelknochen
Kaiserschnitt Lat.: Sectio caesarea; Syn.: Schnittentbindung; Geburt des Säuglings auf operativem Weg durch Eröffnung des Uterus mittels Bauchschnitt
Kalibrierung Vergleich des Messergebnisses mit einer vorgegebenen Referenz, Ermittlung der Abweichung
Kalium Abk.: K^+; Elektrolyt; Normwert 3,6–4,8 mmol/l. Häufigstes Kation in den Zellen. Wichtige Rolle bei der Entstehung des Aktionspotenzials und der Erregungsübertragung im Nervensystem und am Herzen, hilft beim Insulintransport in die Zelle
Kallus Jugendliches Knochengewebe, das der Heilung eines Knochenbruchs dient
Kalorien Maßeinheit für den Energiegehalt von Nahrungsmitteln, wobei i. d. R. mit Tausendereinheiten (Kilokalorien, Abk.: kcal) gerechnet wird
Kaltrezeptor Kalt- und Warmrezeptoren befinden sich als freie Nervenendigungen in der Haut; sie registrieren Temperaturen zwischen 10 und 45 °C; außerhalb dieses Temperaturbereichs reagieren überwiegend Schmerzrezeptoren
Kalzitonin ▶ *Hormon*, das die Freisetzung von Kalzium aus dem Knochen hemmt und den Einbau in die Knochenmatrix fördert; Laborgröße bei Verdacht auf Schilddrüsenkarzinom
Kalzium Abk.: Ca^{2+}; Elektrolyt; Normwert 2,3–2,6 mmol/l, davon 50 % gebunden. Am Aufbau von Knochen und Zähnen beteiligt, entscheidende Rolle bei der neuromuskulären Erregungsübertragung und bei der Muskelkontraktion
Kalziumantagonist Arzneimittel zur Entlastung des Herzens; Wirkweise: Gefäßerweiterung durch eine

Hemmung des Einstroms von Ca^{2+} in die Zellen

Kammer, linke Lat.: Ventriculus sinister; Innenraum der linken Herzhälfte, aus welchem das Blut weiter in den Körper gepumpt (ausgetrieben) wird

Kammer, rechte Lat.: Ventriculus dexter; Innenraum der rechten Herzhälfte, aus welchem das Blut in den Lungenkreislauf weitergepumpt (ausgetrieben) wird

Kammerdiastole Phase des ▶ *Kammerzyklus*, in dem das Kammermyokard erschlafft und Blut in die Kammern einströmt

Kammerflattern „Herzrasen" durch zu schnelle und zu häufige, aber regelmäßige Kontraktionen des Kammermyokards; Frequenz 250–350/Min. (▶ Abb. 204)

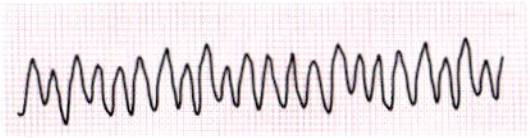

Abb. 204 Kammerflattern [L190]

Kammerflimmern „Herzrasen" durch zu schnelle und zu häufige Kontraktionen des Kammermyokards, Frequenz über 400/Min.; führt zu Herz-Kreislauf-Stillstand; die Herzmuskelzellen arbeiten nicht mehr synchron (▶ Abb. 205)

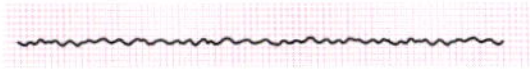

Abb. 205 Kammerflimmern [L190]

Kammerschenkel Teil des Erregungsleitungssystems des Herzens, entspringen dem Stamm des ▶ *His-Bündels*; zwei linke, ein rechter Schenkel

Kammerseptum Lat.: Septum interventriculare; Teil der Herzscheidewand zwischen linker und rechter Kammer

Kammersystole Phase des Kammerzyklus, in dem das Kammermyokard kontrahiert und das Blut aus den Kammern in die Gefäße gepresst wird

Kammerwasser Klare Körperflüssigkeit der vorderen und hinteren Augenkammer

Kammerzyklus Genau abgestimmte Abfolge von Kontraktion und Erschlaffen des Kammermyokards in vier Phasen

Känguru-Methode Körperlicher Kontakt zur Gesundheitsförderung bei Frühgeborenen, indem diese auf die nackte Brust von Mutter oder Vater gelegt werden; Förderung der sozialen Beziehung

Kanner-Syndrom ▶ *Autismus, frühkindlicher*

Kanüle Röhrchen/Hohlnadel zum Zuführen von Arzneimitteln oder zum Abführen von Flüssigkeiten

Kanzerogene Einflüsse, welche die Entstehung von bösartigen Tumoren fördern und beschleunigen

Kapazitätsgefäße Bezeichnung für die Venen, da diese zwei Drittel des gesamten Blutes im Körper tragen

Kapillaren Feinste Blutgefäße, durch deren Wand sich der Austausch der Moleküle zwischen Blut und Gewebezellen vollzieht

Kaposi-Sarkom HIV-assoziiertes Malignom, verursacht durch das onkogene Herpes-Virus Typ 8; blau-braun-rote Flecken/Knoten auf Haut und Schleimhaut

Kapsel 1. Umhüllung einer Körperstruktur; 2. Arzneimittelform; feste oder flüssige Arzneisubstanz in verdaulicher Hülle; nicht teilbar

Kapselraum Raum zwischen innerem und äußerem Blatt der ▶ *Bowman-Kapsel*

Karbunkel Flächenhafte, eitrige Entzündung durch Verschmelzen mehrerer Furunkel (▶ Abb. 206)

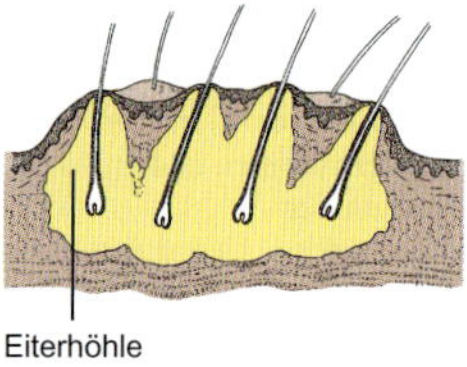

Abb. 206 Karbunkel [L190]

Kardia Mageneingang
Kardial Das Herz betreffend
Kardiaruptur Riss am Mageneingang
Kardinalsymptome Klassische Zeichen bzw. Leitsymptome einer Erkrankung
Kardiogen Vom Herzmuskel ausgehend
Kardiogener Schock ▶ *Schock, kardiogener*
Kardiologie Teilgebiet der Inneren Medizin, das sich mit den Erkrankungen des Herzens und der herznahen Gefäße befasst
Kardiomyopathie Abk.: CM; Herzmuskelerkrankung mit Funktionsstörung des Herzmuskels, die nicht Reaktion auf eine andere Herz- oder Gefäßerkrankung ist
Kardiomyozyten Herzmuskelzellen
Kardiopulmonale Reanimation Herz-Lungen-Wiederbelebung; Kombination aus Herzdruckmassage und Mund-zu-Mund/Nase-Beatmung (Atemspende) im Verhältnis 30 : 2
Kardiotokografie Abk.: CTG; kontinuierliche Aufzeichnung von kindlichen Herztönen und Wehentätigkeit; Einsatz zur Überwachung des kindlichen Befindens in der Spätschwangerschaft, unter der Geburt sowie zur Objektivierung der Wehentätigkeit (▶ Abb. 207)

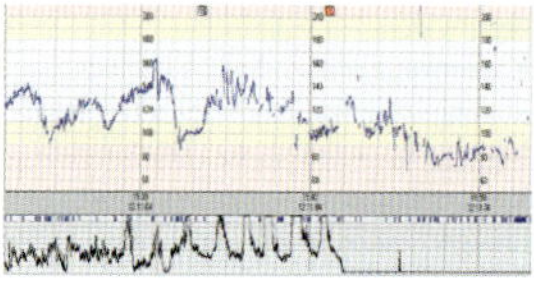

Abb. 207 Kardiotokografie (CTG): Normalbefund. Obere Kurve: fetale Herzfrequenz, untere Kurve: Wehentätigkeit [M437]

Kardiovaskulär Das Herz-Kreislauf-System betreffend
Kardioversion ▶ *Elektrokardioversion*
Karies Zahnfäule; Zerstörung der Zahnhartsubstanzen, drückt sich in bräunlicher Verfärbung aus
Karnofsky-Index Syn. Karnofsky performance status; Abk.: KPS; Instrument zur Bestimmung des Allgemeinbefindens von Tumorpatienten
Karotiden Halsschlagadern, ziehen seitlich kopfwärts
Karotisgabelung Hier teilt sich die Halsschlagader in äußere und innere Halsschlagadern auf
Karotissinus-Syndrom Syn.: hypertensiver Karotissinus; reflektorische ▶ *Bradykardie* durch die Druckrezeptoren in der A. carotis
Karpaltunnel Lat.: Canalis carpi; im Karpaltunnel verlaufen die Sehnen der langen Fingerbeuger und der N. medianus
Karpaltunnelsyndrom Syn.: Medianuskompressionssyndrom; durch Kompression des ▶ *N. medianus* im Karpaltunnel hervorgerufene sensib-

le und motorische Störung im Versorgungsgebiet des Nerven im Handbereich; Ursache unklar

Karyogramm Geordnete Darstellung der einzelnen durch ein Mikroskop fotografierten Chromosomen einer Zelle

Karyoplasma Kernplasma; Bestandteil des Zellkerns innerhalb der Kernhülle

Karzinoid Serotonin- oder histaminbildender Tumor, v. a. in Magen-Darm-Trakt, Bauchspeicheldrüse oder Lunge lokalisiert

Karzinom Bösartiger Tumor, ausgehend vom Epithelgewebe

KAS Abk. für: **K**linisches **A**rbeitsplatz**s**ystem; Teil eines Krankenhausinformationssystems (KIS); unterstützt Mitarbeiter eines Krankenhauses z. B. hinsichtlich der Dokumentation, Leistungs- und Medikamentenanforderung

Katabole Reaktion Syn.: Abbau; Zerlegung größerer Strukturen in Moleküle, Ionen oder Atome

Katabolismus, Katabolie Abbaustoffwechsel, erzeugt die zum Leben benötigte Energie; Geg.: Anabolismus

Katalysator Substanz, die die Geschwindigkeit einer chemischen Reaktion beeinflusst, ohne selbst verbraucht zu werden

Katarakt ▶ *Grauer Star*

Katarrh Entzündung der Schleimhäute

Katatonie, perniziöse Komplikation bei Schizophrenie mit hochgradiger Erregung, Fieber, Kreislaufstörungen und Herzrasen

Katecholamine Sammelbezeichnung für Dopamin, Adrenalin und Noradrenalin, die im Nebennierenmark gebildet werden

Katharsis Reinigung, Befreiung, Freisetzung

Katheter Hohles Röhrchen zum Einführen in einen Hohlraum, um Flüssigkeit ab- oder zuzuleiten, Körperfunktionen zu überwachen oder den Hohlraum zu untersuchen

Katheterismus Einführen eines Harnblasenkatheters

Kation Positiv geladenes Ion, das weniger Elektronen in der Hülle als Protonen im Kern aufweist; Geg.: Anion

Katode Negativ geladene Elektrode; Geg.: Anode

Katzenschrei-Syndrom Erbliche, strukturelle Chromosomenaberration, die u. a. mit einer Fehlentwicklung des Kehlkopfes einhergeht. Die Betroffenen geben im frühen Kindesalter schrille Lautäußerungen von sich

Kaudal In Richtung Steiß

Kaudasyndrom Symptomkomplex mit Blasen-, Mastdarm- und Potenzstörungen (bei Männern), Sensibilitätsstörungen in der Analregion und schlaffer Lähmung der unteren Extremität infolge einer Kompression des Rückenmarks im Lumbalbereich

Kaumuskulatur Muskeln, welche den Unterkiefer bewegen und somit Kaubewegungen zur Zerkleinerung der Nahrung erzeugen

Kausalität Zusammenhang zwischen Ereignissen/Zuständen als Ursache-Wirkungs-Beziehung

Kaverne Krankhafte Höhle

Kehldeckel Lat.: Epiglottis; Verschluss am Eingang des Kehlkopfes, schützt die Luftröhre vor Speiseresten

Kehlkopf Lat.: Larynx; Teil des Atmungssystems, Übergang vom Rachen zur Luftröhre, Sitz der Stimmbänder (▶ Abb. 208)

Kehlkopfmaske Larynxmaske

Kehlkopftasche Lat.: Ventriculus laryngis; zwischen Stimm- und Taschenfalten liegende Ausstülpung

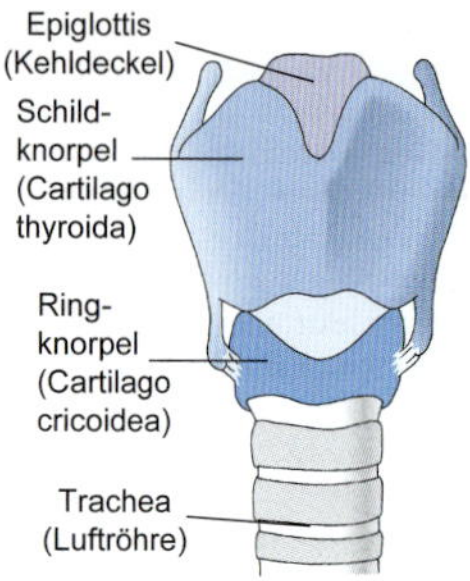

Abb. 208 Kehlkopf [L190]

Kehr-Zeichen Linksseitiger Flanken- und Schulterschmerz bei Milzruptur
Keilbein 1. Lat.: Os sphenoidale; Teil des Hirnschädels, welcher den hinteren Teil der Augenhöhle sowie Teile der vorderen und mittleren Schädelgrube bildet. 2. Lat.: Os cuneiforme; in der Fußwurzel gibt es drei Keilbeine (inneres, mittleres und äußeres), an welche sich die ersten drei Mittelfußknochen anschließen
Keilbeinhöhle Lat.: Sinus sphenoidalis; Nasennebenhöhle nahe des Keilbeins
-kele, -cele, -zele Nachsilbe oder Wortteil für: Bruch, Geschwulst
Keimblatt Teil der Keimscheibe (▶ *Ektoderm*, ▶ *Mesoderm* und ▶ *Entoderm*)
Keimepithel Gewebe in den Hodenkanälchen, in dem die Samenzellen gebildet werden
Keimphase Phase von Befruchtung der Eizelle bis zur Entstehung der drei Keimblätter (▶ *Ektoderm*, ▶ *Mesoderm* und ▶ *Entoderm*)
Keimscheibe Struktur, bestehend aus den drei Keimblättern, aus denen sich jeweils in der Embryonalentwicklung alle spezifischen Organsysteme herausbilden
Keimschicht des Periosts Lat.: Stratum osteogenicum; Teil der Knochenhaut; enthält Knochenstammzellen, Nerven und Gefäße, um das Innere des Knochens zu versorgen
Keimzelle Auch Gamete oder Geschlechtszelle genannt; beim Mann das Spermium, bei der Frau die Eizelle
Keimzelltumor Tumor, der von den Keimzellen ausgeht
Kephalhämatom Syn.: Kopfblutgeschwulst; Geburtsverletzung mit Blutung unter das Periost, sichtbar als eine durch die Schädelnähte begrenzte Kopfschwellung (▶ Abb. 209)

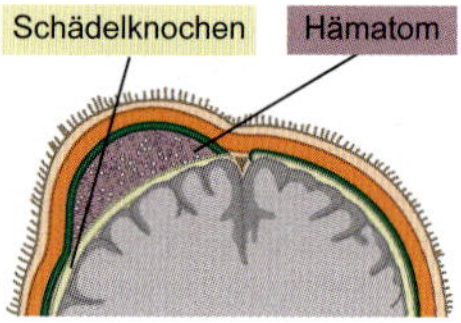

Abb. 209 Kephalhämatom [L138]

Kephalo-, cephalo- Vorsilbe oder Wortteil für: Kopf-
Keratin Hornstoff in den Zellen der Hornschicht
Keratinozyten Zellen, die Keratin bilden und dabei Zytoplasma, Organellen und Zellkern verlieren
Keratitits Hornhautentzündung des Auges, am häufigsten durch Viren
Kerato- Vorsilbe oder Wortteil für: Hornhaut-
Keratoplastik Hornhauttransplantation
Keratose Syn.: ▶ *Hyperkeratose*
Kerckring-Falten Lat.: Plicae circulares; hohe, ringförmig verlaufende

Falten von ▶ *Mukosa* und ▶ *Submukosa* im Dünndarm
Kern 1. Kerngebiet im ZNS; graue Substanz, die im Inneren des ZNS vorkommt und Nuclei oder Ganglien bildet; 2. Innerer Teil eines Atoms, welcher aus Protonen und Neutronen besteht
Kernhülle Stellt die Hülle des Zellkerns dar und gleicht im Aufbau grundsätzlich der Zellmembran
Kernig-Zeichen Klinisches Meningitiszeichen (weitere: ▶ *Brudzinski-Zeichen*, ▶ *Lasègue-Zeichen*); Hüft- und Kniegelenk um 90° gebeugt, Schmerzen beim Strecken des Kniegelenkes nach oben
Kernikterus Neugeborenenikterus (= gelbe Verfärbung von Haut, Schleimhaut und Skleren) mit sehr hohen Bilirubinkonzentrationen; Einlagerung von ▶ *Bilirubin* in den sich entwickelnden Kerngebieten des Gehirns; führt zu irreversiblen Schädigungen
Kernkörperchen Das Kernkörperchen (Nukleolus) befindet sich in der Mitte oder innen am Rand des Zellkerns, es besitzt keine Hülle; in ihm erfolgt die ▶ *Transkription* der ribosomalen DNA (rRNA)
Kernporen An den Stellen, wo sich innere und äußere Membran der Doppelmembran der Kernhülle miteinander verbinden, bilden sich Kernporen zum Austausch von Molekülen zwischen Kern- und Zellplasma
Kernspintomografie Abk.: MRT, NMR; computergestützes, bildgebendes Verfahren, das im Gegensatz zur Computertomografie ohne ionisierende Strahlung auskommt und ebenfalls eine schichtweise Darstellung des Körpers ermöglicht; basiert auf dem Prinzip der Kernspinresonanz und Magnetfeld
Kerntemperatur Konstante Temperatur der inneren Organe von 37 °C
Kette, geschlossene Kinematische Kette, wenn sich der Körper über einen fixierten distalen Körperabschnitt bewegt
Kette, offene Kinematische Kette, wenn der distale Körperabschnitt sich frei im Raum bewegt
Keuchhusten ▶ *Pertussis*
KHK Abk. für: **k**oronare **H**erz**k**rankheit; Unterversorgung des Herzmuskels mit Sauerstoff aufgrund verengter ▶ *Koronararterie*
Kieferhöhle Lat.: Sinus maxillaris; Nasennebenhöhle im Kieferbereich (▶ Abb. 210)

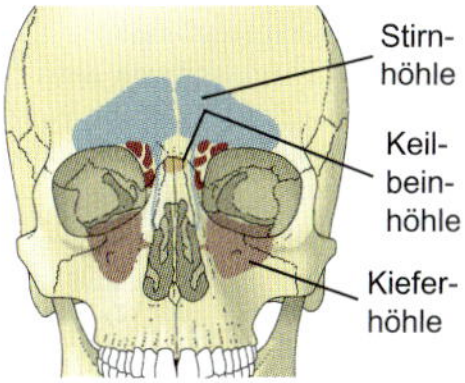

Abb. 210 Kieferhöhle [L190]

Killerzelle Lymphozytenuntergruppe, die virusinfizierte Zellen und Tumorzellen abtötet
Kinaesthetics, Kinästhetik Bewegungslehre, die sich mit der Empfindung und dem Ablauf der natürlichen menschlichen Bewegung befasst; dient der Anleitung von bewegungs- und wahrnehmungsbeeinträchtigten Patienten
Kind Mensch vom 2.–14. Lebensjahr
Kindbettfieber ▶ *Puerperalfieber*
Kindervorsorgeuntersuchung Kostenlose Vorsorgeuntersuchungen, auf

welche jedes Kind in Deutschland Anspruch hat; sie sollen sicherstellen, dass Defekte und Erkrankungen frühzeitig erkannt werden

Kindheit und Jugend Erster Lebensabschnitt, in dem das körperliche und das psychische Heranreifen zum Erwachsenen im Vordergrund stehen

Kindspech ▶ *Mekonium*

Kindstod ▶ *Plötzlicher Kindstod*

Kine- Vorsilbe oder Wortteil für: die Bewegung betreffend

Kinetose Bewegungskrankheit

Kinine Gewebshormone; werden aus Plasmaproteinen in verschiedenen Körperregionen freigesetzt; erweitern die Gefäße und steigern die Durchlässigkeit (Permeabilität), aktivieren Schmerzrezeptoren

Kinozilien Flimmerhaare, aktiv bewegliche „Härchen", z. B. am Epithel der Atemwege (▶ Abb. 139)

KIS Abk. für: **K**rankenhaus**i**nformations**s**ystem, **K**lini**k**informations**s**ystem

Kissing disease Syn.: ▶ *Pfeiffer-Drüsenfieber*; („Kusskrankheit"), oft durch engen Körperkontakt übertragen

KISS-Syndrom Abk.: **K**opfgelenk-**i**nduzierte **S**ymmetrie-**S**törung, nicht vollständig anerkanntes Krankheitsbild, Haltungsasymmetrie bei Kleinkindern und Säuglingen

Klappen, mechanische Künstliche, mechanisch bewegliche Herzklappe aus Metall oder Kunststoff

Klappendilatation Erweiterung im Bereich der Herzklappen, sodass diese nicht mehr richtig schließen und dadurch nicht mehr richtig arbeiten können

Klappenebene Ventilebene; alle Herzklappen liegen auf einer Ebene, wenn man einen Querschnitt durch das Herz macht

Klappeninsuffizienz Herzklappen schließen nicht mehr dicht, sodass Blut gegen die Flussrichtung zurückströmen kann (Reflux)

Klappenprothesen Biologischer oder mechanischer operativer Ersatz von defekten Herzklappen (▶ Abb. 211)

Klappenstenose Angeborene oder erworbene Verengung der Herzklappen, z. B. Aortenstenose und Pulmonalklappenstenose; AV-Klappen sind selten betroffen

Klassischer Weg Syn.: Klassische Komplementaktivierung; Aktivierung des ▶ *Komplementsystems* durch Antigen-Antikörper-Komplexe

Klaustrophobie Angststörung mit Angst vor geschlossenen Räumen

Klebsiellen ▶ *Enterobakterien*

Kleinhirn Cerebellum; liegt in der hinteren Schädelgrube und dient als koordinierendes motorisches Zentrum (▶ Abb. 212)

Kleinhirnhemisphäre Kleinhirnhälfte

Kleinhirnkern Areal innerhalb des Kleinhirns aus weißer Substanz

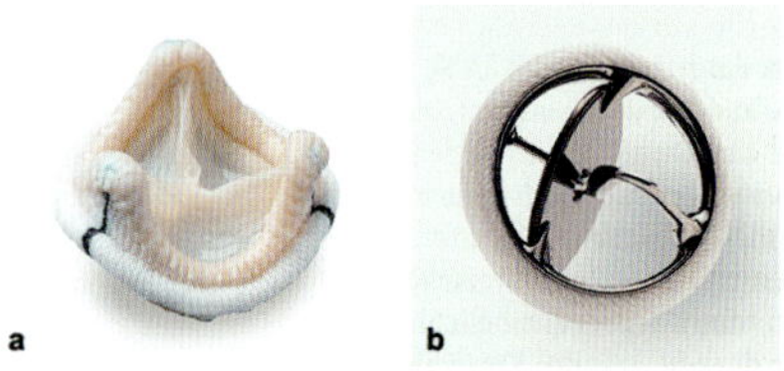

Abb. 211 Biologische und mechanische Herzklappe [X217]

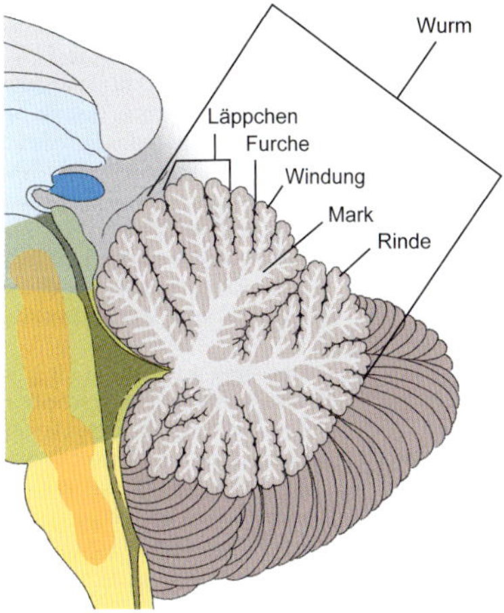

Abb. 212 Kleinhirn [L190]

Kleinhirnrinde Lat.: Cortex cerebelli; äußere Schicht des Kleinhirns aus grauer Substanz

Kleinhirnsichel Lat.: Falx cerebelli; Duraseptum, welches die beiden Kleinhirnhemisphären trennt

Kleinhirnwurm Teil des Kleinhirns, welcher die beiden Kleinhirnhälften (Kleinhirnhemisphären) miteinander verbindet

Kleinhirnzelt Duraseptum, welches das Kleinhirn vom Hinterhauptlappen des ▶ *Großhirns* trennt

Kleinkindalter Umfasst das 2.–6. Lebensjahr

Kleinzehenfach Kleinzehenloge; enthält Muskeln, welche auf den kleinen Zeh wirken: M. abductor digiti minimi (Kleinzehenabzieher), M. flexor digiti minimi brevis (kurzer Kleinzehenbeuger) und M. opponens digiti minimi (Kleinzehengegensteller)

Klimakterisches Syndrom Syn.: Wechseljahresbeschwerden, Menopausesyndrom; typische Beschwerdekombination, bedingt durch das Erlöschen der Ovarialfunktion

Klimakterium Wechseljahre bei der Frau; Jahre der hormonellen Umstellung vor und nach der ▶ *Menopause*

Klimax Gipfel

Klinefelter-Syndrom Syn.: Trisomie 47, XXY; Keimdrüsenunterfunktion beim Jungen in der Pubertät; Ursache ist eine XXY-Trisomie

Klinisch Durch ärztliche Untersuchung festgestellt

Klinischer Tod Zustand des Organismus nach Erlöschen der Herz-Kreislauf-Tätigkeit; Abwesenheit von Puls, Atmung und Bewusstsein; Reanimation ist nur innerhalb weniger Minuten möglich

Klistier Syn.: Klysma; Einlauf mit geringer Spüllösungsmenge

Klitoris Syn.: Kitzler; erektiles weibliches Geschlechtsorgan am oberen Ende der kleinen Schamlippen

Kloake Abfluss

Klon Gruppe von durch künstliche ungeschlechtliche Vermehrung ent-

K

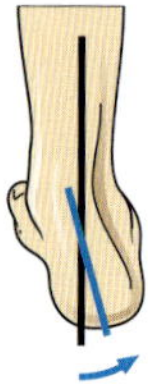

Abb. 213 Knickfuß [L106]

standenen Abkömmlingen, die zum Ausgangsindividuum genetisch identisch sind

Klonisch Gesteigerte Reflexaktivität

Klumpfuß Angeborene, passiv nicht ausgleichbare, komplexe Fußdeformität

Knickfuß Das Sprungbein rutscht nach medial (zur Körpermitte hin) und zur Fußsohle ab (▶ Abb. 213)

Kniegelenk Lat.: Articulatio genus; ein zusammengesetztes Gelenk, bestehend aus Femorotibialgelenk und Femoropatellargelenk (▶ Abb. 214)

Kniegelenkarthrose ▶ *Gonarthrose*

Kniegelenksfettkörper Syn.: Hoffascher Fettkörper; befindet sich in der Gelenkkapsel vor dem Spalt zwischen den Femur- und Tibiakondylen

Kniescheibe Lat.: Patella; als größtes Sesambein ist die Kniescheibe in die Sehne des M. quadriceps femoris eingelagert; sie befindet sich innerhalb der Kniegelenkkapsel und verfügt über Gelenkknorpel

Kniesehnenreflex ▶ *Patellarsehnenreflex*

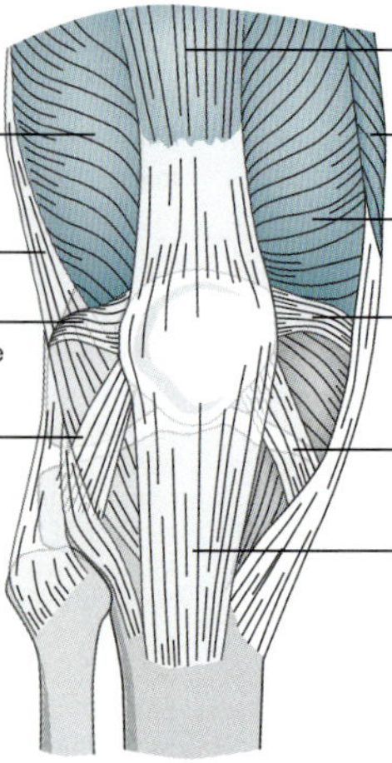

Abb. 214 Ligamentäre und muskuläre Anatomie des Kniegelenks [L157]

Knochen, irregulärer Lat.: Os irregularia; unregelmäßig geformte Knochen, welche in kein Schema passen, z. B. Wirbel, diverse Gesichtsknochen

Knochen, kurzer Lat.: Os breve; Knochen mit der Form eines Würfels oder Quaders; die Außenschicht ist dünner als beim Röhrenknochen und geht ohne klare Grenze in die schwammartige (spongiöse) Innenschicht über, z. B. Handwurzelknochen

Knochen, platter Lat.: Os planum; flacher und kompakter Knochen mit schmaler Spongiosa zwischen den harten Außenschichten (Kompakta), z. B. Schädelknochen, Brustbein, Rippen, Schulterblätter, Darmbeinschaufeln

Knochenanhaftungsstelle Stellen an der Knochenoberfläche, an denen Sehnen und Bänder anhaften

Knochenbälkchen Syn.: Spongiosa; bilden die grobfaserige Grundstruktur der Spongiosa im Knocheninneren

Knochenbruch Lat.: Fraktur; kann durch Gewalteinwirkung oder durch Krankheit verursacht sein; der Knochen wird dabei in mindestens zwei Teilstücke gebrochen (▶ Abb. 215)

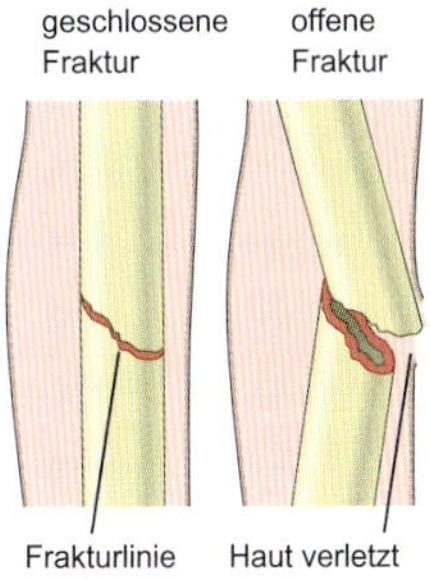

Abb. 215 Knochenbruch, geschlossen und offen [L190]

Knochenbruchstücke Zwei oder mehr Knochenfragmente, die nach dem Knochenbruch vorliegen

Knochendensitometrie Syn.: Knochendichtemessung; Bestimmung der Dichte der Knochen sowie deren Gehalt an Kalksalzen

Knochengewebe Besteht aus Zellen (Osteoblasten, Osteoklasten, Osteozyten) und der dazwischenliegenden Interzellularsubstanz (Kalzium, Phosphat und Kollagenfasern)

Knochenhaut ▶ *Periost*

Knochenkern, primärer Im Schaft des Röhrenknochens kommt es im Wachstum durch Einwanderung von knochenaufbauenden Zellen (Osteoblasten) im Bereich der Markhöhle zur Bildung von Geflechtknochen, dem primären Knochenkern

Knochenkern, sekundärer Nach der Bildung des primären Knochenkerns kommt es in den Epiphysen ebenfalls zur Bildung von Geflechtknochen, dem sekundärem Knochenkern

Knochenleitung Übertragung von Schallwellen über die Schädelknochen auf das Trommelfell

Knochenmark, rotes blutbildendes Zelluläre Substanz innerhalb der Spongiosa von Knochen, welche

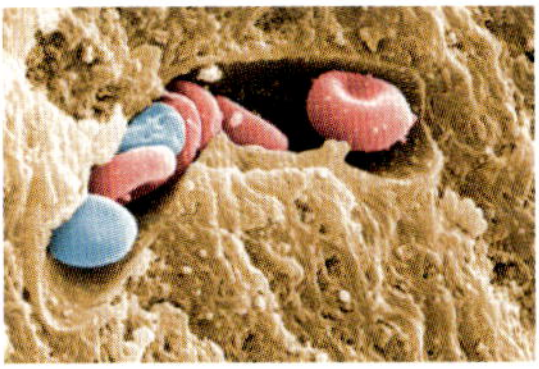

Abb. 216 Erythrozyten und Leukozyten in den Einbuchtungen des Knochenmarks [X243]

K

der Blutbildung dient; beim Erwachsenen in den meisten kurzen, platten und irregulären Knochen sowie in den Epiphysen der Röhrenknochen von Oberarm und Oberschenkel; beim Kind in allen Markhöhlen der Knochen vorhanden (▶ Abb. 216)

Knochenmarkbiopsie Syn.: Knochenmarkhistologie; Entnahme eines Stanzzylinders aus dem Knochenmark zur Beurteilung der Knochenmarkstruktur im Zusammenhang

Knochenmarkhöhle Hohlräume in der ▶ *Spongiosa*, gefüllt mit Knochenmark

Knochenmarkpunktion Syn.: Knochenmarkaspirationszytologie; Aspiration von Knochenmark über eine Spritze zur Untersuchung der Zellen

Knochenmasse, maximale Die maximale Knochenmasse erreicht der Mensch in der späten Jugend, danach ist sie abnehmend

Knochenmatrix Knochengrundsubstanz; Binde- und Stützgewebe des Knochengewebes; Ort der Einlagerung von Kalzium- und Phosphatsalzen bei der Mineralisation des Knochens

Knochentypen Einteilung der menschlichen Knochen hinsichtlich ihrer Form

Knöchernes Labyrinth Hohlraumsystem des ▶ *Innenohrs*

Knorpel Lat.: Cartilago; Art des Stützgewebes, von hoher Druckfestigkeit und/oder Elastizität

Knorpel, elastischer Gelblich, hoher Anteil an elastischen Fasern, sehr biegsam; formt Kehldeckel und Knorpel der Ohrmuscheln (▶ Abb. 217)

Knorpel, faseriger ▶ *Faserknorpel*

Knorpel, hyaliner Lichtdurchlässig wie mattes Glas; faserarme Grundsubstanz, druckfest und elastisch, überzieht Gelenkflächen, bildet die Rippenknorpel, einen Teil der Nasenscheidewand, Kehlkopfgerüst und Spangen der Luftröhre (▶ Abb. 218)

Koagulation Gerinnung

Koagulopathie Erhöhte Blutungsneigung durch Gerinnungsstörungen

Kochsalz, physiologisches 0,9-prozentige Lösung aus Natriumchlorid in Wasser, ist isoton zum Blut

Kodieren 1. Erfassung der erbrachten Leistungen im Rahmen der Fallkodierung in einer Klinik; 2. Prozess der Umwandung von ▶ *Daten* in eine standardisierte, (statistisch) auswertbare Form für die wissenschaftliche Datenanalyse

Körnerschicht Lat.: Stratum granulosum; dritte Schicht der Oberhaut (von innen); 3–5 Reihen flache Zellen; Keratinozyten bilden hier Keratohyalinkörnchen, verlieren ihren Zellkern und verhornen; Produktion einer ölähnlichen Substanz für eine geschmeidige Oberhaut

Körpergröße Größe eines aufrecht stehenden Menschen von den Fußsohlen bis zum Scheitel

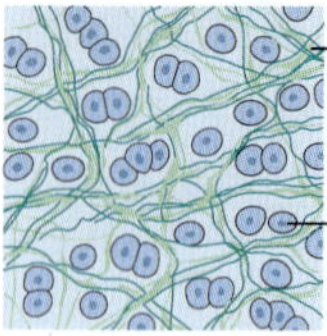

Abb. 217 Elastischer Knorpel [L190]

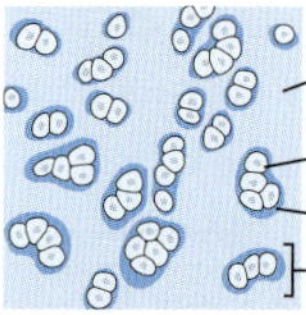

Abb. 218 Hyaliner Knorpel [L190]

Körperkern Innere Organe mit Gehirn und Rückenmark; Kerntemperatur schwankt maximal um 0,5 °C
Körperkreislauf Großer Kreislauf, dessen Gefäße sauerstoffreiches Blut über die Aorta zu den Organen und in die Peripherie und sauerstoffarmes Blut zurück zur rechten Herzhälfte bringen
Körperproportionen Größenverhältnisse der einzelnen Körperteile zueinander
Körperschale Haut und Extremitäten; Schalentemperatur kann stark schwanken
Körperstamm Syn.: Rumpf; Körper ohne Kopf, Hals und Extremitäten
Körpertemperatur Maß für den Wärmezustand des Körpers (▶ Tab. 6); physiologisch ca. 37 °C; Unterteilung: Kerntemperatur im Körperinneren (36,5–37,4 °C), Schalentemperatur an Haut und Gliedmaßen (28–33 °C)

Tab. 6 Bezeichnung verschiedener Körpertemperaturen

Temperatur	Bezeichnung
42,6 °C	Eiweißgerinnung im menschlichen Körper → Tod
≥ 40,0 °C	Sehr hohes Fieber
39,1–39,9 °C	Hohes Fieber
38,6–39,0 °C	Mäßiges Fieber
38,1–38,5 °C	Leichtes Fieber
37,5–38,0 °C	Subfebrile Temperatur
36,3–37,4 °C	Normaltemperatur
≤ 36,2 °C	Untertemperatur
< 29,0 °C	Kritischer Bereich
ca. 25,0 °C	Unterste Grenze → Tod

Kognitiv Zum Begreifen, Erinnern, logischen Denken gehörend
Kohärenzgefühl Subjektive Empfindung des Menschen aufgrund seiner Lebenserfahrung, dass seine Umwelt verstehbar, handhabbar und sinnhaft ist; Kernelement der Theorie der ▶ *Salutogenese* nach A. Antonovsky
Kohlenhydrate Verbindung von Kohlenstoff, Wasserstoff und Sauerstoff; speichern Sonnenenergie in chemischer Form und sind damit die Grundlage irdischen Lebens
Kohlensäure-Bikarbonat-System Das Kohlensäure-Bikarbonat-Puffersystem ist mit ⅔ der Gesamtpufferkapazität der leistungsfähigste Blutpuffer; die Kohlensäure (= H_2CO_3, Puffersäure) kann bei Basenüberladung ein H^+-Ion abgeben und wird zum Bikarbonat, umgekehrt kann Bikarbonat (= HCO_3, Pufferbase) bei Säureüberladung H^+-Ionen aufnehmen und wird so zur Kohlensäure – überschüssige Kohlensäure zerfällt zu H_2O (Wasser) und CO_2 (Kohlendioxid), welches als Atemgas abgeatmet werden kann
Koitus ▶ *Geschlechtsverkehr*
Kokken Kugelbakterien; wichtigste Vertreter: ▶ *Streptokokken*, ▶ *Staphylokokken* (▶ Abb. 219)
Kolik Krampfartiger, durch Kontraktion der glatten Muskulatur eines Hohlorgans hervorgerufener Schmerz
Kolitis Entzündung des Dickdarms
Kolitis, Antibiotika-assoziierte pseudomembranöse Endogene Infektion bei intensiver Antibiotikathe-

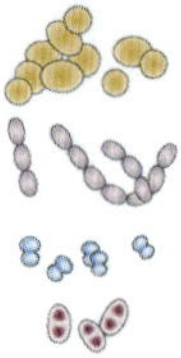

Abb. 219 Verschiedene Kokkenarten [L157]

rapie durch Clostridium difficile; Überwucherung der normalen Darmbakterien durch Clostridien

Kollagen Leimartiges, stark quellendes Protein des Bindegewebes

Kollagenfasern Sehr zugfest, daher für die Haltefunktion von Sehnen und Gelenkbändern sehr geeignet

Kollagenosen Bezeichnung für systemische Autoimmunerkrankungen, deren gemeinsames Kennzeichen eine generalisierte Entzündung des Bindegewebes ist; prognoseentscheidend ist der Befall der inneren Organe

Kollaps Kreislaufzusammenbruch, Schock

Kollateral Seitlich angeordnet, benachbart

Kollateralbandruptur Partielle oder vollständige Ruptur der Seitenbänder des Kniegelenks

Kollateralkreislauf Umgehungskreislauf

Kolloid Teilchen oder Tröpfchen, die in einem anderen Medium mikroskopisch nicht mehr erkennbar verteilt sind

Kolloidosmotischer Druck Der Anteil am osmotischen Druck, für den Kolloide verantwortlich sind; Kolloide sind in Organismen vor allem Eiweiße (Proteine)

Kolon Dickdarm (▶ Abb. 220)

Kolonmassage Massage des Dickdarms in seinem Verlauf von rechts unten nach links unten zur Obstipationsprophylaxe

Kolonresektion Operative Entfernung von Teilen des Dickdarms, v. a. bei Kolonkarzinom

Kolorektales Karzinom Häufigster bösartiger Tumor im ▶ *Gastrointestinaltrakt*; hat seinen Ursprung meist in den Drüsenzellen und metastasiert über Lymphknoten und Pfortader

Koloskopie Syn.: Dickdarmspiegelung; Endoskopie zur Untersuchung des Dickdarms

Kolostoma Stomaanlage im Bereich des Kolons (= Dickdarm)

Kolpitis Syn.: Vaginitis,

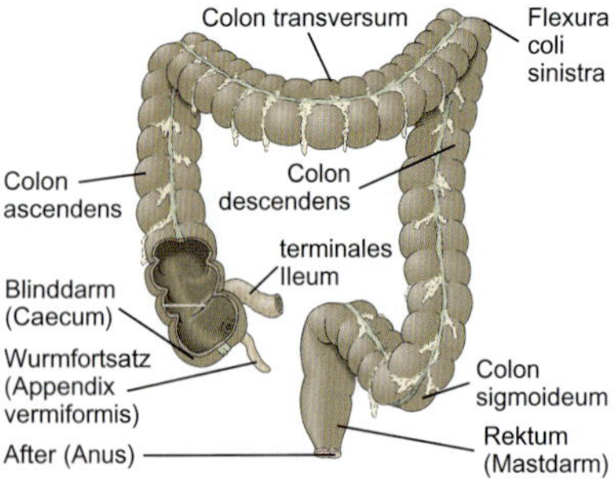

Abb. 220 Kolon [L190]

Scheidenkatarrh; Entzündung der Scheide
Kolporrhaphie Operation mit vorderer und hinterer Scheidenplastik; Therapie bei Gebärmuttersenkung
Kolposkopie Spiegelung von Scheide und Gebärmuttermund
Kohortenstudie Studiendesign zur Untersuchung von Risikoverläufen über die Zeit; eignet sich dazu, Neuerkrankungen zu beschrieben bei vergleichsweise häufigen Erkrankungen; ermittelt resultierende Krankheiten und eine oder wenige Expositionen
Koma Bewusstlosigkeit, vollständiges Ausschalten des Bewusstseins; keinerlei Reaktionen auf Ansprache, evtl. auf Schmerzreize
Koma, diabetisches ▶ *Diabetisches Koma*
Koma, hepatisches ▶ *Leberkoma*
Koma, hyperosmolares Extreme Blutzuckererhöhung (meist > 700 mg/dl) führt durch Glukoseausscheidung zu hohen Flüssigkeits- und Elektrolytverlusten über die Niere mit Entwicklung einer Exsikkose; meist keine ▶ *Azidose*; v. a. bei Typ-2-Diabetikern
Koma, ketoazidotisches Hochgradiger Insulinmangel führt zu Blutzuckererhöhung (300–700 mg/dl) und Lipolyse (= Fettabbau) mit Ketonkörperproduktion und Azidose, die zur Entgleisung des Elektrolythaushalts führt; v. a. bei ▶ *Diabetes mellitus Typ 1*
Koma, vigiles ▶ *Wachkoma*
Koma-Score Punktwert/Summe aller Punkte nach Einschätzung des Schweregrads einer Bewusstseinsstörung mithilfe der ▶ *Glasgow Coma Scale, Glasgow-Koma-Skala*; je weniger Punkte, desto schwerer die Bewusstseinsstörung
Komedon Syn.: Mitesser; durch Talgansammlung verstopfte Ausführungsgänge einer Talgdrüse; in der Folge häufig Bildung von Papeln und Pusteln durch Entzündung
Kommissurenbahn Nervenfaserbündel der weißen Gehirnsubstanz, welche linke und rechte Großhirnhemisphäre verbinden, sie verlaufen z. B. im ▶ *Balken*
Kommunikationskontakte Verbindung zwischen Zellen zum Austausch von Ionen oder Metaboliten
Kompakta Lat.: Substantia compacta; dichte und feste Knochensubstanz (▶ Abb. 221)

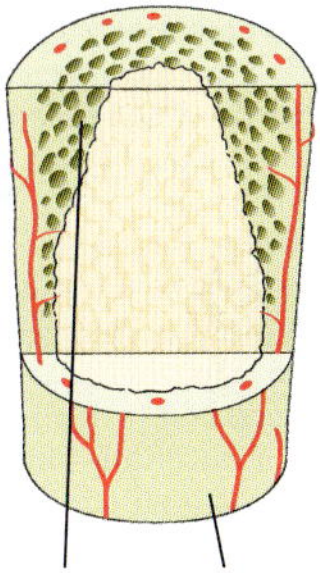

Abb. 221 Kompakta und Spongiosa (▶ *Knochenbälkchen*) [L190]

Kompartmentsyndrom Syn.: Muskelkammer-Syndrom; mit Schmerzen, Bewegungseinschränkung und neurologischen Symptomen einhergehendes Syndrom, bedingt durch eine Durchblutungsstörung infolge erhöhten Gewebedrucks in einem nicht ausdehnungsfähigen Kompartiment (z. B. Gewebedruck durch Frakturhämatom in einer Muskelloge); am häufigsten an Unterarm (= Volkmann-Kontraktur) und Unterschenkel (= Tibialis-anterior-Syndrom)

Kompatibel Vereinbar, passend, verträglich; Geg.: inkompatibel

Kompensation Ausgleich (einer latenten Organstörung durch den Organismus selbst oder durch Medikamente); Geg.: Dekompensation

Kompetenz Verbindung von Wissen und Können (Fähigkeiten und Fertigkeiten) in der Bewältigung von Handlungsanforderungen (vgl. ▶ *Handlungskompetenz, berufliche*)

Komplementfaktoren ▶ *Plasmaproteine* bzw. Enzyme des Komplementsystems

Komplementsystem Zusammenspiel von ▶ *Plasmaproteinen* für Funktionen der Abwehr wie ▶ *Chemotaxis*, ▶ *Opsonierung* und ▶ *Membranangriffskomplex*

Komplikation Folge einer Erkrankung, eines Unfalls, eines Eingriffes oder eines Medikaments, die nicht im engeren Sinne zur bestehenden Erkrankung gehört

Komplex Vielschichtig, zusammenhängend, umfassend

Komponenten Bestandteile eines Ganzen

Kompresse Verbandsmittel zur Wundauflage, Blutstillung oder zur Auflage auf die Körperfläche, um Wärme, Kälte oder ein Arzneimittel zu applizieren

Kompression Zusammenpressung, Quetschung, Abdrückung, Druckerhöhung

Kompressionssyndrom Zu den neuralen Pathologien gehörend: Kompression des Nervs in seinem Verlauf

Kondensation Übergang eines Stoffes vom gasförmigen in den flüssigen oder festen Aggregatszustand durch Druckerhöhung oder Temperaturerniedrigung

Kondition Verfassung, Leistungsfähigkeit

Konditionierung Erlernen von Reiz-Reaktions-Mustern

Kondomurinal Kondom mit einem Urinauffangsystem; Anwendung bei Harninkontinenzformen des Mannes als Alternative zum transurethralen Blasenverweilkatheter

Konduktion Wärmeleitung; ruhende Stoffe, also die Gewebezellen, tauschen Wärme aus; Muskulatur nahe der Oberfläche kann so Wärme an die Umgebung verlieren

Konduktorin Eine Frau, welche auf ihrem X-Chromosom ein Merkmal trägt, welches bei ihr selbst nicht zur Ausprägung gekommen ist, weil sie über zwei X-Chomosome verfügt, vererbt dieses Merkmal an ihren Sohn; da dieser als männliches Individuum nur ein X-Chromosom hat, kommt bei ihm dieses Merkmal zur Ausprägung

Kondylome, spitze ▶ *Feigwarzen*

Konfusion Desorientiertheit

Kongenital Angeboren

Konen ▶ *Vaginalkonen*

Konfabulation Durch fehlende Erinnerung bedingte Schilderung erfundener Vorgänge, die der Betreffende als real empfindet; Symptom bestimmter Gehirnerkrankungen

Konfidenzintervall Engl.: confidence interval, Abk.: CI (Vertrauensbereich); Bereich von Messwerten, in den bei häufiger Wiederholung derselben Messung z.B. 95% der Messwerte liegen (95% CI)

Konisation Herausschneiden eines kegelförmigen Gewebestücks aus dem Gebärmutterhals bei karzinomverdächtigen Befunden (▶ Abb. 222)

Konjunktiva ▶ *Bindehaut*

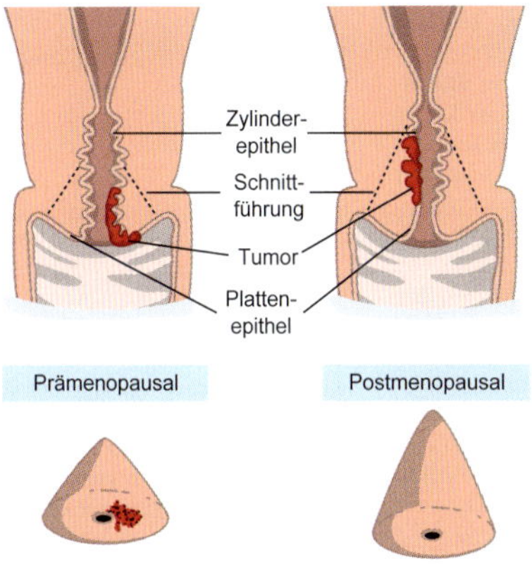

Abb. 222 Konisation [L138]

Konjunktivitis Akute oder chronische Entzündung der Augenbindehaut

Konkav Nach innen gewölbt; Geg.: ▶ *Konvex*

Konsequenz Auswirkung, Folgewirkung

Konservativ Ohne eine Operation, erhaltend; Geg.: operativ

Konstanz Beständigkeit

Konstipation ▶ *Obstipation*

Konstitution Allgemeine/körperliche Verfassung, Körperbau

Konstriktion Verengung, Einschnürung, Zusammenziehung

Konsultation Beratung

Kontamination Verunreinigung, Verschmutzung, Verseuchung; Geg.: Dekontamination

Kontinenz Fähigkeit, Harn oder Stuhl zurückzuhalten

Kontra- Vorsilbe oder Wortteil für: Gegen-; Geg.: pro

Kontraindikation Syn.: Gegenanzeigen; Umstand, der eine Therapie unmöglich macht; Geg.: ▶ *Indikation*

Kontraktilität Fähigkeit zur Kontraktion/Zusammenziehung

Kontraktion Zusammenziehen (▶ Abb. 223)

Kontraktion, exzentrische Der Muskel wird bei gleichzeitiger Muskelanspannung (=Kontraktion) verlängert, z.B. beim kontrollierten Nachgeben gegen eine äußere Kraft

Kontraktion, isometrische Eine Bewegung ist nicht erkennbar; der

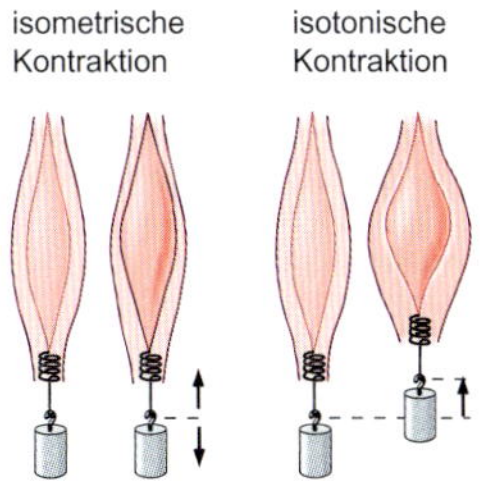

Abb. 223 Muskel in Ruhe, bei isometrischer und isotonischer Kontraktion [L190]

K

Muskel spannt an, bleibt aber in derselben Position, z. B. beim Tragen einer Tasche

Kontraktion, isotonische Durch Muskelverkürzung führt der Körper eine Bewegung durch, der Tonus verändert sich z. B. beim Gehen nur geringfügig

Kontraktion, konzentrische Aktive Muskelverkürzung; Ursprung und Ansatz nähern sich an, z.B. arbeitet der M. Biceps brachii beim Beugen vom Ellbogengelenk konzentrisch

Kontraktion, peristaltische Rhythmische Kontraktionen der Verdauungsmuskulatur zum Transport des Magen-Darm-Inhalts

Kontraktur Gelenkversteifung aufgrund mangelnder Bewegung

Kontranutation Gegennutation; das Promontorium (des Os sacrum) bewegt sich nach posterior/superior und das untere Kreuzbein nach anterior/inferior

Kontrastmittel Radioaktive Lösung zur Kontrastverstärkung und besseren Darstellung von Strukturen und Geweben; Aufnahme des Kontrastmittels je nach Untersuchung/Zubereitung: durch Sonde oder Einlauf, Schlucken, Injektion

Kontrazeption Empfängnisverhütung

Kontrazeptiva Verhütungsmethoden; Unterteilung: natürliche, mechanische, einnistungshemmende oder hormonelle Methoden

Kontusion Quetschung

Konvektion Wärmeströmung: ein bewegtes Medium – vor allem Blut, aber auch die bewegte Luft an der Hautoberfläche – transportiert die Wärme

Konversionsstörung ▶ *Dissoziative Störung*

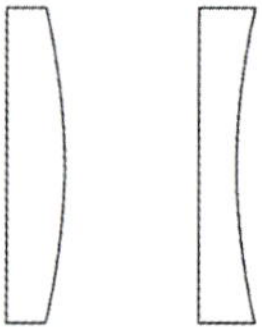

Abb. 224 Konvex/konkav [J787]

Konvex Nach außen gewölbt; Geg.: ▶ *Konkav* (▶ Abb. 224)

Konvex-Konkav-Regel Ist der bewegte Gelenkpartner konkav, finden ▶ *Osteokinematik* und ▶ *Arthrokinematik* in dieselbe Richtung statt. Ist der bewegte Gelenkpartner konvex, sind sie gegensinnig

Konzentration (Geistige) Sammlung, Aufmerksamkeit, Zusammenballung, Bündelung, Einengung

Konzentrationsstörung Störung der Fähigkeit, über längere Zeit bei einem Ausschnitt der Gesamtwahrnehmung oder des Gesamterlebens zu verweilen

Konzeption ▶ *Befruchtung*

Kopf Teil des Körperstamms, welcher den Großteil der Sinnesorgane (Augen, Ohren, Geruchs- und Geschmackssinn) sowie das lebenswichtige Gehirn beherbergt

Kopfbein Lat.: Os capitatum; Handwurzelknochen

Kopfgelenk, oberes Lat.: Articulatio atlantooccipitalis; das Gelenk zwischen dem ersten Halswirbel (▶ *Atlas*) und dem Hinterhauptknochen (Os occipitale)

Kopfgelenk, unteres Lat.: Articulatio atlantoaxialis; Gelenk zwischen erstem Halswirbel (▶ *Atlas*) und zweitem Halswirbel (▶ *Axis*)

Koplik-Flecken Symptom bei Masern; kalkspritzerartige weiße Flecken der Wangenschleimhaut gegenüber den Backenzähnen

Kornea ▶ *Hornhaut*

Korneozyte Hornzelle der Haut

Koronar Das Herz betreffend

Koronarangiografie Während Röntgendurchleuchtung wird Kontrastmittel in die Herzkranzgefäße eingespritzt; Ziel ist die Identifikation von Verengungen oder Verschlüssen; Durchführung im Rahmen einer Linksherzkatheteruntersuchung

Koronararterie Herzkranzarterie; entspringt der ▶ *Aorta*, Koronararterien versorgen den Herzmuskel mit Blut (▶ Abb. 225)

Koronare Herzkrankheit Abk.: ▶ *KHK*

Koronarstenose Verengung der Koronararterien

Koronarsyndrom, akutes Abk.: ACS; alle lebensbedrohlichen KHK-Manifestationen: instabile Angina pectoris, Herzinfarkt und plötzlicher Herztod

Koronartherapeutika Arzneimittel zur Verminderung der Herzarbeit oder zur Verbesserung der Herzdurchblutung

Korotkow-Töne Mit dem Stethoskop hörbare Strömungsgeräusche bei der auskultatorischen Blutdruckmessung

Korpulent Fettleibig, beleibt, wohlgenährt

Korpus Magenkörper; Hauptraum des Magens

Korpuskarzinom Syn.: Endometriumkarzinom; Gebärmutterhöhlenkrebs, ausgehend vom Endometrium

Korpuspolyp ▶ *Uteruspolyp*

Korrelation Wechselseitige Beziehung; mithilfe von statistischen Berechnungen zu erfassender Zusammenhang zwischen ▶ *Variablen*

Korsakow-Syndrom Alkoholassoziierte Erkrankung mit massiver Störung des Kurzzeitgedächtnisses, Desorientiertheit und ▶ *Konfabulation* (= erfundene Geschichten)

Kortex Rinde

Kortikalis Lat.: Substantia corticalis; Knochenrinde aus dichten Knochenfasern

Kortikosteron Zählt zur Gruppe der Glukokortikoide, auch als „Stresshormone" bezeichnet; beim Menschen von geringerer Bedeutung

Kortikotrop Auf die Rinde (Nebennierenrinde) wirkend

Kortisol Hauptvertreter der ▶ *Glukokortikoide*, auch als „Stresshormone" bezeichnet;

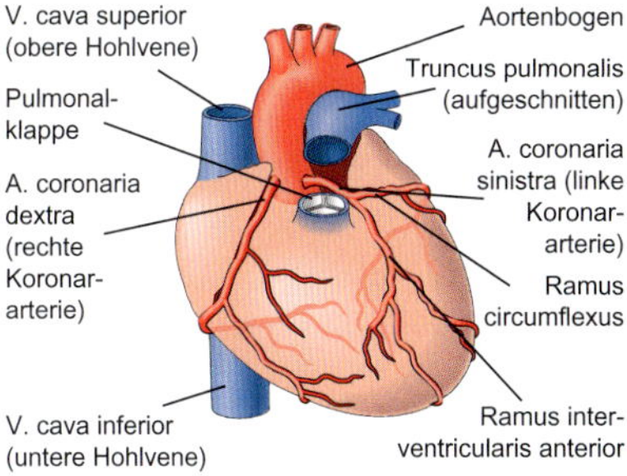

Abb. 225 Koronararterien [L190]

K

fördert u. a. die Zuckerneubildung in der Leber

Kostal Zu den Rippen gehörend

Koterbrechen Syn.: Miserere; kotiges Erbrechen durch Stauung des Darminhalts bei Ileus

Kovalente Bindung Zusammenhalt zweier Atome durch Bildung eines oder mehrerer gemeinsamer Elektronenpaare

Koxarthrose Syn.: Hüftgelenkarthrose; Sammelbezeichnung für degenerative Veränderungen des Hüftgelenks mit schmerzhafter Funktionsminderung; Ursachen sind Abnutzungserscheinungen, entzündliche Gelenkerkrankungen u. v. m. (▶ Abb. 226)

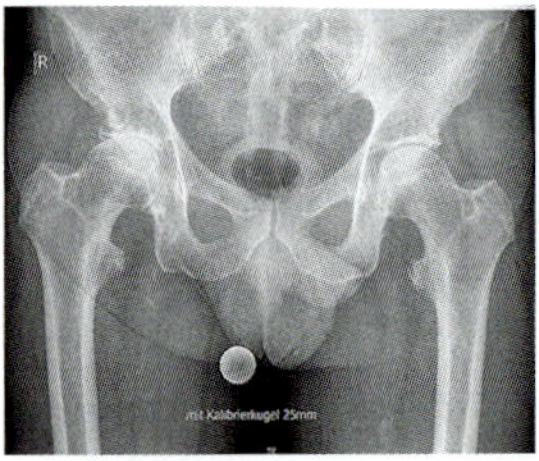

Abb. 226 Beidseitige Koxarthrose mit einer Verschmälerung des Gelenkspalts und Sklerosierung [P196]

KPE Abk. für: **k**omplexe **p**hysikalische **E**ntstauungstherapie; Therapie bei Lymphödemen

Krätze ▶ *Skabies*

Kraftsinn Teilwahrnehmung der Tiefensensibilität, die registriert, welchen Widerstand die Muskeln bei einer Bewegung bewältigen

Krallenhand Durch ▶ *Läsion* des N. ulnaris zeigt sich eine Überstreckung im Grundgelenk und Beugung im Mittelgelenk, besonders ausgeprägt an Ring- und Kleinfinger (▶ Abb. 227)

Krampfaderleiden ▶ *Varikosis*

Krampfader ▶ *Varize*

Krampfanfall, zerebraler Syn.: epileptischer Krampfanfall; Funktionsstörung der Nervenzellen im Gehirn durch eine abnorme synchronisierte Aktivitätssteigerung des ZNS

Kranial In Richtung Kopf

Kranio- Vorsilbe oder Wortteil für: den Schädel betreffend

Krankhaft ▶ *Pathologisch*

Krankheit Subjektives und/oder objektives Bestehen körperlicher und/oder geistig-seelischer Störungen bzw. Veränderungen

Krankheitsgewinn Positive Aspekte einer Erkrankung (z. B. gesteigerte Fürsorge von Angehörigen)

Kranznaht Lat.: Sutura coronalis; verbindet das Stirnbein mit den zwei Scheitelbeinen (▶ Abb. 228)

Kreatinin Abk.: Krea; harnpflichtiges Stoffwechselprodukt, das mit dem Urin ausgeschieden werden muss

Kreatinin-Clearance Laborgröße zur Einschätzung der Nierenfunktion

Kreatinphosphat Molekül, welches eine Phosphatgruppe zur schnellen Regeneration von ADP zu ATP bereithält

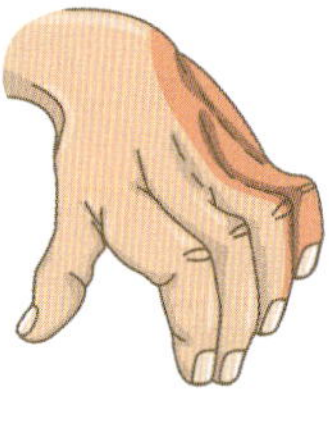

Abb. 227 Krallenhand [L157]

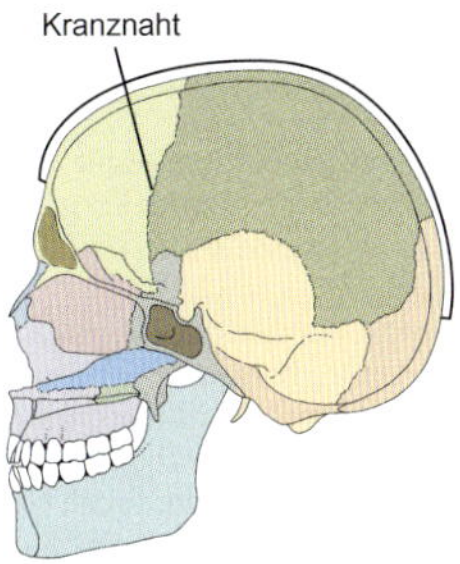

Abb. 228 Kranznaht [L190]

Kreatinin(phospho)kinase Abk.: CK; Enzym, das bei Schädigung von Muskelzellen vermehrt ins Blut gelangt; Laborparameter bei Skelett- und Herzmuskelerkrankungen (herzmuskelspezifisch: CK-MB)
Kreativität Fähigkeit, mit vorhandenem Wissen neue Probleme zu lösen oder Neues zu schaffen
Kreislaufzentralisation Die Blutversorgung konzentriert sich auf Gehirn und Herz; periphere Gefäßgebiete wie Haut, Muskulatur und Magen-Darm-Trakt werden vernachlässigt
Kremasterreflex Physiologischer Fremdreflex; durch Bestreichen der Oberschenkelinnenseite wird ein seitengleiches Hochziehen der Hoden ausgelöst
Krepitation Knochenreiben; sicheres Frakturzeichen, fühl- und hörbar bei Bewegung
Kretinismus Schilddrüsenunterfunktion; führt beim Kind zur Verzögerung der körperlichen Entwicklung und zu geistiger Behinderung
Kreuzband Lat.: Ligamentum cruciatum anterius/posterius; die zwei Kreuzbänder befinden sich zwischen Femur und Tibiakondylen und verbinden diese; sie verlaufen überkreuzt und stabilisieren das Kniegelenk vor allem während der Bewegung
Kreuzbein Lat.: Os sacrum; Abschnitt der Wirbelsäule, Knochen aus fünf verwachsenen Wirbeln (▸ Abb. 229)

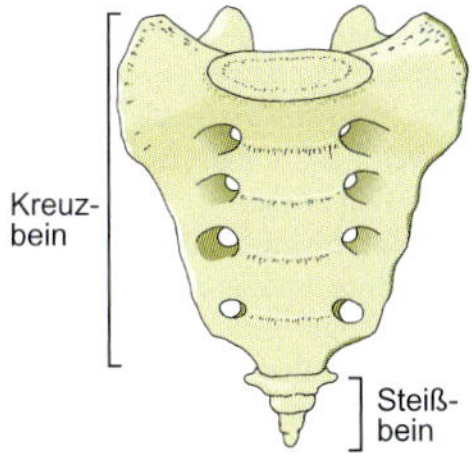

Abb. 229 Kreuzbein und ▸ *Steißbein* [L190]

Kreuzbeinkanal Lat.: Canalis sacralis; Fortsetzung des Wirbelkanals im Kreuzbein
Kreuzbeinlöcher Lat.: Foramina sacralia; Durchtrittslöcher der Spinalnerven im Kreuzbein
Kreuzbeinsegment Fünf Rückenmarksegmente (S1–S5), welche untere Extremitäten, äußere Geschlechtsorgane und After versorgen
Kreuzbeinwirbel Die fünf Kreuzbeinwirbel sind zum Kreuzbein miteinander verwachsen
Kreuzprobe Verträglichkeitsprobe im Labor vor Bluttransfusionen zum Ausschluss irregulärer Antikörper oder AB0-Verwechslungen; Majortest: Mischen von Empfängerserum und Spendererythrozyten; Minortest:

Mischen von Empfängererythrozyten und Spenderserum

Kreuzreaktionen ▶ *IgE* die gegen ein bestimmtes ▶ *Allergen* in einer bestimmten Allergenquelle reagieren, richten sich auch gegen andere Allergene in anderen Allergenquellen; somit lösen auch diese Allergene eine allergische Reaktion aus

KRINKO Abk. für: Kommission für Krankenhaushygiene und Infektionsprävention

Krise Wendepunkt, Entscheidungssituation, Zuspitzung

Krisis Schneller Fieberabfall innerhalb weniger Stunden; hohe Kollapsgefahr; Geg.: Lysis

Kristallin Eigenschaft eines Festkörpers mit regelmäßig angeordneten Teilen; Geg.: ▶ *Amorph*

Krone Künstlicher Zahnersatz aus Metall, Kunststoff oder Porzellan

Kronenfortsatzgrube Lat.: Fossa coronoidea; Grube am unteren Ende des Oberarmknochens (Humerus), in welche der Kronenfortsatz der Elle bei vollkommen gebeugtem Unterarm eingreift; stellt eine Aktionsradiusbegrenzung dar (mechanische Gelenkbremse)

Krupp Entzündliche Kehlkopfenge mit Atemnot und Pfeifgeräusch sowie bellendem Husten (= Krupphusten); Unterteilung: echter Krupp als Folge der ▶ *Diphtherie*, falscher Krupp (▶ *Pseudokrupp*) als Sonderform der ▶ *Laryngitis*

Kryo- Vorsilbe oder Wortteil für: Kälte-

Kryotherapie Kältetherapie

Krypten Fingerförmige Einstülpungen zwischen den Zotten im Darm (▶ Abb. 230)

Krypto- Vorsilbe oder Wortteil für: versteckt, verborgen

Kryptokokkose Syn.: Cryptococcus-Mykose; systemische Pilzinfektion, hervorgerufen durch den Hefepilz Cryptococcus; v. a. bei AIDS- und Tumorpatienten unter dem klinischen Bild einer Hirnhaut- oder Gehirnentzündung oder Sepsis auftretend

Kryptorchismus ▶ *Hodenhochstand*

Kryptosporidiose HIV-assoziierte Infektion durch das Protozoon Cryptosporidium parvum mit länger als vier Wochen andauernden Durchfällen

KTQ Abk. für: **K**ooperation für **T**ransparenz und **Q**ualität im Krankenhaus

Kubitaltunnelsyndrom Syn.: Ulnarisrinnensyndrom; durch Druckschädigung des N. ulnaris hervorgerufene sensible und motorische Störung im Versorgungsgebiet des Nerven im Handbereich; Ursache unklar

Kürettage ▶ *Abrasio*

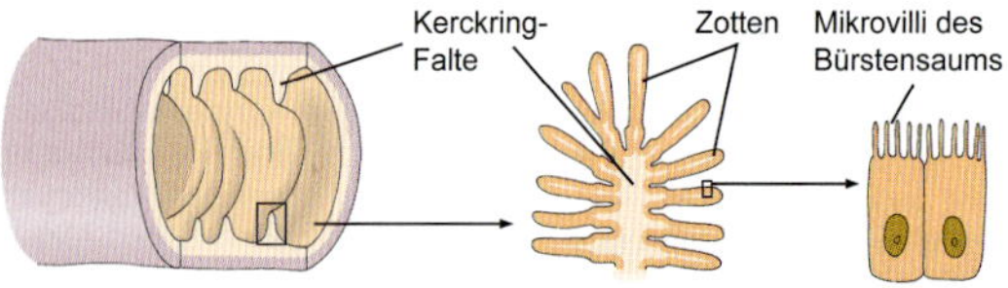

Abb. 230 Krypten [L190]

Kürette Instrument zur Ausschabung von Gewebe
Kugelgelenk Lat.: Articulatio sphenoidea; der kugelige Gelenkkopf sitzt in der schüsselförmigen Gelenkpfanne; das Kugelgelenk hat drei Freiheitsgrade, z.B. ▶ *Hüftgelenk*
Kumulation Syn.: Akkumulation; Anreicherung z. B. von Arzneimitteln
Kunstfehler Syn.: Behandlungsfehler; nicht angemessene Behandlung durch den Arzt mit straf- und zivilrechtlichen Konsequenzen im Falle einer Patientenschädigung
Kupfer-Zelle Sternförmige Makrophagen (Fresszellen) in der Leber
Kurative Therapie Auf Heilung ausgerichtet; Ziel: vollständige Wiederherstellung der Gesundheit; Geg.: ▶ *Palliative Therapie*
Kurzdarmsyndrom Beschwerden nach ausgedehnten Dünndarmresektionen (bei Morbus Crohn) durch eine geringere Resorptionsfläche des Darms; führt zu Fettresorptionsstörungen, Vitaminmangelerscheinungen und Störungen im Mineralstoffhaushalt
Kurzsichtigkeit Syn.: Myopie; Vereinigung parallel einfallender Lichtstrahlen vor der Netzhaut
Kurzzeitgedächtnis Informationen werden für Sekunden bis Minuten gespeichert und entweder ins Langzeitgedächtnis überführt oder gelöscht
Kussmaul-Atmung Abnorm tiefe Atmung bei Übersäuerung des Blutes, z. B. bei entgleistem Diabetes mellitus (Coma diabeticum)
Kutan Die Haut betreffend
Kutis Zusammenfassender Begriff für Ober- und Lederhaut
Kuti-viszeraler Reflex Fremdreflex, bei dem Reize auf der Haut (z. B. Wärmepackungen) innere Organe beeinflussen
Kutschersitz Sitzposition mit nach vorn gebeugtem Oberkörper und auf den Oberschenkeln aufgestützten Armen; dient der Vergrößerung der Atemfläche durch die Dehnung des Brustkorbs; Erleichterung bei Atemnot, Begünstigung des tiefen Atmens vor dem Abhusten (▶ Abb. 231)

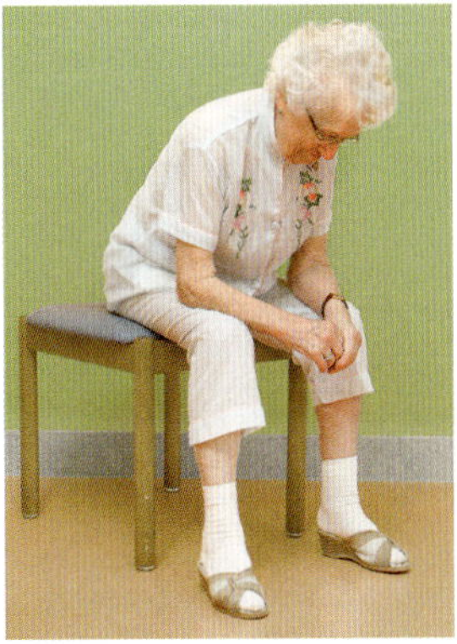

Abb. 231 Kutschersitz [K115]

Kyphose Dorsal konvexe Krümmung der Wirbelsäule; Geg.: Lordose; physiologische Krümmung der Brustwirbelsäule; pathologisch, wenn die Krümmung einen Grenzwert von 40° überschreitet oder in anderen Teilen der Wirbelsäule auftritt

L

Labium ▶ *Lippe*
Labil Schwankend, leicht aus dem Gleichgewicht zu bringen; Geg.: stabil
Labrum Gelenklippe
Labyrinthitis Entzündung des Innenohrs

Lähmung, periphere Schlaffe Lähmung; durch Schädigung der motorischen Vorderhornzellen im Rückenmark oder ihrer Nervenfortsätze hervorgerufen, wodurch die Impulse nicht mehr zu den betroffenen Muskeln gelangen können
Lähmung, zentrale Spastische Lähmung; durch Schädigung des primären motorischen Rindenfeldes oder der Nervenfasern der Pyramidenbahn; Schaltkreise für die Muskelreflexe funktionieren aber noch, wodurch es zu Spasmen kommt
Längsfurche Lat.: Fissura longitudinalis; teilt das ▶ *Großhirn* in zwei Hemisphären
Längsgewölbe Gewölbe an der Unterseite des Fußskeletts aus Muskeln, Bändern und Sehnen; erstreckt sich von der Ferse zum vorderen Fußballen
Längslage Verhältnis der Längsachse des Kindes entspricht der Längsachse des Uterus; Unterscheidung: ▶ *Schädellage* und pathologische ▶ *Beckenendlage*
Längsschnittstudie Studie, bei der zu mehreren Zeitpunkten innerhalb eines Zeitraums mehrmals gleiche ▶ *Variablen* erfasst werden
Läsion Wunde, Verletzung, Schädigung, Funktionsstörung
Lageanomalie Von der Norm abweichende Lage des ▶ *Fetus* im ▶ *Uterus*
Lagerung Syn.: Positionierung; Körperposition im Liegen; bei immobilen Patienten durch die Pflegekraft herbeigeführt; am häufigsten: 30°- und 135°-Seitenlagerung, ▶ *Mikrolagerung*
Lagerungen, V-, A-, T-, I- Lagerungen zur Belüftung bestimmter Lungenabschnitte durch gezielte Hochlagerung des Brustkorbs (Kissenformung entsprechend der Buchstaben, ▶ Abb. 12, ▶ Abb. 379, ▶ Abb. 397)
Lagophthalmus Syn.: Hasenauge; unvollständiger Lidschluss
Laktat Salz der Milchsäure
Laktatdehydrogenase ▶ *LDH*
Laktierend Milch bildend
Lakto- Vorsilbe oder Wortteil für: Milch-
Laktose Disaccharid, gebildet aus einem Glukose- und einem Galaktosemolekül; bekannt unter der Bezeichnung „Milchzucker“
Lambdanaht Lat.: Sutura lambdoidea; Verbindung zwischen den zwei Scheitelbeinen und dem Hinterhauptbein (▶ Abb. 232)

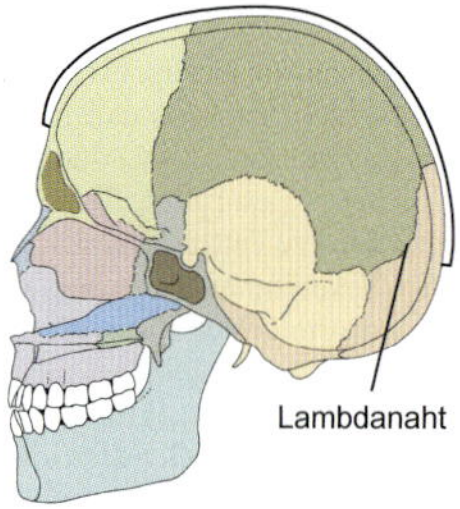

Abb. 232 Lambdanaht [L190]

Lamellen Schichtweise Anordnung von Kollagenfibrillen im Knochen; dünne Platte
Lamellenknochen Feinfaserig, komplizierte Struktur entsteht erst während des Wachstums; ein Erwachsenenskelett enthält fast ausschließlich Lamellenknochen
Lamina Dünne Platte, Schicht, Blatt
Langerhans-Inseln Hormonproduzierende Zellen des ▶ *Pankreas*; Produktion von ▶ *Insulin*, Glukagon,

▶ *Somatostatin* und pankreatischem Polypeptid

Langerhans-Zellen Dendritische Zellen; immunkompetente Zellen der Haut

Langlebige Vierte Unterteilungsstufe des Begriffs „Alter": über 100 Jahre

Langzeit-EKG Elektrokardiogramm, das über einen Zeitraum von 24 Stunden durchgeführt wird

Langzeitgedächtnis Permanenter Informationsspeicher des menschlichen Verstandes

Langzeitpotenzierung Neuronaler Vorgang an den Pyramidenzellen im Hippocampus, der dem Lernen dient

Lanugo Flaumbehaarung des Fetus ab dem fünften Monat; bei der Geburt fast völlig ausgefallen

Lanz-Punkt Druckpunkt im rechten Unterbauch; lokaler Druck-, Klopf- und Loslassschmerz bei ▶ *Appendizitis*

Laparo- Vorsilbe oder Wortteil für: Bauch-, Bauchraum-

Laparoskopie Syn.: Bauchspiegelung; Betrachtung der erkrankten Organe im Bauchraum über ein Laparoskop, das durch einen kleinen Bauchschnitt nahe des Nabels eingeführt wird (▶ Abb. 233)

Laparotomie Operative Eröffnung des Bauchraums zu diagnostischen oder therapeutischen Zwecken

Lappenbronchus Lat.: Bronchus lobaris; Verästelung aus den Hauptbronchien: zwei Lappenbronchien zu den linken Lungenlappen, drei zu den rechten Lungenlappen

Laryng(o)- Vorsilbe oder Wortteil für: Kehlkopf-

Laryngitis Entzündung des Kehlkopfes

Laryngopharyngitis Entzündung der Rachenschleimhaut, Schmerzen beim Schlucken

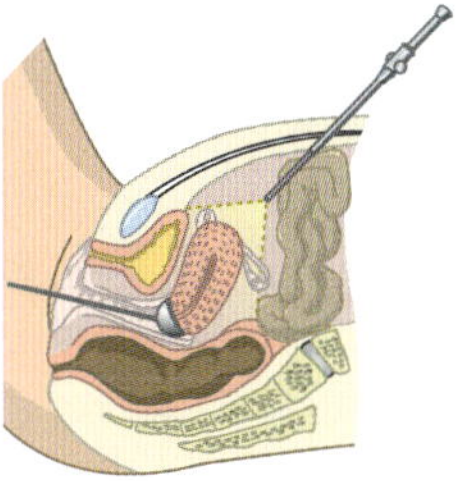

Abb. 233 Gynäkologische Laparoskopie [L138]

Laryngopharynx Kehlkopfrachen; reicht vom Kehldeckel bis zur Speiseröhre

Laryngoskopie Untersuchungsmethode zur Darstellung des Kehlkopfes, Kehlkopfspiegelung

Laryngotracheitis Entzündung des Kehlkopfes und der Luftröhrenschleimhaut

Larynx ▶ *Kehlkopf*

Larynxmaske Kehlkopfmaske

Larynxmaskennarkose Syn.: Kehlkopfmaskennarkose; Allgemeinanästhesie mit Spontanatmung oder maschineller Beatmung über eine Kehlkopfmaske

Larynxödem Wasseransammlung im Kehlkopf

Lasègue-Zeichen Klinisches Meningitiszeichen (weitere: ▶ *Brudzinski-Zeichen*, ▶ *Kernig-Zeichen*); in flacher Rückenlage führt das Anheben des Beins zu Rückenschmerzen bei ▶ *Meningitis*; auch bei Bandscheibenvorfall und ▶ *Ischialgie* (▶ Abb. 234)

Lasertherapie Behandlung mit Laserstrahlen (= Licht mit einheitlicher Wellenlänge, gleicher Phasendifferenz und hoher Energiedichte)

L

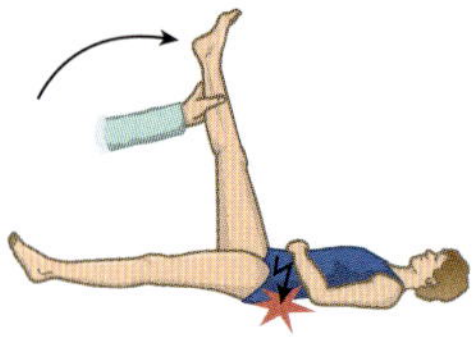

Abb. 234 Lasègue-Zeichen [L138]

Latent Verborgen, versteckt, ohne Symptome; Geg.: manifest
Lateral Seitlich, seitwärts, von der Medianebene entfernt
Lateraler Trakt Teil des M. erector spinae (= Muskelgruppe der autochtonen Rückenmuskulatur) mit Muskeln, welche die Querfortsätze benachbarter Wirbel verbinden, sowie Muskeln, welche die Dornfortsätze mit den Querfortsätzen benachbarter Wirbel verbinden; weiterhin gehören die Rippenhebermuskeln dazu
Lateralsklerose, amyotrophe ▶ *Amyotrophe Lateralsklerose*
Lauge ▶ *Base*
Lautbildung Erzeugen von Lauten mithilfe von Zunge, Lippe und Mund
LAVH Abk. für: Laparoskopisch assistierte vaginale ▶ *Hysterektomie*; Kombination aus laparoskopischer und vaginaler Operation
Laxans Plural: Laxanzien; Syn.: Abführmittel; Arzneimittel zur Beschleunigung des Nahrungstransports und der Darmentleerung
LDH Abk. für: **L**aktat**d**e**h**ydrogenase; Laborgröße bei Verdacht auf Herz-, Leber- und Skelettmuskelerkrankungen
LDL-Cholesterin LDL = low density lipoproteins; Bestandteil von Zellmembranen; fördert ▶ *Arteriosklerose*
Le-Fort-Frakturen Einteilung von Mittelgesichtsfrakturen; Le Fort I: horizontaler Oberkieferbruch, Le Fort II: pyramidenförmiger Oberkieferbruch, Le Fort III: transversaler Oberkieferbruch (▶ Abb. 235)
Lebensstil Gesundheitsrelevanter; Produkt individueller Bemühungen und objektiver Lebensbedingungen; Zusammenhang mit sozialer Schicht, Alter und Geschlecht
Leber Gr.: Hepar; unpaare exokrine Drüse mit vielseitiger Stoffwechselfunktion (▶ Abb. 236)
Leberarterie Bringt sauerstoffreiches Blut zur Leber
Leberausfallkoma Syn.: exogenes Leberkoma; Leberkoma bei ▶ *Leberzirrhose*, ausgelöst durch zusätzliche Belastung des Organismus, z. B. Alkohol, Infektionen
Lebergang Lat.: Ductus hepaticus; transportiert Gallenflüssigkeit innerhalb der Leber
Leberläppchen Leber besteht aus enormer Anzahl 1–2 mm großer Le-

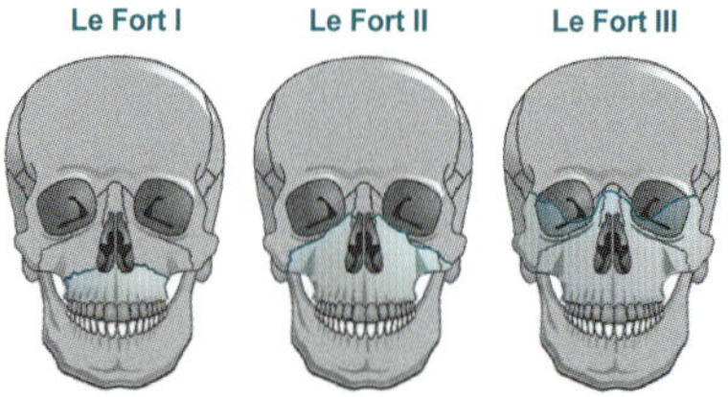

Abb. 235 Le-Fort-Frakturen [L157]

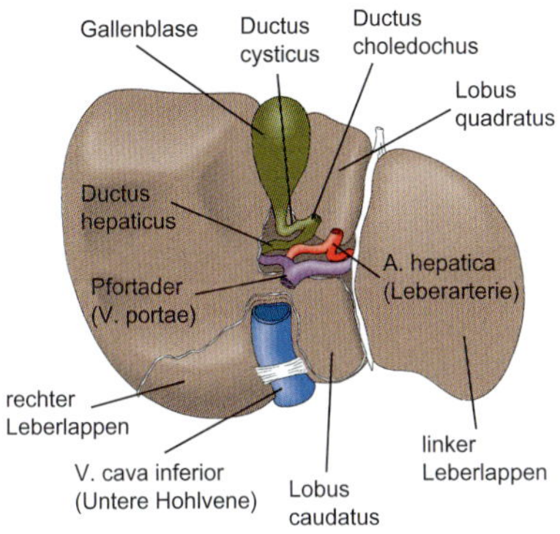

Abb. 236 Unterseite der Leber [L190]

berläppchen, die sechseckig wie Bienenwaben aufgebaut sind

Leberlappen Lat.: Lobus hepatis dexter/sinister; Aufteilung der Leber in den größeren rechten und den kleineren linken Lappen

Leberkoma Syn.: hepatisches Koma, Coma hepaticum; Bewusstseinsstörung bis zur tiefen Bewusstlosigkeit durch Ausfall der Entgiftungsfunktion der Leber; Unterteilung: endogenes Leberkoma (Leberzerfallkoma) und exogenes Leberkoma (Leberausfallkoma)

Lebermetastasen Ansiedlungen maligner Tumoren in der Leber, z. B. Tochtergeschwülste gastrointestinaler Tumoren über die Pfortader, oder von Bronchial-, Mamma- oder Schilddrüsenkarzinomen über die Arteria hepatica

Leber-Optikusatrophie Durch mitochondrialen Erbgang vermittelte Erkrankung der Mitochondrien; führt zum Abbau des Sehnervs

Leberpforte Lat.: Porta hepatis; Stelle an der Unterseite der Leber, an der Blut-, Lymph-, Gallengefäße und Nervenbahnen hinein- oder herausführen

Leberruptur, zweizeitige Leberverletzung (v. a. durch stumpfes Bauchtrauma) mit Leberparenchymriss und noch intakter Leberkapsel führt zu einer Einblutung in die Kapsel (= subkapsuläres Hämatom); Platzen der Kapsel nach Stunden (bis zwei Tagen) führt zu einer lebensbedrohlichen Blutung

Leberversagen, akutes Funktionsausfall der Leber bei vorher Lebergesunden innerhalb von Tagen bis Wochen nach Beginn einer Lebererkrankung

Leberzerfallkoma Syn.: endogenes Leberkoma; Leberkoma bei akutem Leberversagen

Leberzirrhose Syn.: Schrumpfleber; chronisch-progrediente, irreversible Zerstörung der Leberläppchen mit knotig-narbigem Umbau der Leber; in Deutschland meist durch Alkoholmissbrauch

LED Abk. für: **L**upus **e**rythematodes **d**isseminatus; Syn.: systemischer Lupus erythematodes

Lederhaut Syn.: Dermis, Corium; mittlere Schicht der Haut; verleiht ihr Reißfestigkeit und Dehnbarkeit

Legionärskrankheit Syn.: Veteranenkrankheit, Legionellen-Pneumonie; schwere Lungenerkrankung durch das gramnegative Stäbchenbakterium Legionella pneumophila, v. a. bei älteren und abwehrgeschwächten Menschen; oft verursacht durch Einatmung erregerhaltiger Wassertröpfchen

Legionellen Gramnegative Stäbchenbakterien; Vorkommen in warmem Wasser; Infektionsgefahr vor allem durch das Einatmen legionellenhaltiger Aerosole, z. B. Klimaanlagen, Duschköpfe

Leistenhaut Typ der Haut an Handinnenflächen und Fußsohlen

Leistenhernie Lat.: Hernia inguinalis; pathologische Ausstülpung der Bauchwand und des anhängenden Bauchfells durch den Leistenkanal; häufigste Hernie (▶ Abb. 237)

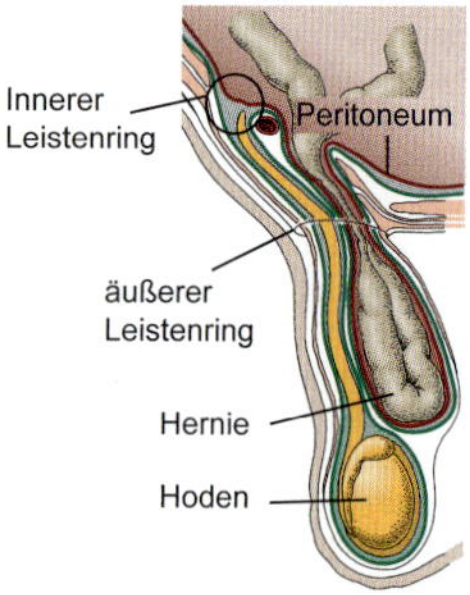

Abb. 237 Direkte Leistenhernie [L190]

Leistenkanal Röhrenförmige Verbindung zwischen Bauchhöhle und äußerer Schamgegend

Leistenring, äußerer Lat.: Anulus inguinalis superficialis; Ausgang des Leistenkanals

Leistenring, innerer Lat.: Anulus inguinalis profundus; Eingang des Leistenkanals

Leistung, elektrische Die in einer bestimmten Zeit verrichtete Arbeit; Messung in Watt (W)

Leitfähigkeit Fähigkeit chemischer Teilchen, sich mittels ihrer Ladung zu bewegen

Leitlinien Systematisch entwickelte Aussagen, welche die Berufsgruppen dabei unterstützen sollen, Entscheidungen über eine angemessene Gesundheitsversorgung bei spezifischen Gesundheitsproblemen zu treffen

Leitungsanästhesie Syn.: periphere Nervenblockade; Injektion eines Lokalanästhetikums nahe an peripheren Nerven oder Nervengeflechten

Lendenlordose Krümmung der Wirbelsäule nach vorne im Lendenbereich

Lendensegment Fünf Rückenmarksegmente (L1–L5), welche mit den Kreuzbeinsegmenten zusammenarbeiten

Lendenwirbel Wirbel mit besonders massiven Wirbelkörpern

Lendenwirbelsäule Besteht aus fünf Wirbeln

-lepsie Nachsilbe oder Wortteil für: Anfall

Leptin Hormon, das den Appetit hemmt; von Fettzellen produziert

Lernen, motorisches Fähigkeit des Nervensystems, sich plastisch umzustrukturieren und Bewegungen (wieder-) zu erlernen

Lesezentrum Bereiche der Großhirnrinde, welche für das Lesen und Verstehen des Gelesenen zuständig sind

Letal Tödlich; Geg.: vital

Letalität „Tödlichkeit" einer Erkrankung; statistische Kennzahl, welche bei einer Krankheit das Verhältnis der Todesfälle zur Zahl der Erkrankten anzeigt

Lethargie Trägheit, Gleichgültigkeit, Schläfrigkeit

Leukämie Maligne Erkrankung des blutbildenden Systems, bei der es zu einer starken Vermehrung von Leukozyten und deren funktionslosen Vorstufen kommt, welche die normalen Blutbestandteile verdrängen; Unterteilung: lymphatische (bösartige Wucherung der lymphatischen Zellen) und myeloische/nicht-lymphatische (Wucherung der Vorstufen der Granulozyten) Leukämie, akute und chronische Verläufe

Leuko- Vorsilbe oder Wortteil für: weiß

Leukopenie Zu niedrige Leukozytenzahl im Blut

Leukopoese Bildung von Leukozyten

Leukos Abk. für: ▸ *Leukozyten*

Leukozyten Abk.: Leukos; weiße Blutkörperchen (▸ Abb. 238)

Leukozytenzahl Anzahl der weißen Blutkörperchen im Blut; normal sind beim Erwachsenen 4.000–10.000 pro Mikroliter (μl), bei Kindern 12.000

Leukozytopenie Erniedrigung der Anzahl der weißen Blutkörperchen

Leukozytose Zu hohe Leukozytenzahl im Blut

Leukozyturie Krankhafte Ausscheidung von weißen Blutkörperchen mit dem Urin

Levatorschlitz Befindet sich zwischen den Schenkeln des M. levator ani; Durchtritt für Harnröhre und Vagina

Leydig-Zwischenzellen Zellen im Hodengewebe, in denen das Testosteron gebildet wird

LGA Abk. für: **l**arge for **g**estational **a**ge; hypertrophes Neugeborenes; zu hohes Geburtsgewicht

LH Abk. für: ▸ *Luteinisierendes Hormon*

Libido ▸ *Geschlechtstrieb*

Lichenifikation Veränderung der Haut durch Vergröberung der Hautstruktur und Zunahme der Hautdicke, z. B. bei ▸ *Neurodermitis*

Lichtreflex Reflektorische Eng- oder Weitstellung der Pupille als Anpassung an veränderte Lichtverhältnisse

Lichttherapie Syn.: Phototherapie; Nutzung des Sonnenlichtes im infraroten, im sichtbaren und im ultravioletten Bereich zu therapeutischen Zwecken

Lidspalte Zwischenraum zwischen Ober- und Unterlid des Auges

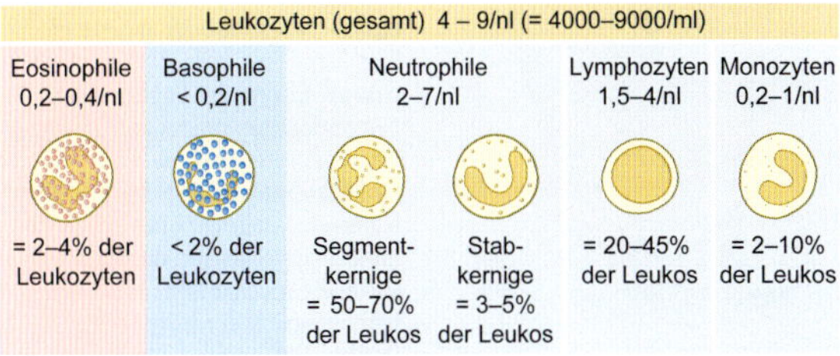

Abb. 238 Unterteilung der Leukozyten [L190]

Lieberkühn-Drüsen Etwa 0,2–0,4 mm tiefe schlauchförmige, teilweise verzweigte Einsenkungen des Epithels im Bereich der Schleimhaut des Dünn- und Dickdarms
Lien ▶ *Milz*
Ligamentum Band
Ligatur Schlinge zur Unterbindung eines Hohlorgans bei einer Operation
Lignin Unlöslicher Faserstoff (Ballaststoff)
Limbisches System Teil des ZNS mit wichtigen Funktionen für Gedächtnis und Gefühlsentstehung
Linea Linie
Linea alba Lat.: für „weiße Linie“: senkrechte Bindegewebsnaht, welche sich vom Processus xiphoideus bis zur Symphyse erstreckt; entsteht durch die Vereinigung der Sehnenplatten der seitlichen Bauchmuskulatur (▶ Abb. 239)
Linea aspera Lange Linie am Knochenschaft des Oberschenkelknochens (Femur); Ansatz der meisten Oberschenkeladduktoren

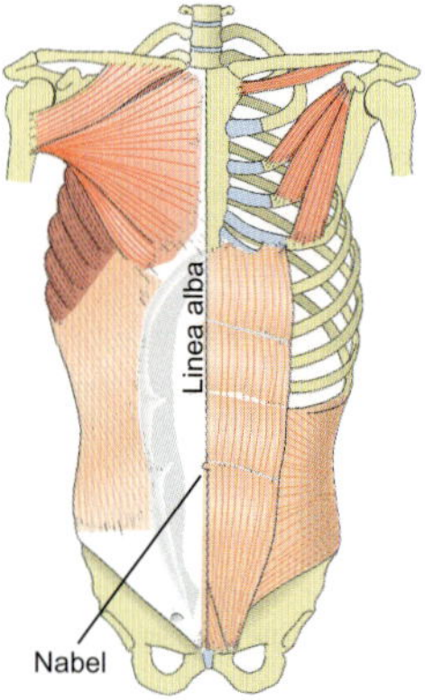

Abb. 239 Linea alba [L190]

Linea terminalis Ringförmige Linie an der Innenseite des Beckengürtels, kennzeichnet die Beckeneingangsebene
Linear Geradlinig, linienförmig; gleichbleibend
Lingua Zunge
Linksappendizitis ▶ *Sigmadivertikulitis*
Linksherzinsuffizienz Stauung vor dem linken Herz/in der Lunge, Anzeichen sind Luftnot, verminderte körperliche Belastbarkeit; ▶ *Herzinsuffizienz*
Linksherzkatheteruntersuchung Ein langer, dünner Katheter wird bei örtlicher Narkose und unter Röntgenkontrolle über eine Arterie in Ellenbeuge oder Leiste gegen den Blutstrom ins Herz vorgeschoben; Drucksensoren messen die Drücke in linker Kammer und linkem Vorhof
Links-rechts-Shunt Angeborener, nicht-zyanotischer Herzfehler mit Rückfluss von sauerstoffreichem Blut aus linker Herzhälfte/Aorta in den Lungenkreislauf
Linse Lat.: Lens; Teil des optischen Apparats des Auges
Linsenkern Lat.: Nucleus lentiformis; zählt zu den ▶ *Basalganglien*; liegt nahe bei Schalenkern und Globus pallidus
Lip(o)- Vorsilbe oder Wortteil für: Fett-
Lipase Enzym des Pankreas zur Fettverdauung; spaltet von Triglyzeriden die Fettsäuren ab
Lipid-Doppelschicht Körperzellen haben eine Zellmembran aus einer Lipid-Doppelschicht; diese gewährleistet die mechanische und chemische Integrität der Körperzelle (▶ Abb. 240)

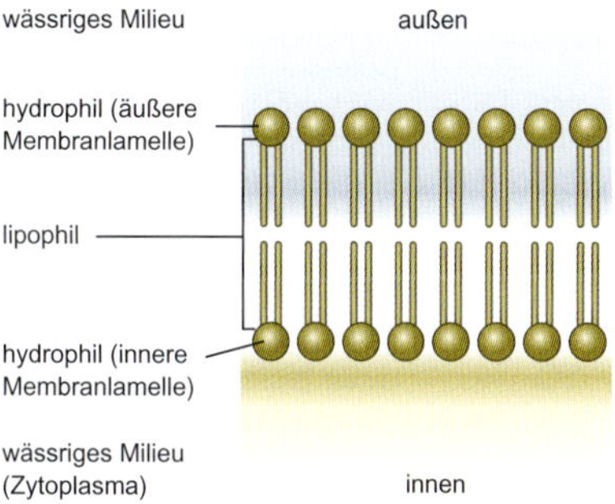

Abb. 240 (Phospho-)Lipid-Doppelschicht [L190]

Lipide Fette und fettähnliche Stoffe; lösen sich gut in unpolaren Lösungsmitteln wie Chloroform oder Ether, dagegen kaum in Wasser
Lipidsenker Arzneimittel zur Absenkung des Cholesterin- bzw. Triglyzeridspiegels
Lipödem Chronische, progrediente Fettverteilungsstörung, die fast ausschließlich Frauen betrifft; deutliche Disproportion zwischen Körperstamm und Extremitäten; Stadieneinteilung: 1 = feinknotige Hautoberfläche („Orangenhaut"), 2 = unebene, grobknotige Hautoberfläche („Matratzenphänomen"), 3 = ausgeprägte Umfangsvermehrung mit überhängenden Gewebeanteilen; Fortschreiten zum Lipo-Lymphödem möglich (▶ Abb. 241)
Lipogenese Verknüpfung dreier Fettsäuren mit einem Molekül Glycerin (= einfachster dreiwertiger Alkohol) zu Triacylglycerin (TAG)
Lipolyse Lipasen (= fettaufspaltende Enzyme) zerlegen im Darm wie auch im Fettgewebe und im Blut Triacylglycerine mit dem vorrangigen Ziel der Energiegewinnung
Lipom Gutartiger Fettzelltumor
Lipophil Fett bindend
Lipophob Fett abweisend
Liposarkom Bösartiger Fettzelltumor
Lippe Lat.: Labium; Übergang der Mundschleimhaut in die äußere Gesichtshaut
Lippenbremse, dosierte Geräuschloses Entweichen der Ausatmungsluft zwischen den locker aufeinanderliegenden Lippen; Atem-

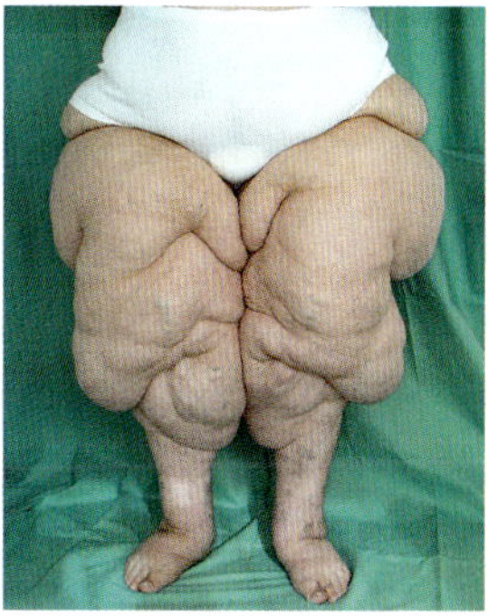

Abb. 241 Ausgeprägtes Lipödem mit sekundärem Lymphödem (Lipo-Lymphödem) [M150]

übung zur verbesserten Lungenbelüftung bei ▶ *Asthma bronchiale* und chronisch-obstruktiven Lungenerkrankungen

Lippenkiefergaumenspalte Ein- oder beidseitige Spaltbildung von Lippen, Kiefer, hartem oder weichem Gaumen

Liquor Klare Gehirnflüssigkeit

Liquorraum Hohlraum des ZNS, gefüllt mit Gehirnflüssigkeit (▶ Abb. 242)

Liquorraum, äußerer Gesamtheit aus Subarachnoidalraum und Zisternen, die Gehirn und Rückenmark umschließen

Liquorraum, innerer Besteht aus Ventrikelsystem des Gehirns und Zentralkanal im Rückenmark

Liquorrhö Ausfließen von Liquor durch eine Liquorfistel, d. h. eine pathologische Verbindung zwischen Liquorraum und Außenwelt; meist im Bereich von Nase und Ohr

Listerien Grampositive Stäbchenbakterien; nur Listeria monocytogenes ist menschenpathogen

Listeriose, angeborene Listerieninfektion des Ungeborenen über die Plazenta in der Schwangerschaft; führt zu Totgeburt oder schweren (ZNS-)Schäden des Kindes

-lith(o)- Nachsilbe oder Wortteil für: Stein-

-lithiasis Nachsilbe oder Wortteil für: Steinleiden

Livide Bläulich, blassblau

LLS Abk. für: ▶ *Loslassschmerz*

Lobärpneumonie Entzündung eines ganzen Lungenlappens, v. a. bei Kindern

Lobektomie Entfernung eines Lungenlappens

Lobulus Läppchen

Lobus Lappen

Lobus caudatus Von distal betrachtet kleinerer hinterer Leberlappen

Lobus quadratus Von distal betrachtet kleinerer vorderer Leberlappen

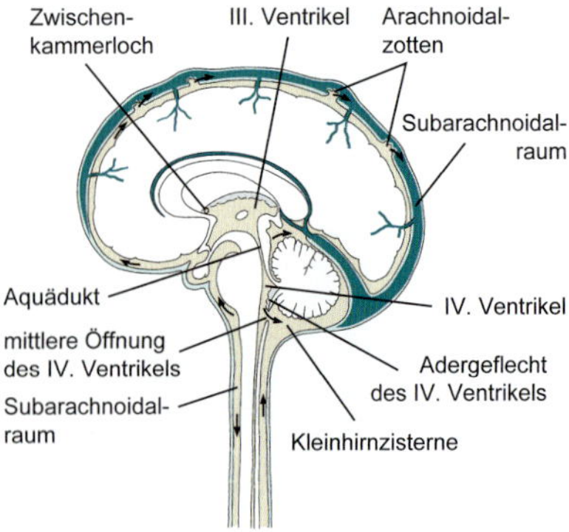

Abb. 242 Liquorraum [L190]

Lochien ▶ *Wochenfluss*

Locked-in-Syndrom Wahrnehmung und Bewusstsein sind erhalten, jedoch Unfähigkeit zu willkürlichen Bewegungen (außer Lidschluss); Ursache: Apoplex mit Hirnstamminfarkt

Löffelnägel Syn.: Koilonychie, Hohlnägel; dünn und löffelartig eingedellte Nagelplatten, verursacht durch Eisenmangel, Arbeiten im feuchtwarmen Milieu oder langen Kontakt mit Chemikalien

Lösungsmittel In Lösungsmitteln können feste, flüssige und gasförmige Stoffe gelöst werden; sie sind bei Raumtemperatur flüssig; ihre Lösefähigkeit ist abhängig von ihrer Polarität und ihrer Temperatur

-logie Nachsilbe oder Wortteil für: Lehre, Wissenschaft

Lokal Örtlich (begrenzt); Geg.: generalisiert

Lokalanästhesie ▶ *Regionalanästhesie*

Lokalanästhetikum Plural: Lokalanästhetika; Substanzen, die reversibel (d. h. für eine bestimmte Zeit) und lokal (d. h. örtlich begrenzt) die Signalleitung durch die Nervenfasern hemmen und so zu Schmerzlinderung oder -freiheit führen

Lokalisation Zuordnung zu einer bestimmten Stelle

Lokaltherapeutikum Plural: Lokaltherapeutika; äußere Therapieanwendungen; Anwendungsformen: Auftragen eines Präparates (z. B. Creme, Salbe), Anlegen eines Verbandes oder feuchten Umschlags, Voll- oder Teilbad

Longitudinal In Längsrichtung verlaufend, längs gerichtet

Longitudinalachse Längsachse, Vertikalachse

Longuette Gipsschiene, hergestellt aus Gipsbinden

Loslassschmerz Abk.: LLS; Syn.: Blumberg-Zeichen (▶ Abb. 243); Schmerzen im rechten Unterbauch bei plötzlichem Loslassen des eingedrückten Bauches auf der linken Seite, z. B. bei ▶ *Appendizitis*

Lost-to-follow-up Unkontrolliertes Ausscheiden von Teilnehmern aus einer klinischen Studie

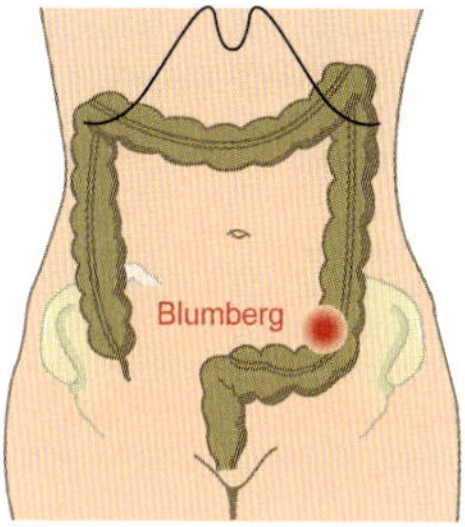

Abb. 243 Loslassschmerzpunkt – Blumberg-Zeichen [L138]

Lotion Flüssige Arzneizubereitung zur äußeren Anwendung; Wirkstoffe sind emulgiert oder suspendiert

Low-dose-Heparinisierung Gabe von Heparin zur Thromboseprophylaxe (Verhinderung von Thrombenbildung), z. B. bei Bettlägerigkeit

LSB Abk. für: **L**ink**s**schenkel**b**lock; verzögerte unterbrochene Reizleitung im linken Kammerschenkel

LTX Abk. für: Lungentransplantation

Lubrikation Sekretabsonderung in der Scheide bei sexueller Erregung; dient der Herstellung der Gleitfähigkeit

Lues ▶ *Syphilis*

Luftembolie Gefäßverschluss durch Verschleppung von Luftbläschen in die Blutbahn; Hauptrisikofaktor bei Infusionstherapie

Luftleitung Übertragung von Schallwellen aus der Luft auf das Trommelfell

Luftröhre Lat.: Trachea; Teil des Atmungssystems, Verbindung zwischen äußeren Atmungsorganen und Bronchialsystem der Lunge

Luftröhrenbifurkation Lat.: Bifurcatio tracheae; Aufteilung der Luftröhre in den linken und den rechten Teil
Lufu Abk. für: ▶ *Lungenfunktionsprüfung*
Lumbago Syn.: ▶ *Hexenschuss*, akutes Lumbalsyndrom; plötzlich eintretender, starker und andauernder Schmerz in der Lumbalregion, Ursache: möglich sind Wirbelblockaden oder Bandscheibenprotrusion
Lumbal Die Lenden betreffend
Lumbalpunktion Entnahme von Liquor im Lendenwirbelbereich zur Diagnose von Erkrankungen des ZNS
Lumbalsegment Lendensegment
Lumbalsyndrom, akutes ▶ *Lumbago*
Lumbus Lende
Lunge Lat.: Pulmo; Atmungsorgan, über welches Sauerstoff ins Blut aufgenommen und CO_2 aus dem Blut abgegeben wird (▶ Abb. 244)
Lungenbasis Unteres Ende der Lunge; liegt dem ▶ *Zwerchfell* auf
Lungenembolie Plötzliche oder schrittweise Verlegung von Lungengefäßen durch Thromben aus dem venösen Gefäßsystem (in 90 % aus der unteren Körperhälfte), die über untere Hohlvene und rechtes Herz die Lungenstrombahn erreichen; meist lebensbedrohlich (▶ Tab. 7)
Lungenemphysem Überblähung des Lungengewebes mit Elastizitätsverlust und unwiderruflicher Zerstörung von Alveolen; dadurch Bildung immer größerer Emphysemblasen, Verminderung der Gasaustauschfläche und ▶ *Totraum*vergrößerung
Lungenentzündung ▶ *Pneumonie*
Lungenerkrankung, chronisch obstruktive ▶ *COPD*
Lungenerkrankung, interstitielle Zusammenfassende Bezeichnung für zahlreiche chronische Entzündungen des Lungenparenchyms (= Lungengewebes); bei Fortschreiten der Erkrankung Entwicklung einer ▶ *Lungenfibrose*
Lungenfell Lat.: Pleura visceralis; hauchdünne Hülle, die die Lungen umgibt
Lungenfibrose Bindegeweblicher Umbau (= Fibrosierung) des Lungengerüsts und daraus resultierende restriktive Ventilationsstörung
Lungenfunktionsprüfung Abk: Lufu; Untersuchungsmethode der Lunge, bei der geprüft wird, ob die Mechanik und der Gasaustausch in der Lunge in Ruhe und unter Belastung funktionieren

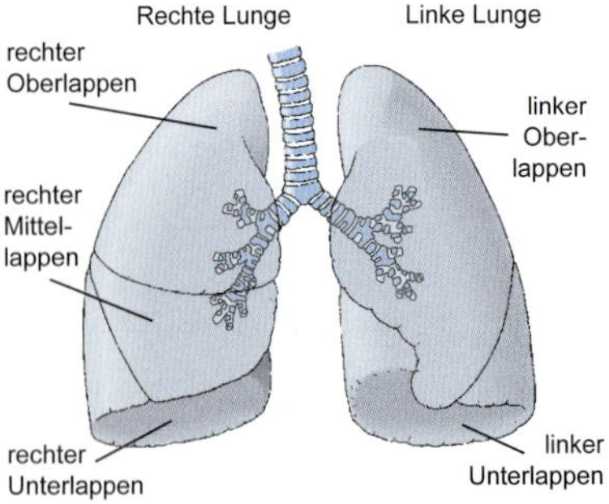

Abb. 244 Lunge [L190]

Tab. 7 Schweregradeinteilung der Lungenembolie

	I (klein)	II (submassiv)	III (massiv)	IV (fulminant)
Ausdehnung der Gefäßverschlüsse	Periphere Äste	Segmentarterien	Ein Pulmonalarterienast	Pulmonalarterienhauptstamm oder mehrere Lappenarterien
Klinik	Leichte Dyspnoe, Thoraxschmerz	Akute Dyspnoe, Thoraxschmerz, Tachypnoe, Tachykardie	Akute schwere Dyspnoe, Thoraxschmerz, Zyanose, Unruhe, Synkope	Dyspnoe, Schocksymptomatik, drohender Herz-Kreislauf-Stillstand
Blutdruck	Normal	Leicht erniedrigt	Stark erniedrigt	Schock

Lungenhilum Lungenwurzel
Lungenkreislauf Gefäßsystem, welches sauerstoffarmes Blut zur Lunge und sauerstoffreiches Blut zur linken Herzhälfte bringt
Lungenmetastasen Syn.: sekundäre Lungenmalignome; Tochtergeschwülste anderer bösartiger Tumoren in den Lungen, v. a. von Mamma-, Nieren- und Prostatakarzinomen
Lungenödem, akutes Ansammlung von (seröser) Flüssigkeit im Lungeninterstitium und/oder in Lungenalveolen mit lebensbedrohlicher Atemstörung (▶ Abb. 245)
Lungenperfusionsszintigrafie Darstellung der Lungendurchblutung durch i. v.-Injektion einer radioaktiven Substanz
Lungensarkoidose ▶ *Sarkoidose*
Lungensegmente System zur genauen Bezeichnung der Regionen der Lungenflügel; rechte Lunge zehn Segmente, linke Lunge neun Segmente (das siebte fehlt)

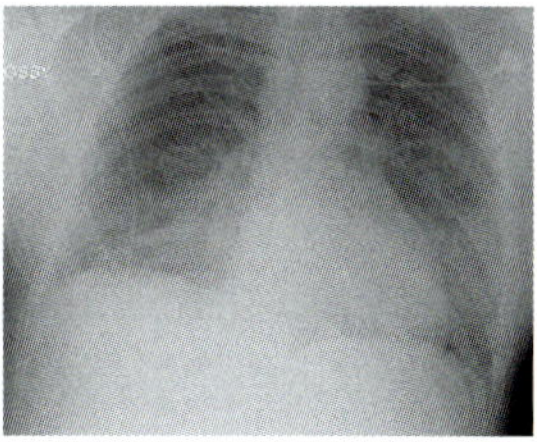

Abb. 245 Lungenödem [A400]

Lungenspitze Oberes Ende der Lunge; ragt oben etwas über das Schlüsselbein hinaus
Lungentuberkulose ▶ *Tuberkulose*
Lungenversagen, akutes ▶ *ARDS*
Lunula Weißer, kleiner Halbmond am Ansatz des Nagels
Lupus erythematodes Abk.: SLE (systemischer Lupus erythematodes), LED (▶ *Lupus erythematodes* disseminatus); generalisierte, oft schwere Autoimmunerkrankung mit Schädigung aller Organe

Luteinisierendes Hormon Abk.: LH; Sexualhormon des ▶ *Hypophysenvorderlappens*, welches wie ▶ *FSH* die Eizell- bzw. Spermareifung bei Frau bzw. Mann steuert

Luxation, -luxation Syn.: Verrenkung; pathologische Verschiebung zweier durch ein Gelenk verbundener Knochen mit vollständigem Kontaktverlust der gelenkbildenden Knochenenden, meist mit Verletzung des Kapsel-Band-Apparates

LWS Abk. für: **L**enden**w**irbel**s**äule

Lyell-Syndrom, staphylogenes Staphylokokkenbedingte Hautkomplikation mit großflächiger Hautrötung und später -ablösung

Lyme-Borreliose Syn.: Lyme-Krankheit; Erkrankung mit wechselnder Kombination aus Allgemeinsymptomen, Hautveränderungen und neurologischen Erscheinungen, verursacht durch das Bakterium Borrelia burgdorferi; Übertragung durch Zeckenbiss

Lymphadenitis Lymphknotenentzündung

Lymphangitis Lymphgefäßentzündung

Lymphatische Organe, primäre Hierzu zählen Knochenmark und ▶ *Thymus*; im Knochenmark werden die ▶ *Lymphozyten* gebildet; Reifung der Lymphozyten in Knochenmark und Thymus

Lymphatische Organe, sekundäre Hierzu zählen ▶ *Milz*, ▶ *Lymphknoten* sowie das Schleimhaut-assoziierte lymphatische Gewebe im Bindegewebe (z. B. Mandeln, Peyer-Plaques im Dünndarm)

Lymphatischer Rachenring Gruppe aus lymphatischen Organen im Rachenbereich; umfasst Gaumenmandeln, Rachenmandeln, Tubenmandeln und Zungenmandeln

Lymphatisches System System der Immunabwehr, welches aus den lymphatischen Organen und den Lymphgefäßen besteht

Lymphbahnen Gefäße zur Leitung der Lymphe (▶ Abb. 246)

Lymphe Flüssigkeit in den Lymphbahnen, abgeschöpft aus dem Interstitium; wird an den Venenwinkeln zurück ins Blutgefäßsystem geleitet

Lymphdrainage, manuelle Manuelle Entstauungstherapie bei einem ▶ *Lymphödem*, Bestandteil der ▶ *KPE*

Lymphkapillare Kleinste Lymphgefäße und Anfang der Lymphbahnen

Lymphknoten Lat.: Nodus lymphoideus; Filterstation des lymphatischen Systems

Lymphknotenvergrößerung Bei Entzündungen und bösartigen Erkrankungen auftretende Schwellung des Lymphknotengewebes

Lymphoblast Entwicklungsstufe eines ▶ *Lymphozyten*

Lymphödem Ansammlung von Lymphe im Zwischenzellraum aufgrund einer Störung des Lymphabflusses, z. B. nach einer Brustkrebsbehandlung mit Entfernung oder Bestrahlung der Lymphknoten

Lymphogene Metastasierung ▶ *Metastasierung, lymphogene*

Lymphogranuloma venereum Syn.: Lymphogranuloma inguinale; seltene, viral bedingte Geschlechtskrankheit; als Spätfolge granulomatöses Gewebe mit Abszessen und Elefantiasis der Genitalien

Lymphografie Röntgenaufnahme von mit Kontrastmittel gefüllten Lymphgefäßen und Lymphknoten

Lymphokin Hormonartiger Botenstoff des Immunsystems, welcher von ▶ *Lymphozyten* produziert wurde

Lymphom Gutartige oder bösartige Vergrößerung von Lymphknoten

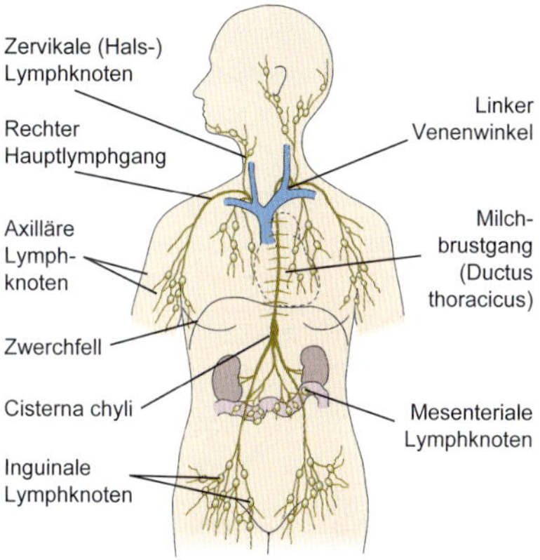

Abb. 246 Lymphbahnen und Lymphknotenstationen [L190]

Lymphopenie Zu niedrige Lymphozytenzahl im Blut (weniger als 1,5–4/nl); z. B. bei HIV-Infektion

Lymphozyten Untergruppe der weißen Blutkörperchen mit spezifischen Abwehraufgaben (▶ Abb. 247)

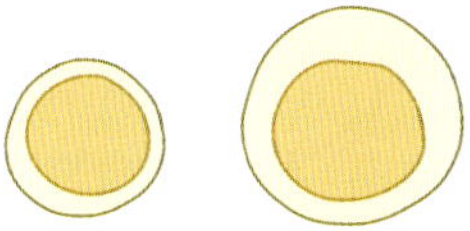

Abb. 247 Kleiner (links) und großer (rechts) Lymphozyt [L190]

Lymphozytose Zu hohe Lymphozytenzahl im Blut (mehr als 1,5–4/nl); z. B. bei Tuberkulose und vielen Virusinfektionen

Lymphwege Gefäße, die die Lymphe transportieren

Lyse Lösung, Auflösung

Lysetherapie Medikamentöse Wiederauflösung sowohl arterieller als auch venöser Blutgerinnsel

Lysis Langsamer Fieberabfall innerhalb mehrerer Tage; wird in der Regel gut vertragen; Geg.: Krisis

Lysosom Von einer Membran umhülltes Bläschen, das Fremdstoffe mittels Enzymen verdaut

Lysozym Antimikrobielle Substanz, die Zellwände von Bakterien zerstören kann

Lyssa ▶ *Tollwut*

M

M., Mm. Abk. für: Muskel, Muskeln (▶ Abb. 248)

M. abductor digiti Fingerbeuger

M. abductor pollicis brevis/longus Kurzer/langer Daumenabspreizer

M. adductor brevis/longus/magnus Kurzer/langer/großer Oberschenkelanzieher

M. adductor pollicis Daumenanzieher

M. arector pili Haaraufrichter

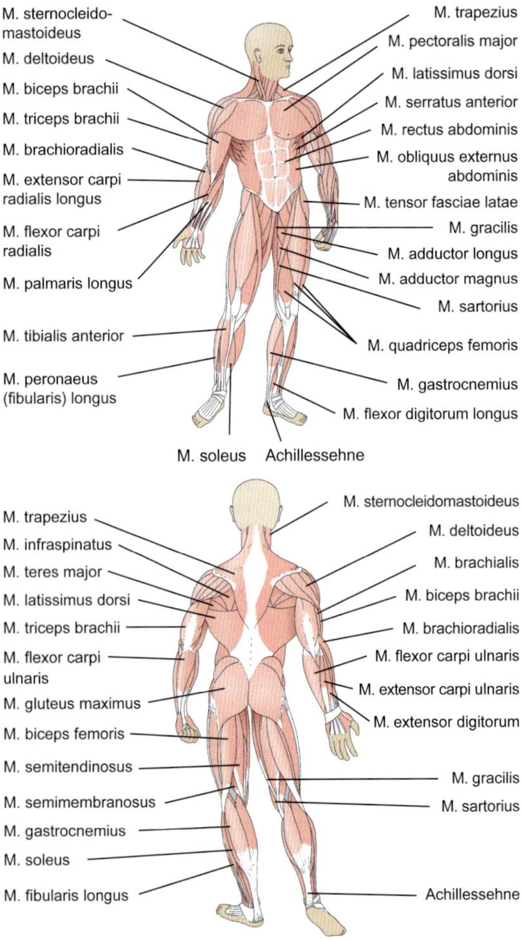

Abb. 248 Oberflächliche Skelettmuskulatur von vorn [L190]

M. biceps brachii Zweiköpfiger Oberarmmuskel; ▶ *Flexion* des Unterarms im Ellenbogengelenk zusammen mit dem Musculus brachialis

M. biceps femoris Zweiköpfiger Oberschenkelmuskel; Flexion und Außenrotation Kniegelenk, Streckung und Außenrotation Hüftgelenk

M. brachialis Oberarmmuskel; Flexion des Ellbogens

M. brachioradialis Oberarmspeichenmuskel; Beugung des Ellenbogengelenks, Drehung von Elle und Speiche gegeneinander, bis der Daumen nach außen zeigt (Supination)

M. buccinator Wangenmuskel; „bläst" die Wangen auf

M. bulbospongiosus Vorhofschwellkörpermuskel; umfasst die Scheidenöffnung

M. deltoideus Dreieckiger Schultermuskel; hebt den Arm

M. digastricus Hebt das Zungenbein während des Schluckaktes an

M. dilatator pupillae Muskel zur Erweiterung der Pupille (Pupillenerweiterer)

M. erector spinae Wirbelsäulenaufrichter

M. extensor carpi radialis/ulnaris Radialer/ulnarer Handstrecker

M. extensor digiti minimi Kleinfingerstrecker

M. extensor digitorum Fingerstrecker; Streckung der Hand und des 2.–5. Fingers

M. extensor indicis Fingerstrecker; Streckung des Zeigefingers

M. extensor pollicis brevis/longus Kurzer/langer Daumenstrecker

M. flexor carpi radialis/ulnaris Radialer/ulnarer Handbeuger

M. flexor digiti minimi Kleinfingerbeuger

M. flexor digitorum Fingerbeuger

M. flexor pollicis brevis/longus Kurzer/langer Daumenbeuger

M. frontalis Stirnmuskel; ermöglicht Stirnrunzeln

M. gastrocnemius Zweiköpfiger Wadenmuskel; bildet zusammen mit dem M. soleus den M. triceps surae, u.a. ▶ *Plantarflexion* des Fußes

M. geniohyoideus Kinn-Zungenbein-Muskel; Nach-vorne-Ziehen des Zungenbeins während des Schluckaktes

M. glutaeus maximus Großer Gesäßmuskel; mächtigster Muskel des menschlichen Körpers, u.a. für die Extension im Hüftgelenk zuständig, ermöglicht den aufrechten Gang

M. glutaeus medius/minimus Mittlerer/kleiner Gesäßmuskel; unter dem M. glutaeus maximus; stabilisieren beim Gehen das Becken

M. gracilis Schlankmuskel, ein Hüftadduktor

M. iliacus Darmbeinmuskel, u.a. Flexion im Hüftgelenk

M. iliocostalis Darmbein-Rippen-Muskel; bei beidseitiger Kontraktion eine Streckung in Richtung des Rückens (▶ *Dorsalextension*), bei einseitiger Kontraktion eine Beugung zur Seite (Lateralflexion)

M. iliopsoas Darmbein-Lenden-Muskel; M. psoas major und M. iliacus werden zum M. iliopsoas zusammengefasst; stärkster Hüftbeuger, Außenrotation im Hüftgelenk

M. latissimus dorsi Breiter Rückenmuskel; Antagonist (Gegenspieler) des M. deltoideus, u.a. Innenrotation des Humerus

M. levator ani Afterhebermuskel; kleidet fast den gesamten Beckenboden aus, einzige Lücke ist der ▶ *Levatorschlitz* nahe der Symphyse

M. levator palpebrae superioris Muskel zur Augenöffnung; Hebung des oberen Augenlids

M. levator scapulae Hebung des Schulterblatts

M. longissimus Längster Muskel; bei beidseitiger Kontraktion eine Dorsalextension (Streckung in Richtung Rücken), bei einseitiger Kontraktion eine Lateralflexion (Beugung zur Seite)

M. masseter Kaumuskel; verläuft vom Jochbogen zum Unterkieferwinkel

M. mylohyoideus Unterkiefer-Zungenbein-Muskel; Heben des Mundbodens

M. obliquus capitis Schräger Kopfmuskel

M. obliquus externus abdominis Äußerer schräger Bauchmuskel

M. obliquus internus abdominis Innerer schräger Bauchmuskel

M. omohyoideus Schulterblatt-Zungenbein-Muskel; Absenkung des Zungenbeins und Offenhalten der inneren Drosselvene

M. opponens pollicis Heranführen und Beugen des Daumens

M. orbicularis oculi Augenringmuskel; zuständig für den Augenschluss

M. orbicularis oris Ringmuskel des Mundes; schließt den Mund, presst die Lippen zusammen

M. palmaris longus Langer Hohlhandmuskel; ein Muskel des Unterarms, Beugung des Handgelenks

M. pectineus Kammmuskel; u.a. Flexion im Hüftgelenk

M. pectoralis major Großer Brustmuskel,; Adduktion und Anteversion des Schultergelenks

M. pectoralis minor Kleiner Brustmuskel; dient u.a. bei fixiertem Oberarm und Schulterblatt als Atemhilfsmuskel

M. popliteus Kniekehlenmuskel; unterstützt Beugung und Innenrotation des Unterschenkels

M. pronator Einwärtsdreher; Innenrotation von Elle und Speiche um ihre Achse

M. pronator quadratus Einwärtsdrehung von Unterarm und Hand; Elle und Speiche sind dann überkreuzt (▶ *Pronation*)

M. pronator teres Unterstützt M. pronator quadratus bei Einwärtsdrehung des Unterarms; Elle und Speiche sind dann überkreuzt (▶ *Pronation*)

M. psoas major Großer Lendenmuskel; Flexion im Hüftgelenk

M. psoas minor Kleiner Lendenmuskel, kommt bei nur 30-60% der Menschen vor

M. pterydoideus lateralis Teil der Kaumuskulatur; seitlicher Flügelmuskel; Öffnen des Kiefers

M. pterydoideus medialis Teil der Kaumuskulatur; mittlerer Flügelmuskel; dient dem Schließen des Kiefers

M. quadratus femoris Viereckiger Oberschenkelmuskel; u.a. Außenrotation des Femurs

M. quadriceps femoris Vierköpfiger gerader Schenkelmuskel; Flexion im Hüftgelenk, Extension im Kniegelenk

M. rectus abdominis Gerader Bauchmuskel; von Sternum bis Symphyse; von drei Sehnenstrukturen unterteilt

M. rectus capitis Gerader Kopfmuskel

M. rectus femoris Gerader Schenkelmuskel; Beugung im Hüftgelenk, Streckung im Kniegelenk

M. rhomboideus major Großer Rautenmuskel; zieht das Schulterblatt kopfwärts und zur Mitte, wenn der Arm aus hoher Position herunterbewegt wird

M. rhomboideus minor Kleiner Rautenmuskel; zieht das Schulterblatt kopfwärts und zur Mitte, wenn der Arm aus hoher Position herunterbewegt wird

M. risorius Lachmuskel; zieht die Mundwinkel zur Seite, wodurch „Lachgrübchen" entstehen

M. sartorius Schneidermuskel; verläuft oberflächlich am Oberschenkel, beugt Hüft- und Kniegelenk

M. scalenus anterior/medius/posterior Vorderer, mittlerer und hinterer Treppenmuskel; im hinteren seitlichen Bereich des Halses; Unterstützung der Einatmung durch Anheben der ersten Rippe

M. semimembranosus Plattensehnenmuskel; Beugung des Kniegelenks

M. semitendinosus Halbsehnenmuskel; Beugung des Kniegelenks

M. serratus anterior Atemhilfsmuskel; ermöglicht das Heben des Arms über 90°

M. sphincter ani externus/internus Äußerer/innerer Afterschließmuskel

M. sphincter pupillae Muskel zur Verengung der Pupille (Pupillenverenger)

M. sphincter urethra externus/internus Äußerer/innerer Harnröhrenschließmuskel

M. stapedius Steigbügelmuskel; dient der Feineinstellung der Gehörknöchelchen

M. sternocleidomastoideus Paarig angelegter, zweiköpfiger Kopfwendemuskel

M. sternothyroideus Brustbein-Schildknorpel-Muskel; während des Schluckaktes verlagert er Kehlkopf und Zungenbein nach unten

M. stylohyoideus Hebt das Zungenbein während des Schluckaktes an

M. subclavius Fixiert das Schlüsselbein im Sternoklavikulargelenk

M. supinator Auswärtsdrehung der Hand; Elle und Speiche sind dann parallel zueinander (▶ *Supination*)

M. supraspinatus Obergrätenmuskel; liegt oberhalb der Schulter; hilft M. deltoideus beim Heben des Arms

M. tarsalis Glatte Muskelschicht der Augenlider

M. temporalis Teil der Kaumuskulatur; Schläfenmuskel

M. tensor tympani Hammermuskel; spannt das Trommelfell und strafft die Gehörknöchelchenkette

M. thyrohyoideus Schildknorpel-Zungenbein-Muskel; während des Schluckaktes hebt er den Kehlkopf beim Schlucken

M. tibialis anterior Vorderer Schienbeinmuskel; u.a. ▶ *Dorsalextension* des Fußes

M. tibialis posterior Hinterer Schienbeinmuskel; u.a. ▶ *Plantarflexion* des Fußes

M. transversus abdominis Querer Bauchmuskel

M. transversus perinei profundus Tiefer querer Dammmuskel

M. transversus perinei superficialis Oberflächlicher querer Dammmuskel

M. trapezius Großer, dreiteiliger Muskel des Rückens; Bewegung des Kopfes und der Schulterblätter, Befestigung des Schulterblatts am Thorax

M. triceps brachii Dreiköpfiger Oberarmmuskel; Extension des Unterarms im Ellenbogengelenk zusammen mit dem M. anconeus

M. vastus intermedius Mittlerer Kopf des ▶ *M. quadriceps femoris*, unter ▶ *M. rectus femoris*

M. vastus lateralis Äußerer Kopf des ▶ *M. quadriceps femoris*

M. vastus medialis Innerer Kopf des ▶ *M. quadriceps femoris*

M. vocalis Stimmmuskel

M. zygomaticus Jochbeinmuskel; hebt die Mundwinkel seitlich nach oben zum Lächeln

Macula densa Spezialisierte Epithelzellen des distalen Tubulus der Niere, die direkt an den Vasa afferentia liegen

MAD Abk. für: ▶ *Mittlerer arterieller Druck*

Magen Lat.: Gaster; gr.: Ventriculus; setzt die in der Mundhöhle begonnene Verdauung fort; fasst ca. 1,5 l; Form variiert je nach Körperlage und Füllungszustand (▶ Abb. 249)

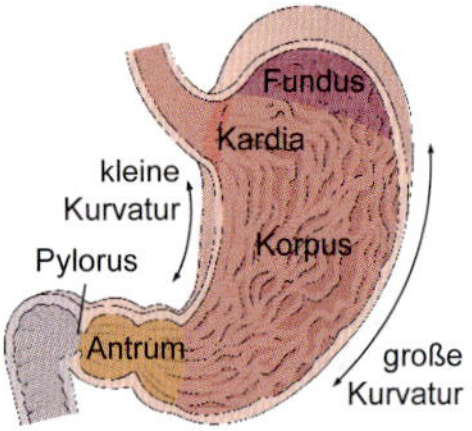

Abb. 249 Magen im Längsschnitt [L190]

Magenband ▶ *Gastric banding*

Magen-Darm-Passage Abk.: MDP; Kontrastmittelröntgenaufnahme des Magen-Darm-Traktes zur Darstellung von Magen und Duodenum

Magenfrühkarzinom Bösartiger Tumor im Magen, der in seiner Tiefenausdehnung die Submukosa nicht überschreitet

Magengeschwür ▶ *Ulkus*

Magenkarzinom Bösartiger epithelialer Tumor der Magenschleimhaut

Magenphase Nahrung gelangt in den Magen, woraufhin dieser gedehnt wird, was zu einer Gastrinausschüttung führt

Magenschleim Enthält zähes Muzin, das einen geschlossenen Film auf der Magenschleimhaut zu deren Schutz bildet und die Selbstverdauung verhindert

Magensonde Schlauch, der über Nase oder Mund durch Rachen und Speiseröhre in den Magen geschoben wird

Magenulkus ▶ *Ulkus*

Magenverweilzeit Zeit, welche ein Nahrungsmittel im Magen verbringt, bevor es in den Dünndarm transportiert wird

Magenvolvulus Stieldrehung des Magens; Komplikation bei paraösophagealer Hernie

Magersucht Syn.: Anorexia nervosa, Pubertätsmagersucht; Essstörung mit absichtlichem, teils lebensbedrohlichem Gewichtsverlust

Magnesium Abk.: Mg^{2+}; Elektrolyt; Normwert 0,7–1,0 mmol/l; Mitbeteiligung bei der Erregungsüberleitung an den Muskeln

Mahlbewegung Kaubewegung; Unterkiefer schiebt sich vor und zurück

Mahlzahn Lat.: Dens molaris; großer Backenzahn, der keinen Milchzahnvorgänger hat; dient dem Zermahlen der von den Schneidezähnen vorzerkleinerten Nahrung

Major Größere(r); Geg.: minor

Makro- Vorsilbe oder Wortteil für: groß, lang; Geg.: mikro-

Makroalbuminurie Erhöhte Ausscheidung des Eiweißes Albumin mit dem Urin, > 300 mg/24 Std.

Makroangiopathie Erkrankung der großen Blutgefäße

Makroangiopathie, diabetische Vorzeitige Arteriosklerose der großen Arterien beim Diabetiker; führt zu koronarer Herzkrankheit, Schlaganfall und peripheren Durchblutungsstörungen

Makrohämaturie Krankhafte Ausscheidung von roten Blutkörperchen mit dem Urin, bei der das Blut bereits mit bloßem Auges sichtbar ist
Makromoleküle Sehr große Molekülverbindungen wie Polysaccharide
Makrophagen Untergruppe der Leukozyten, die phagozytieren (Mikroorganismen oder Fremdkörper in sich aufnehmen und durch Enzyme abtöten) können
Makroskopisch Mit bloßem Auge sichtbar
Makrozephalus Zu großer Kopf; teils familiär, teils bei Hydrozephalus, Stoffwechsel-, Gehirn- oder Knochenerkrankungen
Makula 1. Fleck; primäre Effloreszenz; umschriebene Farbänderung der Haut im Hautniveau; 2. Sinnesfeld des Gleichgewichtssinns; bestehend aus Stütz- und Sinneszellen
Makuladegeneration Altersbedingt fortschreitende Schädigung der ▶ *Netzhaut* im Bereich des gelben Flecks (= Macula lutea) führt zur Sehbehinderung im Alter (Verlust des Scharfsehens und des Lesevermögens)
Mal- Vorsilbe oder Wortteil für: Störung, fehl-, mangel-, schlecht, bösartig
Malabsorption Trotz guter Verdauung werden die Nährstoffe nicht resorbiert
Malaria Schwere Infektionskrankheit; verbreitet in den warmen Erdzonen; gekennzeichnet durch wiederholte Fieberschübe, übertragen durch Stiche der Anopheles-Mücke
Malassimilationssyndrom Ein Symptomkomplex, bei dem der Organismus die zugeführten Nährstoffe nicht richtig nutzen kann
Malazie Erweichung
Maldigestion Die Nahrung wird unzureichend verdaut
Maligne Bösartig (in Bezug auf Gewebsveränderungen); Geg.: benigne
Malignome, HIV-assoziierte Für AIDS typische Tumoren, v. a. ▶ *Non-Hodgkin-Lymphom*, ▶ *Kaposi-Sarkom*
Malleolengabel Der Außenknöchel des Wadenbeins (Malleolus lateralis) bildet zusammen mit dem Innenknöchel des Schienbeins (Malleolus medialis) die Malleolengabel, die wiederum Teil des oberen Sprunggelenks (▶ *OSG*) ist
Malleolus Knöchel
Mallory-Weiss-Syndrom Längseinrisse der Ösophagusschleimhaut nach starkem Erbrechen führen zu einer oberen Gastrointestinalblutung mit Bluterbrechen und Teerstuhl
Malnutrition Mangelernährung
Maltose Disaccharid, gebildet aus zwei Glukosemolekülen
Mammaria-koronarer Bypass Abk.: MCB, IMA-Bypass; Verwendung der A. thoracica interna (früher A. mammaria interna) als Bypass (▶ Abb. 250)

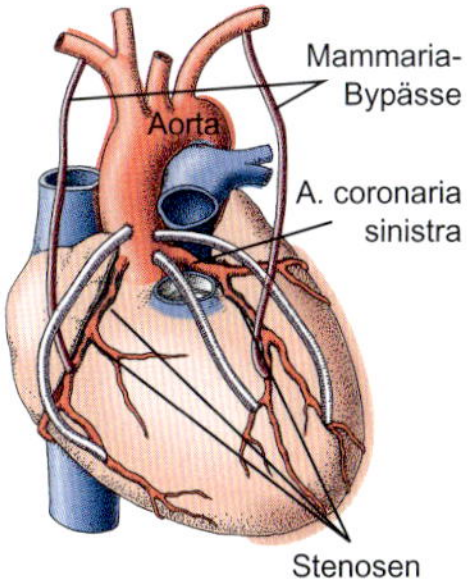

Abb. 250 Mammaria-koronarer Bypass [L190]

M

Mamillarkörper Teil des limbischen Systems; befindet sich an der Unterseite des Gehirns
Mamille ▶ *Brustwarze*
Mamillenretraktion Symptom bei Mammakarzinom; Einziehung der Brustwarze bei Verwachsen des Tumors mit der Haut
Mamma Weibliche Brust (▶ Abb. 251)

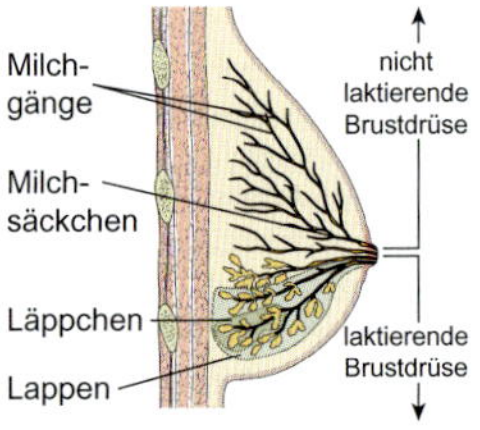

Abb. 251 Feinbau der weiblichen Brustdrüse [L190]

Mammakarzinom Bösartiger Tumor (Geschwür) des Epithelgewebes der Brust, Brustkrebs
Mammakarzinom, inflammatorisches Hautveränderungen ähnlich der einer starken Entzündung bei massiver Ausbreitung des Karzinoms in die Lymphspalten
Mammografie Röntgenologische Darstellung der Brust
Mandelentzündung ▶ *Angina tonsillaris*
Mandelkern Lat.: Corpus amygdaloideum; Kern des ▶ *Großhirns*, gehört zum limbischen System
Mandibula ▶ *Unterkiefer*
Manie Affektive Störung mit gehobener Stimmung, Antriebssteigerung, Denkstörung sowie evtl. Wahn; Episode bei bipolaren (= manisch-depressiven) affektiven Störungen; Vorkommen bei Intoxikationen mit Psychostimulanzien, bei Schizophrenien, Benzodiazepinentzug oder Gehirnerkrankungen
Manifest Offenbar, erkennbar; Geg.: latent
Manifestation Offenbarwerden, zu Tage treten
Manometer Druckmessgerät
Manubrium sterni Sog. „Handgriff" des Brustbeins, flach und vieleckig; der am weitesten ▶ *Kranial* gelegene und breiteste Teil des Brustbeins; steht in Verbindung mit den Schlüsselbeinen im Sternoklavikulargelenk
Manuell Mit den Händen
Manuelle Therapie Diagnostik und Behandlung von Funktionsstörungen bzw. Blockaden der Gelenke, Muskeln und Nerven
Manus Hand
MANV Abk. für: **M**assen**an**fall von **V**erletzten, Erkrankten und Beteiligten unterhalb der Katastrophenschwelle
MAO Abk. für: **M**ono**a**mino**o**xidase; Enzym zur Verminderung des Dopamin-Abbaus
MAP Abk. für: **m**ean **a**rterial **p**ressure; ▶ *Mittlerer arterieller Druck*
Marasmus Syn.: Atrophie; schwere Form der Unterernährung; Gedeihstörung
Marcumarnekrose Hautnekrosen, meist in der ersten Woche einer Cumarinbehandlung
Marfan-Syndrom Erbliche Bindegewebserkrankung mit Gefäßwandschwäche; Ursache für Aortenaneurysmen
Marginal Randständig
Markpyramiden Bereich des Nierenmarks, der über die Markstrahlen in die Nierenrinde übergeht (▶ Abb. 252)

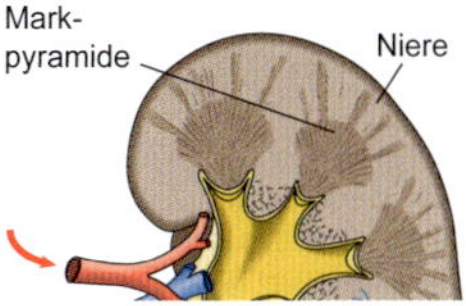

Abb. 252 Markpyramiden [L190]

Markscheide Isolierhülle aus Schwann-Zellen für die ▶ *Axone* des peripheren Nervensystems
Markstrahlen In den Markstrahlen setzt sich das Nierenmark von der Basis der Nierenpyramiden bis zur Nierenrinde fort
Markzone Innerer Bereich eines Lymphknotens; häufige Zellen sind hier Plasmazellen und ▶ *Makrophagen*
Marschfraktur Ermüdungsfraktur des zweiten und dritten Mittelfußknochens nach langen Fußmärschen
Masern Lat.: Morbilli; akute Virusinfektion mit typischen Vorläufersymptomen und charakteristischem Hautausschlag; Impfung von der ▶ *STIKO* empfohlen wegen Risiko der Masernenzephalitits mit bleibenden Schäden; verursacht durch Masern-Virus; übertragen durch Tröpfcheninfektion
Maskulin Männliche Merkmale aufweisend; Geg.: feminin
Masochismus Gefühl der sexuellen Erregung durch Hinnahme von Erniedrigung und/oder Schmerzzufügung; Geg.: Sadismus
Massenzahl Summe der Neutronen und Protonen eines Atoms
Mastdarmreflex Viszero-viszeraler Reflex zur Entleerung des Darms
Mastektomie Lat.: Ablatio mammae; Entfernung der gesamten Brust (▶ Abb. 253)

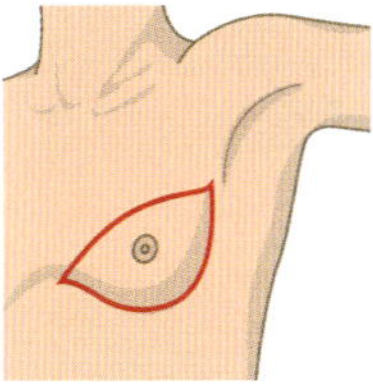

Abb. 253 Schnittführung bei Mastektomie [L138]

Mastitis (puerperalis) Brustdrüsenentzündung der stillenden Mutter/im Wochenbett
Mastodynie Schmerzhaftes Spannungsgefühl beider Brüste kurz vor der Menstruation
Mastoiditis Entzündung des Warzenfortsatzes; häufigste Komplikation einer Mittelohrentzündung
Masturbation Syn.: Onanie; sexuelle Selbstbefriedigung durch eigene Stimulation der Genitalien, begleitet von Phantasievorstellungen
Materie Stofflichkeit von Gegenständen und Lebewesen; besitzt Masse und Volumen
Mausarm ▶ *RSI-Syndrom*
Maxilla ▶ *Oberkiefer*
Maximales diastolisches Potenzial Negativster Wert des ▶ *Ruhepotenzials*
Mazeration Aufweichen der Haut
MCB Abk. für: ▶ *Mammaria-koronarer Bypass*; Syn.: A. mammaria interna, Abk.: AMI
McBurney-Punkt Druckpunkt im rechten Unterbauch; lokaler Druck-, Klopf- und Loslassschmerz bei ▶ *Appendizitis* (▶ Abb. 254)
MCH Abk. für: mittleres korpuskuläres ▶ *Hämoglobin*; Hämoglobingehalt des Einzelerythrozyten; Erythro-

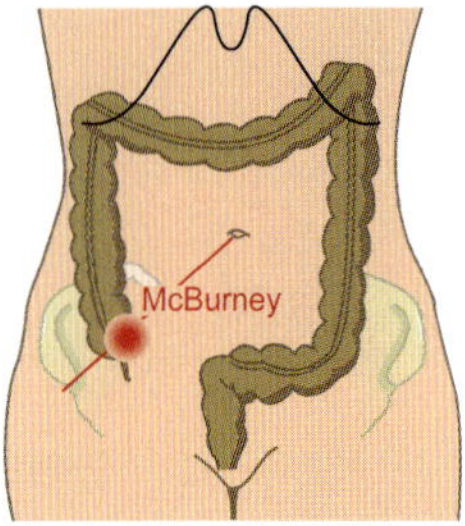

Abb. 254 McBurney-Punkt [L138]

zyten-Index; Differenzialdiagnose bei Anämie

MCHC Abk. für: mittlere Hämoglobinkonzentration der ▶ *Erythrozyten*; Erythrozyten-Index; Differenzialdiagnose bei ▶ *Anämie*

MCV Abk. für: mittleres korpuskuläres Volumen; Erythrozyteneinzelvolumen; Erythrozyten-Index; Differenzialdiagnose bei ▶ *Anämie*

MDK Abk. für: **M**edizinischer **D**ienst der **K**rankenversicherungen

MDP Abk. für: ▶ *Magen-Darm-Passage*

MDS Abk. für: **M**edizinischer **D**ienst des **S**pitzenverbandes Bund der Krankenkassen e. V.

Meatus Gang

Mechanischer Ileus Darmlichtung ist durch Fremdkörper, Tumoren oder Kompression von außen verlegt; der Darm versucht durch heftige Kontraktionen, den Passagestopp zu überwinden

Mechanorezeptor Sinneszelle zur Wahrnehmung mechanischer Kräfte (z. B. Druck, Zug)

Meckel-Divertikel Rest des embryonalen Dottergangs im Bereich des präterminalen Ileums; bei Entzündung appendizitisähnliche Beschwerden

Medial In der Mitte gelegen, mittelwärts

Medialer Trakt Teil des M. erector spinae mit Muskeln, welche die Dornfortsätze benachbarter Wirbel verbinden, sowie Muskeln, die Quer- mit Dornfortsätzen benachbarter Wirbel verbinden

Medial-Shelf-Syndrom ▶ *Plicasyndrom*

Median In der Medianebene, Mittellinie

Medianuskompressionssyndrom ▶ *Karpaltunnelsyndrom*

Mediastinitis Entzündung des Mediastinums, d. h. des Bindegewebes zwischen den beiden Lungen; hauptsächlich akut, Auftreten durch Perforation von Luftwegen oder Speiseröhre und fortgeleiteten Entzündungen benachbarter Organe

Mediastinum Bindegewebsraum zwischen den Lungenflügeln, der die Luft- und Speiseröhre sowie das Herz mit den großen Blutgefäßen enthält

Mediatoren Hormonähnliche Botenstoffe im Körper

Medline Datenbank der US-amerikanischen Zentralbibliothek für Medizin; enthält Nachweise wissenschaftlicher internationaler Zeitschriftenartikel, z.B. aus der Medizin, einschließlich der Zahn- und Veterinärmedizin, Psychologie und des öffentlichen Gesundheitswesens. Lässt sich mit ▶ *PubMed* durchsuchen

Medulla Mark

Medulla oblongata ▶ *Verlängertes Mark*

Medulloblastom Maligner Kleinhirntumor

Mega(lo)- Vorsilbe oder Wortteil für: groß, lang, weit

Megakaryoblast Erste Entwicklungsstufe der ▶ *Thrombozyten*
Megakaryozyt Zweite Entwicklungsstufe der ▶ *Thrombozyten*
Megakolon, toxisches Gefährlichste Akutkomplikation der Colitis ulcerosa
Mehrfachverletzung ▶ *Polytrauma*
Meiose Zellteilung, bei der die DNA nicht verdoppelt wird, um Tochterzellen mit haploiden Chromosomensätzen zu erhalten (▶ Abb. 255)
Meißner-Tastkörperchen Hautrezeptor, welcher auf Berührung reagiert; lokalisiert in der Lederhaut unbehaarter Stellen, v. a. an Finger- und Zehenspitzen, Augenlidern, Lippen, äußerem Genitale
Mekonium Syn.: Kindspech; erste Darmausscheidung eines Neugeborenen nach der Geburt; zähe, grünschwarze Masse, die u. a. abgeschilferte Deckzellen des Darms, verschluckte Härchen sowie eingedickte Galle enthält
Mekoniumileus Unterbrechung der Dünn- und Dickdarmpassage beim Neugeborenen durch zähes Mekonium, v. a. bei ▶ *Mukoviszidose* und Atresien
Meläna Syn.: Blutstuhl, Teerstuhl; kommt Hämoglobin mit Magensäure in Verbindung (Ursache: Blutung im oberen Verdauungstrakt), entsteht das Hämoglobinabbauprodukt Hämatin; dadurch schwarz gefärbter, glänzender Stuhl mit klebriger Konsistenz
Melanin Braunes bis schwarzes Pigment, das in den Melanozyten produziert wird
Melano- Vorsilbe oder Wortteil für: schwarz
Melanom, malignes Syn.: schwarzer Hautkrebs; bösartiger Tumor der Melanozyten der Haut (▶ Abb. 256)

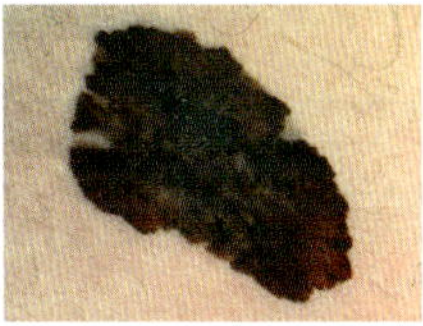

Abb. 256 Malignes Melanom [M123]

Melanozyten Zelltyp der Basal- und Stachelzellschicht; produzieren Melanin, bestimmen die Hautfarbe
Melanozyten-stimulierendes Hormon Abk.: MSH; Hormon, das über die Melanozyten die Pigmentierung der Haut beeinflusst

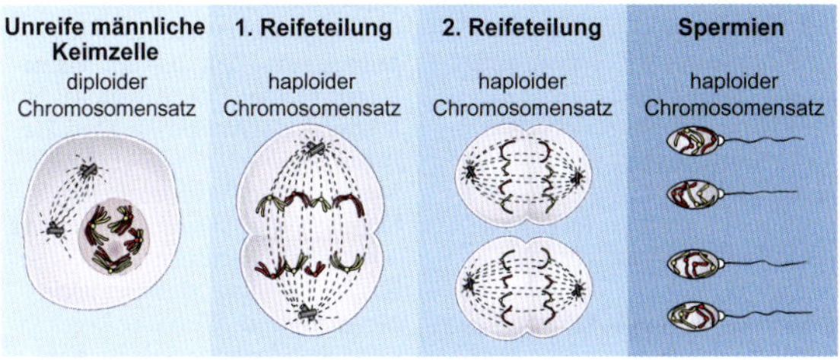

Abb. 255 Die Meiose am Beispiel der Spermienbildung im Hoden [L190]

Melatonin Hormon, welches von der Epiphyse produziert wird; Melantoninabgabe findet vor allem bei Dunkelheit statt; spielt eine Rolle für den Tag-Nacht-Rhythmus des Menschen

Membran Dünne Scheidewand, Trennschicht

Membrana interossea Zwischen Schien- und Wadenbein befindet sich eine bindegewebige Struktur, die Membrana interossea („Zwischenknochenmembran")

Membrana obturatoria Eine derbe Bindegewebsmembran, die das ▶ *Hüftloch* (Foramen obturatum) verschließt

Membranangriffskomplex Besteht aus den Komplementkomponenten C5–C9, welche die Zellmembran durchlöchern und so den Zelltod herbeiführen

Membranpotenzial Elektrisches Potenzial an der Membran der Nerven- und Muskelzellen

Membranproteine, integrale Durchdringen die Zellmembran vollständig und bilden dort u. a. Kanäle zum Transport von Stoffen in die Zelle hinein oder aus der Zelle heraus

Membranproteine, periphere Periphere Membranproteine sind nur an einer Seite der Lipid-Doppelschicht verankert und dienen dem Zellstoffwechsel, indem sie beispielsweise Stoffe in der Extrazellulärmatrix enzymatisch modifizieren

Menarche Zeitpunkt der ersten Monatsblutung (Menstruation)

Mengenelement Elemente, die im Organismus in großer Menge vorkommen (Masseanteil mehr als 50 mg/kg)

Menière-Krankheit ▶ *Morbus Menière*

Meningen Hirnhäute

Meningismus Syn.: meningitisches Syndrom; Hirnhautreizung mit typischem Symptomkomplex aus hohem Fieber, Übelkeit und Erbrechen, teils unerträglichen Kopfschmerzen, Licht- und Geräuschempfindlichkeit, Nackensteife und Bewusstseinsveränderungen bis zum Koma

Meningitis ▶ *Hirnhautentzündung*

Meningoenzephalitis Entzündung von Hirnhäuten und Gehirn

Meningokokken Lat.: Neisseria meningitidis; gramnegative Kokken mit kurzer Überlebenszeit außerhalb des Körpers; Vorkommen im Nasen-Rachen-Raum; Übertragung durch Tröpfcheninfektion; Übergang vom Rachen ins Blut; eine Impfung gegen Meningokokken C ist möglich und wird von der ▶ *STIKO* empfohlen

Meningokokken-Meningitis Eine der häufigsten eitrigen ▶ *Hirnhautentzündungen*, v. a. bei Säuglingen und Kleinkindern

Meningomyelozele Spaltbildung der Wirbelsäule mit Austreten von Hirnhäuten und Rückenmark

Meningozele Spaltbildung der Wirbelsäule mit Vorwölbung der Hirnhäute (▶ Abb. 257)

Meniskus Plural: Menisken; sichelförmig und seitlich im Gelenkspalt gelegen, dienen der besseren Lastverteilung im Femorotibialgelenk (▶ *Kniegelenk*) (▶ Abb. 258)

Menopause Zeitpunkt der letzten Monatsblutung (Menstruation)

Menopausesyndrom ▶ *Klimakterisches Syndrom*

Menorrhagie Verlängerte Regelblutung

-menorrhö Nachsilbe oder Wortteil für: Regelblutung, Menstruation

Menstruation Weibliche Regelblutung; periodisch wiederkehrende Blutung aus der Gebärmutter zur Abstoßung des Endometriums

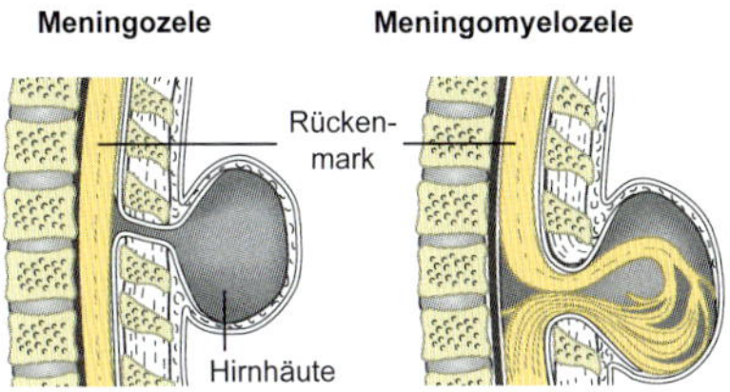

Abb. 257 Meningomyelozele/Meningozele [L138]

Menstruationszyklus Kreislaufartiger, wiederkehrender Ablauf von Menstruation (Regelblutung), Proliferationsphase, Sekretionsphase und Ischämiephase

Mental 1. die Geistesart, den Verstand betreffend; 2. das Kinn betreffend, zum Kinn gehörend

MEP Abk. für: **M**otorisch/magnetisch **e**vozierte **P**otenziale; Stimulation der motorischen Großhirnrinde durch einen Magneten

Meralgia paraesthetica Kompression oder Irritation des N. cutaneus femoris lateralis in seinem Verlauf

Merkel-Tastscheibe Syn.: Merkel-Zellen; Druckrezeptor der Oberhaut an haarlosen Stellen, dicht an Handflächen und Fußsohlen

Mesangiumzellen, extraglomeruläre Bindegewebszellen innerhalb und außerhalb der Nierenkörperchen; gehören zum juxtaglomerulären Apparat

Mesencephalon ▶ *Mittelhirn*

Mesenchym Embryonales Bindegewebe

Mesenchymaler Tumor ▶ *Tumor, mesenchymaler*

Mesenterial(arterien)infarkt Embolischer oder thrombotischer Verschluss der Mesenterialarterie mit akuter arterieller Durchblutungsstörung des Darms; Letalität: 70 %

MeSH Abk.: Medical Subject Heading, indexierter Begriff für die Recherche in Online-Datenbanken

Meso- Vorsilbe oder Wortteil für: zwischen-

Mesoderm Mittleres Keimblatt; aus ihm entstehen in der Embryonalphase Herz, Blutzellen, Geschlechtsorgane,

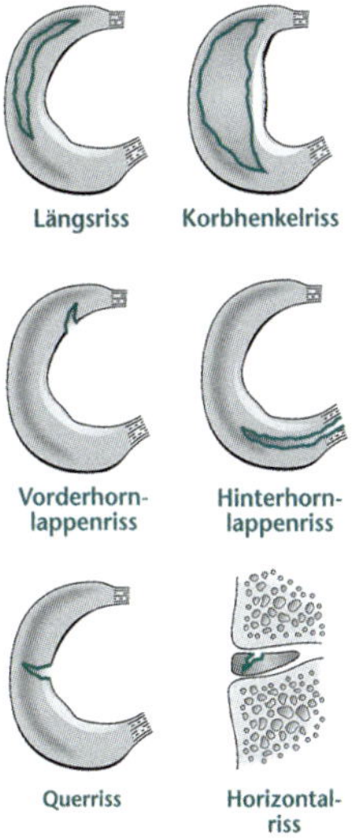

Abb. 258 Verschiedene Meniskusrissformen [L106]

Unterhaut, Niere, lymphatische Organe, Muskeln und die meisten Binde- und Stützgewebe (▶ Abb. 259)

Mesopharynx Syn.: Oropharynx; Mundrachen

Mesothel Das Oberflächenepithel seröser Höhlen, z. B. der Bauchhöhle

Messenger-RNA Abk.: mRNA (Ribonukleinsäure); eine negative Kopie (Transkript) eines Abschnitts der DNA, welche ein Gen kodiert; sie wird zu ▶ *Ribosomen* transportiert und dort bei der Proteinsynthese übersetzt (Translation)

Messfühler Rezeptoren, die in einem Regelkreis den Istwert registrieren, z. B. Blutdruck

Meta- Vorsilbe oder Wortteil für: 1. Hinter-, mit; 2. Übergeordnet

Metaanalyse Zusammenfassung der Ergebnisse mehrerer Untersuchungen zum selben Thema zu einer Gesamteinschätzung des zu untersuchenden Effekts

Metabolische Alkalose ▶ *Alkalose, metabolische*

Metabolische Azidose ▶ *Azidose, metabolische*

Metabolische Theorie Schädigungstheorie des Alterns; wichtiger Aspekt ist die Anhäufung von Stoffwechselabbauprodukten, welche den Alterungsprozess vorantreiben; je schneller der Stoffwechsel, desto schneller altert der Organismus

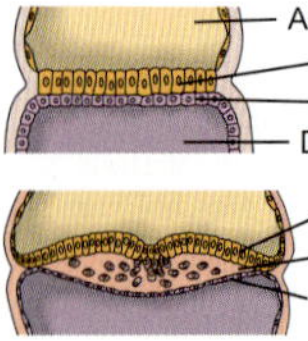

Abb. 259 Aus der zweischichtigen Keimscheibe (oben) entwickelt sich durch das Einwandern von Mesodermzellen die dreischichtige Keimscheibe mit Mesoderm [L190]

Metabolismus Stoffwechsel

Metaparadigma „Weltanschauung" einer Disziplin (z. B. Therapiewissenschaft); beschreibt die zentralen Begriffe, die für die Theorien einer Disziplin Gültigkeit besitzen

Metaphase Zweites Stadium der ▶ *Mitose* (= Zellkernteilung); die Chromosomen wandern zur Äquatorialebene und liegen dort in der bekannten X-Form der 2-Chromatid-Chromosomen vor

Metaphyse Übergang zwischen Diaphyse und Epiphyse (▶ Abb. 260)

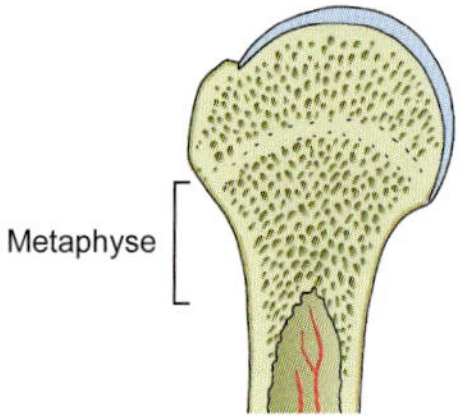

Abb. 260 Metaphyse [L190]

Metaplasie Umwandlung eines differenzierten Gewebes in ein anderes differenziertes Gewebe ähnlicher Bauart

Metastase Tochtergeschwür eines bösartigen Tumors, welches sich als Absiedlung in einem anderen Organ festsetzt

Metastasierung, hämatogene Verbreitung von Tochtergeschwülsten bösartiger Tumoren im Körper über die Blutbahnen

Metastasierung, kanalikuläre Ausbreitung von Tochtergeschwüls-

ten bösartiger Tumoren innerhalb seröser Höhlen oder in Ausführungsgängen
Metastasierung, lymphogene Verbreitung von Tochtergeschwülsten bösartiger Tumoren im Körper über die Lymphbahnen
Metastasierung per continuitatem Entstehung von Tochtergeschwülsten bösartiger Tumoren in unmittelbar benachbarten Organen
Meteorismus ▶ *Blähungen*
-metrie Nachsilbe oder Wortteil für: Messung
Metrorrhagie Syn.: Spotting, Zwischenblutung; regelmäßige Zusatz- oder Schmierblutungen, prä-/postmenstruell oder mittzyklisch
MHC-Klasse-I-Molekül MHC-I: befindet sich auf allen kernhaltigen Zellen sowie ▶ *Thrombozyten*, „klassische" Transplantationsantigene
MHC-Klasse-II-Molekül MHC-II: befindet sich auf ▶ *Lymphozyten* und antigenpräsentierenden Zellen (z. B. ▶ *Makrophagen*)
MHC-Molekül Abk. für: **M**ajor **h**istocompatibility **c**omplex = Haupt-Gewebeverträglichkeits-Komplex; trägt dazu bei, dass das ▶ *Immunsystem* körpereigene Zellen erkennt und sich nicht gegen den eigenen Organismus wendet
MIDCAP-Operation Abk. für: **mi**nimalinvasive **d**irekte **C**oronar**a**rterien-**B**ypassoperation
Midlife crisis Lebenskrise, welche in der Mitte des Lebens (ca. um das 50. Lebensjahr) stattfindet; Auslöser ist meist das Bewusstwerden der Lebensmitte und der Vergänglichkeit der eigenen Existenz
Migräne Kopfschmerzerkrankung mit rezidivierenden, meist halbseitig auftretenden Kopfschmerzanfällen und vegetativen Symptomen (▶ Abb. 261)
Mikro- Vorsilbe oder Wortteil für: klein; Geg.: makro-
Mikroalbuminurie Erhöhte Ausscheidung des Eiweißes Albumin mit dem Urin, 30–300 mg/24 Std.
Mikroangiopathie Erkrankung der kleinen Arterien und Kapillaren; führt u. a. zu Schädigung der Netzhaut (Retinopathie) und Nieren (Nephropathie)
Mikroblutuntersuchung Abk.: MBU; ▶ *Fetalblutuntersuchung*
Mikrogliazellen Abwehrzellen, die im ZNS aktiv sind
Mikrohämaturie Krankhafte Ausscheidung von roten Blutkörperchen mit dem Urin, bei der das Blut nur mit Teststreifen oder mikroskopisch nachweisbar ist
Mikrolagerung Sanfte Lageveränderung des bewegungseingeschränkten Menschen mit kleinen Kissen oder Handtüchern zur Imitation der physiologischen kleinen Bewegungen; Ziel: Imitation der natürlichen

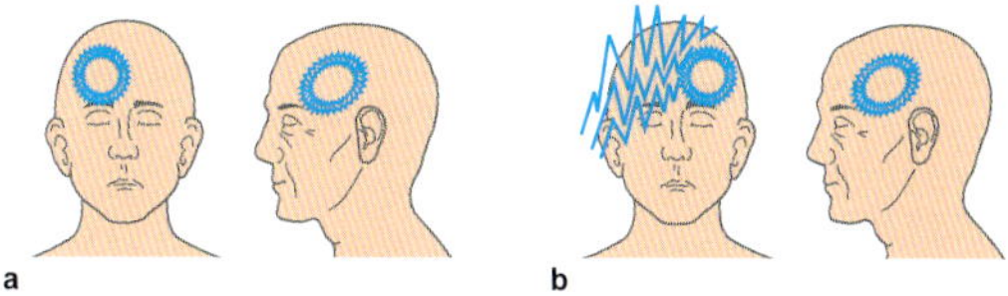

Abb. 261 Migräne [L106]

„Minibewegungen", die der gesunde Menschen im Tagesverlauf unbemerkt durchführt; ergänzende Maßnahme zur Dekubitusprophylaxe
Mikroskopisch Nur unter Mikroskop/durch Vergrößerung erkennbar
Mikrosomie Kleinwuchs
Mikrostomie Verkleinerung der Mundöffnung
Mikrotubuli Proteinröhren mit Stütz- und Bewegungsfunktion für die Zelle; wesentlicher Bestandteil z. B. in Flimmerhärchen der Luftwege oder ▶ *Kinozilien* der Spermien (▶ Abb. 262)

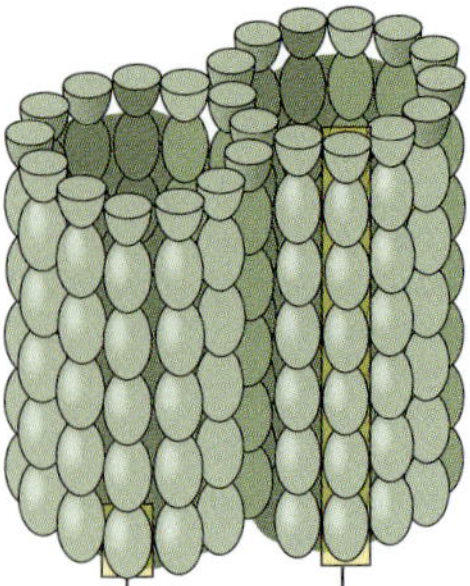

Abb. 262 Mikrotubuli [L190]

Mikrovilli Stäbchenartige Fortsätze des ▶ *Zytoplasmas*
Mikrozephalus Zu kleiner Kopf, meist Folge einer Fehlentwicklung des Gehirns
Miktion Blasenentleerung
Milchausführungsgang Verbindung zwischen einem Drüsenlappen der Brustdrüse und der Oberfläche der Brustwarze
Milchbrustgang In der ▶ *Cisterna chyli* beginnender Hauptlymphstamm, der in den Blutkreislauf mündet
Milcheinschuss Beginn der Milchsekretion in der Brust, i. d. R. am 2.–4. Tag nach der Entbindung
Milchentleerung Austreten der Milch aus den Milchgängen an die Hautoberfläche
Milchsäckchen Lat.: Sinus lactifer; kleinste Segmente der weiblichen Brustdrüse
Milchschorf Lat.: Crusta lactea; kleinschuppige und weißlich verkrustete Rötung des Kopfes im Säuglingsalter
Milchsynthese Bildung der Milch in den Milchdrüsen
Milchzähne Entwicklung der Zähne in der Zahnleiste der Kieferknochen; Durchbruch der 20 Milchzähne zwischen dem 6. und 24. Lebensmonat; ab ca. dem 6. Lebensjahr fallen die Milchzähne aus und 32 bleibende Zähne kommen nach (▶ Abb. 263)
Milien Hauterscheinung bei 50 % der Neugeborenen; bestehen aus kleinen, weißen talggefüllten Pünktchen vor allem im Bereich der Nase
Milieu Umgebung, Umfeld
Milieu, inneres Umgebungsbedingungen für die Körperzellen, welche in einem Gleichgewicht gehalten werden müssen
Milieu, wässriges Sammelbezeichnung für die flüssige „Umgebung" innerhalb lebender Organismen mit spezifischer Ionenkonzentration und spezifischem ▶ *pH-Wert*
Milz Lat.: Lien; gr.: Splen; im linken Oberbauch gelegenes Organ des lymphatischen Systems; beseitigt alte Blutzellen sowie kleine Thromben, speichert Blut und bildet Antikörper (▶ Abb. 264)
Milzexstirpation ▶ *Splenektomie*

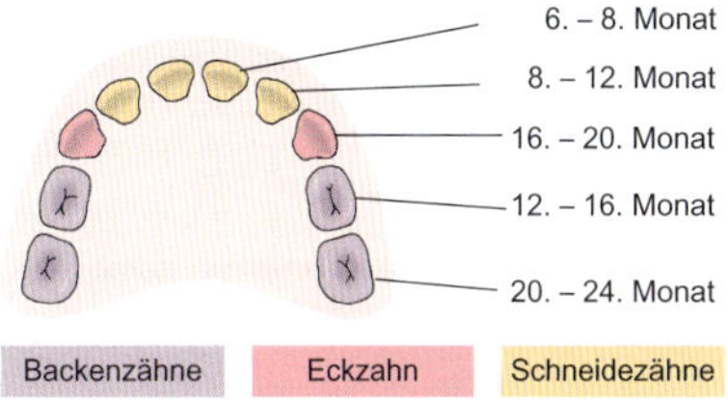

Abb. 263 Milchgebiss [L190]

Milzhilus Ein- bzw. Austrittsstelle für Milzarterie und -vene am Organ
Milzpulpa Gewebe der Milz, welches die eigentliche Funktion des Organs erfüllt (Funktionsgewebe)
Milzruptur, zweizeitige Ansammlung von Blut innerhalb der Milzkapsel (= subkapsuläres Hämatom), Reißen der Kapsel nach einigen Tagen (bis zu zwei Wochen) mit akuter Blutung
Mimische Muskulatur Gesichtsmuskulatur, welche direkt an der Haut befestigt ist und den Ausdruck von Emotionen sowie mimische Kommunikation ermöglicht

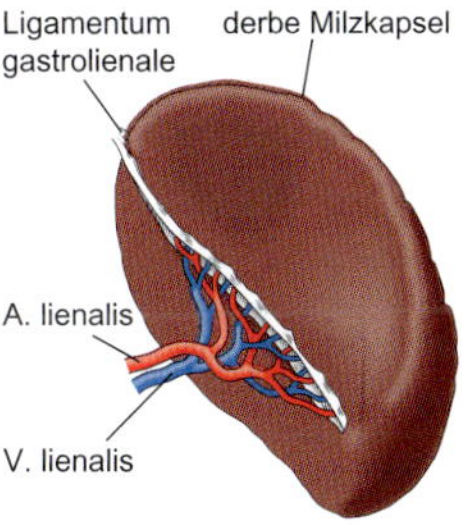

Abb. 264 Milz [L190]

Mineralokortikoide Gruppe der Steroidhormone; werden in der Nebennierenrinde gebildet
Mineralstoffe Lebensnotwendige, anorganische Nährstoffe, welche der Organismus nicht selbst herstellen kann
Minor Lat. für: kleinere(r); Geg.: major
Miosis Verengung der Pupille bei starker Helligkeit und Nahsicht
Mischinkontinenz Unfreiwilliger Urinverlust im Zusammenhang mit Harndrang und körperlicher Belastung
Miserere ▶ *Koterbrechen*
Missed abortion Syn.: verhaltene Fehlgeburt; Verbleiben der abgestorbenen Frucht im Uterus
Missempfindungen ▶ *Parästhesie*
Mitochondrialer Erbgang Mitochondrien sind Zellorganellen, welche von Bakterien abstammen (Endosymbiontentheorie); sie werden nicht neu gebildet, sondern teilen sich wie diese. Da Mitochondrien nicht in Spermien vorkommen, werden sie von der Mutter über die Eizelle an das Kind weitergegeben; Defekte in der mitochondrialen DNA werden somit ausschließlich von der Mutter vererbt
Mitochondrium Energie freisetzende Organelle; wichtigster ATP-Produzent der Zelle, liefert Protonen und Elektronen aus dem Zitratzyklus sowie dem Abbau von Fettsäure

Mitose Zellteilung, bei der sich aus einer Mutterzelle zwei Tochterzellen bilden; besteht aus ▶ *Prophase*, ▶ *Metaphase*, ▶ *Anaphase* und ▶ *Telophase*; an die Mitose schließt sich die ▶ *Interphase* an (▶ Abb. 200)
Mitosespindel Struktur in der Zelle, welche aus Mikrotubuli besteht; Aufgabe ist das Heranziehen der Chromatiden aus der Äquatorialebene zu den Zellpolen bei der mitotischen Zellkernteilung
Mitralklappe Lat.: Valva mitralis; Herzklappe zwischen dem linken Vorhof und der linken Kammer; erinnert mit ihren zwei Segeln an eine Bischofsmütze (Mitra)
Mitralklappenprolaps Abk.: MKP; zu große Mitralklappe wölbt sich während der Ventrikelsystole in den linken Vorhof; meist beschwerdefrei
Mittelfach Fußsohlenloge; enthält die Muskeln, welche auf die Zehen wirken, u. a. M. flexor digitorum brevis (kurzer Zehenbeuger) und M. quadratus plantae (Sohlenviereckmuskel)
Mittelfuß Teil des Fußes zwischen Fußwurzel und Zehen mit fünf Knochen (▶ Abb. 265)
Mittelfußknochen Lat.: Ossa metatarsi; Knochen zwischen Fußwurzel und Zehen
Mittelglied Lat.: Phalanx media; mittlerer Knochen eines Fingers nach dem Mittelhandknochen
Mittelhandknochen Lat.: Ossa metacarpi; fünf kaum bewegliche Röhrenknochen zwischen Handwurzel und Fingern
Mittelhirn Lat.: Mesencephalon; 1,5 cm lang; zwischen Zwischenhirn und Brücke gelegen; Teil des Hirnstamms (▶ Abb. 266)
Mittelhirndach Lat.: Tectum; dorsaler (rückenwärts gelegener) Teil des Mittelhirns; besteht aus der Vierhügelplatte; dient u. a. als Seh- und Hörreflexzentrum
Mittelhirnhaube Lat.: Tegmentum; größter Teil des Mittelhirns; enthält u. a. den ▶ *Nucleus ruber*
Mittellappen Einer der drei Lungenlappen des rechten Lungenflügels
Mittelohr Teil des Ohres; liegt im Felsenbein und beherbergt die Gehörknöchelchen
Mittelstrahlurin Auffangen der mittleren Harnportion; Patient lässt ein wenig Urin in die Toilette, unterbricht den Harnstrahl und fängt 20–40 ml in einem Gefäß auf; entleert dann den restlichen Urin in die Toilette
Mittlerer arterieller Druck Abk.: MAD, MAP; Mittelwert des Blutdrucks, unabhängig von den systolischen und diastolischen Schwankungen; Formel zur Berechnung: MAD = Diastolischer Druck + ⅓ (Systolischer Druck – Diastolischer Druck)
MKP Abk. für: ▶ *Mitralklappenprolaps*
Mm. intercostales externi Äußere Zwischenrippenmuskeln; Einatmen (Inspiration)
Mm. intercostales interni Innere Zwischenrippenmuskeln; Ausatmen (Exspiration)
Mm. interossei dorsales/palmares Beuger der Fingergrundgelenke
Mm. interspinales Muskeln zwischen den Dornfortsätzen benachbarter Wirbel; Kippen des Kopfes nach hinten (▶ *Dorsalextension*)

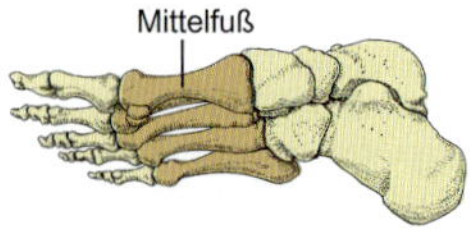

Abb. 265 Mittelfuß [L190]

M

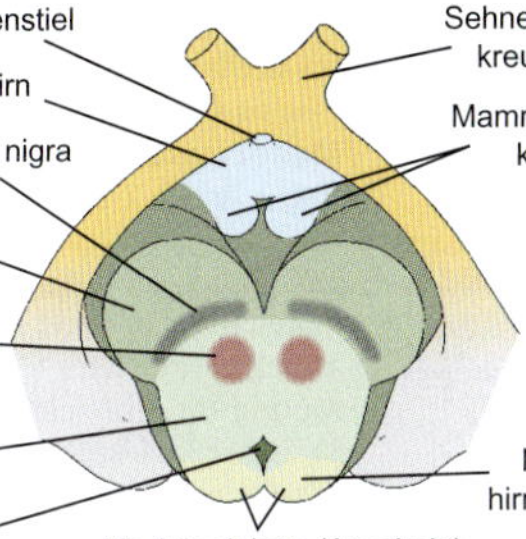

Abb. 266 Schnitt durch das Mittelhirn [L190]

Kontraktion ein Strecken des Kopfes nach hinten, bei einseitiger Kontraktion eine Rotation und Seitenneigung des Kopfes zur gleichen Seite

-mnesie Nachsilbe oder Wortteil für: Gedächtnis, Erinnerung

Mobilisation Maßnahmen zur Aktivierung und Bewegungsförderung von Patienten, Maßnahmen, die zur Verbesserung der Beweglichkeit führen

Mm. lumbricales Beuger der Fingergrundgelenke; Streckung der Fingerendglieder

Mm. multifidi Vielgefiederte Muskeln; Verbindung der Querfortsätze der Wirbel mit den Dornfortsätzen der Wirbel

Mm. papillares ▶ *Papillarmuskeln*

Mm. pterygoidei Teil der Kaumuskulatur; Flügelmuskeln

Mm. rotatores Drehmuskeln; bei einseitiger Kontraktion eine Rotation des Rumpfes zur Gegenseite (Lateralflexion)

Mm. semispinales Zwischendornmuskeln; Beugung in Richtung des Rückens bei beidseitiger Kontraktion (▶ *Dorsalextension*), bei einseitiger Kontraktion eine Beugung zur gleichen Seite (Lateralflexion)

Mm. spinales Dornmuskeln; bei einseitiger Kontraktion eine Beugung des Halses und damit des Kopfes zur gleichen Seite (Lateralflexion), bei gleichzeitiger Kontraktion eine Beugung des Kopfes nach hinten (▶ *Dorsalextension*)

Mm. splenii Riemenmuskeln; bei beidseitiger

Mobilisation, neurale Behandlung zur Verbesserung der mechanischen und physiologischen Anpassungsfähigkeit des Nervensystems, Steigerung der Beweglichkeit des Nervensystems

Modifikation Umwandlungsprozess; durch äußere und nicht durch erbliche Faktoren bedingte Veränderungen eines Organismus

Molekül Verband von Atomen, die dank ihrer Bindungskräfte zusammenhalten

Monaldi-Drainage Drainage zur Ableitung von Luft aus der ▶ *Pleura*; Lage im 2.–3. Interkostalraum in der Medioklavikularlinie

Mondbein Lat.: Os lunatum; Handwurzelknochen

Mongolenfleck Syn.: ▶ *Steißfleck*

Monitoring (Dauer-)Beobachtung, Überwachung

Mono- Vorsilbe oder Wortteil für: allein, einzeln, einfach

Monoarthritis Befall eines einzelnen Gelenks durch entzündlich-rheumatische Gelenkerkrankungen
Monoblasten Vorläuferzelle der Monozyten (Makrophage)
Monokelhämatom Bluterguss um ein Auge; Auftreten bei Schädelbasisfraktur
Monokular Einäugig, nur ein Auge betreffend; Geg.: binokular
Mononukleose, infektiöse ▶ *Pfeiffer-Drüsenfieber*
Monoparese Unvollständige Lähmung einer einzelnen Gliedmaße (Arm oder Bein)
Monoplegie Vollständige Lähmung einer einzelnen Gliedmaße (Arm oder Bein)
Monosaccharid Einfachzucker; die einfachsten ▶ *Kohlenhydrate* mit mindestens drei Kohlenstoffatomen, welche als sog. Aldose am ersten C-Atom ein Sauerstoffatom und ein Wasserstoffatom besitzen (= Aldehydgruppe) oder als sog. Ketose am zweiten C-Atom ein Sauerstoffatom besitzen (Ketogruppe); alle Monosaccharide weisen mindestens eine Hydroxylgruppe (-OH Gruppe) auf
Monosomie Ein Chromosom ist statt zweimal nur einmal vorhanden
Monozyt Zelle des Immunsystems zur Zerstörung körperfremder Strukturen (▶ Abb. 267)

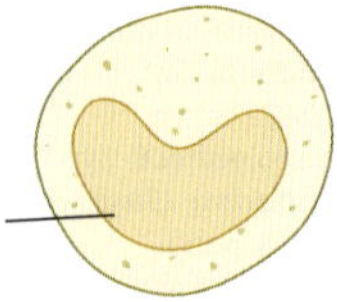

Abb. 267 Monozyt [L190]

Monozyten-Makrophagen-System System aus verschiedenen Fresszellen, welche Antigene aufnehmen und phagozytieren
Monozytose Zu viele Monozyten (mehr als 0,2–1/nl) im Blut; z. B. bei vielen chronischen Infektionen und Entzündungen, verschiedenen Tumoren sowie in der Heilungsphase akuter Infektionen
Morbidität Krankheitshäufigkeit; Krankheitsgeschehen innerhalb einer Population
Morbilli ▶ *Masern*
Morbus Abk.: M.; Krankheit
Morbus Bechterew Lat.: Spondylitis ancylopoetica; entzündlich-rheumatische Allgemeinerkrankung mit Hauptmanifestation an der Wirbelsäule einschließlich der Iliosakralgelenke; Endstadium: typische knöcherne Versteifung v. a. der Wirbelsäule
Morbus Boeck, Morbus Besnier-Boeck-Schaumann ▶ *Sarkoidose*
Morbus Crohn Syn.: Ileitis terminalis, Enteritis regionalis; chronisch-entzündliche Darmerkrankung unklarer Ursache, die im ganzen Gastrointestinaltrakt auftreten kann, am häufigsten terminales Ileum und Kolon betreffend; Entzündung umfasst alle Schichten der Darmwand; Abszess-, Fistel- und Stenosenbildung möglich; hohe Rezidivneigung (▶ Abb. 268)
Morbus Cushing Syn.: ▶ *Cushing-Syndrom*
Morbus Dupuytren Syn.: Dupuytren-Kontraktur; ursächlich unklare Knoten- und Strangbildung der Handsehnen mit zunehmender Beugekontraktur der Finger
Morbus haemolyticus neonatorum/fetalis Krankheitsbild eines Rhesus-positiven Kindes einer Rhesus-negativen Mutter, welche bereits

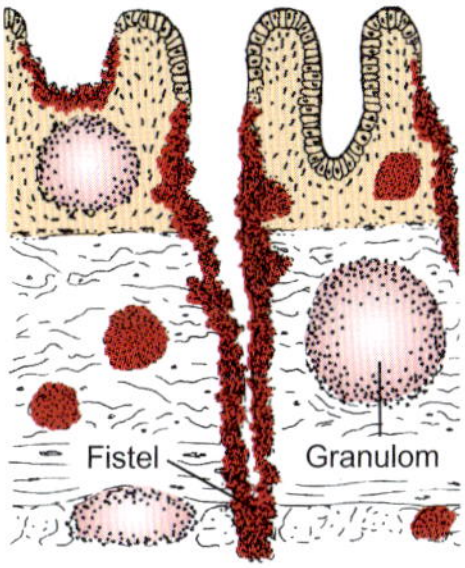

Abb. 268 Morbus Crohn [L190]

Anti-D-Antikörper ausgebildet hat; Symptome sind Anämie, Gelbsucht und Ödeme

Morbus Hodgkin ▶ *Hodgkin-Lymphom*

Morbus Kahler Syn.: Plasmozytom, multiples Myelom

Morbus Langdon-Down Syn.: ▶ *Down-Syndrom*, Trisomie 21

Morbus Menière Syn.: Menière-Krankheit; ursächlich noch nicht ganz geklärte Innenohrerkrankung mit Symptomtrias Schwindel, Schwerhörigkeit und ▶ *Tinnitus (aurium)*

Morbus Paget Lat.: Osteodystrophia deformans; lokalisierte Knochenerkrankung mit übermäßigem Knochenumbau und dadurch bedingter mechanischer Minderwertigkeit des Knochens; Altersgipfel: ca. 60 Jahre

Morbus Parkinson ▶ *Parkinson-Syndrom*

Morbus Perthes Syn.: juvenile Hüftkopfnekrose; erworbene, aseptische Nekrose des Hüftkopfes, meist bei Jungen von 3–10 Jahren

Morbus Pfeiffer ▶ *Pfeiffer-Drüsenfieber*

Morbus Raynaud Anfallsweise Minderdurchblutung der Finger, seltener auch der Zehen; zu 80 % Frauen betreffend

Morbus Reiter Syn.: Reiter-Syndrom, okulo-urethro-synoviales Syndrom; besondere Ausprägungsform der reaktiven Arthritis mit Gelenk-, Harnröhren- und Bindehautentzündung

Morbus Scheuermann Syn.: Adoleszentenkyphose, Scheuermann-Krankheit; im Jugendalter auftretende Wachstumsstörung an Grund- und Deckplatten der Brust- und Lendenwirbelsäule mit Keilwirbelbildung und fixierter ▶ *Kyphose*; häufigste Wirbelsäulenerkrankung im Jugendalter; meist gute Prognose mit spontanem Erkrankungsstillstand

Morbus Sudeck ▶ *Sudeck-Dystrophie*, ▶ *Complex Regional Pain Syndrome*

Morphologisch Die äußere Gestalt, Form, den Bau betreffend

Mortalität Sterblichkeit; statistische Kennzahl, welche die Anzahl Verstorbener in Beziehung zur Gesamtzahl der Bevölkerung setzt

Morula Vorstadium der Blastozyste (Kugel aus 16–64 Zellen) (▶ Abb. 269)

Motiltät Beweglichkeit

Motivation Antrieb; Gründe für die Durchführung einer Handlung

Motoneuron Motorisches Neuron, Nervenzelle zur Erregungsleitung an die Muskelfaser

Motorisch Die Bewegung betreffend

Motorische Einheit Das Motoneuron und die von ihm innervierten Muskelfasern bilden eine motorische Einheit

Motorische Endplatte ▶ *Synapse* zwischen Neuron und Muskelzelle

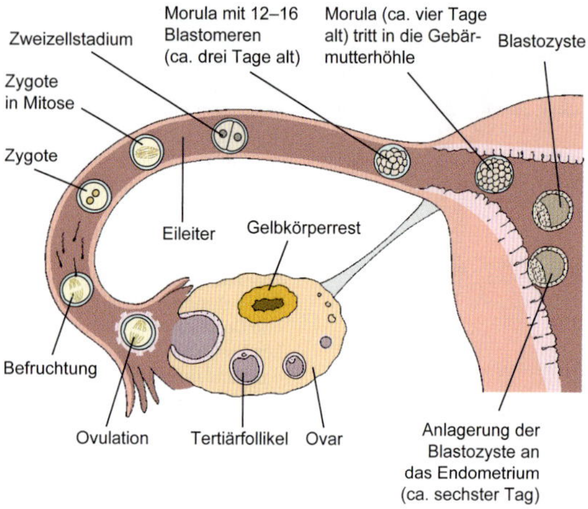

Abb. 269 Morula (als Teil der Eiwanderung und -entwicklung) [L190]

MRE Abk. für: ▶ *Multiresistente Erreger*

mRNA Abk. für: ▶ *Messenger-RNA*

MRSA Abk. für: **M**ethicillin- oder multi**r**esistenter **S**taphylokokkus **au**reus; multiresistenter Krankenhauskeim

MRT Abk. für: **M**agnet**r**esonanz**to**mografie, Syn.: ▶ *Kernspintomografie*

MSH Abk. für: ▶ *Melanozyten-stimulierendes Hormon*

MTS Abk. für: **M**edizinische **T**hromboseprophylaxe**s**trümpfe

Münchhausen-Syndrom Vortäuschen von Krankheitssymptomen, um Zuwendung zu erlangen; auch als Münchhausen-Stellvertreter-Syndrom (Vortäuschen der Symptome in Bezug auf eine abhängige Person, z. B. Kind)

Muko-, muco- Vorsilbe oder Wortteil für: Schleim-

Mukolytikum ▶ *Sekretolytikum*

Mukös Zähflüssig, schleimig

Mukosa Syn.: Tunica mucosa; Schleimhaut der Wand des Verdauungstraktes; kann sich durch eine eigene Muskelschicht (Lamina muscularis mucosae) bewegen (▶ Abb. 270)

Mukositits Schleimhautentzündung

Mukoviszidose Syn.: zystische Fibrose; Abk.: CF; angeborene Stoffwechselerkrankung mit abnorm zähflüssigen Drüsensekreten; betrifft vor allem Lunge und Bauchspeicheldrüse

Multi- Vorsilbe oder Wortteil für: viel

Multiinfarkt-Demenz Vaskuläre, auf Gefäßerkrankungen zurückzuführende Demenz infolge vieler kleiner Schlaganfälle

Multimorbidität Syn.: Polymorbidität; gleichzeitiges Vorhandensein

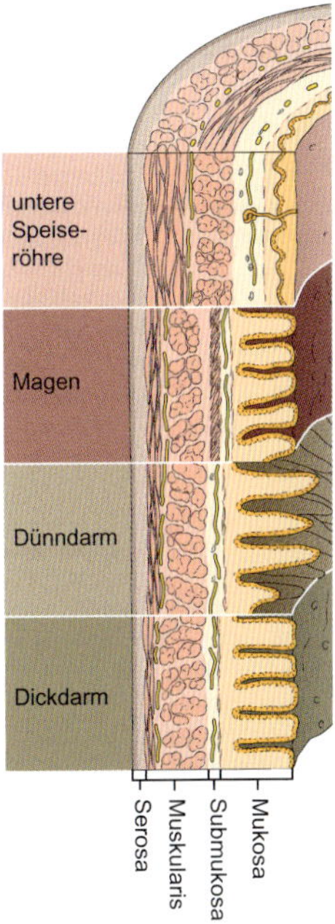

Abb. 270 Wandaufbau der Verdauungstraktes mit Mukosa [L190]

von mehreren Krankheiten; besonders häufig bei älteren Patienten

Multiorganversagen Funktionsverlust der Organe, v. a. der Nieren- und Lungenfunktion; Hauptkomplikation der ▶ *Sepsis*

Multiple Sklerose Abk.: MS, ED (Encephalomyelitis disseminata); wahrscheinlich eine Autoimmunerkrankung, an der v. a. Frauen jungen und mittleren Alters erkranken; dabei richtet sich das Immunsystem gegen die Markscheiden im zentralen Nervensystem; Folge: motorische und sensorische Ausfälle

Multiresistente Erreger Abk.: MRE; Bakterien oder Viren, die gegen mehrere Antibiotika bzw. Virostatika resistent sind

Mumps Lat.: Parotitis epidemica; Syn.: Ziegenpeter, Wochentölpel, Bauernwetzel; akute, viral bedingte Allgemeinerkrankung mit charakteristischer Schwellung der Ohrspeicheldrüse; eine Impfung ist möglich und wird von der ▶ *STIKO* empfohlen

Mund-zu-Mund-Beatmung Atemspende, bei der die Atemluft direkt in den Mund des Patienten eingeblasen wird; anzuwenden, wenn die Mund-zu-Nase-Beatmung nicht möglich ist

Mundboden Unterer Abschnitt der Mundhöhle; wird v. a. durch die oberen Zungenbeinmuskeln (suprahyale Muskulatur) begrenzt

Mundhöhle Lat.: Cavitas oris; Raum zwischen den Zähnen; Begrenzung oben Gaumen, unten Zunge und Mundbodenmuskulatur, seitlich Zahnreihen, hinten geht die Mundhöhle in den Rachen über (▶ Abb. 271)

Mundhöhlenhauptraum Eigentliche Mundhöhle; Raum zwischen den Zähnen

Mundhöhlenvorhof Lat.: Vestibulum oris; Raum zwischen Wangen, Lippen und Zähnen

MNS Abk. für: **M**und-**N**asenschutz

Mundsoor ▶ *Soor*

Mundspeichel ▶ *Speichel*

Mundwinkelrhagade ▶ *Rhagade*

Muskel Kontraktiles Organ, welches durch die Abfolge von Kontraktion und Entspannung innere und äußere Strukturen des Organismus bewegen kann (▶ Abb. 248)

Muskelatrophie Muskelschwund

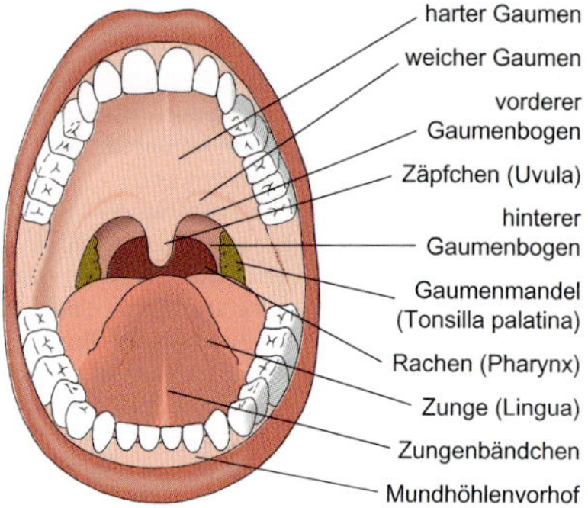

Abb. 271 Mundhöhle [L190]

Muskelbauch Lat.: Venter; der Teil des Muskels zwischen Ursprung und Ansatz gelegen, welcher zur Kontraktion fähig ist

Muskeldystrophie, progressive Gruppe erblicher Erkrankungen mit fortschreitendem Muskelabbau und zunehmender Muskelschwäche

Muskelfaser Mehrkernige Zelle der quergestreiften Skelettmuskulatur, welche über die zur Kontraktion fähigen ▶ *Sarkomere* verfügt

Muskelfaser, intrafusale Spezialisierte, quergestreifte Muskelfaser innerhalb einer Muskelspindel

Muskelfaserbündel Mehrere Muskelfasern werden vom Perimysium (stärkere Bindegewebssepten) zu Muskelfaserbündeln zusammengeschnürt

Muskelfaserriss Läsion des Muskelgewebes, Riß einzelner Fasern, häufige Sportverletzung, meist tritt ein Hämatom auf

Muskelfaszie Bindegewebige Struktur, die einen Muskel umhüllt und ihn beweglich in das umliegende Gewebe einbaut

Muskelgewebe Eine der vier Hauptgewebearten des menschlichen Körpers; bildet Muskeln

Muskelkammer-Syndrom ▶ *Kompartmentsyndrom*

Muskelkater Muskelschmerzen, die nach anstrenger und bis zur Erschöpfung durchgeführten Übung auftreten; unter Umständen mit zeitweiliger Steifigkeit; Ursache nicht hinreichend geklärt, diskutiert werden kleine Risse (Mikrotraumata) mit Zerreißung der Z-Scheiben im Muskelgewebe, Entzündung und Schwellung als Schmerzauslöser

Muskelrelaxans Plural: Muskelrelaxanzien; Arzneimittel, das zu einer reversiblen Erschlaffung der Skelettmuskulatur führt

Muskelrelaxation Syn.: Muskelrelaxierung; Erschlaffung der Skelettmuskulatur

Muskelrelaxation, progressive Abk.: PMR; nach Jacobson; Methode zur (Tiefen-) Muskelentspannung durch vorherige Anspannung; Spannungszustände sollen besser wahrgenommen und beeinflusst werden können

Muskelschwund Syn.: Muskelatrophie; Abbau der Muskulatur

Muskelspindel Rezeptortyp der ▶ *Tiefensensibilität*; wird durch Deh-

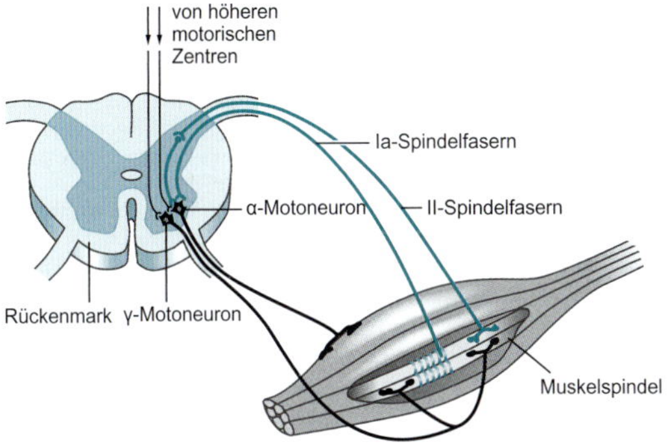

Abb. 272 Geschlossener Regelkreis am Beispiel der Muskelspindel: Afferente Informationen erreichen die Alpha- und Gamma-Motoneuronen im Rückenmark. Dadurch kommt es Tonusveränderung der Muskulatur und einer Feinstellung der Muskelspindel. [L157]

nung gereizt und informiert über die Länge des Muskels (▶ Abb. 272)

Muskeltonus Skelettmuskeln sind nie vollständig entspannt, sondern halten durch die wechselseitige Kontraktion weniger ihrer Muskelfasern eine Grundspannung (= Muskeltonus) aufrecht

Muskel-Venen-Pumpe Förderung des venösen Rückflusses durch die Skelettmuskulatur; bei Bewegung führt die Kontraktion der Muskulatur zu einem rhythmischen Zusammendrücken der Vene, wodurch das Blut in Richtung Herz gepresst wird (▶ Abb. 273)

Muskelzellen Syn.: Myozyten; lang gestreckte, faserartige Zellen, in denen sich fadenförmige Eiweißmoleküle (Myofibrillen) befinden, die sich teleskopartig ineinanderschieben und für die Muskelkontraktion verantwortlich sind

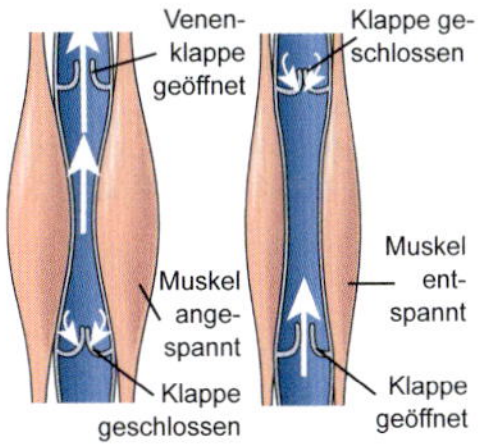

Abb. 273 Muskel-Venen-Pumpe [L190]

Muskelzittern ▶ *Tremor*

Muskularis Lat.: Tunica muscularis; Muskelschicht der Wand des Verdauungstraktes

Muskulatur, quergestreifte ▶ *Quergestreifte Muskulatur*

Muskulatur, glatte ▶ *Glatte Muskulatur*

Mutation ▶ *Genmutation*

Mutationstheorie, somatische Programmtheorie des Alterns: die zelleigenen DNA-Reparaturmechanismen lassen mit dem Alter nach, wodurch Mutationen nicht mehr ausgeglichen werden können; Proteine und Enzyme werden in ihrer Funktion gestört, was zu Altersveränderungen und Tod führt

Mutismus Seltenes Sprechen; Grundsymptom des schizophrenen, extrem autistischen Patienten

Muttermilch Von den Milchdrüsen der weiblichen Brust produziertes Sekret, welches der Ernährung des Säuglings dient

Muttermilch, reife Muttermilch, welche ab der zweiten bis dritten Stillwoche produziert wird; sie beinhaltet weniger Eiweiß, dafür mehr Fett und Laktose

Muttermund, äußerer Lat.: Ostium uteri externum (▶ Abb. 274); äußere Öffnung des Gebärmutterhalskanals zur Portio (= in die Scheide hineinragender Teil des Gebärmutterhalses)

Muttermund, innerer Lat.: Ostium uteri internum; innere Öffnung des Gebärmutterhalskanals zur Gebärmutterhöhle hin

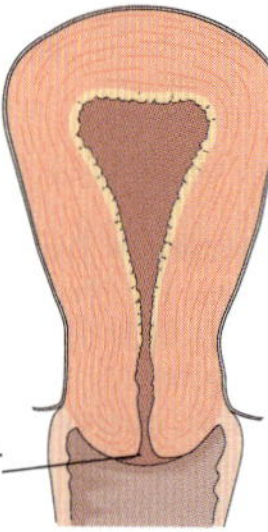

Abb. 274 Muttermund [L190]

Mutterschutz Zeitraum ab sechs Wochen vor bis acht Wochen nach der Geburt, in dem die Frau von der Erwerbstätigkeit freigestellt ist

Mutterzelle Ausgangszelle einer Zellteilung

My(o)- Vorsilbe oder Wortteil für: den Muskel betreffend

Myasthenia gravis Lat.: Myasthenia gravis pseudoparalytica; Autoimmunerkrankung mit Antikörperbildung gegen die Azetylcholinrezeptoren der motorischen Endplatte; Leitsymptom: belastungsabhängige Muskelschwäche

Mydriasis Erweiterung der Pupille bei Dunkelheit, Fernsicht, Stressreaktion

Myel(o)- Vorsilbe oder Wortteil für: Knochenmark, Rückenmark, Nerven betreffend

Myelencephalon ▶ *Verlängertes Mark*

Myelin Schicht aus dem Fett-Eiweiß-Gemisch der Schwann-Zellen; umhüllt die ▶ *Axone* der Nervenfasern

Myeloblasten Vorläuferzelle der ▶ *Granulozyten*

Myelofibrose, idiopathische Myeloproliferative Erkrankung; Polyglobulie (= Erythrozytenvermehrung) durch unkontrollierte Wucherungen des Bindegewebes im Knochenmark

Myelopathie Schädigung des Rückenmarks durch Kompression, Durchblutungsstörungen oder ionisierende Strahlung

Myko- Vorsilbe oder Wortteil für: Pilz-

Mykobakterien Grampositive, säurefeste Stäbchenbakterien (d. h. sie lassen sich nach der Färbung weder durch Säure noch durch Alkohol entfärben); Vertreter: Erreger der Tu-

berkulose (Mycobacterium tuberculosis), Erreger der Lepra (Mycobacterium leprae)
Mykoplasmen Kleinste bekannte Bakteriengruppe; Vorkommen auf menschlichen Schleimhäuten; häufige Erreger von Infektionen der Atmungsorgane und des Urogenitaltraktes
Mykose Erkrankung durch Pilze
Myo- Vorsilbe oder Wortteil für: den Muskel betreffend
Myoelektrischer Motorkomplex Durch Motilin gesteuerte Magenreinigung von Nahrungsresten in der interdigestiven Phase (Verdauungsruhe)
Myofibrillen Fadenförmige Eiweißmoleküle der Muskelzellen; ermöglichen die Muskelkontraktion
Myoglobin Sauerstoffaffines Protein, welches in der Skelettmuskulatur vorkommt und dessen rote Farbe bedingt
Myokard Muskelschicht der Herzwand (▶ Abb. 275)
Myokardinfarkt ▶ *Herzinfarkt*
Myokarditis Akute oder chronische Entzündung der Muskelschicht des Herzens; häufige Ursache: Virusinfektionen; meist gute Prognose
Myopathie Muskelschädigung, -erkrankung, nicht neurogener Ursache
Myom Gutartiger Tumor, ausgehend vom Muskelgewebe
Myometritis Entzündung der Uterusmuskulatur
Myometrium Gebärmuttermuskulatur
Myopie ▶ *Kurzsichtigkeit*
Myosinfilament Dünner Proteinfaden im ▶ *Sarkomer* der Muskelfaser, der über Köpfchen verfügt, welche sich unter ATP-Verbrauch am ▶ *Aktinfilament* entlangziehen und somit das Sarkomer verkürzen
Myositis ossificans Verknöcherung der Muskulatur der Extremitäten und umgebender Gelenkweichteile
Myotonie Verschiedene erblich bedingte Muskelerkrankungen mit verzögerter Erschlaffung nach Muskelkontraktion
Myozyten Muskelzellen
Myxödem Teigige Verdickung und Schwellung der Haut

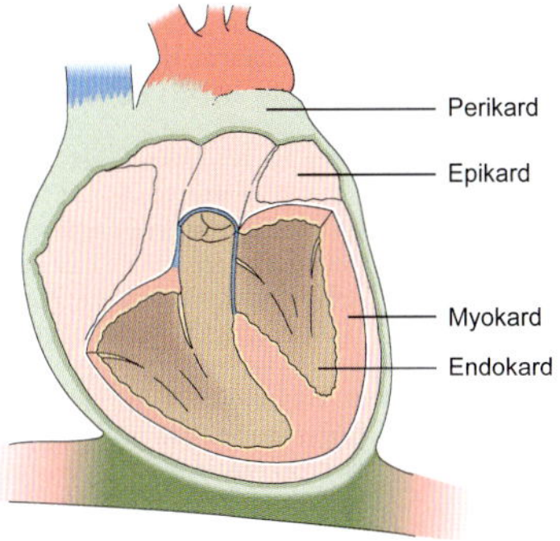

Abb. 275 Aufbau der Herzwand mit Myokard [L190]

N

N

N., Nn. Abk. für: Nerv, Nerven (▶ Abb. 276)

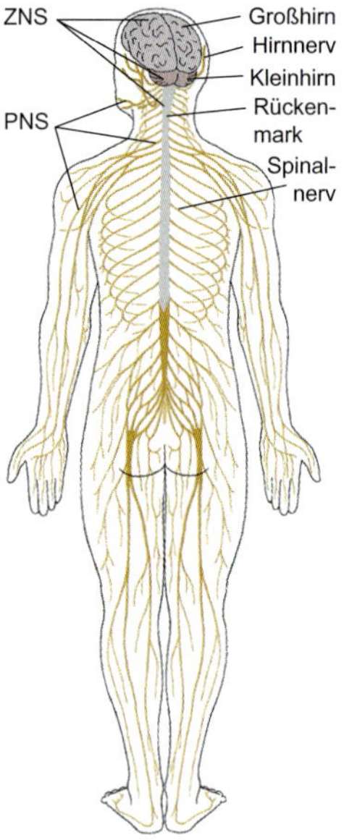

Abb. 276 Periphere Nerven [L190]

N. abducens VI. Hirnnerv; Augenbewegung, Pupillenmotorik
N. accessorius XI. Hirnnerv; „zusätzlicher" Nerv; Schulterhebung
N. axillaris Achselnerv
N. facialis VII. Hirnnerv; Gesichtsnerv; Mimik
N. femoralis Oberschenkelnerv
N. glossopharyngeus IX. Hirnnerv; Zungen- und Rachennerv; Schlucken
N. hypoglossus XII. Hirnnerv; Unterzungennerv; Zungenbewegung
N. intercostalis Zwischenrippennerv
N. ischiadicus Ischiasnerv; längster und dickster Nerv des Körpers; versorgt die Oberschenkelmuskeln
N. mandibularis Unterkiefernerv
N. maxillaris Oberkiefernerv
N. medianus Mittelnerv; versorgt die Beuger des Unterarmes, die Daumenballenmuskulatur und Teile der Fingermuskeln
N. oculomotorius III. Hirnnerv; Augenbewegungen, Pupillenmotorik
N. olfactorius I. Hirnnerv; Riechnerv; Riechfunktion
N. ophthalmicus Ast des ▶ *N. trigeminus*; sensibler Nerv der Augengegend
N. opticus II. Hirnnerv; Sehnerv; Sehfunktion
N. peronaeus Verzweigungsast des Ischiasnervs, der knapp über der Kniekehle beginnt und dann seitlich am Knie vorbei verläuft; versorgt Muskeln zur Bewegung der Füße und der Zehen
N. phrenicus ▶ *Zwerchfell*
N. radialis Speichennerv; versorgt u. a. Streckmuskulatur von Ober- und Unterarm, Haut der Streckseite des Arms und des Handrückens, Teil der Finger
N. recurrens Stimmnerv, rückläufiger Kehlkopfnerv
N. tibialis Verzweigungsast des Ischiasnervs, der knapp über der Kniekehle beginnt und bis zur Ferse verläuft; versorgt Teile des Ober- und Unterschenkels
N. trigeminus V. Hirnnerv; Drillingsnerv; Sensibilität des Gesichts
N. trochlearis IV. Hirnnerv; Augenbewegung, Pupillenmotorik
N. ulnaris Ellennerv; versorgt u. a. Beugemuskulatur am Unterarm und Teile der Hand

N. vagus X. Hirnnerv; Eingeweidenerv; Steuerung des Parasympathikus, Stimmritzenöffnung

N. vestibulocochlearis VIII. Hirnnerv; Vorhof-Schneckennerv; Hör- und Gleichgewichtsfunktion

Nabelarterien Syn.: A. umbilicalis; Blutgefäße, die sauerstoffarmes Blut durch die Nabelschnur zur Plazenta führen

Nabelschnur Lat.: Funiculus umbilicalis; Verbindung zwischen Embryo und Plazenta, also mütterlichem und kindlichem Blutkreislauf

Nabelvene Großes Blutgefäß, über welches der Fetus sauerstoffreiches Blut aus der Plazenta erhält

Nachgeburtswehen Wehen nach der Geburt des Kindes, welche die Plazenta austreiben

Nachlast Auswurfwiderstand, den die linke Herzkammer beim Austreiben des Blutes überwinden muss, um das Blut in die Arterie zu pressen; Geg.: Vorlast

Nachtblindheit Eingeschränktes Sehvermögen bei Dämmerung

Nachwehen Wehen des Wochenbetts, die bei der Rückbildung der Gebärmutter auftreten

Nackenfaltenödem Syn.: pathologische Nackenfaltentransparenz; pathologisch dicke Nackenfalte des Embryos bei der Ultraschallmessung in der Schwangerschaft

Nackenmuskeln, tiefe Muskelgruppe des Kopfgelenks (Musculi capitis), welche sich hinten im tiefen Nacken befindet

NaCl 0,9 % Abk. für: 0,9-prozentige Natriumchloridlösung; Syn.: isotonische Kochsalzlösung

Naegele-Regel Formel zur Berechnung des Entbindungstermins in der Schwangerschaft; Entbindungstermin = Datum des 1. Tages der letzten Menstruation + 7 Tage – 3 Monate + 1 Jahr +/– x; x = Abweichung vom 28-tägigen Zyklus

Nagelmykose Pilzinfektion des Nagels und des Nagelbetts

Nagelplatte Sichtbarer Teil des Nagels

Nahakkomodation Veränderung der Brechkraft des Auges, sodass Gegenstände in der Nähe scharf gesehen werden

Narbe Gewebe, welches nach Abklingen einer Wundheilung zurückbleibt

Nares ▶ *Nasenlöcher*

Narkose Syn.: Allgemeinanästhesie, Vollnarkose, Allgemeinnarkose, Lähmung; durch Verabreichung von Anästhetika herbeigeführter, reversibler Zustand, in welchem Operationen in Schmerzfreiheit, Bewusstlosigkeit und ohne Abwehrreaktionen durchgeführt werden können

Narkotikum Plural: Narkotika; Syn.: ▶ *Anästhetikum*

Nasal Die Nase betreffend, zur Nase hin

Nase Organ, das beim Menschen drei Aufgaben hat: Atemluft erwärmen, vorreinigen und anfeuchten; Riechorgan beherbergen; Resonanzraum für die Stimme (▶ Abb. 277)

Nasenbein Lat.: Os nasale; bildet den knöchernen Teil der von außen tastbaren Nase

Nasenbluten Lat.: Epistaxis; wird ausgelöst durch Platzen der Blutgefäße in der Nase

Nasenflügel Bestehen aus Knorpel und umschließen Nasenlöcher und Nasenspitze

Nasengang Lat.: Meatus nasi; Verbindungsgang zwischen Nasennebenhöhlen und Nasenhöhle

Nasenhöhle Lat.: Cavitas nasi; dreieckiger Hohlraum zwischen Gaumen und Schädelbasis; durch die Nasen-

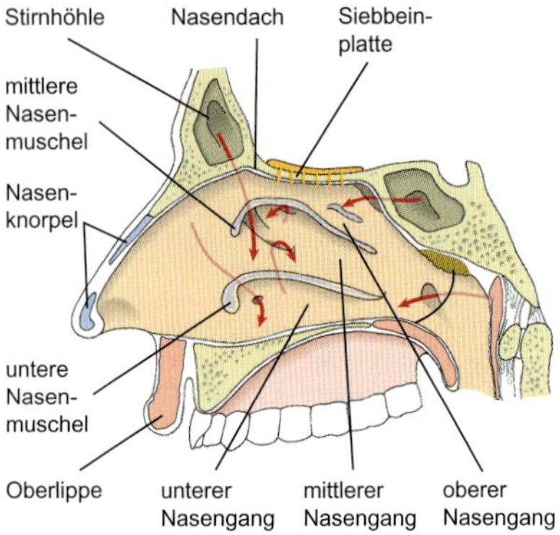

Abb. 277 Schnitt durch die Nasenhöhle [L190]

scheidewand in zwei Hälften gegliedert

Nasenhöhlendach Lat.: Lamina cribrosa; Syn.: Siebbeinplatte; obere Begrenzung der Nasenhöhle

Nasenknorpel Ist ein Teil des Nasengerüstes und für die Nasenform mitverantwortlich

Nasenlöcher Lat.: Nares; Öffnungen der Nase

Nasenmuschel Lat.: Concha nasalis; vergrößert die Fläche der Nasenschleimhaut und reguliert so den Volumenstrom; insgesamt gibt es drei Nasenmuscheln

Nasennebenhöhlen Lat.: Sinus paranasales; Aussackungen der Schleimhaut, mit Luft gefüllt; sind an die Nasenhöhle angeschlossen (▶ Abb. 278)

Nasenrücken Von außen sichtbare Oberseite der Nase; wird vom Nasenskelett und vom Nasenknorpel gebildet

Nasenscheidewand Lat.: Septum nasi; Trennwand zwischen rechter und linker Nasenhöhle

Nasenspitze Vorderster Teil der Nase

Nasenwurzel Knöcherner Teil der Nase

Nasopharynx Nasenrachen; oberes Drittel des Rachens; Mündung von Nasenhöhlen und Ohrtrompeten

Natrium Abk.: Na^+; Elektrolyt; Normwert: 135–145 mmol/l. Häufigstes Kation im Extrazellulärraum, entscheidendes Kation für den osmotischen Druck im Extrazellulärraum

Natriumbikarbonat 8,4 % Bei Herz-Kreislauf-Stillstand eingesetztes Mittel zum Ausgleich einer metabolischen Azidose (Übersäuerung des Blutes)

Natrium-Kalium-Pumpe Durch den Konzentrationsunterschied zwischen interzellulärem Raum und Zytosol strömen ständig Natriumionen in die Zelle hinein und Kaliumionen aus der Zelle heraus. Zur Aufrechterhaltung des Konzentrationsgleichgewichts muss die Na^+-Ka^+-Pumpe also ständig Na^+ aus der Zelle heraus- und Ka^+ in die Zelle hineinpumpen. Dabei handelt es sich um einen Antiport (primär aktiver Transport), bei dem ATP (▶ *Adenosintriphosphat*) verbraucht wird

Nausea Übelkeit, Brechreiz

NDB-Modell Abk. für: Need-Driven Dementia-Compromised Behavior;

theoretisches Modell zur Entstehung des herausfordernden Verhaltens
Nebengruppenelement Ausschließlich Metalle; die auch „Übergangsmetalle“ genannten Elemente haben als gemeinsame Eigenschaft eine unvollständige d-Schale
Nebenhoden Inneres männliches Geschlechtsorgan, das dem Hoden aufliegt

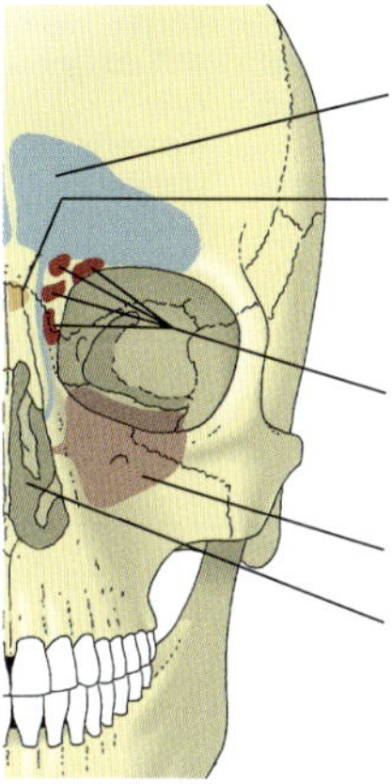

Abb. 278 Nasennebenhöhlen [L190]

Nebenhodengang Lat.: Epididymis; Speicherort der produzierten Samenzellen
Nebenniere Lat.: Glandula suprarenalis; Organ, das dem oberen Nierenpol aufsitzt und Hormone synthetisiert (▶ Abb. 279)
Nebennierenmark Innerer Teil der Nebenniere, der Neurotransmitter bzw. ▶ *Katecholamine* ausschüttet
Nebennierenrinde Dreischichtiger Mantel um das Nebennierenmark, der verschiedene Hormone produziert
Nebenschilddrüse Lat.: Glandula parathyroidea; vier Organe von der Größe eines Weizenkorns, welche an der Rückseite der Schilddrüse liegen; produzieren das Parathormon
Nebenwirkung Abk.: NW; unerwünschte Wirkung eines Arzneimittels trotz korrekter Dosierung und Anwendung
Nebenzellen Produzieren muzinhaltigen Magenschleim und Bikarbonat (HCO_3) zum Schutz des Magens vor der Salzsäure
NEC Abk. für: nekrotisierende Enterokolitis; lebensbedrohliche Darmentzündung beim Frühgeborenen

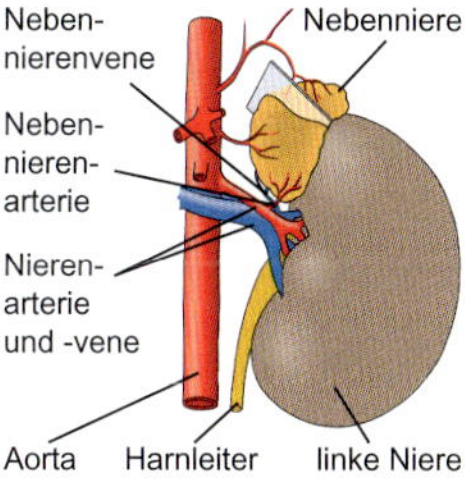

Abb. 279 Lage der Nebenniere [L190]

durch Minderdurchblutung und Infektion bei oraler Ernährung
Neer, Klassifikation nach Klassifikation der proximalen Frakturen des Humerus (Abb. 17.neu)
Negative Rückkoppelung Konnte der Sollwert innerhalb eines Regelkreises wiederhergestellt werden, erhält der Regler eine entsprechende Rückmeldung und deaktiviert die Stellglieder
Neglect Vernachlässigung einer Körper- und/oder Raumhälfte bis zur völligen Ignoranz; Ursache: Hirninfarkt
Neisseria Syn.: -kokken; Bakteriengruppe
Nekro- Vorsilbe oder Wortteil für: Tot
Nekrophilie Sexuelles Verlangen, das sich auf Tote richtet
Nekrose Syn.: Zelltod, Gewebstod; Veränderung einer Zelle oder eines

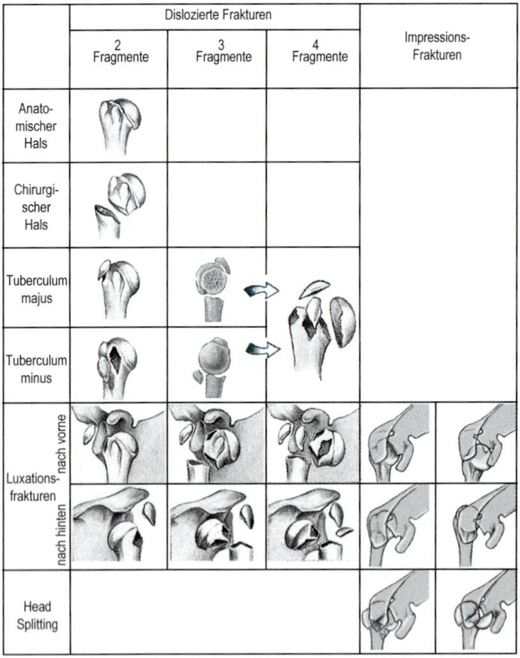

Abb. 280 Klassifikation der proximalen Humerusfraktur nach Neer (1990) [L108]

Gewebes, die nach irreversiblem Ausfall der Zellfunktion auftritt
Nekrotisierende Entzündung ▸ *Entzündung, nekrotisierende*
Neo- Vorsilbe oder Wortteil für: neu
Neoadjuvante Therapie Verkleinerung des Tumors vor Lokaltherapie
Neonatal Die Lebensphase der ersten vier Wochen nach der Geburt betreffend
Neonatale Adaptation Anpassung des Neugeborenen an die Verhältnisse außerhalb des Mutterleibes (z. B. eigenständige Atmung)
Neonatologie Lehre von den Neugeborenen; medizinisches Fachgebiet der Pädiatrie, das sich mit der Diagnostik und Therapie von Frühgeborenen und kranken Neugeborenen befasst
Neoplasie Gutartige oder bösartige Gewebeneubildung
Nephr(o)- Vorsilbe oder Wortteil für: die Niere betreffend
Nephritis, abakterielle chronische interstitielle Entzündung des Nierengewebes mit typischen Papillennekrosen; häufige Ursache: Schmerzmittelmissbrauch
Nephroblastom Syn.: Wilms-Tumor; häufigster bösartiger Nierentumor bei Kindern; Altersgipfel: 3. Lebensjahr; 5-Jahres-Überlebensrate: über 80 %
Nephrolithiasis ▸ *Urolithiasis*
Nephrologie Lehre von den Nierenkrankheiten; Teilgebiet der Inneren Medizin, das sich mit den konservativ zu behandelnden Nierenerkrankungen, der eingeschränkten Nierenfunktion und der Nierenersatztherapie sowie dem (nierenbedingten) Bluthochdruck befasst
Nephron Kleinste funktionelle Einheit der Niere und Ort der Urinproduktion (▸ Abb. 281)
Nephropathie Nierenschädigung
Nephropathie, diabetische Vergrößerung der Glomeruli und Verdickung der glomerulären Kapillarwände durch Hyperglykämie; langsame Abnahme der Nierenfunktion bis zur Dialysepflicht
Nephropathie, vaskuläre Schädigung der Niere bei Hypertonie oder Arteriosklerose
Nephros ▸ *Niere*
Nephrostomie Syn.: äußere Nierenfistel (Abk.: Nifi); Drainage des Nierenbeckens durch das Nierengewebe hindurch; Ableitung des Urins

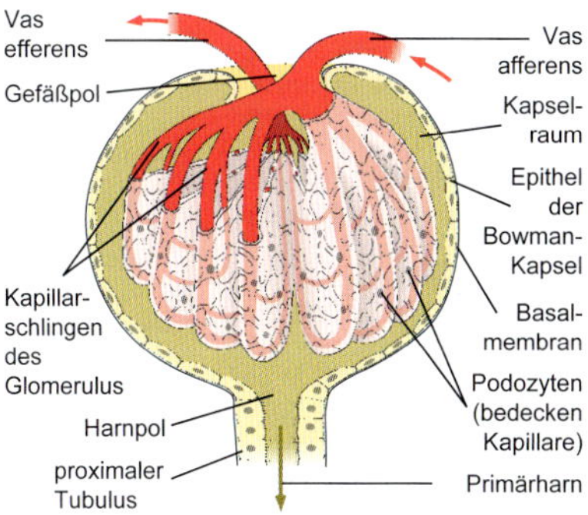

Abb. 281 Nephron [L190]

über einen Katheter durch die Haut nach außen

Nephrotisches Syndrom Sammelbezeichnung für verschiedene Erkrankungen, die mit massiven Eiweißverlusten über die Nieren und Ödemen einhergehen

Nerv Bündel aus Nervenfasern zur Übertragung von Erregungen zum ZNS oder in das periphere Nervensystem (▶ Abb. 276)

Nerval Durch das Nervensystem vermittelt

Nervale Phase Geruch und Geschmack aktivieren über den N. vagus die Freisetzung von Azetylcholin in der Magenschleimhaut; in der Folge werden Salzsäure und Pepsinogen sezerniert

Nervenblockade, periphere ▶ *Leitungsanästhesie*

Nervenendigung, freie Hautrezeptor; nimmt mechanische Reize, Temperatur-, Schmerz- und Juckreiz auf; afferente Nervenfaser

Nervenfaser ▶ *Axon* mit dazugehöriger Markscheide

Nervenfaser, afferente Leitet sensorische/sensible Impulse aus der Peripherie an das ZNS

Nervenfaser, efferente Absteigende Nervenfaser; Aktionspotenziale werden vom ZNS in die Peripherie geleitet

Nervenfaser, motorische Efferente Nervenfaser, über die (über Interneurone) Impulse vom ZNS zur Muskulatur geleitet werden

Nervenfaser, sensible Afferente Nervenfaser; leitet sensible Impulse an eine Nervenzelle im ZNS weiter

Nervenfaser, sensorische Afferente Nervenfaser; leitet sensorische Impulse (Geschmack, Geruch, Sehen, Hören, Gleichgewicht) an eine Nervenzelle im ZNS weiter

Nervengewebe Eine der vier Hauptgewebearten des menschlichen Körpers (▶ Abb. 282); Gesamtheit der Nervenzellen (Neurone) sowie des Hüll- und Stützgewebes des Nervensystems (Neuroglia)

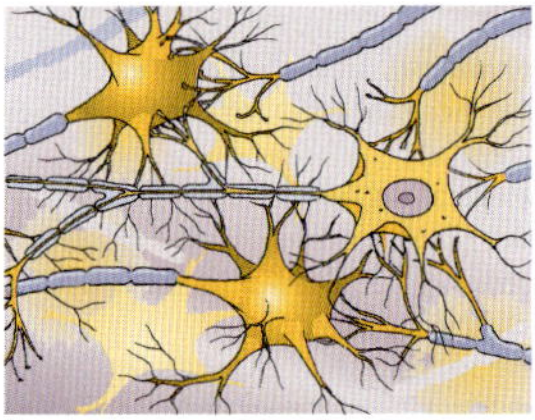

Abb. 282 Nervengewebe [L190]

Nervensystem Lat.: Systema nervosum; Gesamtheit aller Nervengewebe eines Menschen

Nervensystem, enterisches ▶ *Darmwandnervensystem*

Nervensystem, peripheres Abk.: PNS; umfasst alle durch den Körper ziehenden peripheren Nerven (nicht Gehirn und Rückenmark)

Nervensystem, somatisches Wahrnehmung von Sinneseindrücken und Steuerung der Skelettmuskulatur

Nervensystem, vegetatives Nervensystem zur unbewussten Steuerung lebenswichtiger Organfunktionen

Nervensystem, willkürliches Nervensystem, welches Vorgänge regelt, die dem Willen und Bewusstsein unterworfen sind

Nervensystem, zentrales ▶ *Zentrales Nervensystem*

Nervenwurzel Ursprung eines Spinalnervs im Rückenmark

Nervenwurzelsyndrom Typische Symptomkombination bei Schädigung einer Nervenwurzel, z. B. bei Bandscheibenvorfall Kompression der Spinalnervenwurzeln

Nesselsucht ▶ *Urtikaria*

NET Abk. für: **n**eo**e**ndokrine **T**umoren; seltene Tumoren, ausgehend von endokrinen Zellen

Netz, großes/kleines ▶ *Omentum majus/minus*

Netzhaut Retina; Teil der inneren Augenhaut mit den ▶ *Photorezeptoren*

Netzhautarterie, zentrale Zuleitendes Blutgefäß, welches die Netzhaut mit sauerstoffreichem Blut versorgt; tritt an der Papille ins Auge ein

Netzhautvene, zentrale Ableitendes Blutgefäß, welches sauerstoffarmes Blut von der Netzhaut forttransportiert; tritt mit dem Sehnerv aus der ▶ *Papille* aus

Neugeborenenakne Feine Pustelbildung auf der Haut des Neugeborenen, verursacht durch das Vorhandensein von mütterlichen Geschlechtshormonen im Blut des Kindes

Neugeborenen-Hörscreening Methode zur frühzeitigen Aufdeckung von Hördefiziten bei Säuglingen

Neugeborenenikterus Syn.: Icterus neonatorum, Hyperbilirubinämie; gelbe Verfärbung von Haut, Schleimhäuten und Skleren durch Einlagerung von Bilirubin; gefährlich bei Einlagerung im Gehirn (= Kernikterus); physiologisch: 3.–10. Lebenstag, somit bei Neugeborenen ohne Krankheitswert

Neugeborenenperiode 1.–28. Lebenstag des Menschen

Neugeborenenscreening Standardisierte Untersuchung des Blutes von Neugeborenen, um Erkrankungen des Stoffwechsels und des Hormonsystems zu identifizieren

Neugeborenes Lat.: Neonatus; Mensch ab Geburt bis zum 28. Lebenstag

Neur(o)- Vorsilbe oder Wortteil für: Nerv-

Neuralgie Auf das Ausbreitungsgebiet eines Nerven beschränktes Schmerzsyndrom

Neuralrohr Ursprungsgewebe für das zentrale Nervensystem aus Gehirn und Rückenmark

Neuralrohrdefekt Angeborene Verschlussstörung der Wirbelsäule, in stärkerer Ausprägung verbunden mit Fehlbildung des Rückenmarks, meist im Lendenwirbelsäulen- oder Sakralbereich; Prognose abhängig von Ausprägung und Höhe des Defekts

Neurinom Syn.: Schwannom; gutartiger Hirntumor, von der Myelinscheide ausgehend

Neurocranium ▶ *Hirnschädel*

Neurodermitis Syn.: atopisches ▶ *Ekzem*, atopische Dermatitis; chronisch-rezidivierende Hauterkrankung mit genetischer Prädisposition

Neurodynamik Techniken zur Mobilisation des Nervensystems

Neurogener Schmerz ▶ *Schmerz, neuropathischer*

Neuroglia Zellen im zentralen Nervensystem, welche Nervenzellen stützen, ernähren und isolieren

Neurohormon Hormon, welches von Nervenzellen (Neuronen) produziert wird

Neuroleptika Syn.: Antipsychotika; Arzneimittel zur Ordnung gestörter psychischer Funktionen bei psychotischen Erkrankungen mit sedierender Wirkung

Neuroleptisches Syndrom, malignes Lebensgefährliche Nebenwirkung von ▶ *Neuroleptika*; Krankheitsbild mit Fieber, Rigor (= erhöhte Grundspannung), Akinese (= Bewe-

N

gungsarmut), Bewusstseinsstörungen, starkem Schwitzen und ▶ *Tachypnoe*; Störungen bei der Bildung der weißen Blutkörperchen

Neurologie Teilgebiet der Medizin, das sich mit Prophylaxe, Diagnose, nichtoperativer Behandlung und Rehabilitation bei Erkrankungen des ▶ *ZNS* und ▶ *PNS* sowie bei Muskelerkrankungen befasst

Neuron Nervenzelle, die elektrische Signale erzeugt und Impulse über Botenstoffe oder Rezeptoren empfangen kann (▶ Abb. 283)

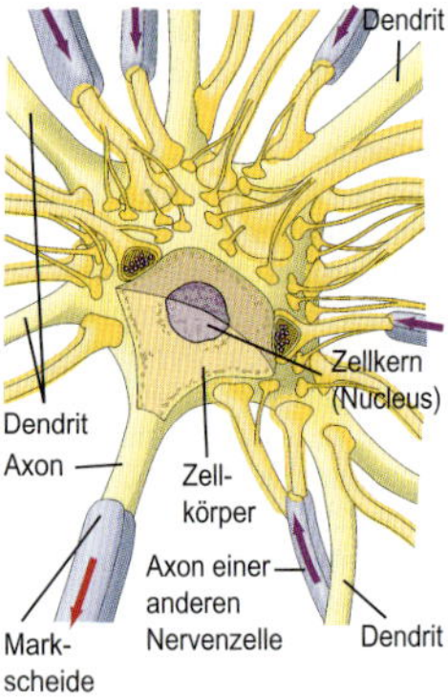

Abb. 283 Neuron [L190]

Neuron, afferentes Leitet Impulse von peripher liegenden Rezeptoren zum ZNS hin

Neuron, efferentes Leitet Impulse vom ZNS weg zu den Zielzellen

Neuron, motorisches ▶ *Motoneuron*

Neuron, präsynaptisches Neuron, von welchem aus ein Reiz über die ▶ *Synapse* auf ein anderes Neuron übertragen wird

Neuronales Ensemble Gruppe von Nervenzellen, die gemeinsam eine bestimmte Informationsverarbeitung durchführen

Neuropathie, diabetische Durch ▶ *Diabetes mellitus* verursachte Nervenschädigung

Neuropeptide Sondergruppe der Neurotransmitter, die meist als ▶ *Cotransmitter* modulierende Wirkung haben

Neuropraxie Nervenverletzung; Kontusion der Axone bei erhaltener Kontinuität

Neurotmesis Nervenverletzung; vollständige Durchtrennung der Axone und der Hülle

Neurose Psychische Störungen, die in der Regel aus ungelösten Konflikten in der Kindheit entstehen

Neurosekretion Eigenschaft von Nervenzellen, Hormone zu produzieren und abzugeben

Neurotransmission Erregungsübertragung an der ▶ *Synapse*

Neurotransmitter Überträgerstoff für die synaptische Informationsübermittlung

Neurotropikum Plural: Neurotropika; Syn.: ▶ *Antidementivum*

Neutral-Null-Stellung Korrigierte Ausgangsstellung für die Beurteilung von Haltung und ▶ *Bewegungsausmaß*

Neutron Elektrisch neutrales Teilchen des Atomkerns

Nexus Spezieller Kommunikationskontakt, welcher beispielsweise im Herzmuskelgewebe als sog. elektrische ▶ *Synapse* zwischen Herzmuskelzellen Aktionspotenziale schnell weiterleitet

NHL Abk. für: ▶ *Non-Hodgkin-Lymphom*

Nichtsteroidales Antirheumatikum ▶ *Antirheumatikum, nichtsteroidales*

Nickelallergie Allergische Reaktion vom Typ IV auf den Stoff Nickel; es binden sich Nickelsalze an körpereigene Proteine und verändern ihre antigene Struktur, sodass sie von ▶ *T-Zellen* angegriffen werden

Nidation ▶ *Einnistung*

Niederdrucksystem Abschnitte des Blutsystems mit niedrigem Druck (z. B. Venen)

Niere Lat.: Ren; gr.: Nephros; paarig angelegtes Organ, das z. B. Endprodukte des Stoffwechsels ausscheidet (▶ Abb. 284)

Nierenagnesie Angeborenes Fehlen einer oder beider Nieren

Nierenarterien Aus der Aorta entspringende Arterien, die zu jeder Niere führen

Nierenbecken Lat.: Pelvis renalis; Hohlraum, der den Urin sammelt und in den Harnleiter übergeht

Nierenbeckenentzündung ▶ *Pyelonephritis, akute*

Nierenersatztherapie Übernahme der ausgefallenen Nierenfunktion durch Nierentransplantation, Hämodialyse, Hämofiltration und -diafiltration (= extrakorporal) sowie Peritonealdialyse (= intrakorporal)

Nierenfistel Abk.: Nifi; ▶ *Nephrostomie*

Niereninsuffizienz, akute ▶ *Nierenversagen*

Niereninsuffizienz, chronische Abk.: CNI, CNV; Syn.: chronisches ▶ *Nierenversagen*; langsam zunehmende Nierenfunktionsstörung auf dem Boden zahlreicher Grunderkrankungen

Nierenkanälchen ▶ *Tubulus*

Nierenkelch Lat.: Calyx renalis; Sammelgefäß für Urin aus dem Nierenparenchym

Nierenkörperchen Lat.: Corpusculum renale; kugelige Struktur in der Rinde der Niere, die den Primärharn bildet (▶ Abb. 285)

Nierenkolik Syn.: akuter Steinanfall; stärkste, krampfartige, wellenförmig wiederkehrende Schmerzen durch Einklemmung eines Nierensteins in den ableitenden Harnwegen

Nierenmark Lat.: Medulla renalis; ist in 10–12 Markpyramiden unterteilt; liegt zwischen Nierenbecken und Nierenrinde

Nierenpapille Lat.: Papilla renalis; spitzes Ende der Markpyramide

Nierenparenchym Gewebe, das die eigentliche Nierenfunktion (Filtration des Blutes) erfüllt

Nierenrinde Lat.: Cortex renalis; äußeres Gewebe der Niere; Ausläu-

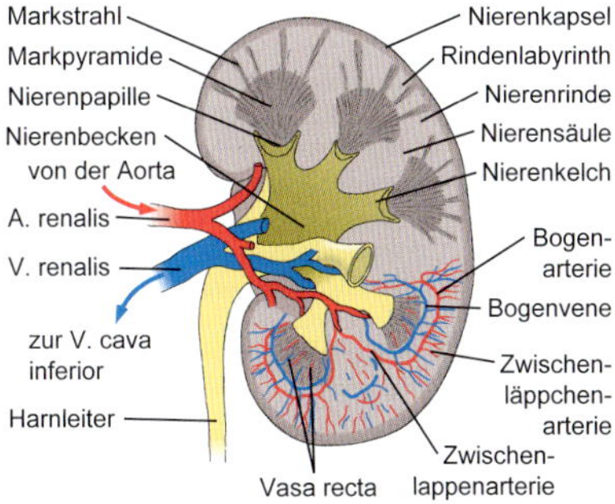

Abb. 284 Niere [L190]

N

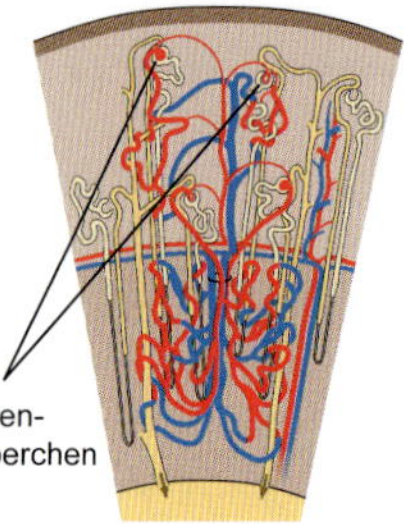

Abb. 285 Nierenkörperchen [L190]

fer der Nierenrinde reichen als Nierensäulen zwischen den Markpyramiden bis zum Nierenbecken

Nierensäule Lat.: Columna renalis; Ausläufer der Nierenrinde, der zum Nierenhilum hinunterreicht

Nierenschwelle Ausscheidung von Zucker mit dem Urin bei einem Blutzuckerspiegel oberhalb von 160–180 mg/dl

Nierenvene Großes Blutgefäß, welches Blut von der Niere zur unteren Hohlvene leitet

Nierenversagen Einteilung in akutes Nierenversagen (Abk.: ANV; Syn.: akute Niereninsuffizienz; plötzliche, erhebliche Funktionsverschlechterung der Nieren bei vorher Nierengesunden bis zum Funktionsausfall; hohe Letalität) und chronisches Nierenversagen (Abk.: CNV, CNI; ▶ *Niereninsuffizienz, chronische*)

Nierenzellkarzinom Syn.: Hypernephrom, Grawitz-Tumor; Adenokarzinom der Niere; bösartige Entartung der Tubuluszellen in der Nierenrinde; Altersgipfel: ca. 60 Jahre; 5-Jahres-Überlebensrate ohne Lymphknotenmetastasen: ca. 80 %, bei Einbruch in Nieren- oder Hohlvene oder Lymphknotenmetastasen deutlich schlechter

Nitrate Salze und Ester der Salpetersäure; Nitrate werden bei ▶ *KHK* zur Erweiterung der Blutgefäße verabreicht

Nitrosamine Krebserregende Substanzen, die über die Nahrung, z. B. Fleisch- und Wurstwaren, aufgenommen werden

NMDA-Rezeptor Glutamatrezeptor an Dornfortsätzen der Pyramidenzell-Dendriten; bei häufiger Aktivierung begünstigen sie einen Lerneffekt; wichtig für die späte Langzeitpotenzierung (Verstärkung der synaptischen Übertragung eines Neurons)

NMR Engl.: nuclear magnetic resonance; Abk. für: Magnetresonanz-, ▶ *Kernspintomografie*

Nodulus Knötchen

Nodus Knoten, Papel > 5 mm

Non-Hodgkin-Lymphom Abk.: NHL; Sammelbegriff für mehrere bösartige Erkrankungen des lymphatischen Systems, in Abgrenzung zum gutartigen Morbus Hodgkin

Non-REM-Schlaf Syn.: orthodoxer Schlaf; Schlaf ohne Augenbewegungen (= rapid eye movement); in den Phasen 1–4 des Schlafzyklus

Nootropikum Plural: Nootropika; Syn.: ▶ *Antidementivum*

Noradrenalin Meist erregend wirkender Transmitter; steuert im ZNS Aufmerksamkeit und Wachheit; wird im vegetativen Nervensystem von efferenten Neuronen des Sympathikus eingesetzt; wirkt auch als Katecholamin am Herz

Norm(o)- Vorsilbe oder Wortteil für: normal

Normalinsulin ▶ *Altinsulin*

Normalflora Mikroorganismen auf Haut und Schleimhäuten, welche antimikrobielle Stoffe produzieren

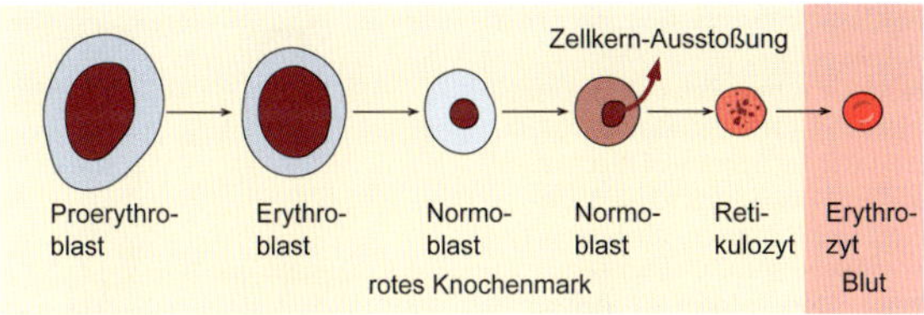

Abb. 286 Normoblasten als Teil der Erythropoese [L190]

und so als Schutzbarriere gegen ▶ *Antigene* fungieren

Normoblasten Vorstufe der Erythrozyten, in welcher der Zellkern schrumpft und schließlich abgestoßen wird; somit geht den Erythrozyten die Fähigkeit zur Zellteilung verloren (▶ Abb. 286)

Noroviren Hochansteckende Viren, die (Brech-)Durchfallerkrankungen verursachen; gefürchtet sind Ausbrüche in Pflegeeinrichtungen und Krankenhäusern

Norton-Skala Assessmentinstrument zur Erfassung des Dekubitusrisikos, entwickelt zur Einschätzung von älteren Menschen anhand der Kriterien: körperlicher Zustand, geistiger Zustand, Aktivität, Beweglichkeit, Inkontinenz

Nosokomial Zum Krankenhaus gehörend

Nosokomiale Infektion Infektion, die sich Patienten in medizinischen Einrichtungen zuziehen

Nosokomiale Pneumonie ▶ *Pneumonie*

Noxe Stoff oder Umstand mit schädlicher Wirkung auf den Organismus

Nozizeptor Rezeptor zur Wahrnehmung von Schmerzreizen

NRS Abk. für: **N**utritional **R**isk **S**core; Instrument zur Einschätzung des Ernährungszustands

NSAID Abk. für: **n**icht**s**teroidale **a**ntientzündliche Medikamente (engl.: anti-**i**nflammatory **d**rugs); Syn.: ▶ *Antirheumatikum, nichtsteroidales*

NSAR Abk. für: **n**icht**s**teroidale **A**nti**r**heumatika

NSTEMI Abk. für: **N**on-**ST**-**E**levations-**M**yokard**i**nfarkt; Herzinfarkt ohne ST-Hebung im ▶ *EKG*

Nucleolus Kernkörperchen

Nucleus Zellkern (▶ Abb. 287)

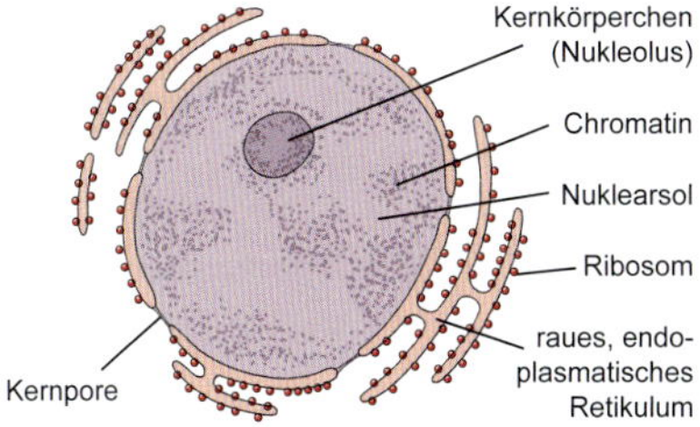

Abb. 287 Nucleus [L190]

O

Nucleus pulposus Gallertkern der Bandscheibe
Nucleus ruber Roter Kern; Kerngebiet des Mittelhirns; stimmt zusammen mit der Substantia nigra unwillkürliche Bewegungen von Augen, Kopf und Rumpf auf die Eindrücke von Augen und Ohren ab
Nukl- Vorsilbe oder Wortteil für: Kern-
Nuklearmedizin Medizinisches Fachgebiet, das sich mit dem Einsatz von radioaktiven Substanzen und kernphysikalischen Verfahren im Rahmen diagnostischer Maßnahmen sowie der therapeutischen Anwendung radioaktiver Substanzen befasst
Nuklear-Sol Proteinhaltige Flüssigkeit innerhalb der Kernhülle
Nukleinsäuren Polymere (= Molekülketten), welche sich aus Monomeren, bestehend aus einem Zucker, einem Phosphat und einer von vier möglichen Basen, zusammensetzen
Nukleotid Baustein der DNA, bestehend aus Base, Zuckermolekül und Phosphatgruppe
Nullhypothese Statistische Verneinung der inhaltlichen Forschungshypothese (▶ *Alternativhypothese*); Syn.: H_0; drückt aus, dass keine Effekte vorliegen; z. B. „Physiotherapie beschleunigt die Wiederherstellung des normalen Ganges nach Implantation einer Hüftendoprothese im Vergleich zu keiner Behandlung nicht."
Nullipara Frau, die noch kein Kind geboren hat
Null-Stellung Aufrechter, gerader Stand mit herabhängenden Armen; Ausgangsposition bei der Prüfung der Gelenkbeweglichkeit (▶ Abb. 288)
Nutation Bewegung des ▶ *Promontorium* (des Os sacrum) nach anterior/inferior und des unteren Kreuzbeinendes nach posterior/superior

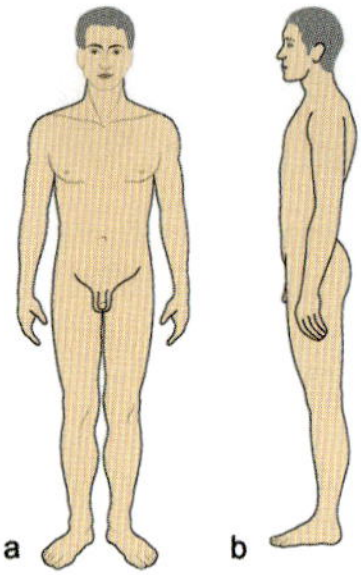

Abb. 288 Null-Stellung von vorne und von der Seite [L126]

NW Abk. für: ▶ *Nebenwirkung*
NYHA-Stadien Stadieneinteilung der Herzinsuffizienz gemäß der **N**ew **Y**ork **H**eart **A**ssociation; I: keine Beschwerden bei normaler Belastung, II: Beschwerden bei stärkerer körperlicher Belastung, III: Beschwerden bei geringer körperlicher Belastung, IV: Beschwerden (Dyspnoe) in Ruhe
Nykturie Vermehrtes nächtliches Wasserlassen
Nystagmus Syn.: Augenzittern; unwillkürliche Augenbewegungen, kommen physiologisch (z. B. beim Betrachten bewegter Bilder) und pathologisch (z. B. bei Schwindel) vor

O

O_2 Sauerstoff
OAU Abk. für: **Ober**a**r**m**u**mfang
Obduktion ▶ *Autopsie*
Oberarm Lat.: Brachium; oberer Teil der oberen Extremität, besteht aus dem Oberarmknochen (Humerus) und dem dazugehörigen Muskelapparat (v. a. M. biceps und M. triceps)

Oberarmknochen Lat.: Humerus; Röhrenknochen des Oberarmes
Oberarmköpfchen Lat.: Capitulum humeri; kugelrundes Köpfchen am unteren Ende des Oberarmknochens (Humerus), welches mit Gelenkknorpel überzogen ist und dem radförmigen Speichenköpfchen oben aufliegt
Oberarmmuskel Muskel des Oberarms, bekannteste sind ▶ *M. biceps brachii* und ▶ *M. triceps brachii*
Oberarmrolle Lat.: Trochlea humeri; Gelenkrolle am unteren Ende des Oberarmknochens (Humerus), bildet mit der Elle ein ▶ *Scharniergelenk*
Oberflächenanästhesie Die Nervenendigungen der Haut oder Schleimhaut werden durch Auftragen eines Lokalanästhetikums betäubt
Oberflächendifferenzierungen Oberflächendifferenzierungen sind die apikalen (nach außen bzw. zum Lumen gerichteten) Eigenschaften eines Epithels; diese können beispielsweise Flimmerhärchen im Atemwegsepithel oder einen resorbierenden Bürstensaum im Darm ausbilden
Oberflächenepithelien Gewebeart, die innere und äußere Körperoberflächen bedeckt und vor schädlichen Einflüssen schützt
Oberflächenschmerz Somatischer Schmerz, der von der Haut ausgeht; Unterscheidung: 1. Oberflächenschmerz: mit hellem Charakter; räumlich und zeitlich gut zu beschreiben; klingt schnell ab, wenn der Reiz aufhört; 2. Oberflächenschmerz: dumpf und brennend; ähnlich dem Tiefenschmerz; schwer zu lokalisieren; klingt langsamer ab
Oberhaut Syn.: Epidermis; äußerste der drei Hautschichten
Oberkiefer Lat.: Maxilla; paarig angelegter Teil des Gesichtsschädels; bildet den oberen Teil der Mundhöhle sowie Boden und Seitenwand der Nasenhöhle (▶ Abb. 289)

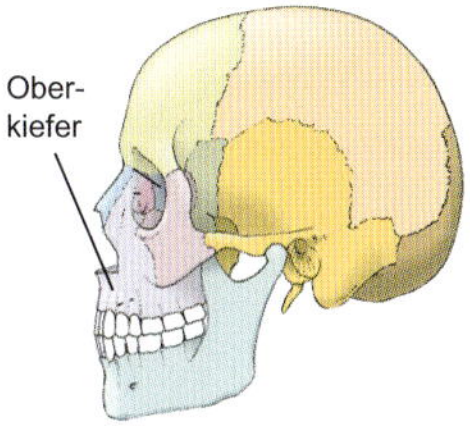

Abb. 289 Oberkiefer [L190]

Oberkiefernerv Ast des ▶ *N. trigeminus*; sensibler Nerv des vorderen und oberen Teils des Schädels
Oberkörperhochlagerung Positionierung zur Verbesserung der Atmung; findet Anwendungen bei Atemnot, Schädel-Hirn-Verletzungen oder Herzinsuffizienz
Oberlappen Lungenlappen, den es sowohl im rechten als auch im linken Lungenflügel gibt
Oberschenkel Oberes Glied der unteren Extremität
Oberschenkelknochen Lat.: Femur; Teil der unteren Extremität; längster und schwerster Knochen des Menschen; Röhrenknochen
Oberschenkelkopf Kopf des Oberschenkelknochens (Femur) mit Gelenkknorpel
Oberschenkelmuskulatur Die gesamte Muskulatur, die den Oberschenkelknochen (Femur) umgibt (▶ Abb. 290)
Oberschenkelschaft Lat.: Corpus femoris; länglicher, mittiger Teil des Oberschenkelknochens
Objektivität Gütekriterium; Maß für die unabhängig von Einflüssen

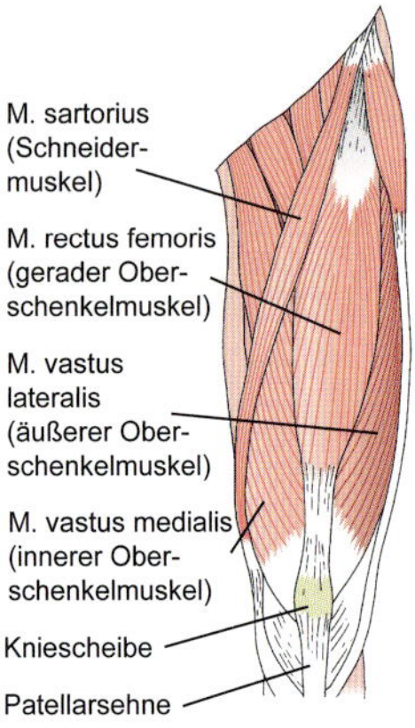

Abb. 290 Oberschenkelmuskulatur von vorne [L190]

von Personen entstandenen Ergebnisse; Verwendung von Fakten, ohne dass diese durch persönliche Neigungen oder Vorurteile verzerrt werden

Obligat(orisch) Unerlässlich, erforderlich; Geg.: fakultativ

Obsolet Veraltet, nicht mehr gebräuchlich

Obstipation Syn.: (Stuhl-)Verstopfung, Konstipation; verzögerte Darmentleerung mit geringer Stuhlfrequenz (alle 3–4 Tage), harter Stuhlkonsistenz und damit verbundenen Beschwerden

Odont- Vorsilbe oder Wortteil für: Zahn-

Ödem Syn.: Wassersucht; Ansammlung von Flüssigkeit in Zellen oder Geweben

Ösophagitis Syn.: Speiseröhrenentzündung; Leitsymptom der gastroösophagealen Refluxkrankheit

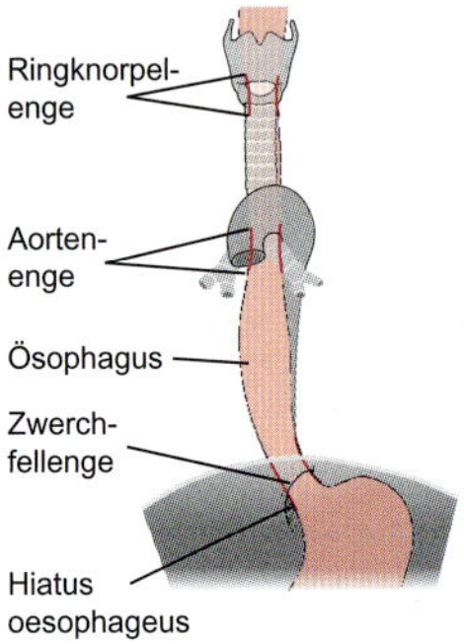

Abb. 291 Ösophagus und seine physiologischen Engstellen [L190]

Ösophagus Syn.: Speiseröhre; ca. 25 cm langer Muskelschlauch, der die Nahrung vom Rachen zum Magen befördert (▶ Abb. 291)

Ösophagusatresie Verschluss der Speiseröhre beim Neugeborenen, meist mit Fistel zur Trachea

Ösophagusbreischluck Kontrastmittelröntgenaufnahme des Magen-Darm-Traktes zur Speiseröhrendarstellung

Ösophagusdivertikel Ausstülpungen der Ösophaguswand; Entstehung entweder durch Druck von innen (= Pulsionsdivertikel) oder Zug von außen (= Traktionsdivertikel)

Ösophagusinkarzeration Syn.: Speiseröhreneinklemmung; eingeklemmte Hiatushernie; Bruchsack ist samt Inhalt durch den Bruchring/-kanal (sub-)akut abgeschnürt

Ösophaguskarzinom Maligner Tumor der Speiseröhre; betroffen vor allem Männer im 6. Lebensjahrzehnt

Ösophagussphinkter, oberer und unterer Muskuläre Strukturen im Bereich des oberen und unteren

Speiseröhrenanteils, die durch Kontraktion bzw. Erschlaffung den Schluckvorgang mitregulieren

Ösophagusvarizen Erweiterung submuköser, peri- und paraösophagealer Venen; Auftreten v. a. bei ▶ *Leberzirrhose*, Leberzellkarzinom; Blutungsgefahr

Östrogen Weibliches Sexualhormon

Offener Bruch Knochenbruch mit äußerlich sichtbarer Wunde

OGT Syn.: oGTT; Abk. für: **o**raler **G**lukosetoleranz**t**est; Diagnosetest zur Einschätzung des Diabetes; 2-stündliche Blutzuckerkontrolle nach Einnahme von 75 g Glukose, gelöst in ca. 300 ml Wasser

Ohr, äußeres Besteht aus Ohrmuschel, dem äußerem Gehörgang und Trommelfell

Ohrensausen ▶ *Tinnitus (aurium)*

Ohrenschmalz Syn.: Cerumen, Zerumen; gelb-bräunliche fettige Absonderung des äußeren Gehörganges; transportiert Schmutz und kleine Fremdstoffe zur Ohrmuschel

Ohrenspiegelung Methode zur Untersuchung des äußeren Ohrs mittels eines Otoskops

Ohrgeräusche ▶ *Tinnitus (aurium)*

Ohrmuschel Lat.: Auricula; sichtbarer, äußerer Teil des Ohrs

Ohrmuschel-Perichondritis Entzündung der Ohrmuschel

Ohrtrompete Lat.: Tuba auditiva; tubenartige Verbindung zwischen ▶ *Mittelohr* und Nasenpharynx; dient der Belüftung des Mittelohrs und dem Druckausgleich

Okklusion Verschluss, Abdichtung

Okklusivverband Luftdichte Abdeckung des behandelten Hautareals mit einer Plastikfolie; Ziel: intensivere Resorption der Wirkstoffe über die Haut

Okkult Verborgen

Okkultes Blut ▶ *Blut, okkultes*

Okulo- Vorsilbe oder Wortteil für: Auge-

Okzipital Zum Hinterhaupt hin

Olekranon Oberes tastbares Ende der Elle, Ansatzpunkt des ▶ *M. triceps brachii*

Olfaktorisch Den Geruchssinn betreffend

Olig(o)- Vorsilbe oder Wortteil für: wenig

Oligoarthritis Befall einiger weniger Gelenke durch entzündlich-rheumatische Gelenkerkrankungen

Oligodendrozyten Bildet Markscheiden im ZNS als elektrische Isolierung

Oligofruktose Löslicher Faserstoff

Oligohydramnion Zu wenig Fruchtwasser; bei Fehlbildungen der kindlichen Niere mit verringerter Urinproduktion

Oligomenorrhö Stark verlängerte Menstruatioszyklen

Oligopeptid Verbindung, welche aus bis zu zehn Aminosäureresten gebildet wird; diese sind durch Peptidbindungen miteinander verbunden

Oligurie Verminderte Harnausscheidung, 100–500 ml/24 Std.

-om(a) Nachsilbe oder Wortteil für: Geschwulst, Neubildung eines Tumors

OMAS Abk. für: **O**ral **M**ucositis **A**ssessment **S**cale; Instrument zur Erfassung und Beurteilung des oralen Zustandes

Omarthrose Arthrose des Schultergelenks

Omentum majus/minus Lat. für: großes/kleines Netz; Bauchnetz, das über den Darm herabhängt, befestigt über Bänder (▶ Abb. 292)

Omni- Vorsilbe oder Wortteil für: ganz, jeder, alle

Omphalozele Nabelschnurbruch; Verlagerung von Bauchorganen in die Nabelschnur

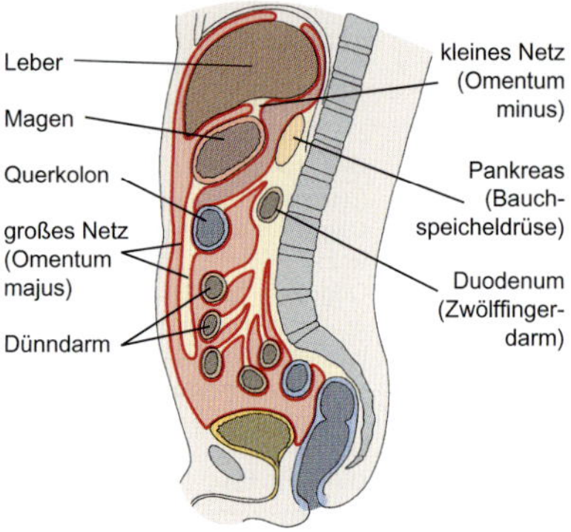

Abb. 292 Omentum majus/minus [L190]

Onanie ▶ *Masturbation*
Onko- Vorsilbe oder Wortteil für: Krebs-
Onkogene Gene, welche das ungehemmte Wachstum von malignen Zellen fördern
Onkologie Spezialisiertes Teilgebiet der Inneren Medizin; Lehre von den Tumoren
Onycho- Sich auf Nagel/Nägel beziehend
Onychorrhexis Abnorme Brüchigkeit der Nägel
Onychoschisis Aufspaltung der Nagelplatte
Oogenese ▶ *Eizellbildung*
Oogonie Vorstufe der befruchtungsfähigen Eizelle
Oophoritis Eierstockentzündung
Oozyte Weibliche Keimzelle; Unterteilung: Oozyte I. Ordnung: nach der ersten Reifeteilung; Oozyte II. Ordnung: zu Beginn der zweiten Reifeteilung
OP Abk. für: **Op**eration
Operabel Für chirurgische Eingriffe zugänglich, Aussicht auf Besserung bzw. Heilung durch eine Operation bietend; Geg.: inoperabel
Operation Abk.: OP; chirurgischer Eingriff zu diagnostischen und therapeutischen Zwecken
Operativ In Bezug auf die Operation, mit einer Operation (zu heilen); Geg.: konservativ
Ophthalm(o)- Vorsilbe oder Wortteil für: Auge-
Ophthalmoskopie ▶ *Augenhintergrund, Spiegelung*
Opioid Substanz, welche zur Bekämpfung starker Schmerzen verordnet wird; hohes Suchtpotenzial
Opisthotonus Rückwärtsbeugung des Kopfes mit Überstreckung von Rumpf und Extremitäten bei ▶ *Meningitis*
Opportunistisch Nur unter bestimmten Bedingungen pathogen wirkend
OPS 1. Abk. für: **O**perationen- und **P**rozedurenschlüssel; 2. Abk. für: organisch bedingte psychische Störung
Opsonierung „Schmackhaft machen" von Erregern für die Phagozyten
Optisch Zum Auge oder zum Sehnerv gehörend
Optischer Apparat System des Auges zur Lichtbrechung, bestehend

aus Hornhaut, Linse, Glaskörper und Kammerwasser; ermöglicht scharfes Sehen

Oral Den Mund betreffend; über/durch den Mund

Oralverkehr Sexualpraktik mit oraler Stimulation des Penis (Fellatio) oder der Vulva (Cunnilingus)

Orangenhautphänomen Symptom bei Mammakarzinom; Grobporigkeit und Lymphödem der Haut über dem Tumor

Orbita Augenhöhle

Orchitis Hodenentzündung

Ordnungszahl Gibt die Anzahl der Protonen im Atomkern wieder, definiert damit auch das chemische Element

Organ Zusammenschluss unterschiedlicher Gewebe mit einer gemeinsamen Funktion

Organellen Strukturen innerhalb einer Zelle mit einer Membran als Grenzstruktur, z. B. Mitochondrien (▶ Abb. 407)

Organsystem, Organismus In enger Verbindung stehende Organe mit einer übergeordneten gemeinsamen Funktion

Orgasmus Höhepunkt des Lustempfindens bei Geschlechtsverkehr oder Masturbation; dritte Phase des sexuellen Reaktionszyklus

Orientierungsstörung Beeinträchtigung der Fähigkeit, sich bezüglich Zeit, Ort, Situation und eigener Person zurechtzufinden

Oropharynx Syn.: Mesopharynx; Mundrachen

Orthese Hilfsmittel zum Ausgleich fehlender Funktionen des Bewegungsapparates (▶ Abb. 293)

Ortho- Vorsilbe oder Wortteil für: gerade, aufrecht, richtig

Orthograd In physiologischer Richtung; Geg.: retrograd

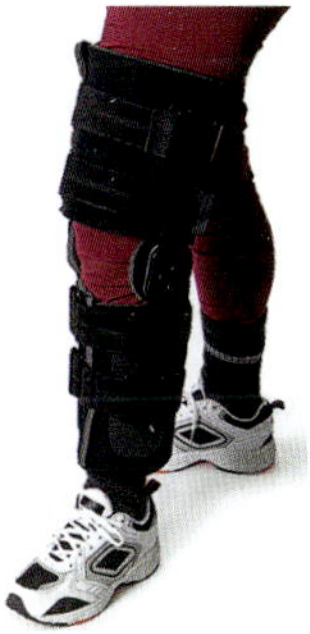

Abb. 293 Orthese [J787]

Orthopädie Medizinisches Fachgebiet (zusammen mit Unfallchirurgie), das sich mit Prävention, Diagnostik und Therapie angeborener und erworbener Form- und Funktionsfehler des Bewegungsapparates sowie der Rehabilitation des Patienten befasst

Orthopnoe Schwere Atemnot in Ruhe mit Einsatz der ▶ *Atemhilfsmuskulatur* in sitzender Position

Orthostatische Dysregulation Syn.: orthostatische Hypotonie; wiederkehrender Blutdruckabfall beim Wechsel vom Liegen/Sitzen zum Stehen oder bei längerem Stehen; durch kurzzeitige Minderdurchblutung des Gehirns wird dem Patienten schummerig und schwarz vor Augen

-ose Nachsilbe oder Wortteil für: Zustand

Osmolarität Die Menge der osmotisch aktiven Teilchen pro Liter Lösung

Osmose Diffusion von Lösungsmittelnmolekülen durch eine halbdurchlässige (semipermeable) Membran; die Membran ist dabei undurchlässig für die gelösten Stoffe – zum Konzentrationsausgleich kommt es daher durch Einstrom des Lösungsmittels auf die Seite der Membran mit der höheren Stoffkonzentration

Osmotischer Druck Druck, mit dem das Lösungsmittel bei der Osmose durch die semipermeable Membran tritt

Os Knochen (▶ Abb. 294)

Os breve Kurzer Knochen

Os capitatum ▶ *Kopfbein*

Os coccygis ▶ *Steißbein*

Os coxa ▶ *Hüftbein*

Os cuneiforme ▶ *Keilbein*

Os ethmoidale ▶ *Siebbein*

Os frontale ▶ *Stirnbein*

Os hamatum ▶ *Hakenbein*

Os hyoideum ▶ *Zungenbein*

Os ilium ▶ *Darmbein*

Os ischii ▶ *Sitzbein*

Os lacrimale ▶ *Tränenbein*

Os longum Langer Knochen

Os lunatum ▶ *Mondbein*

Os nasale ▶ *Nasenbein*

Os naviculare ▶ *Kahnbein*

Os occipitale ▶ *Hinterhauptbein*

Os palatinum ▶ *Gaumenbein*

Os pisiforme ▶ *Erbsenbein*

Os planum Platter Knochen

Os pubis ▶ *Schambein*

Os sacrum ▶ *Kreuzbein*

Os scaphoideum ▶ *Kahnbein*

Os sphenoidale ▶ *Keilbein*

Os temporale ▶ *Schläfenbein*

Os trapezium Großes Vieleckbein

Os trapezoideum Kleines Vieleckbein

Os triquetrum ▶ *Dreiecksbein*

Os zygomaticum ▶ *Jochbein*

OSG Abk. für: ▶ *Sprunggelenk, oberes*

Ossifikation Knochenentwicklung

Ossifikation, chondrale Indirekte Knochenbildung, bei der zuerst Knorpel gebildet wird, der dann verknöchert

Ossifikation, desmale Direkte Knochenbildung im embryonalen Mesenchym

Ossifikation, enchondrale Knorpelabbauende Chondroklasten und knochenaufbauende Osteoblasten sorgen vor allem im Bereich der Epiphysenfugen für ein Längenwachstum des Röhrenknochens

Ossifikation, perichondrale Osteoblasten, welche vom Perichondrium her Osteoid um den zu verknöchernden Knorpel herum anlagern, verursachen ein Dickenwachstum des Knochens

Osteitis, Ostitis Knochenentzündung

Osteitis pubis Schmerzhafte, nicht infektbedingte Entzündung der Symphyse mit Beteiligung der umgebenden Strukturen (Schambeinknochen, Ansätze der Adduktoren und Bauchmuskulatur)

Osteo- Vorsilbe oder Wortteil für: Knochen-

Osteoblasten Knochenzellen, die bei der Knochenbildung die anorganischen Substanzen sezernieren

Osteochondrosis dissecans Aseptische Knochennekrose eines umschriebenen Gelenkflächenareals

Osteoid Organische Bestandteile der Interzellularsubstanz im Knochen, in das die anorganischen Bestandteile eingelagert werden, die dem Knochen seine Stabilität geben

Osteokinematik Beschreibt die Knochenbewegung im Raum, sichtbare Bewegung der Gelenkpartner

Osteoklasten Zellen, die die Interzellularsubstanz des Knochens auflösen können

Osteom Gutartiger Knochentumor

Osteomalazie Krankheit bei Erwachsenen, bei der sich die Knochen infolge von Vitamin-D-Mangel verkrümmen und schmerzen

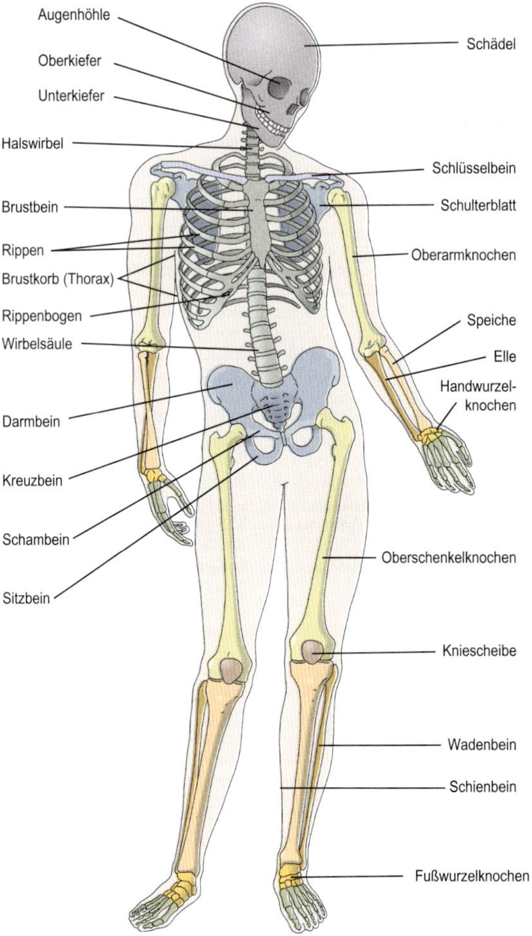

Abb. 294 Das menschliche Skelett: die wichtigsten Knochen [L190]

O

Osteomyelitis Knochenmarkentzündung; zu unterscheiden von Osteitis (meist Beteiligung aller Knochenstrukturen); Unterteilung: endogene (durch ▶ *Hämatogene* Aussaat der Erreger bei Allgemeininfektionen) und exogene (durch Eindringen der Erreger von außen, z. B. bei Operation oder offener Fraktur)
Osteon Kleine, längs verlaufende Säule im Knochen aus kollagenen Fasern
Osteon-Lamelle Osteone sind die Hauptstruktur im Lamellenknochen; sie verlaufen als Säule in Knochenlängsrichtung mit dem Havers-Kanal in der Mitte, um den sich in konzentrischen Kreisen die Osteon-Lamellen gruppieren
Osteopathie Wurde Ende des 19. Jahrhunderts von Dr. Andrew Taylor Still entwickelt; manuelle Methode zur Diagnostik und Behandlung bindegewebiger Gleitflächen und geweblichen Spannungen im gesamten Körper (muskuloskelettale, viszerale und kraniale Ebene)
Osteopenie Niedrige Knochendichte

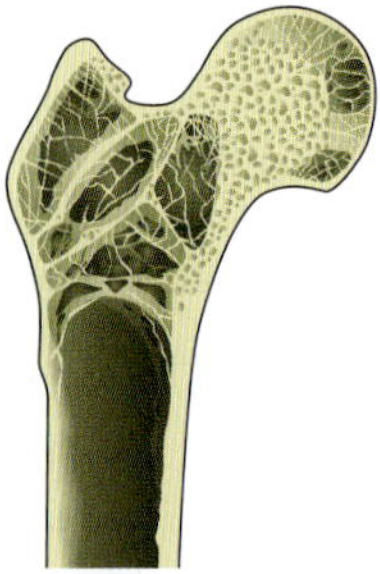

Abb. 295 Osteoporose [L157]

Osteoporose Generalisierte Knochenerkrankung mit Verminderung der Knochenmasse, veränderter Mikroarchitektur des Knochens und erhöhtem Frakturrisiko; v. a. bei älteren Menschen, insbesondere älteren Frauen (▶ Abb. 295)
Osteosarkom Bösartiger Knochentumor
Osteosynthese Chirurgischer Eingriff mit dem Ziel, die Knochenbruchstücke wieder in die anatomisch korrekte Position zu fixieren, um eine günstige Bruchheilung zu gewährleisten
Osteozyten Nicht mehr teilungsfähige Knochenzellen im fortgeschrittenen Stadium des Knochenaufbaus
Ot(o)- Vorsilbe oder Wortteil für: Ohr-
Otalgien Ohrenschmerzen
Otitis, externa Entzündung des äußeren Gehörgangs
Otitis, media acuta Akute Mittelohrentzündung, viral oder bakteriell bedingt; häufiges Krankheitsbild bei Kindern; gute Prognose
Otorrhö Ohrlaufen; Sekretion aus dem Ohr
Otosklerose Herdförmige Knochenstoffwechselstörung des knöchernen Labyrinths mit den Leitsymptomen Schwerhörigkeit und ▶ *Tinnitus (aurium)*
Ov(o)- Vorsilbe oder Wortteil für: Ei-
Ovales Fenster Lat.: Fenestra vestibuli; membranverschlossenes Fenster zwischen Paukenhöhle und Innenohr, ihm liegt die „Fußplatte" des Steigbügels auf
Ovar ▶ *Eierstock*
Ovarektomie Entfernung der Eierstöcke
Ovarialgravidität Syn.: Eierstockschwangerschaft; Form der Extrauteringravidität, bei der sich die be-

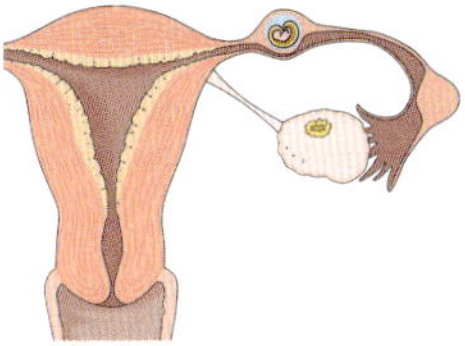

Abb. 296 Ovarialgravidität [L190]

fruchtete Eizelle im Eierstock einnistet (▶ Abb. 296)

Ovarialinsuffizienz Unzureichende Funktion des Eierstocks führt zur Sterilität der Frau; Unterteilung: primäre Ovarialinsuffizienz (Störung im Ovar), sekundäre Ovarialinsuffizienz (Störungen der Regulationszentren, Stress)

Ovarialzysten, funktionelle Durch Flüssigkeitsretention bedingte Zysten (= Blasen), die v. a. durch die Verwechslungsgefahr mit bösartigen Ovarialtumoren von Bedeutung sind; häufig: Follikelzysten, Corpus-luteum-Zysten

Ovulation Eisprung

Ovulationshemmer Syn.: Anti-Baby-Pille, Pille; Arzneimittel, bestehend aus einer Kombination von Östrogenen und Gestagenen; Einnahme zur hormonellen Empfängnisverhütung

Ox(y)- Vorsilbe oder Wortteil für: Sauerstoff

Oxidation Chemische Reaktion, bei der ein Molekül Elektronen abgibt

Oxidationswasser Wasser, das während des Stoffwechsels im Körper freigesetzt wird

Oxytocin Hormon des ▶ *Hypothalamus*; sorgt bei der Geburt für regelmäßige Wehen und beim Stillen für den Milcheinschuss

Oxyuriasis Madenwurminfektion

P

p Abk. für: Druck (engl. **p**ressure)

$paCO_2$ Abk. für: arterieller Kohlendioxid-Partialdruck

Päd(o)- Vorsilbe oder Wortteil für: das Kind bzw. Kindesalter betreffend

Pädiatrie Syn.: Kinderheilkunde; medizinisches Fachgebiet und Lehre von der Entwicklung des kindlichen und jugendlichen Organismus, seiner Erkrankungen und ihrer Behandlung

Pädophilie Sexuelles Interesse an Kindern

Palliative Therapie Die Beschwerden einer Krankheit lindernd, aber nicht die Ursache bekämpfend; Geg.: ▶ *Kurative Therapie*

Palliative Care Syn.: Palliativversorgung, Palliativmedizin; ganzheitliches Betreuungskonzept für Patienten, die unter einer lebensbedrohlichen Krankheit leiden, sowie deren Familien; Behandlung von Schmerzen, weiterer Symptome und Hilfe bei psychologischen, sozialen oder seelsorgerischen Problemen; Ziel: bestmögliche Lebensqualität erreichen

Pallium Großhirnmantel

Palmar Syn.: volar; zur Handfläche (Hohlhand) hin

Palmaraponeurose Sehnenplatte der Sehne des M. palmaris longus, welche sich in der Handtellerseite befindet

Palmarflexion Beugen der Hand, in Richtung Handfläche

Palpation Untersuchung des Körpers durch Betasten (▶ Abb. 297)

Palpation, bimanuelle ▶ *Bimanuelle Palpation*

Palpitation Herzklopfen; verstärkter, beschleunigter Herzschlag

Pan- Vorsilbe oder Wortteil für: alle, völlig, ganz

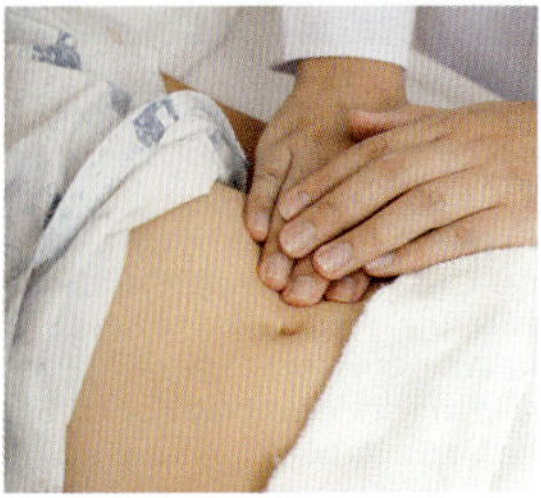

Abb. 297 Palpation [J787]

Pandemie Infektionskrankheit, die sich über Länder/Kontinente hinweg ausbreitet

Panikattacke Angstanfall, meist nur Minuten anhaltend, mit dem Gefühl, gleich sterben oder „verrückt" werden zu müssen

Panikstörung Angststörung mit wiederholten, schweren Angstanfällen ohne besondere Auslöser

Pankarditis Entzündliche Herzerkrankung, bei der alle Herzschichten entzündet sind

Pankreas ▶ *Bauchspeicheldrüse*

Pankreasinseln Syn.: ▶ *Langerhans-Inseln*

Pankreasinsuffizienz Verlust der endokrinen und exokrinen Bauchspeicheldrüsenfunktion infolge einer chronischen Pankreatitis; bei Zerstörung von mehr als 90 % der Pankreaszellen Fettstühle, Malassimilationssyndrom durch Enzymmangel und Diabetes mellitus

Pankreatitis, akute Syn.: akute Bauchspeicheldrüsenentzündung; plötzlich einsetzende Entzündung des Pankreas mit Selbstandauung (= Autolyse) des Organs und Beeinträchtigung der Pankreasfunktion

Pankreatitis, chronische Kontinuierlich oder in Schüben fortschreitende Bauchspeicheldrüsenentzündung mit zunehmendem Verlust der endokrinen und exokrinen Pankreasfunktion; in ca. 75 % durch Alkoholabusus bedingt

Pantothensäure Wichtiges Coenzym im Stoffwechsel; bei Mangelerscheinungen u. a. Burning-Feet-Syndrom

Papel Syn.: Papula, Knötchen; umschriebene, über dem Hautniveau liegende tastbare Gewebsverdickung

Papillarmuskeln Lat.: Mm. papillares; dicke Muskelzapfen in den Ventrikeln; Ankerpunkte für die Aufhängung der Segelklappen

Papillarschicht Lat.: Stratum papillare; Schicht der ▶ *Lederhaut*; ragt in Papillen aus lockerem Bindegewebe in die Oberhaut

Papille Austrittsstelle des Sehnervs am hinteren Augapfelpol

Papille, dermale Zapfenartige Ausziehungen der Papillarschicht zur Vergrößerung der Oberfläche

Papillen (Zunge) Warzenförmige Erhebungen an Zungenrücken und -rändern zur Wahrnehmung von Tast- und Geschmacksempfindungen; Unterscheidung: Papillen zur Tastempfindung (fadenförmige Pa-

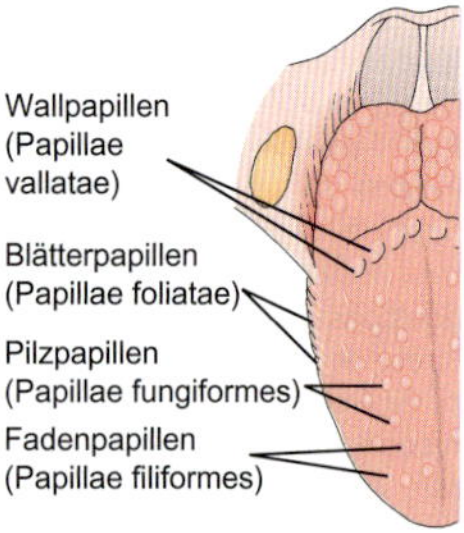

Abb. 298 Papillen (Zunge) [L190]

pillen, mit sensiblen Nervenendigungen versehen) und mit Geschmacksknospen besetzte Papillen (blattförmige, pilzförmige und warzenförmige Papillen) (▶ Abb. 298)

Papillengang Lat.: Ductus papillaris; Teil des Harnsystems, leitet Urin in Richtung Nierenbecken

Papillom Gutartiger Tumor, vom Oberflächenepithel ausgehend

Papilloma-Viren, humane Abk.: HPV; Virengruppe, die gewöhnliche Warzen (Hände, Finger) und Feigwarzen (Genital- und Analbereich) verursacht; Infektion mit High-risk-HPV-Typen ist eine Ursache für Gebärmutterhalskrebs; eine Impfung ist möglich und wird von der ▶ *STIKO* für Mädchen und Jungen im Alter von 9–14 Jahren empfohlen

Papillotomie Syn.: Papillenschlitzung; Einschnitt in die Papilla duodeni major im Rahmen einer ERCP bei Konkrementen im Gallengang, zur Steinentfernung oder Einlage einer Drainage

Papula ▶ *Papel*

Para- Vorsilbe oder Wortteil für: entlang, neben

Parästhesie Syn.: Missempfindungen; Sensibilitätsstörung mit unangenehmer Empfindung ohne einen von außen nachvollziehbaren Reiz, z. B. Ameisenlaufen, Kribbeln

Parainfektiös Während oder nach einer Infektion auftretend, aber nicht durch deren spezifischen Erreger bedingt

Parakrine Wirkung Hormonwirkung auf benachbarte Zellen

Paralyse Syn.: -plegie; totale Lähmung; Verlust der Fähigkeit, Muskeln bzw. Gliedmaßen zu bewegen

Paralytischer Ileus Darm ist infolge einer Operation oder Peritonitis gelähmt, die Peristaltik fehlt

Paraneoplastisches Syndrom Abk.: PNS; von Tumorprodukten ausgelöste Krankheiten durch Immunreaktion oder Freisetzung von ▶ *Mediatoren*

Paraparese Unvollständige Lähmung beider Arme oder beider Beine

Paraplegie Vollständige Lähmung beider Arme oder beider Beine

Parasit Lebewesen, welches sich auf Kosten eines anderen Lebewesens (Wirt) ernährt

Parasomnie Störende oder krankhafte Begleiterscheinungen des Schlafes, die anfallsartig oder als Episoden auftreten (z. B.: Schlafwandeln, Einnässen, Alpträume, nächtliche Angstzustände)

Parasternal Neben dem Brustbein gelegen

Parasympathikus Teil des vegetativen Nervensystems (▶ Abb. 299); dient der Regeneration und dem Aufbau körpereigener Reserven; „Gegenspieler" des Sympathikus

Parasympatholytikum Plural: Parasympatholytika; Syn.: ▶ *Anticholinergikum*

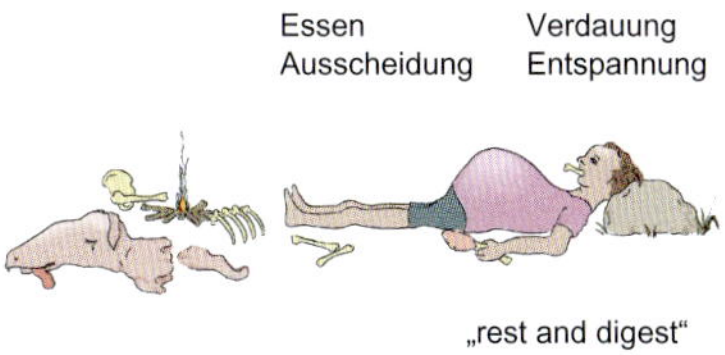

Abb. 299 Parasympathikus [L190]

P

Parathormon Hormon zur Regulierung von Kalzium- und Phosphatstoffwechsel
Parathymie Gefühl und Erlebnis passen nicht zusammen; Bsp.: lächelnd von einem schlimmen Erlebnis berichten
Paratyphus ▶ *Typhus*
Paravasat Fehlplatzierte Infusionslösung, die nicht in die Vene, sondern in das subkutane Gewebe läuft
Paravertebral Neben der Wirbelsäule gelegen
Parazentese Entnahme von Flüssigkeit aus einer Körperhöhle
Parenchym Funktionsgewebe eines Organs
Parenteral Unter Umgehung des Magen-Darm-Traktes
Parese Teillähmung; Einschränkung der Fähigkeit, Muskeln bzw. Gliedmaßen zu bewegen
Parietalzellen ▶ *Belegzellen*
Parkinson-Syndrom Syn.: Morbus Parkinson; Erkrankung der ▶ *Basalganglien*, bei der es zu Störungen der Bewegungsabläufe kommt
Parodontose Schwund des Zahnfleisches und des Zahnhalteapparates; bei Entzündung: Parodontitis
Paronychie Nagelumlauf; Entzündung des Nagelfalzes
Parotitis Entzündung der Glandula parotis (= Ohrspeicheldrüse), durch Strepto- oder Staphylokokken verursacht; Auftreten bei vermindertem Speichelfluss, z. B. bei Nahrungskarenz, Flüssigkeitsmangel
Pars Teil
Partial, partiell Teilweise
Partialdruck Druckanteil eines bestimmten Gases in der Atemluft; die Diffusion der Gase erfolgt von Orten höherer zu Orten niedrigerer Partialdrücke
Partielle Thromboplastinzeit Abk.: PTT; Laborparameter zur Prüfung der Gerinnungsfähigkeit; dient zur Überwachung der Vollheparinisierung
Partizipation Teilhabe an unterschiedlichen Lebensbereichen, z.B. Beruf, Freizeit
Passager Vorübergehend, zeitweise; Geg.: permanent
Passivimmunisierung Übertragung von Antikörpern gegen bestimmte Erreger oder Toxine, die von einem anderen Organismus gebildet worden sind; sofortiger Schutz
Passive Behandlung Technik, bei der keine willkürliche Muskelkontraktion durch den Patienten ausgeübt wird
Paste Streichbare Arzneizubereitung zur äußeren Anwendung; besteht aus Fetten und pulverisierten Arzneistoffen
Pat. Abk. für: Patient/in
Patella ▶ *Kniescheibe*
Patellarsehne Lat.: Ligamentum patellae; das Kniescheibenband ist eine Fortsetzung der Sehne des ▶ *M. quadriceps femoris*; es enthält die Kniescheibe (Patella), ein Sesambein und setzt oben am Schienbein an (▶ Abb. 300)
Patellarsehnenreflex Abk.: PSR; Syn.: Kniesehnenreflex; Eigenreflex:

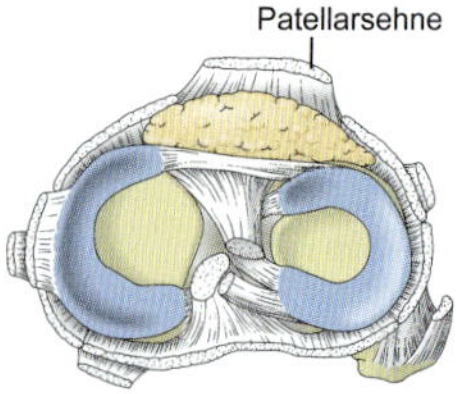

Abb. 300 Knie von oben mit Patellarsehne [L190]

ein Schlag auf die Patellarsehne führt zu einer reflektorischen Streckung des Kniegelenks

Path(o)- Vorsilbe oder Wortteil für: krank-

-pathie Nachsilbe oder Wortteil für: Krankheit

Pathogen Krankheitsverursachend

Pathogenese Krankheitsentstehung

Pathologie Lehre von den erkrankten Geweben und den Krankheiten

Pathologisch Krankhaft (verändert); Geg.: physiologisch

Pathophysiologie Lehre von den Funktionsstörungen des menschlichen Körpers

Patient An Krankheit oder Unfall Leidender, der Behandlung erfährt

Patientenedukation ▶ *Edukation*

Patientenverfügung Dokument, in dem der Patient festlegt, welche ärztlichen Eingriffe oder Heilbehandlungen er in einer konkreten Behandlungssituation bewilligt und welche er untersagt, wenn er seinen Willen nicht mehr unmittelbar äußern kann

Paukenerguss Sekretansammlung in der Paukenhöhle

Paukenhöhle Lat.: Cavum tympani; größter Teil des ▶ *Mittelohres*; mit Luft gefüllt; verbunden mit dem oberen Rachenraum

Paukenröhrchen Einlegen eines Röhrchens ins ▶ *Trommelfell* zur Belüftung des Mittelohrs bei wiederkehrendem Paukenerguss (v. a. bei Kindern)

pAVK Abk. für: **p**eriphere **a**rterielle **V**erschluss**k**rankheit

PBC Abk. für: Primär biliäre Zirrhose

PDA Abk. für: 1. **p**ersistierender **D**uctus **a**rteriosus; 2. **P**eri**d**ural**a**nästhesie

Peak Spitze

Peak-Flow-Meter Gerät zur Krankheitskontrolle bei chronischen Lungenerkrankungen; Messung des Höchstwerts des Ausatmungsstroms bei forcierter Ausatmung; Richtgröße ist ein individueller „Bestwert"; mithilfe eines Ampelschemas kann der Betroffene seine Atemsituation objektivieren und auf Veränderungen reagieren

Pedi- Vorsilbe oder Wortteil für: Fuß-

PEDro Physiotherapie-Evidenz-Datenbank; beinhaltet randomisierte, kontrollierte Studien, systematische Reviews und klinische Praxisleitlinien in der Physiotherapie

PEEP Abk. für: **P**ositiv **e**nd**e**xspiratorischer **A**temwegsdruck; Höhe des positiven Drucks, der am Ende der Ausatmung in den Atemwegen herrscht; verhindert Kollaps der Alveolen, verbessert den pulmonalen Gasaustausch; Einsatz bei kontrollierter und assistierter Beatmung

Peer Review Verfahren zur Qualitätssicherung von wissenschaftlichen Veröffentlichungen; unabhängige Gutachter aus dem Fachgebiet des Autors beurteilen den Fachartikel vor der Veröffentlichung; häufig anonymisiert (zweiseitig verblindet)

PEI Abk. für: Paul-Ehrlich-Institut; fördert durch Forschung und Prüfung Qualität, Wirksamkeit und Sicherheit biomedizinischer Arzneimittel

PEJ Abk. für: **p**erkutan-**e**ndoskopische **J**ejunostomie; Darmfistel; Anwendung bei längerer enteraler Ernährung bei gleichzeitiger Unmöglichkeit, die Sonde in den Magen zu legen

Pektin Löslicher Faserstoff

Pellagra Erkrankung, die durch Mangel an Niacin (Vitamin aus dem B-Komplex) ausgelöst wird; Symptome: Durchfall, Dermatitis, Demenz

Pelvic inflammatory disease Abk.: PID; Syn.: ▶ *Adnexitis*
Pelvis ▶ *Becken*
Pelviskopie Syn.: diagnostische Laparoskopie; Beckenspiegelung zur Untersuchung der dort gelegenen Organe
Penetranz Wahrscheinlichkeit, mit der ein bestimmter Genotyp als Phänotyp in Erscheinung tritt
Penetration 1. Durchbruch (z. B. eines Geschwürs in Nachbargewebe); 2. Eindringen des Penis beim Geschlechtsverkehr
-penie Nachsilbe oder Wortteil für: Erniedrigung, Verringerung
Penis Männliches Glied, äußeres Geschlechtsorgan zur Durchführung des Geschlechtsakts (▶ Abb. 301)
Penisschaft Lat.: Corpus penis; Mittelstück des Penis
Penisschwellkörper Lat.: Corpus cavernosum penis; paarig angelegte Struktur des Penisschafts; ermöglichen durch Auffüllen der Hohlräume mit Blut eine Aufrichtung des Penis

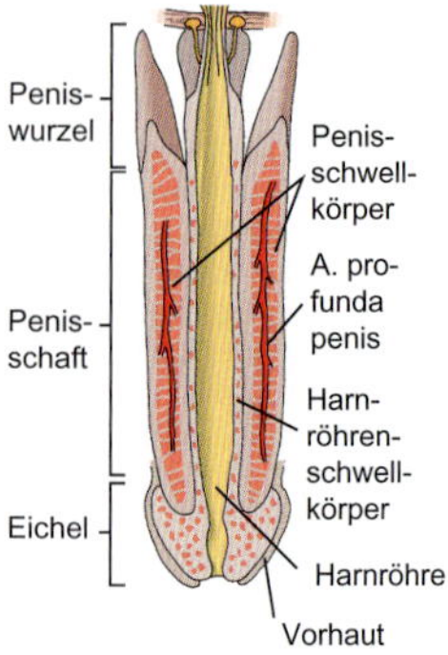

Abb. 301 Penis [L190]

Peniswurzel Lat.: Radix penis; Teil des Penis, der dem Körper am nächsten ist
Penrose-Drainage Drainage mit eingezogenem Gazestreifen, ohne Sog, zur Ableitung von Sekreten aus oberflächlichen Wundhöhlen
PEP-Atmung Abk. für: **p**ositive **ex**spiration **p**ressure, positiver Ausatemdruck; Ausatmung gegen einen Widerstand
Pepsine Enzym des Magens zur Eiweißspaltung
Pepsinogene Vorstufe des Verdauungsenzyms Pepsin zur Eiweißspaltung
Peptidbindung Durch Peptidbindungen werden zwei oder mehrere ▶ *Aminosäuren* zu Ketten miteinander verbunden; die Carboxylgruppe (-COOH) der ersten Aminosäure bindet an die Aminogruppe der zweiten usw.
Peptidhormon Hormon mit der chemischen Struktur eines Peptids (im Gegensatz zum Steroidhormon)
Per- Vorsilbe oder Wortteil für: durch, hindurch
Perfetti Prof. Carlo Perfetti; italienischer Neurologe; entwickelte in den 1970er-Jahren kognitiv-therapeutische Übungen und schuf damit den Grundbaustein für die neurokognitive Rehabilitation; im Mittelpunkt steht die gezielte Aktivierung kognitiver Prozesse und Wiedererlangung motorischer Fähigkeiten, z.B. bei ▶ *Hemiplegie*
Perforansvenen Verbindung zwischen tiefen und oberflächlichen Venen
Perforation, -perforation Durchbrechen oder Durchstoßen einer geschlossenen Körperhöhle oder eines Gewebes infolge einer Erkrankung oder eines Unfalles

Perforationsperitonitis Bauchfellentzündung infolge einer Perforation eines bakteriell kontaminierten Hohlorgans, z. B. entzündeter Appendix
Perforin Protein der zytotoxischen T-Zellen, welches die Membran eines ▶ *Antigens* durchlöchert (perforiert), damit Granzym B in die Antigenzelle eindringen und diese vernichten kann
Perfusion Durchblutung des Körpers oder auch einzelner Organe
Peri- Vorsilbe oder Wortteil für: um … herum
Perianalthrombose Thrombosierung einer perianalen Vene; sichtbar als bläulicher, harter Knoten im Analbereich
Perichondrium Knorpelhaut; wie ▶ *Periost* stark vaskularisiert und innerviert und daher sehr schmerzempfindlich
Periduralanästhesie Abk.: PDA; Syn.: Epiduralanästhesie; Einspritzen eines Anästhetikums in den Epiduralraum des knöchernen Spinalkanals zur lokalen Betäubung und somit zur Hemmung der Schmerzleitung in den Nervenwurzeln; breiter anwendbar als Spinalanästhesie
Perikard Herzbeutel; unten mit dem ▶ *Zwerchfell* und seitlich mit der ▶ *Pleura* verwachsen

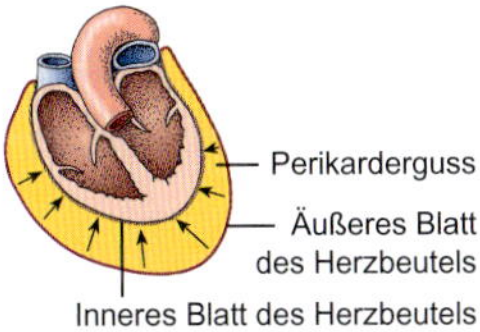

Abb. 302 Perikarderguss [L190]

Perikarderguss Erguss im Herzbeutel; kann bei Perikarditis auftreten (▶ Abb. 302)
Perikardhöhle Spaltraum zwischen Perikard und Epikard, welcher das Herz umgibt; Herzbeutelhöhle
Perikarditis Entzündung des Herzbeutels (= Perikard); meist gute Prognose; Unterteilung: Pericarditis sicca (Kennzeichen: Perikardreiben bei Auskultation) und Pericarditis exsudativa (feuchte Perikarditis, Folgestadium der Pericarditis sicca mit entzündlichem Perikarderguss im Herzbeutel)
Perikardtamponade Austritt von Blut aus dem Herzen in den kaum dehnbaren Herzbeutel bei Herzwandruptur
Perilymphe Flüssigkeit, welche sich innerhalb des Labyrinths im Innenohr befindet; wichtig für die Weiterleitung der Schallwellen
Perimetrie Gesichtsfeldprüfung
Perimysium Bindegewebe, das einzelne Muskelfasern und den gesamten Muskel umgibt
Perinatalperiode Zeit vom Ende der 29. ▶ *SSW* bis zum 7. Lebenstag des Kindes
Perineurium Bindegewebe, das Stränge aus mehreren gebündelten Nervenfasern umgibt
Periode 1. Zeitintervall; 2. Regelblutung der Frau; 3. Gruppe von Elementen, welche die gleiche Anzahl an Elektronenschalen haben, in sich nochmals geordnet nach der Anzahl der Protonen (aufsteigend)
Periodensystem Alle bekannten chemischen Elemente werden im Periodensystem der Elemente eingeordnet; Elemente mit ähnlicher Elektronenanordnung in der äußersten Schale (und somit ähnlichen chemischen Eigenschaften) sind in senkrechten Gruppen organisiert, Ele-

P

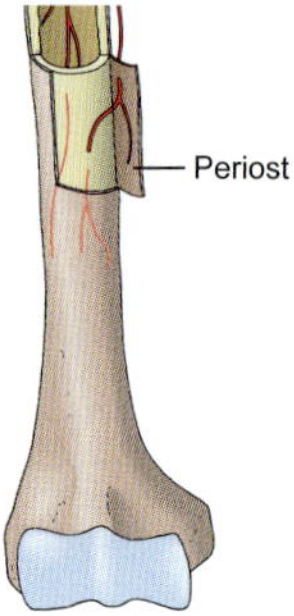

Abb. 303 Periost [L190]

mente mit gleicher Anzahl an Schalen sind in waagrechte Perioden eingeteilt

Periost Knochenhaut (▶ Abb. 303); dick, gelblich, umgibt fast den ganzen Knochen; während der Wachstumsphase aus zwei Schichten aufgebaut; Unterteilung in Faserschicht und Keimschicht

Periostitis Syn.: Mediales Schienbeinkantensyndrom, Shin-Splint-Syndrom; Knochenhautentzündung, durch Erreger oder Überbelastung

Periphere arterielle Verschlusskrankheit ▶ *Arterielle Verschlusskrankheit, periphere*

Periphere Nervenblockade ▶ *Leitungsanästhesie*

Peripherer Gesamtwiderstand Addierter Widerstand aller hintereinanderliegenden Gefäße

Peripherer Nerv Nervenzelle außerhalb des ZNS

Peripheres Nervensystem ▶ *Nervensystem, peripheres*

Periportalfelder Bereich zwischen mehreren aufeinandertreffenden Leberläppchen; in ihm verlaufen drei Versorgungsleitungen: je ein Ast der Pfortader und der Leberarterie sowie eine Gallenkapillare

Peristaltik Wellenartig verlaufende Muskelkontraktionen der Verdauungsmuskulatur, welche den Magen-Darm-Inhalt transportieren

Peritonealgravidität ▶ *Abdominalgravidität*

Peritonealhöhle Lat.: Cavitas abdominis; Bauchhöhle oder Bauchfellhöhle; spaltförmiger Hohlraum, der von den zwei Blättern des Bauchfells (parietales und viszerales Peritoneum) umschlossen ist

Peritoneallavage Bauchhöhlenspülung zum Nachweis einer intraperitonealen Blutung

Peritonealpunktion ▶ *Aszitespunktion*

Peritoneum Bauchfell; Unterteilung: Peritoneum viscerale: inneres Blatt des Bauchfells, überzieht die Organe; Peritoneum parietale: äußeres Blatt des Bauchfells, kleidet die Bauchwand von innen aus (▶ Abb. 304)

Peritonitis Entzündung des Bauchfells, die örtlich begrenzt (lokal) sein oder das gesamte Peritoneum (diffus) betreffen kann

Peritubuläre Kapillaren Blutgefäße, die den Tubulusapparat der Niere umgeben

Perkussion Untersuchung des Körpers durch Abklopfen der Körperoberfläche

Permanent Dauerhaft; Geg.: passager

Permeabel Durchlässig; Geg.: impermeabel

Peromelie Amputationsähnlicher Gliedmaßendefekt

Peronaeusgruppe Muskelgruppe, welche außen am Wadenbein entspringt und am ersten und fünften Mittelfußknochen ansetzt; Funktion: die Beugung des Fußes in Richtung

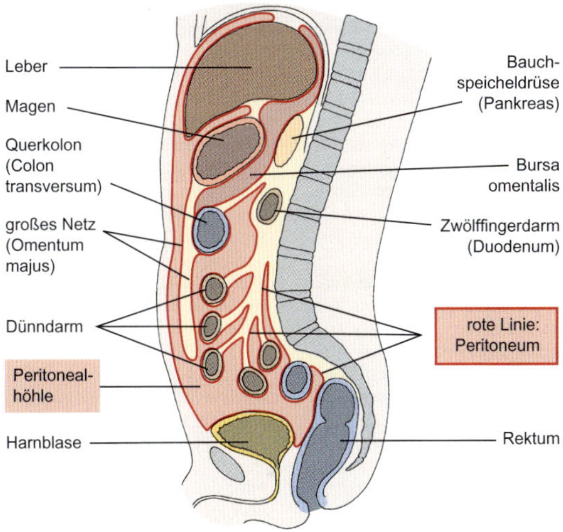

Abb. 304 Peritoneum [L190]

Fußsohle (▶ *Plantarflexion*) sowie die Auswärtsdrehung (▶ *Pronation*) des Fußes

Persönlichkeitsmerkmal Über die Zeit hinweg relativ stabile Eigenschaft des Menschen, welche sein Verhalten prägt und somit bestimmte Verhaltensmuster in der Zukunft prognostizierbar macht

Personsein Wird zum einen allen Menschen zugeschrieben, zum anderen ist es an bestimmte Attribute wie Bewusstsein, Selbstbewusstsein, Vernunft, Willensfreiheit, Wertbezogenheit (Werte), Verantwortlichkeit (Verantwortungsübernahme), Kommunikation gebunden

Perspiratio insensibilis Unbemerkter Flüssigkeitsverlust über Haut und Atmung

Perspiratio sensibilis Spürbarer Flüssigkeitsverlust durch Schwitzen

Pertussis Syn.: Keuchhusten; durch das Bakterium Bordetella pertussis hervorgerufene, insbesondere für Säuglinge lebensbedrohliche Infektionskrankheit mit typischen Hustenanfällen; eine Impfung ist möglich und wird von der ▶ *STIKO* empfohlen

Pes Fuß

Pessar 1. Hilfsmittel aus Porzellan oder Hartgummi, das bei inoperabler Gebärmuttersenkung oder Stressinkontinenz in die Scheide eingelegt wird, um die Gebärmutter in Position zu halten; 2. Verhütungsmittel

PET Abk. für: ▶ *Positronenemissionstomografie*

Petechien Punktförmige Hautblutungen

Petit-mal-Anfall Primär generalisierter Anfall, der kein (tonisch-klonischer) Grand-mal-Anfall ist; Unterscheidung: Absenzen (= kurze Bewusstseinsstörungen ohne Ohnmacht), myoklonische Anfälle (= Anfälle mit Muskelzuckungen), tonische Anfälle (= Anfälle mit Muskelverkrampfungen), astatische Anfälle (= Stürze durch Tonusverlust der Muskulatur)

Peyer-Plaques Ansammlung von Lymphfollikeln in der Darmschleimhaut, v. a. Ileum

Pfeiffer-Drüsenfieber Syn.: Mononukleose, Morbus Pfeiffer, Kissing Disease; durch Epstein-Barr-Virus verursachte fiebrige Allgemeinerkrankung mit Beschwerden vorwiegend an den Gaumenmandeln

Pfeilnaht Lat.: Sutura sagittalis; Verbindung zwischen den zwei Scheitelbeinen (▶ Abb. 305)

Pflegebedürftigkeit Personen, die wegen einer körperlichen, geistigen oder seelischen Krankheit oder Behinderung für die gewöhnlichen und regelmäßig wiederkehrenden Verrichtungen im Ablauf des täglichen Lebens auf Dauer, voraussichtlich für mindestens sechs Monate, in erheblichem oder höherem Maße der Hilfe bedürfen (§ 14 SGB XII)

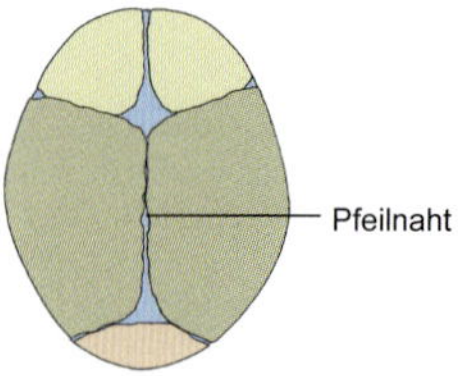

Abb. 305 Pfeilnaht [L190]

Pflegegrad Ausmaß/Grad der Pflegebedürftigkeit eines Menschen; Abstufung in fünf Pflegegrade; seit 1.1.2017 gültig, ersetzen die davor gültigen drei ▶ *Pflegestufen*

Pflegeprozess Methode, mit der eine Pflegekraft, nach Möglichkeit gemeinsam mit dem Patienten, zielgerichtet und strukturiert arbeitet; Sammlung, Analyse und Darstellung notwendiger Informationen über die Situation des Patienten; Regelkreislauf in vier bzw. sechs Phasen

Pflegestufe Vor dem 1.1.2017 gültige Einteilung zum Ausmaß/Grad der Pflegebedürftigkeit eines Menschen in drei Stufen, gemessen in täglichem Pflegeaufwand; seit dem 1.1.2017 Einteilung in fünf ▶ *Pflegegrade*

Pflugscharbein Lat.: Vomer; Teil des Gesichtsschädels, welcher die obere Wand der hinteren Nasenhöhle bildet

Pfortader Lat.: Vena portae; große Vene, die das Blut von Magen, Darm, Bauchspeicheldrüse und Milz zur Leber leitet (▶ Abb. 306)

Pfortaderhochdruck Syn.: portale Hypertension; Einengung der Blutgefäße durch die Ansammlung von Bindegewebe in der Leber; führt zu Blutstau mit Milzvergrößerung, vermehrtem Abbau von Blutkörperchen und Ausbildung von Umgehungskreisläufen zwischen Pfortader- und Vena-cava-System

Pfropfgestose Auftreten von Eklampsiesymptomen (= Schwindel, Kopfschmerzen, Krämpfe, Bewusstlosigkeit) bei bereits bestehender Hypertonie, Diabetes mellitus oder chronischer Nierenschädigung der Schwangeren; in der Regel vor der 20. Schwangerschaftswoche

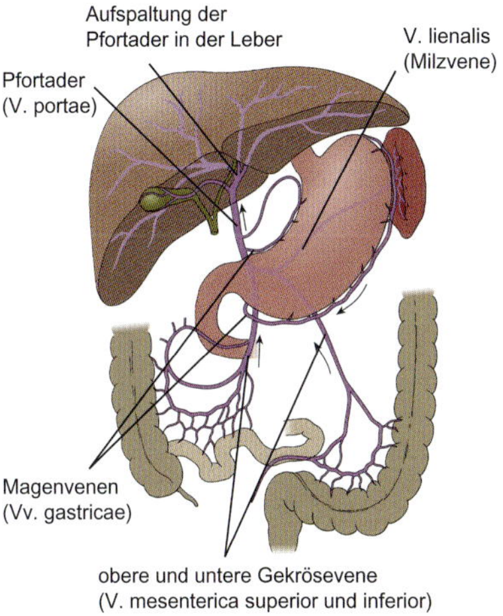

Abb. 306 Venöse Abflüsse der Bauchorgane in die Pfortader [L190]

Phagozytose Durch Fresszellen bewirkte Unschädlichmachung von Fremdstoffen

Phantomschmerz Schmerzen in einem nicht mehr vorhandenen Körperteil; Komplikation nach Amputation

Pharyngitis Entzündung der Rachenschleimhaut; akut bei Infektionen der oberen Atemwege, chronisch als Folge langfristiger Einwirkung verschiedener Noxen (z. B. Staub, Nikotin, Alkohol, Chemikalien)

Phänomen Mit den Sinnen wahrnehmbare Erscheinung, ein sich der Erkenntnis darbietender Bewusstseinsinhalt

Phänomenologie Qualitativer Forschungsansatz, der Erfahrungen/Erleben so zu beschreiben versucht, wie sie durchlebt wurden, bevor er sie konzeptualisiert

Phänotyp Syn.: Erscheinungstyp; Summe der äußerlich feststellbaren Merkmale eines Individuums; durch Umweltfaktoren bestimmte spezielle Ausprägung der Erbanlagen; Geg.: Genotyp

Phagozyten Fresszellen des Immunsystems

Pharynx Rachen; der auf den Mund folgende Abschnitt des Verdauungstrakts; Muskelschlauch von der Schädelbasis bis zur Speiseröhre (▶ Abb. 307)

Phenylketonurie Störung im Proteinstoffwechsel, bei dem die Konzentration der Aminosäure Phenylalanin im Blut zu hoch ansteigt

Pheromone Botenstoffe (Erkennungsstoffe, geschlechtliche Duftstoffe), mittels derer Individuen Informationen untereinander austauschen

-phil Nachsilbe oder Wortteil für: Freund

Philtrum Einbuchtung zwischen Nase und Oberlippe

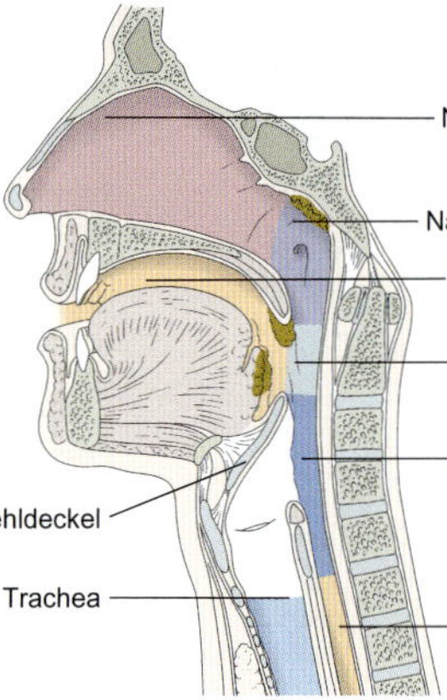

Abb. 307 Pharynx [L190]

Phonokardiografie Registrierung von Herztönen und -geräuschen auf dem Brustkorb mit einem Mikrofon

Phosphat Abk.: PO_4^{3-}; Elektrolyt; Normwert 0,84–1,45 mmol/l. Baustein von ATP, Zellmembran und Knochenmineral

Phosphatpuffer Der Phosphatpuffer ist der schwächste Blutpuffer; Puffersäure ist das Dihydrogenphosphat (H_2PO_4), Pufferbase das Hydrogenphosphat (HPO_4)

Phimose Angeborene oder erworbene Verengung der Vorhaut

Phleb(o)- Vorsilbe oder Wortteil für: Vene

Phlebografie Darstellung der Venen mit Röntgenkontrastmittel

Phlebologie Lehre von den Venen und ihren Erkrankungen

Phlebothrombose Verschluss einer tiefen Vene durch eine Thrombose (= Blutpfropf); zu 90 % in den tiefen Bein- und Beckenvenen

Phlegmone Flächenhafte Entzündung; diffus-eitrig ohne klare Abgrenzung

-phob Nachsilbe oder Wortteil für: Angst, Furcht, Abneigung

Phobie Angststörung mit Angst vor bestimmten ungefährlichen Objekten bzw. Situationen

Phokomelie Ansetzen einer fehlgebildeten Hand/Fuß nahe dem Rumpf

Phonation Stimmbildung

Phospholipide Art der Lipide; eines der drei üblichen Fettsäuremoleküle ist zumeist durch stickstoffhaltigen Alkohol ersetzt

Phot(o)- Vorsilbe oder Wortteil für: Licht-

Photoneuroendokrines System Hormonsystem des Gehirns, welches Biorhythmen (z. B. Schlaf-wach-Rhythmus) in Abhängigkeit von Tages- und Jahreszeiten steuert

Photorezeptor Sinneszelle zur Wahrnehmung von Lichtreizen

Photorezeptorzellen Nervenzellen, welche Lichtreize aufnehmen

Photosynthese Ein in biochemischer Hinsicht sehr komplexer Prozess; vereinfacht gesprochen bilden Kohlendioxid und Wasser unter Lichteinfluss in pflanzlichen Chloroplasten Sauerstoff und ▶ *Kohlenhydrate*

Phototherapie 1. Lichttherapie; 2. Therapie bei Neugeborenenikterus; durch die Lichtstrahlung wird das Bilirubin soweit chemisch zerlegt, dass es vom Körper ausgeschieden werden kann

pH-Wert Maß für Stärke der sauren oder basischen Wirkung einer wässerigen Lösung; beschreibt das Verhältnis von H^+-und OH^--Ionen im Wasser; Unterteilung: neutral (= 7): ausgeglichenes Verhältnis; sauer (< 7 bis 1): Überschuss von H^+-Ionen; basisch (> 7 bis 14): Mangel an H^+-Ionen, folglich Überschuss an OH^--Ionen

Physi- Vorsilbe oder Wortteil für: Natur-

Physiognomie Äußere Erscheinung, Gesichtszüge eines Menschen; Statur

Physiologie Lehre von den normalen Körpervorgängen; Grundlagenfach der Medizin

Physiologisch Die Lebensvorgänge eines Organismus betreffend; zur natürlichen, gesunden Funktion gehörend; Geg.: pathologisch

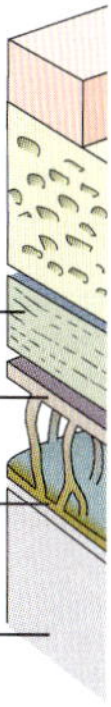

Abb. 308 Pia mater [L190]

Phytoöstrogene Sekundärer Pflanzenstoff

Phytosterine Sekundäre Pflanzenstoffe, die den Cholesterinspiegel, besonders das LDL, senken

Phytotherapie Syn.: Pflanzenheilkunde; Behandlung von Krankheiten mit Pflanzen, Pflanzenteilen oder Pflanzeninhaltsstoffen

Pia mater Bildet gemeinsam mit der ▶ *Arachnoidea* die weiche Hirnhaut (▶ Abb. 308)

PICO-Schema Abk. für: **P**atient, **I**ntervention, **C**omparison (Vergleichsintervention), **O**utcome (Zielgröße); Schema zur Formulierung einer klinischen (Forschungs-)Frage zur Wirkung von Interventionen (Maßnahmen)

PID Abk. für: 1. **P**elvic **i**nflammatory **d**isease; Syn.: ▶ *Adnexitis*; 2. ▶ *Präimplantationsdiagnostik*

Pigmentepithel Teil der inneren Augenhaut

Pilus Haar

Pilze Lat.: Fungi; wenig differenzierte Lebewesen mit einem Zellkern und chitinhaltigen Zellwänden; menschenpathogene Pilze: Dermatophyten, Hefen und Schimmelpilze (= D-H-S-Klassifikation)

Piriformis-Syndrom Schmerz in Gesäß und Bein (im Versorgungsgebiet des N. ischiadicus), ausgelöst durch Kompression des N. ischiadicus beim Durchtritt durch den M. piriformis

PKV Abk. für: **P**rivate **K**ranken**v**ersicherung

Placebo, Plazebo Lat.: „ich werde gefallen"; Scheinmedikament; Medikament, das keinen Wirkstoff enthält

Planes Gelenk Gelenk mit flachen oder nur ganz leicht gewölbten Gelenkflächen; möglich sind Gleitbewe-

gungen nach vorn/hinten oder zu den Seiten; meist schränken Bänder die Bewegung stark ein, z. B. Hand- und Fußwurzelgelenke
Planta pedis Fußsohle
Plantar Fußsohlenseitig, zur Fußsohle hin
Plantarflexion Senken der Fußspitze
Plaque Plattenartige, erhabene Hautveränderung durch Zusammenfließen von Papeln
Plaque, arteriosklerotische Veränderungen der inneren Gefäßwände bei Arteriosklerose
-plasie Nachsilbe oder Wortteil für: Bildung
Plasmaproteine Eiweiße, welche im Plasma des Blutes vorhanden sind (α_1-, α_2-, β- und γ-Globulin)
Plasmaraum Syn.: Intravasalraum; Innenraum (= Lumen) der Blutgefäße, also der Innenraum von Venen, Arterien und dem Herzen
Plasmazellen Zellen des Immunsystems zur Produktion von Antikörpern
Plasmin Enzym, welches Blutgerinnsel auflösen kann (Fibrinolyse)
Plasminogen In der Leber hergestellte Vorstufe des Plasmins
Plasmodien Einzeller; Erreger der schweren Infektionskrankheit Malaria
Plasmozytom Syn.: Morbus Kahler, multiples Myelom; Form des ▶ *Non-Hodgkin-Lymphoms*; Plasmazellen produzieren nicht funktionsfähige Immunglobuline
-plastik Nachsilbe oder Wortteil für: Wiederherstellung
Plastizität, muskuläre Formbarkeit, Veränderbarkeit des Muskel- und Skelettsystems in Abhängigkeit seiner Verwendung; ▶ *Lernen, motorisches*
Plastizität, neurale Formbarkeit, Veränderbarkeit des Nervensystems in Abhängigkeit seiner Verwendung; ▶ *Lernen, motorisches*
Plateauphase Zweite Phase des sexuellen Reaktionszyklus, in der sich der Zustand der Erregung intensiviert; die Muskulatur von Uterus und Vagina zieht sich zusammen, sodass sich im hinteren Scheidengewölbe ein Samendepotraum bildet
Plattenepithel Im histologischen Schnitt sind die Zellen flach und breit; dient dem Schutz und der Abgrenzung (▶ Abb. 309)

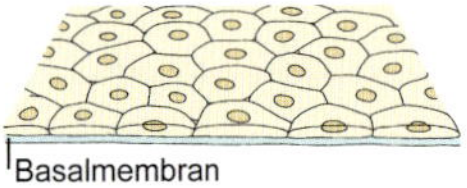

Abb. 309 Plattenepithel [L190]

Plattenepithelkarzinom Maligner Tumor, ausgehend vom Plattenepithel
Plattfuß Abflachung des Fußlängsgewölbes mit Aufliegen des Fußinnenrandes auf dem Boden
-platy Nachsilbe oder Wortteil für: flach, breit
Platysma Mimischer Hautmuskel, der eine dünne Muskelplatte bildet, welche von Kinn und Wange bis zum Brustkorbansatz reicht
Plazenta, Placenta Mutterkuchen; Versorgungsstruktur für den Embryo bzw. den Fetus
Plazentalösung, vorzeitige ▶ *Abruptio placentae*
Plazentaschranke Funktion der Plazenta; passive Filtermembran zwischen mütterlichem und kindlichem Blut, welche bestimmte Stoffe nicht passieren lässt
-plegie Syn.: Paralyse; vollständige Lähmung

Pleura Dünne, seröse Haut, welche die Lungen überzieht und die Brusthöhle von innen auskleidet; Unterteilung: Pleura parietalis (Rippenfell) und Pleura visceralis (Lungenfell)
Pleuradrainage Ableitung von Blut, Sekreten oder Luft aus der Pleurahöhle durch das Einführen eines Schlauches in den Pleuraspalt
Pleuraempyem Syn.: Pyothorax; eitriger Pleuraerguss, z. B. bei bakterieller Pneumonie
Pleuraerguss Flüssigkeitsansammlung im Pleuraspalt
Pleurapunktion Punktion durch eine Nadel in die Pleurahöhle zur Diagnose oder Therapie; nur möglich, wenn sich Flüssigkeit im Pleuraraum befindet
Pleuraspalt Syn.: Pleurahöhle; schmaler Spaltraum zwischen Lungenfell und Rippenfell
Pleurektomie Operative Entfernung von Teilen des Rippenfells (Pleura parietalis)
Pleuritis Syn.: Brustfellentzündung, (nicht ganz korrekt: Rippenfellentzündung); Entzündung der Pleura
Pleurodese Medikamentöse Verklebung der Pleurablätter bei wiederkehrenden Pleuraergüssen oder Tumoren
Pleuropneumonie Lungenentzündung unter Mitbeteiligung der Pleura
Plexus Geflecht von Leitungsbahnen (Nervenbahnen, Lymphgefäßen, Venen, Arterien) des Organismus (▶ Abb. 310)
Plexus aorticus abdominalis Nervengeflecht des vegetativen Nervensystems im Bereich der Bauchaorta
Plexus brachialis Eines der Spinalnervengeflechte; Armgeflecht; neben kleinen Ästen zu Nacken und Schultern entspringen hier die drei großen Armnerven (▶ *N. radialis*, ▶ *N. ulnaris* und ▶ *N. medianus*)

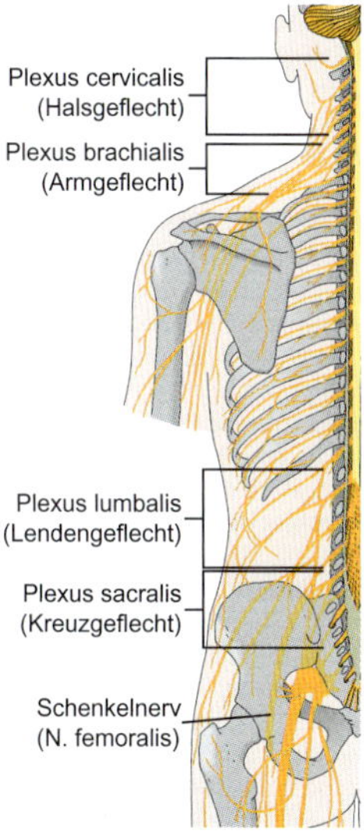

Abb. 310 Plexus [L190]

Plexus cervicalis Eines der Spinalnervengeflechte; Halsgeflecht; versorgt Haut und Muskeln an Hals und Schultern sowie mit dem N. phrenicus das ▶ *Zwerchfell*
Plexus choroideus Kapillargeflechte der ▶ *Pia mater*, in welchem der Liquor produziert wird
Plexus coeliacus Nervengeflecht des vegetativen Nervensystems im Oberbauch
Plexus lumbalis Eines der Spinalnervengeflechte; Lendengeflecht; versorgt untere Bauchwand, äußere Geschlechtsorgane, Haut und Streckmuskulatur der Beine; wichtigster Nerv dieses Geflechts ist der N. femoralis

Plexus myentericus Geflecht des Darmnervensystems, welches tief in der Darmwand eingebettet ist

Plexus pudendus Eines der Spinalnervengeflechte; Schamgeflecht; versorgt Beckeneingeweide, Damm und äußeres Genitale

Plexus sacralis Eines der Spinalnervengeflechte; Kreuzgeflecht; versorgt das Gesäß, einen Teil des Damms und die unteren Gliedmaßen; größtes Nervengeflecht mit dem längsten und dicksten Nerv (▶ *N. ischiadicus*)

Plexus submucosus Nervenfasergeflecht, das die Peristaltik des Verdauungstraktes steuert

Plexusblockade ▶ *Leitungsanästhesie*

Plexusläsion Schädigung des Plexus mit teilweisem oder komplettem Funktionsausfall

Plicasyndrom Syn.: Medial-Shelf-Syndrom; Gelenkfalte des Kniegelenks, nicht immer vorhanden; plica mediopatellaris (Rest einer embryonal angelegten großen Schleimhautfalte); plica infrapatellaris (Rest einer zweiten Schleimhautfalte über dem vorderen Kreuzband); kann bei Flexionsbewegungen des Kniegelenks am medialen Femurkondylus reiben und zu Knieschmerzen führen

Plötzlicher Kindstod Syn.: sudden infant death syndrome; Abk.: SIDS; häufigste Todesursache bei Kindern im ersten Lebensjahr; meist zuvor keine Auffälligkeiten; genaue Ursache unbekannt

Pluripotente Zellen Pluripotente Zellen sind in der Lage, sich in die drei Keimblätter zu differenzieren, aus denen wiederum alle Organe gebildet werden können

PMS Abk. für: ▶ *Prämenstruelles Syndrom*

Pneum(o)-, pneumat(o)- Vorsilbe oder Wortteil für: Luft-, Atem-

Pneumokokken Lat.: Streptococcus pneumoniae; Streptokokkenart; verursacht Broncho- und Lobärpneumonien, Nasennebenhöhlen- und Mittelohrentzündungen, Meningitiden; eine Impfung ist möglich und wird von der ▶ *STIKO* empfohlen

Pneumologie Syn.: Pulmologie, Lungen- und Bronchialheilkunde; Teilgebiet der Inneren Medizin, das sich mit Prophylaxe, Diagnostik und konservativer Therapie von Erkrankungen der unteren Atemwege, der Lungen, der Pleura und des Mediastinums sowie der Rehabilitation der Betroffenen befasst

Pneumonie Syn.: Lungenentzündung; Entzündung des Lungenparenchyms durch infektiöse, allergische oder physikalisch-chemische Ursachen; Prognose für vorher Gesunde meist gut, jedoch hohe Komplikationsgefahr bei Abwehrschwäche oder Herz-Lungen-Krankheiten

Pneumonie, alveoläre Lungenentzündung mit Entzündungsreaktion vor allem in den Alveolen

Pneumonie, ambulant erworbene Abk.: AEP

Pneumonie, interstitielle Lungenentzündung, bei der v. a. das Lungeninterstitium (= Lungengewebe) betroffen ist; oft durch Viren ausgelöst; häufig bei Immunschwäche

Pneumonie, nosokomiale Im Krankenhaus erworbene Lungenentzündung

Pneumonieprophylaxe Maßnahmen zur Verhinderung einer Pneumonie (häufig bei bettlägerigen Patienten)

Pneumothorax Ansammlung von Luft im ▶ *Pleuraspalt*; durch Aufhebung des Unterdruckes kommt es infolge der Eigenelastizität der

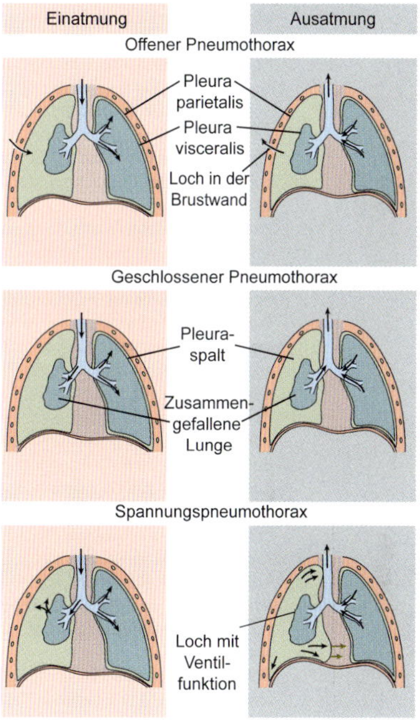

Abb. 311 Pneumothorax [L190]

PNP Abk. für: ▶ *Polyneuropathie*

PNS Abk. für: 1. ▶ *Paraneoplastisches Syndrom*; 2. peripheres Nervensystem

Podagra Gichtanfall am Großzehengrundgelenk (▶ Abb. 312)

-poese Nachsilbe oder Wortteil für: Bildung

POL Problemorientiertes Lernen; Methode fördert selbstgesteuertes Lernen; Bearbeitung einer Problemstellung mit dem sog. Siebensprung (7 strukturierte Schritte)

Polar differenziert Zellen im Epithelgewebe sind polar differenziert, also an der Basis anders aufgebaut als im apikalen Bereich

Lungen zu einem teilweisen oder kompletten Kollaps der betroffenen Lunge (▶ Abb. 311)

-pnoe Nachsilbe oder Wortteil für: Luft, Atem

PNF® Abk. für: **P**ropriozeptive **N**euromuskuläre **F**azilitation®; Fazilitationskonzept mit dem Ziel, mittels spezifischer Informationen (über „P“=Propriozeption) die optimale Bewegungskoordination bei Alltagsaktivitäten zu fördern

Poliomyelitis Lat.: Poliomyelitis epidemica anterior acuta; Syn.: Kinderlähmung; Abk.: Polio; sehr seltene, akute Infektionskrankheit durch Poliomyelitis-Viren; führt bei einem geringen Teil der Infizierten zu teils lebensbedrohlichen Lähmungen mit häufigen Dauerschäden; meldepflichtig; eine Impfung ist möglich und wird von der ▶ *STIKO* empfohlen

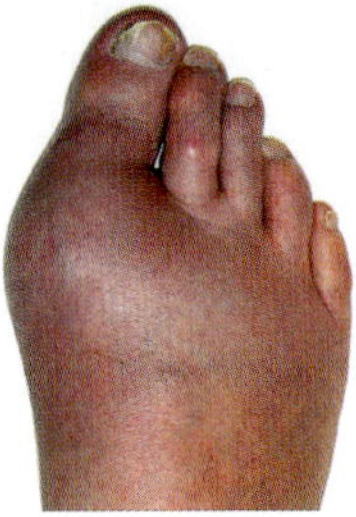

Abb. 312 Podagra [G523]

Pollakisurie Häufiger Harndrang mit jeweils nur geringer Urinmenge bei normaler Urinmenge über 24 Std.
Pollex Daumen
Poly- Vorsilbe oder Wortteil für: viel-
Polyarthritis Befall vieler Gelenke durch entzündlich-rheumatische Gelenkerkrankungen (▶ Abb. 313)

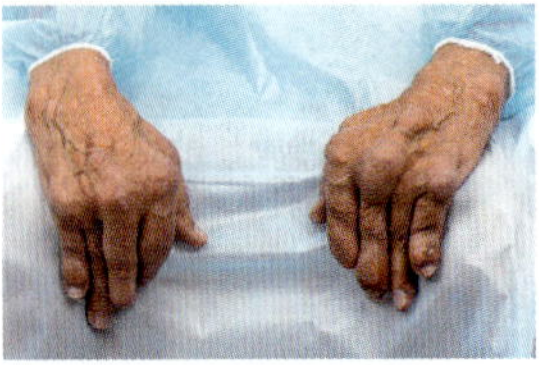

Abb. 313 Polyarthritis [J787]

Polycythaemia vera Bösartige Erkrankung des Knochenmarks mit unkontrollierter Vermehrung der ▶ *Erythrozyten*; mittlere Überlebenszeit: 10–15 Jahre
Polydipsie Hohe Trinkmenge
Polygenie Für die Ausbildung eines Merkmals (Phänotyp) sind mehrere Gene verantwortlich
Polyglobulie Syn.: Erythrozytose; Vermehrung der ▶ *Erythrozyten* bei normalem Plasmavolumen
Polyhydramnion Zu viel Fruchtwasser; bei Schluckstörungen und Speiseröhrenverschluss des Kindes
Polymenorrhö Unregelmäßig oder regelmäßig verkürzte Zyklen
Polymorbidität ▶ *Multimorbidität*
Polyneuropathie Abk.: PNP; Schädigung der Nervenfasern mit Sensibilitätsstörungen und Schmerzen der Extremitäten
Polyp 1. Gutartige Wucherung der Schleimhaut (z. B. in Dickdarm, Uterus); 2. Syn.: ▶ *Adenoide*
Polypenentfernung ▶ *Adenotomie*
Polypeptid Verbindung, welche aus mindestens zehn Aminosäureresten gebildet wird; diese sind durch Peptidbindungen miteinander verbunden
Polypose Abk.: FAB (familiäre adenomatöse Polypose); autosomal-dominant vererbte Erkrankung mit Bildung von über 100 Dickdarmpolypen
Polysaccharid Vielfachzucker, Zusammenschluss eines Disaccharids mit weiteren Monosacchariden
Polysomen ▶ *Ribosomen*, die perlenkettenartig an der mRNA aufgereiht sind und frei im ▶ *Zytosol* schwimmen
Polytrauma Syn.: Mehrfachverletzung; gleichzeitig entstandene Verletzung mehrerer Organe oder Organsysteme, wobei eine der Verletzungen oder die Kombination der Verletzungen lebensbedrohlich ist; häufigste Ursache: Verkehrsunfall
Polyurie Vermehrte Harnausscheidung, > 2500 ml/24 Std.
Pons ▶ *Brücke*
Population Syn.: Grundgesamtheit; klar definierte Gruppe mit bestimmten, spezifizierten Eigenschaften
Portale Hypertension ▶ *Pfortaderhochdruck*
Portio (vaginalis uteri) In die Scheide hineinragender Teil der Zervix

Portioektopie Zylinderepithel aus dem Zervixkanal befindet sich auf der Portiooberfläche; erhöhtes Risiko für pathologische Veränderungen
Portiokappe Mechanische Verhütungsmethode
Portkatheter Abk.: Port; vollständig im Körper liegender zentraler Venenkatheter; subkutan implantiertes Reservoir, durch einen Katheter mit einer zentralen Vene verbunden; für Injektionen oder Infusionen wird der Port mit speziellen Nadeln durch die Haut angestochen (▶ Abb. 314)

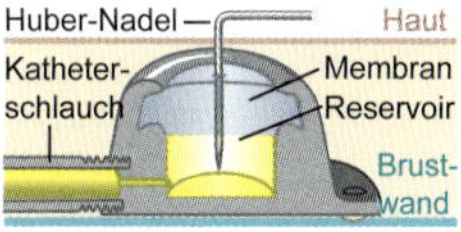

Abb. 314 Portkatheter [L138]

Portosystemisch Den Pfortaderkreislauf betreffend
Portosystemischer/portokavaler/portovenöser Shunt ▶ *Shunt, portosystemischer*
Post- Vorsilbe oder Wortteil für: nach, hinter; Geg.: prä-
Positronenemissionstomografie Abk.: PET; spezielle Computertomografie
Posterior Hinten, hinter; Geg.: anterior
Posteriorität Position oder freie Bewegung einer Gelenkdysfunktion, nach posteroir verschoben oder nach posterior freier beweglich als nach anterior
Posterior-Interosseus-Nerve-Syndrom Abk.: PINS; Kompression des tiefen Asts des N. radialis
Post-Fall-Syndrom Syn.: Sturzangst, Sturzphobie; Angst vor einem erneuten Sturz führt zu Einschränkung des Bewegungsradius durch den Betroffenen, Trainingsmangel und folglich erhöhtem Sturzrisiko
Postmenopause Phase nach der Menopause
Postnatale Phase Phase nach der Geburt
Postpartal Lat.: post partum; nach der Entbindung
Post Partu, Pelvic Pain Abk.: PPPP; Schmerz zwischen posterioren Beckenkämmen und Glutealfalten, mögliche Ausstrahlung in dorsalen Oberschenkel, Symphyse; besteht seit Entbindung oder ist in der Schwangerschaft entstanden
Postsynaptische Membran Membran der postsynaptischen Zelle mit Rezeptoren zum Andocken der Neurotransmitter (▶ Abb. 315)
Postsynaptische Zelle Nerven- oder Muskelzelle, auf die der Reiz vom präsynaptischen Neuron übertragen werden soll
Postsynaptisches Potenzial Nach Andocken eines Neurotransmitters an der postsynaptischen Membran einer Nerven- oder Muskelzelle kann dort das Membranpotenzial erhöht oder gesenkt sein
Postthrombotisches Syndrom ▶ *Chronisch-venöse Insuffizienz*
Posttraumatische Belastungsstörung ▶ *Belastungsstörung, posttraumatische*
Potenziale, evozierte ▶ *Evozierte Potenziale*
Pouch, ileoanaler Anlage eines Dünndarmreservoirs bei Entfernung von Rektum und Kolon (= Proktokolektomie) (▶ Abb. 316)
PPI, PPH Abk. für: **P**rotonen**p**umpen**i**nhibitoren, -hemmer; Arzneimittel zur Unterdrückung der Magensäuresekretion; Ulkustherapeutika

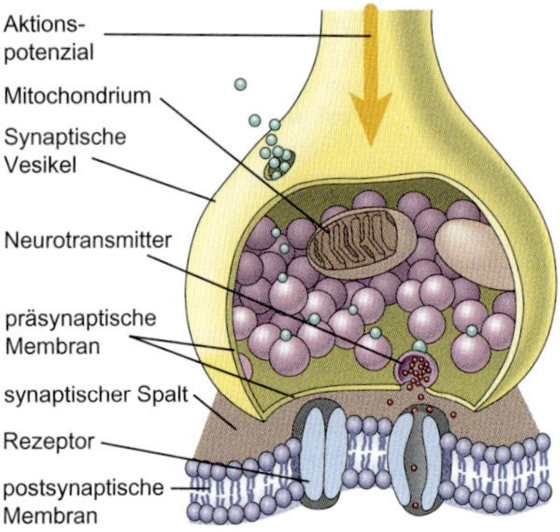

Abb. 315 Postsynaptische Membran [L190]

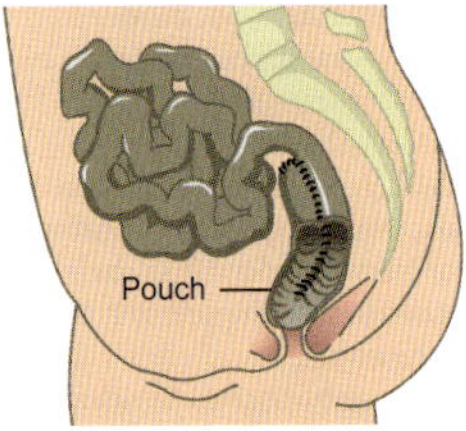

Abb. 316 Pouch, ileoanaler [L138]

PQ-Intervall Teil des EKG; beginnt mit der P-Welle und dauert bis zum Beginn des QRS-Komplexes; misst damit die atrioventrikuläre Überleitungszeit

Prä- Vorsilbe oder Wortteil für: vor-; Geg.: post-

Präeklampsie Stadium der Schwangeren bei schwangerschaftsinduzierter Hypertonie; Beschwerden durch Beeinträchtigung der Gefäßregulation im ZNS (z. B. Schwindel, Ohrensausen, Kopfschmerzen, Augenflimmern, Sehstörungen, Übelkeit, Erbrechen)

Präimplantationsdiagnostik Abk.: PID; Untersuchung einzelner embryonaler Zellen mit nachfolgender Implantation nur gesunder Embryonen

Präkanzerose Krankheiten oder Gewebsveränderungen mit hohem Risiko einer malignen Entartung

Prämedikation Verabreichung von Arzneimitteln zur Dämpfung von Angst- und Spannungszuständen vor einer Operation

Prämenstruelles Syndrom Abk.: PMS; Beschwerden vor der Menstruation, z. B. Gereiztheit, Kopfschmerzen, Kreislaufbeschwerden

Pränataldiagnostik Alle Untersuchungen, die an der Schwangeren oder dem Ungeborenen durchgeführt werden mit dem Ziel, Erkrankungen des Ungeborenen vor der Geburt zu diagnostizieren

Pränatale Phase Phase vor der Geburt

Präsuizidales Syndrom Gefühl der Einsamkeit des Betroffenen, Rückzug aus der Umwelt und Aggressionen gegen Mitmenschen vor dem Selbsttötungsversuch

Präsynaptischer Endknopf Terminale an den Endverzweigungen eines

▶ *Axons*, das mit Neurotransmittern gefüllt ist, die bei Erregung in den synaptischen Spalt freigesetzt werden und so eine Reaktion an der Empfängerzelle verursachen
Prävalenz Syn.: Krankheitshäufigkeit; Anzahl der an einer bestimmten Krankheit Erkrankten in einer definierten Bevölkerungsgruppe zu einem bestimmten Zeitpunkt (= Punktprävalenz) oder in einem bestimmten Zeitraum (= Periodenprävalenz)
Prävention Lat.: praevenire = zuvorkommen, verhüten; alle Maßnahmen, die Krankmachendes (ver-) meiden und so die (Rest-)Gesundheit erhalten
Präventionsgesetz Abk. PrävG; seit 2015 gültig;
Prävertebral Vor der Wirbelsäule gelegen
Pre-Milch Säuglingsanfangsnahrung; dünnflüssig und ausschließlich mit Laktose als Kohlenhydrat
Presby- Vorsilbe oder Wortteil für: Alters-
Presbyakusis ▶ *Altersschwerhörigkeit*
Presbyopie ▶ *Alterssichtigkeit*
Pressphase Teil der Austreibungsphase, bei dem die Gebärende den Geburtsvorgang durch aktives Pressen unterstützt
Pressrezeptoren Nerven, die die Dehnung der großen Arterien messen und diese Information an das Rückenmark weitergeben; Teil des Systems zur Blutdruckregulation
Presswehen Syn.: Austreibungswehen; schmerzhafte Kontraktionen, durch die das Kind nach vollständiger Muttermunderöffnung geboren wird
Prick-Test Häufigster Allergietest; Tropfen der Allergenlösung auf den Unterarm und oberflächliches Einstechen der Haut mit einer Nadel
Primär Erstrangig, ursprünglich, ohne andere Ursachen
Primärerkrankung Als erstes aufgetretene Erkrankung, wenn mehrere Erkrankungen vorliegen
Primärfollikel Von einem Follikelepithel eingehüllte ▶ *Oogonie* I. Ordnung, Vorstufe der befruchtungsfähigen Eizelle
Primärharn Syn.: Glomerulusfiltrat; durch Filtrierung des Blutes gewonnener, unkonzentrierter Ersthar n
Primärnaht Primärer Wundschluss durch Naht bei sauberen Wunden, die nicht älter als 6–8 Std. sind
Primärstruktur Die Primärstruktur eines Proteins wird durch die Abfolge seiner Aminosäuren beschrieben
Primitivreflex Bei der Geburt vorhandene Reflexe des gesunden Neugeborenen
Prionen Fehlgefaltete Formen eines Körpereiweißes, die die normalen Eiweiße in die krankhafte Form „umfalten“ können; verursachen Creutzfeldt-Jakob-Krankheit
PRL-IH Abk. für: ▶ *Prolaktin-Inhibitinghormon*
PRL-RH Abk. für: ▶ *Prolaktin-Releasinghormon*
Pro- Vorsilbe oder Wortteil für: vor-; Geg.: kontra
Probanden Teilnehmer an wissenschaftlichen Studien
Processus Fortsatz
Processus coracoideus Rabenschnabelfortsatz; Knochenfortsatz am Schultergelenk (▶ Abb. 317)
Processus costalis ▶ *Rippenfortsatz*
Processus spinosus ▶ *Dornfortsatz*
Processus transversus ▶ *Querfortsatz*
Proerythroblast Vorstufe der ▶ *Erythrozyten*
Profund(us) Tief
Progesteron Weibliches Sexualhormon, welches u. a. die Gebärmutter-

P

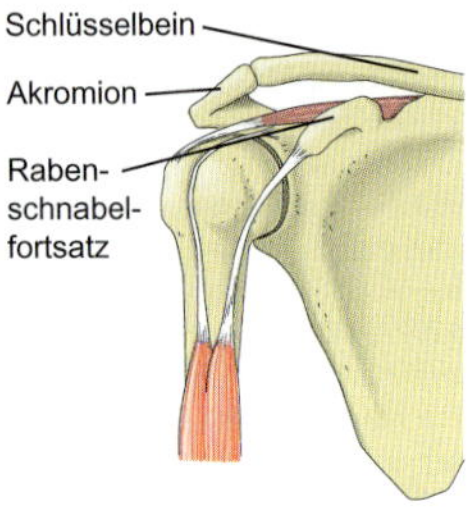

Abb. 317 Processus coracoideus [L190]

schleimhaut auf die Aufnahme der Frucht vorbereitet
Prognose Syn.: Vorhersage, Voraussage; zu erwartender Krankheitsverlauf
Programmtheorien Theorien über das Altern, welche von endogenen Einflüssen als Ursache ausgehen
Progredient Fortschreitend
Progredienz, chronische Zunehmende Verschlimmerung chronischer Erkrankungen, oft bedingt durch selbstverstärkende Mechanismen der Krankheit
Progressiv Fortschreitend, fortschrittlich
Projektion Psychoanalytisch: Verlagerung eigener, oft unbewusster Vorstellungen, Gefühle und Konflikte auf einen anderen Menschen, an dem diese dann wahrgenommen und evtl. kritisiert werden
Projektionsbahn Nervenfaserbündel der weißen Gehirnsubstanz, welche das ▸ *Großhirn* mit tiefer gelegenen Hirnabschnitten und dem Rückenmark verbindet
Prokaryonten Bakterien ohne Zellorganellen und Zellkern
Prokto- Vorsilbe oder Wortteil für: zum Mastdarm gehörend
Proktologie Medizinische Lehre von den Erkrankungen des Rektums
Proktoskopie Endoskopie zur Untersuchung des analnahen Darmabschnitts
Prolaktin Hormon; regt während der Schwangerschaft das Wachstum der Brustdrüsen an, nach der Entbindung die Milchsynthese und den Milcheinschuss
Prolaktin-Inhibitinghormon Abk.: PRL-IH; hemmt in der ▸ *Hypophyse* die Ausschüttung von Prolaktin
Prolaktin-Releasinghormon Abk.: PRL-RH; bislang nicht hinreichend wissenschaftlich nachgewiesen; soll die Ausschüttung von Prolaktin in der ▸ *Hypophyse* auslösen
Prolaps Vorfall **Proliferation** Vermehrung von Gewebe durch Wucherung oder Sprossung
Proliferationsphase Aufbauphase: 5.–14. Tag des Menstruationszyklus, eine neue Schleimhautschicht baut sich auf; um den 14. Zyklustag erfolgt der Eisprung
Prominent Hervorspringend, vorragend
Promontorium Lat. für „Vorgebirge", vordere obere Spitze des ▸ *Kreuzbeins*
Promotionsphase Zweite Phase der Tumorentstehung: Wachstumsphase, in der sich die entartete Zelle vermehrt und der Tumor wächst
Pronation Einwärtsdrehung einer Gliedmaße; Drehbewegung der Hand bzw. des Fußes bei gleichzeitiger Hebung des äußeren und Senkung des inneren Handballens bzw. Fußrandes; Geg.: ▸ *Supination*
Pronator-teres-Syndrom Kompression des N. medialis in der Durchtrittstelle zwischen Caput humerale und ulnare des M. pronator teres
Prophase Erstes Stadium der Mitose (= Zellkernteilung); die ▸ *Chro-*

mosomen kondensieren zu einer kompakten Transportform

Prophylaxe Maßnahmen zur Verhütung von Erkrankungen, basierend auf der Einschätzung der Gefahr

Propulsive Massenbewegungen Bewegungsform des Dickdarms zum Transport des Inhalts: das vegetative Nervensystem lässt die Darmmuskulatur erst erschlaffen und dann stark kontrahieren; geschieht drei bis vier Mal täglich, bevorzugt nach dem Aufstehen und nach einer Mahlzeit

Prostaglandine Gruppe chemisch verwandter Gewebehormone; erweitern die Gefäße und machen sie durchlässiger, lösen Schmerz aus; manche Schmerzmittel hemmen daher Prostaglandine

Prostata Männliche Geschlechtsdrüse, produziert einen Teil des Spermas

Prostatahyperplasie, benigne Gutartige Vergrößerung der Prostata

Prostataresektion Ausschälen der Prostata bei gutartiger Prostatavergrößerung; meist endoskopisch, transurethrale Elektroresektion (Abk.: TUR)

Prostatektomie, radikale Syn.: radikale Prostatovesikulektomie; operative Entfernung der gesamten Prostata einschließlich ihrer Kapsel, der Samenblasen und des durch die Prostata verlaufenden Harnröhrenabschnitts; Anwendung bei Prostatakarzinom

Prostatitis Entzündung der Prostata; meist gute Prognose bei konsequenter Behandlung

Proteinanabolismus Proteine werden an ▶ *Ribosomen*, ausgehend vom „Bauplan" der DNA, synthetisiert

Proteinbiosynthese Produktion von Eiweißen an den ▶ *Ribosomen* im Zytoplasma

Proteine Eiweiße, aus Aminosäuren aufgebaut; wichtigste Bausteine für Struktur und Funktionen des Organismus

Proteinkatabolismus Proteine werden vornehmlich innerhalb der Zellen durch proteinabbauende Enzyme, die Peptidasen, in Aminosäuren aufgespalten

Proteinkinase Enzym, welches Aminosäuren mit Phosphatgruppen anreichern kann und somit neue Proteine bildet

Proteinpuffer Wird durch die im Blut vorhandenen Proteine gebildet: allen voran das Hämoglobin, welches aufgrund seiner hohen Konzentration im Blut den Großteil dieses Blutpuffers ausmacht; die Pufferwirkung von Proteinen ergibt sich aus der amphoteren Eigenschaft der Aminosäuren (d. h. mit „gleichzeitigem" Säure- und Basencharakter), aus denen sie bestehen

Proteinurie Ausscheidung von Eiweiß im Urin, > 150 mg/24 Std.

Protektiv Schützend

Proteohormon Hormon mit der chemischen Struktur eines Proteins, z. B. Insulin, Glukagon, Hormone der ▶ *Hypophyse*

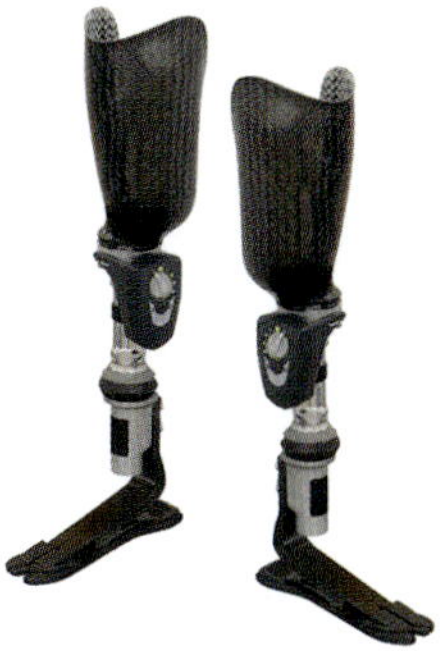

Abb. 318 Prothese [J787]

P

Proteolyse Proteinabbau
Prothese Künstlicher Ersatz fehlender Körperteile, Hilfsmittel (▶ Abb. 318)
Prothrombin Faktor II der Blutgerinnung; wird aktiviert zu Thrombin
Proto- Vorsilbe oder Wortteil für: erster-
Proton Elektrisch positiv geladenes Teilchen des Atomkerns
Protozoen Einzeller
Protusion Vorwölbung, Vorfall; z. B. Bandscheibenprotusion
Proximal Zum Körper bzw. Körperstamm hin, zum Bezugspunkt am nächsten liegend; Geg.: distal
Prozess Verlauf, Entwicklung
Prozessqualität Beschreibt die Abläufe einzelner Arbeitsprozesse des Betriebs, an denen meist mehrere Berufsgruppen und Abteilungen beteiligt sind
Pruritus Juckreiz
Pseud(o)- Vorsilbe oder Wortteil für: scheinbar-, falsch-
Pseudarthrose Lat.: Fractura non sanata; Syn.: Falschgelenkbildung; Ausbleiben der Frakturheilung nach mehr als acht Monaten (▶ Abb. 319)
Pseudodivertikel ▶ *Divertikel*
Pseudokrupp Kindliche Sonderform der Laryngitis mit Schwellung der Schleimhaut unterhalb des Kehlkopfes durch einen viralen Infekt; äußert sich in bellendem Husten, Heiserkeit, pfeifenden Geräuschen beim Einatmen sowie schwerer Atemnot

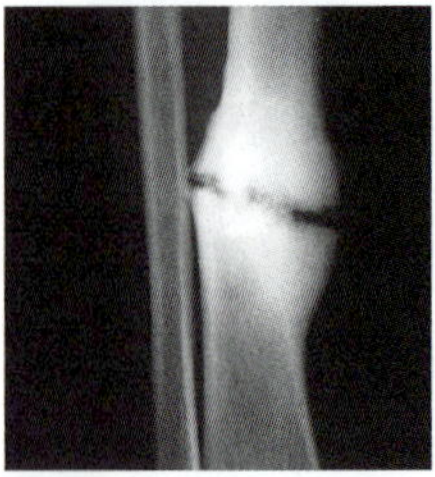

Abb. 319 Hypertrophe Pseudarthrose [E284]

Pseudomonaden Gramnegative Stäbchenbakterien; verursachen Wundinfektionen, Meningitis, Harnwegsinfektionen, Infektionen der Atmungsorgane; Vertreter: Pseudomonas aeruginosa; gefährlich bei schwerkranken Patienten, v. a. mit großflächigen Hautwunden
Pseudospondylosisthesis Sichtbare ventrale Translation des kranialen Wirbels eines Bewegungssegments
Pseudozysten Hohlraum, der nur von Bindegewebe umgeben ist und nicht von Epithel ausgekleidet wird
Psoas-major-Syndrom Schmerzhafte Reizung der Psoassehne oder des M. psoas major
Psoriasis ▶ *Schuppenflechte*
PSR Abk. für: ▶ *Patellarsehnenreflex*
PSS Abk. für: **P**rogressiv **s**ystemische **S**klerodermie
Psych(o)- Vorsilbe oder Wortteil für: Seele(n)-
Psyche Entspricht dem, was man „Seele" nennt; Gesamtheit der geistigen Erscheinungen der menschlichen Person (z. B. Denken, Emotionen)
Psychiatrie Fachgebiet der Medizin, das sich mit Prophylaxe, Diagnose und Therapie psychischer Erkrankungen einschließlich der Rehabilitation des psychisch Kranken befasst
Psychische Gesundheit Fähigkeit, seelische „Verletzungen" zu bewältigen
Psychische Störung, organisch bedingte Abk.: OPS; Syn.: exogene Psychose; psychische Störung, deren Ursache eine diagnostizierbare körperliche Erkrankung ist; mit Ge-

dächtnisstörung, organisch bedingter Persönlichkeitsveränderung und Demenz

Psychogener Schmerz ▶ *Schmerz*

Psychologie Lehre vom (normalen) Erleben und Verhalten des Menschen

Psychopharmaka Arzneimittel, die hauptsächlich auf das ZNS wirken und Gefühle und Denken eines Menschen verändern; v. a. bei Behandlung psychischer Erkrankungen

Psychose Psychische Erkrankung, bei der der Kranke in seinem Kontakt zur Realität erheblich gestört ist

Psychose, affektive Syn.: bipolare Psychose, Zyklothymie, manisch-depressive Krankheit; endogen bedingte affektive Störung mit phasenweiser depressiver oder manischer Verstimmung

Psychose, exogene ▶ *Psychische Störung, organisch bedingte*

Psychose, postpartale Syn.: Wochenbettpsychose, puerperale Psychose; nach der Entbindung leidet die Frau an Stimmungsschwankungen, Depressionen, Halluzinationen und evtl. Wahnvorstellungen; hohe Suizidgefahr; Kindstötungsrisiko: 4 %

Psychosomatik Fachgebiet der Medizin, das sich mit den Wechselwirkungen zwischen Körper und Seele befasst

Psychosyndrom, hirnorganisches Abk.: HOPS; organisch bedingte psychische Störung

Psychotherapie Systematische Behandlung von körperlichen bzw. seelischen Störungen mit Mitteln der Kommunikation; Therapiemethoden: Gespräche, Rollenspiele, Entspannungs- und suggestive Techniken, Einübung neuer Verhaltensweisen

PTBS Abk. für: ▶ *Posttraumatische Belastungsstörung*

Ptosis Hängendes Oberlid

PTT; PTZ Abk. für: ▶ *Partielle Thromboplastinzeit*

Ptyalin Spaltstoff für ▶ *Kohlenhydrate* im Mundspeichel; wird durch Magensäure unwirksam

Pubertärer Wachstumsschub Durch die natürliche Hormonumstellung ausgelöste, zeitlich begrenzte Beschleunigung des Wachstums in der Pubertät

PubMed Suchoberfläche der Datenbank ▶ *Medline*

Pubertät Reifezeit; Phase des Erwachsenwerdens, in der sich durch den Einfluss der Geschlechtshormone die sekundären Geschlechtsmerkmale entwickeln

Public Health Sammelbegriff für Wissenschaftszweige, die sich mit der Gesundheit und Krankheit von Bevölkerungen oder Teilgruppen beschäftigen

Puerperalfieber Syn.: Kindbettfieber, Wochenbettfieber; alle fieberhaften Erkrankungen im Wochenbett, die durch bakterielle Infektion der Geburtswunde bedingt sind

Puerperalsepsis Lebensgefährliche Komplikation mit Ausbreitung der Erreger von der Gebärmutter in die Blutbahn

Puerperium ▶ *Wochenbett*

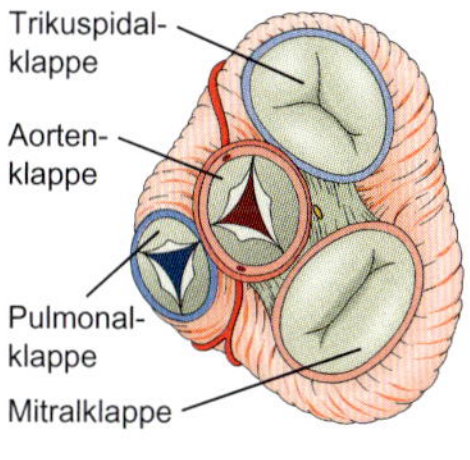

Abb. 320 Pulmonalklappe [L190]

P

Puffer Substanzen zum Ausgleich von Schwankungen des ▶ *pH-Werts*
Pufferfunktion Puffersysteme im Blut halten den ▶ *pH-Wert* konstant
Pulmo- Vorsilbe oder Wortteil für: Lunge-
Pulmonal Die Lunge betreffend
Pulmonalklappe Lat.: Valva trunci pulmonalis; Klappe zwischen rechter Kammer und Truncus pulmonalis (▶ Abb. 320)

Pulmonalstenose Angeborener Herzfehler mit Druckbelastung des rechten Herzens durch Verengung der Pulmonalklappe
Pulpa, rote Gewebe der Milz, ist für den Abbau von gealterten Erythro- und Thrombozyten zuständig
Pulpa, weiße Lymphatisches Gewebe der Milz, welches Lymphozyten beherbergt
Puls Rhythmischer Schlag; Anschlagen der durch die ▶ *Systole* des Her-

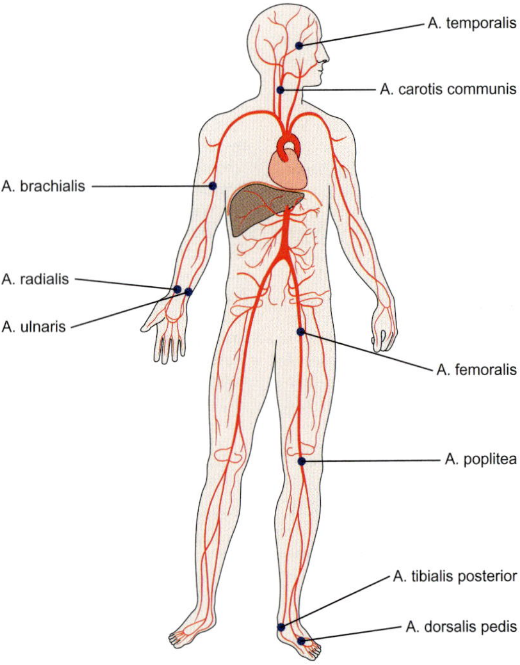

Abb. 321 Palpationsstellen zur Pulsmessung [L190]

zens fortgeleiteten Blutwelle in den Arterien

Pulsdefizit Differenz zwischen der durch Auskultation oder EKG ermittelten ▶ *Herzfrequenz* und der peripheren Pulsfrequenz; getastete Pulsfrequenz entspricht nicht der tatsächlichen Zahl der Herzkontraktionen

Pulsionsdivertikel ▶ *Ösophagusdivertikel*

Pulsmessung Palpation der äußerlich fühlbaren Druckwelle in Arterien (▶ Abb. 321); Zählen der Pulsschläge pro Minute

Pulsoximetrie Messung der Sauerstoffsättigung des ▶ *Hämoglobins*, z. B. mit speziellen auf der Haut aufgebrachten Sensoren und Darstellung auf Monitoren

Punktion Einstechen mit spezieller Nadel in Gefäße, Körperhohlräume oder Organe, um Körperflüssigkeiten oder Gewebe zu entnehmen

Pupille Kreisrunde Öffnung der Iris (Regenbogenhaut), welche den Lichteinfall in das Auge reguliert (Blende)

Pura ▶ *Pus*

Purine Bestandteile der Nukleinsäuren; Endprodukt des Purinstoffwechsels beim Menschen: Harnsäure

Purpura Schoenlein-Henoch Blutungsneigung durch eine Gefäßerkrankung, bei der es 2–3 Wochen nach einem Infekt zu allergischer Gefäßentzündung (= Vaskulitis) mit Fieber, Gelenk- und Bauchschmerzen kommt; bei 70 % der Fälle auch Glomerulonephritis

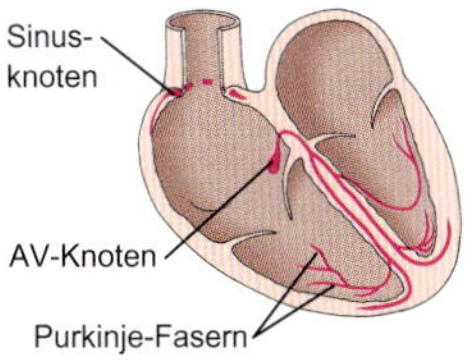

Abb. 322 Purkinje-Fasern [L190]

Purkinje-Fasern Teil des ▶ *Erregungsleitungs*systems; feinste Stufe; verteilen die Erregung über die Kammern (▶ Abb. 322)

Pus Syn.: Pura; Eiter

Pustel Syn.: Eiterbläschen; mit Eiter gefüllter Hohlraum in oder unter der Epidermis

P-Welle Teil des ▶ *EKG*; zeigt die Vorhoferregung, Beginn des elektrischen Herzzyklus

Py(o)- Vorsilbe oder Wortteil für: Eiter-

Pyarthros ▶ *Gelenkempyem*

Pyelo- Vorsilbe oder Wortteil für: Nierenbecken-

Pyelonephritis, akute Syn.: Nieren- und Nierenbeckenentzündung; meist bakterielle Entzündung des Nierenbeckens und Nierenparenchyms; gute Prognose ohne prädisponierende Faktoren; Risiko der Urosepsis

Pyelonephritis, chronische Chronische, meist rezidivierende bakterielle Entzündung von Nierenbecken und ▶ *Nierenparenchym*

Pylorusstenose Syn.: Pylorushypertrophie, Magenpförtnerverengung; angeborene Verengung des Magenausgangs; Manifestation im Neugeborenenalter in der 2.–4. Lebenswoche

Pylorus Lat.: Pars pylorica; Syn.: Pförtner; Abschluss des Magens, Magenausgang, Übergang zum Dünndarm

Pyometra Ansammlung von Eiter in der Uterushöhle bei Verklebung des Gebärmutterhalses

Pyonephrose Eitergefülltes Nierenbecken; Entstehung bei Harnstau;

Komplikation der akuten Nierenbeckenentzündung

Pyosalpinx Eiteransammlung im Eileiter durch entzündliche Verklebung des Tubenendes

Pyothorax ▶ *Pleuraempyem*

Pyramide Wölbungen der ▶ *Pyramidenbahnen*

Pyramidenbahn Lat.: Tractus pyramidalis; absteigende Nervenfasern vom primären motorischen Rindenfeld zum Rückenmark oder von motorischen Kernen der Hirnnerven (▶ Abb. 323)

Pyramidenseitenstrangbahn Lat.: Tractus corticospinalis lateralis; Syn.: seitliche Pyramidenbahn; motorische Nervenfasern im seitlich gerichteten Teil der weißen Substanz des Rückenmarks

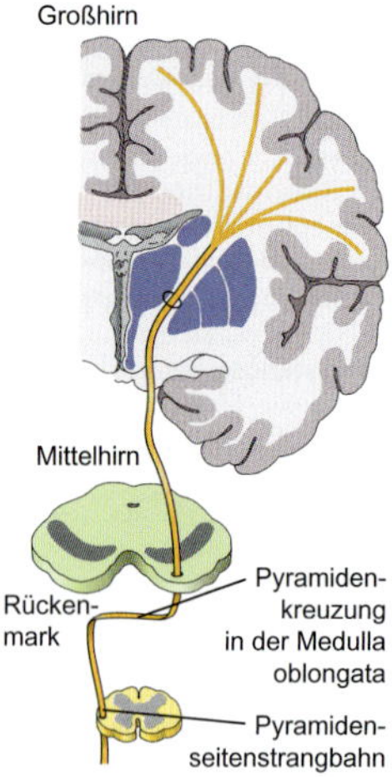

Abb. 323 Verlauf der Pyramidenbahn [L190]

Pyramidenvorderstrangbahn Lat.: Tractus corticospinalis anterior; Syn.: vordere Pyramidenbahn; motorische Nervenfasern in dem nach vorne gerichteten Teil der weißen Substanz des Rückenmarks

Pyrogene Fiebererzeugende Substanzen

Pyrosis ▶ *Sodbrennen*

Pyruvat Pyruvat ist das Endprodukt der Glykolyse, aber auch eines der Ausgangsedukte (Ausgangsstoff einer chem. Reaktion) der Glukoneogenese

Pyurie Syn.: Eiterharn; Vorhandensein von Eiter im Urin, sichtbar durch Schlieren und wolkige Trübungen

Q

QRS-Komplex Teil des ▶ *EKG*, entspricht der Kammererregung

QT-Intervall Teil des ▶ *EKG*; Zeit von Beginn der Q-Zacke bis Ende der T-Welle, beschreibt die gesamte Erregungsdauer

Quaddel Syn.: Urtica; umschriebenes, akutes Ödem in der Lederhaut durch Plasmaaustritt aus den Gefäßen, z. B. nach Brennnesselkontakt

Quadrantektomie Teilentfernung der Brust bei einer brusterhaltenden Operation infolge eines Mammakarzinoms

Quantitativ Mengenmäßig, zahlenmäßig

Quantitative Forschung Methoden zur Aufdeckung von Zusammenhängen auf der Basis statistischer Auswertungen systematisch erhobener Daten

Qualitative Forschung Methoden zur Erforschung theoretisch noch nicht fundierter Phänomene auf der Basis systematischer (aber nicht statistischer) Analysen von Daten aus Beobachtung, Befragung

Quarantäne Isolierung von Personen mit ansteckenden Infektionskrankheiten oder von Personen, die mit solchen Kontakt hatten

Quartärstruktur Schließen sich mehrere Proteine zu einer gemeinsamen Aufgabe zusammen, entsteht die Quartärstruktur; ein solches Protein ist beispielsweise das Hämoglobin, welches aus vier Untereinheiten, also vier Proteinen (= Domänen) besteht

Querfortsatz Lat.: Processus transversus; knochiger Ausläufer eines Wirbels

Querfortsatzloch Lat.: Foramen transversarium; Loch in den Querfortsätzen der Halswirbel, in denen die Arteria vertebralis verläuft

Quergestreifte Muskulatur Art der Muskulatur, aus der sämtliche Skelettmuskeln bestehen; in Abgrenzung zur glatten Muskulatur; befindet sich in den Wänden von Hohlorganen

Quergewölbe Gewölbe an der Unterseite des Fußskeletts aus Muskeln, Bändern und Sehnen

Querschnittstudie Forschungsdesign, bei dem die Daten zu einem bestimmten Zeitpunkt erhoben werden

Querschnittssyndrom Komplexe Symptomkombination infolge des teilweisen (= inkomplettes Querschnittssyndrom) oder völligen Funktionsausfalls (= komplettes Querschnittssyndrom) des Rückenmarks auf einer bestimmten Höhe; am häufigsten durch Verletzungen bedingt; je höher die Verletzung im ▸ *Rückenmark*, umso schlechter die Prognose

Quick-Wert Syn.: Thromboplastinzeit, Prothrombinzeit; gibt an, wie schnell das Blut gerinnt; Laborparameter zur Diagnose der Gerinnungsfähigkeit

Quincke-Ödem Syn.: Angioödem, angioneurotisches Ödem; Sonderform der ▸ *Urtikaria* mit hochakuter Gesichtsschwellung (▸ Abb. 324); bei Beteiligung der Luftwege Gefahr der lebensbedrohlichen Atemnot

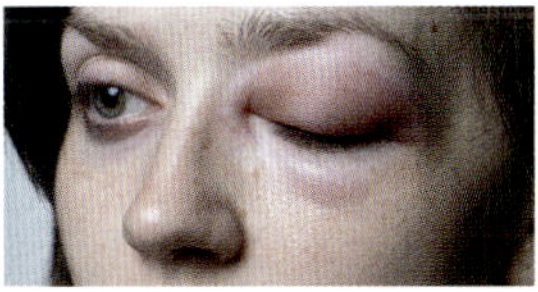

Abb. 324 Quincke-Ödem [J787]

Q-Zacke Teil des ▸ *EKG*; beschreibt den ersten negativen Ausschlag des QRS-Komplexes

R

RAAS Abk. für: ▸ *Renin-Angiotensin-Aldosteron-System*

Rabies ▸ *Tollwut*

Rachen ▸ *Pharynx*

Rachenmandel Lat.: Tonsilla pharyngea; Teil des Immunsystems; wehrt Krankheitserreger ab, die über die Nase eindringen

Rachenring, lymphatischer ▸ *Lymphatischer Rachenring*

Rachi(o)- Vorsilbe oder Wortteil für: Wirbelsäule-

Rachitis Krankheit bei Kindern, verursacht durch einen Vitamin-D-Mangel, bei dem die Skelettteile erweichen und verbiegen

Radgelenk ▸ *Zapfengelenk*

Radial Zur Speiche (Radius) hin

Radialtunnelsyndrom Abk.: RTS; Irritation des oberflächlichen Asts des ▸ *N. radialis*

R

Radikal An die Wurzel gehend, vollständig, gründlich

Radikale, freie 1. Atom, Ion oder Molekül mit mindestens einem ungepaarten Elektron; 2. hochreaktive Substanzen aus dem Zellstoffwechsel, welche Proteine, Enzyme und DNA schädigen können

Radikulopathie Symptome, die durch Affektion des Nervengewebes im Bereich der ▶ *Nervenwurzel* oder des ▶ *Spinalnervs* ausgehen

Radio- Vorsilbe oder Wortteil für: Strahl-

Radioaktives Isotop Ein Element, welches stets als Atom mit einer gleichen Anzahl von Protonen in der Natur erscheint, kann jedoch mit unterschiedlicher Anzahl von Neutronen auftreten; ein solcher Vertreter dieses Elements (= Isotop) kann radioaktiv sein, also mit einer bestimmten zeitlichen Wahrscheinlichkeit und unter Energieabgabe zerfallen

Radioaktivität Aussendung von Strahlung aufgrund von spontanem Zerfall des Atomkerns

Radiologie Medizinisches Fachgebiet, das sich mit der Anwendung von elektromagnetischen Strahlen und mechanischen Wellen zu diagnostischen und therapeutischen Zwecken befasst

Radioulnargelenk Lat.: Articulatio radioulnaris; Gelenk zwischen ▶ *Speiche* und ▶ *Elle*

Radius ▶ *Speiche*

Radiusköpfchen Rollenförmiges Köpfchen am oberen Ende der ▶ *Speiche*, welches mit der Speichenkopfgrube der Elle in Verbindung steht; die Speiche bildet mit der Elle hier das obere Radioulnargelenk (▶ Abb. 325)

Ramus Ast

Randomisierung Verfahren zur Stichprobenauswahl, bei dem jede

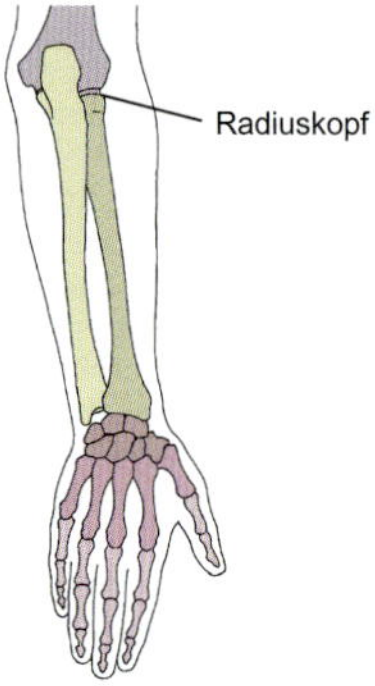

Abb. 325 Radiusköpfchen [L190]

Person einer ▶ *Population* die gleiche Chance hat, in die Interventions- bzw. in die Kontrollgruppe zu gelangen

Ranvier-Schnürring ▶ *Axon* werden im ▶ *ZNS* von Oligodendrozyten und im ▶ *PNS* von Schwannzellen umhüllt; dabei gibt es Lücken zwischen den umhüllenden Zellen, die man als Schnürringe bezeichnet; diese Lücken ermöglichen eine saltatorische („sprunghafte") Erregungsleitung

Rapid Eye Movement Abk.: ▶ *REM*

Raues endoplasmatisches Retikulum ▶ *Endoplasmatisches Retikulum*

Raynaud-Syndrom ▶ *Morbus Raynaud*

RCT Abk. für: **R**andomised **c**ontrolled **t**rial (engl.), Randomisiert kontrollierte Studie; experimentelles Studiendesign, gilt als ▶ *Goldstandard*

Re- Vorsilbe oder Wortteil für: wieder-

Reabsorption Im venösen Kapillarschenkel überwiegt die Aufnahme von Flüssigkeit aus dem umgebenden Gewebe

Reaktion Antwort auf einen Reiz; Umwandlung chemischer Elemente in andere Elemente

Reanimation Wiederbelebung; ▶ *Kardiopulmonale Reanimation*

Recapping Zurückstecken von Kanülen in ihre Schutzkappe; häufigste Ursache für versehentliche Nadelstiche (Nadelstichverletzungen)

Rechtsherzinsuffizienz Stauung vor dem rechten Herz/im venösen System, Anzeichen sind Beinödeme, verminderte körperliche Belastbarkeit; ▶ *Herzinsuffizienz*

Rechtsherzkatheteruntersuchung Nach Punktion einer Vene wird der Katheter in die rechte Herzhälfte vorgeschoben; technisch wesentlich einfacher als der Linksherzkatheter

Rechts-links-Shunt Angeborener, zyanotischer Herzfehler mit Zufluss von sauerstoffarmem Blut in das arterielle, sauerstoffreiche Blut des Körperkreislaufs; führt zu verminderter Sauerstoffsättigung und Zyanose

Rechtsschenkelblock ▶ *RSB*

Red flags Hinweise auf schwerwiegende Erkrankung, die umgehend ärztlich abgeklärt werden muss, z.B. Lähmungserscheinungen bei Miktion beim ▶ *Cauda-equina-Syndrom*, ▶ *Flaggensystem*

Redon-(Saug-)Drainage System zur Ableitung von Wundsekret, bestehend aus einem Kunststoffschlauch und einer Vakuum-Saugflasche (▶ Abb. 326); durch Sog Zusammenziehen der Wundflächen und schnelleres Zusammenwachsen; Anwendung in Gelenken (= intraartikulär), unter Muskelfaszien (= subfaszial) oder im Unterhautfettgewebe (= subkutan)

Redox-Reaktion Bei einer Redox-Reaktion findet eine Elektronenabgabe (= Oxidation) durch einen Stoff sowie eine Elektronenaufnahme (= Reduktion) auf einen anderen Stoff statt

Redression Korrektur einer Deformierung, z. B. ▶ *Klumpfuß*

Reduktion Bei einer Reduktion nimmt ein Molekül Elektronen auf; dabei wird es selbst reduziert

Reflektorisch Auf dem Reflexwege

Reflex Unmittelbare und unwillkürliche Antwort eines Muskels oder einer Drüse auf einen Reiz

Reflexblase Syn.: obere Blasenlähmung; reflektorische Entleerung ab einem gewissen Füllungsgrad; bei Querschnittssyndrom mit ▶ *Läsion* oberhalb des zwölften Thoraxsegments

Reflexbogen Nervöse Bahn eines Reflexes (▶ Abb. 327)

Reflexzentrum Hier werden die Informationen, die über die afferenten Bahnen bei Auslösung eines Reflexes zum ZNS transportiert werden, verarbeitet und es erfolgt eine motorische Antwort

Reflux Rückfluss; Transport einer Flüssigkeit innerhalb eines Hohl-

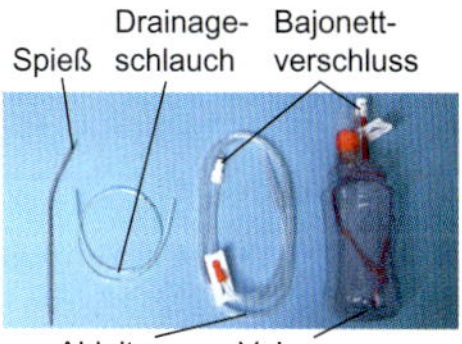

Abb. 326 Bestandteile einer Redon-Drainage [K183]

R

organs gegen die normale Transportrichtung

Refluxkrankheit Beschwerden/Komplikationen durch Zurückfließen von Mageninhalt in den Ösophagus durch unzureichenden Verschluss des unteren Ösophagussphinkters

Refluxösophagitis Entzündete Speiseröhre infolge von Refluxkrankheit

Refraktär Unempfindlich, nicht beeinflussbar

Refraktärphase Phase der Reizunempfindlichkeit der Geschlechtsorgane unmittelbar nach dem Orgasmus, in der es nicht erneut zu einem Orgasmus kommen kann; vierte Phase des sexuellen Reaktionszyklus

Refraktärzeit Zeitspanne nach ausgelöstem ▶ *Aktionspotenzial*, in welcher die Zellen nicht erregbar sind

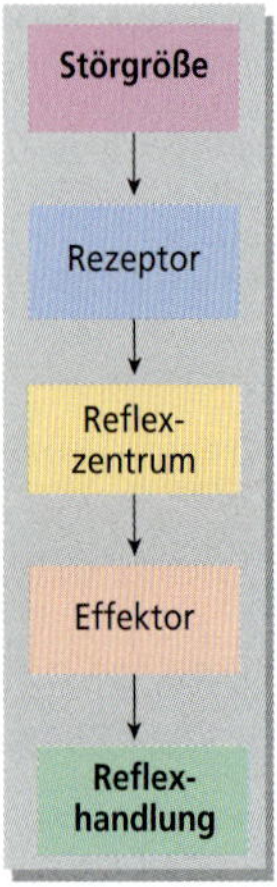

Abb. 327 Reflexbogen [L190]

Refraktion Brechung

Refraktionsanomalie Syn.: Ametropie, ▶ *Brechungsfehler*

Regelgröße Größe, die in einem Regelkreis konstant gehalten werden soll, z. B. Blutdruck

Regelkreis Steuerungskreis für Regulations- und Anpassungsvorgänge, um die Homöostase zu erhalten

Regenbogenhaut Iris; Struktur, welche die ▶ *Pupille* umgibt (▶ Abb. 328)

Regeneration Wiederherstellung, Erholung; Ersatz für zugrunde gegangenes Gewebe durch natürlichen Verschleiß (= physiologische Regeneration) oder punktuelles Ersetzen von Zellen, die durch Krankheit oder Verletzung funktionsunfähig wurden (= reparative Regeneration)

Regionalanästhesie Syn.: Lokalanästhesie, örtliche Betäubung; Verfahren zur Schmerzausschaltung einer Körperregion bei Operationen oder zur Schmerztherapie durch Applikation eines Lokalanästhetikums; Be-

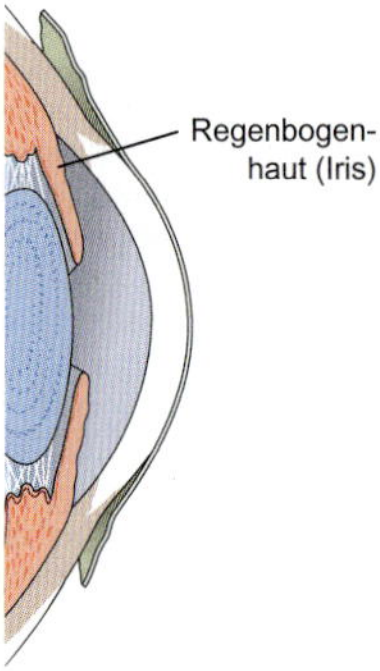

Abb. 328 Regenbogenhaut [L190]

wusstsein und Spontanatmung bleiben erhalten

Regler Teil eines Regelkreises, der den Istwert mit dem Sollwert vergleicht und die ▶ *Regelgröße* entsprechend anpasst

Regression Rückbildung; Zurückfallen in frühere Entwicklungsstufen

Regulation Regelung der Organsysteme; Anpassung an sich ändernde Umweltbedingungen

Regurgitation Strömung entgegen der normalen Fließrichtung

Rehabilitation Syn.: Wiederherstellung, Wiedereingliederung; Maßnahmen, die akut oder chronisch kranken, behinderten oder pflegebedürftigen oder davon bedrohten Menschen ein möglichst selbstständiges und selbstbestimmtes Leben mit Teilnahme an allen relevanten oder gewünschten Lebensaktivitäten ermöglichen sollen; Ziel ist es, den Auswirkungen einer Krankheit oder einer Behinderung auf die Erwerbsfähigkeit entgegenzuwirken oder sie zu überwinden; Träger der Leistungen ist die Rentenversicherung

Rehydratation Oraler oder intravenöser Flüssigkeits- und Elektrolytersatz

Reifeteilung, erste Die Reifeteilung findet nur bei Keimzellen statt; die Phasen der ersten Reifeteilung ähneln der der ▶ *Mitose*, allerdings finden während der Prophase die Paarung der homologen ▶ *Chromosomen* und der Austausch von Chromatidabschnitten statt

Reifeteilung, zweite Die Reifeteilung findet nur bei Keimzellen statt; bei der zweiten Reifeteilung verdoppelt sich die DNA jedoch nicht, sondern es entstehen vier Spermienzel-

R

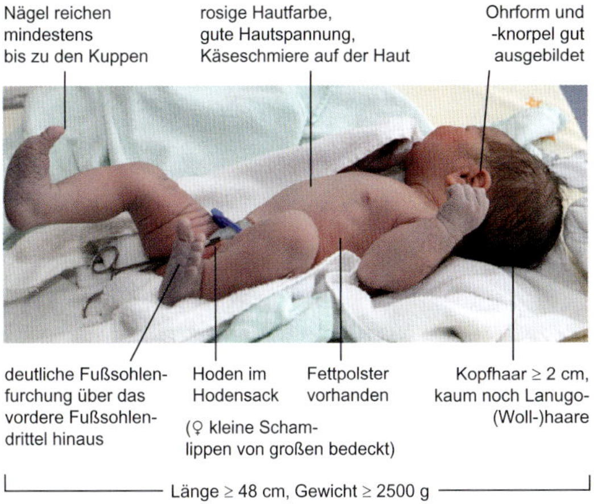

Abb. 329 Reifezeichen des Neugeborenen [J787]

len mit haploidem Chromosomensatz (bei der Frau eine Eizelle und drei inaktive Polkörperchen)

Reifezeichen Merkmale eines Neugeborenen, anhand derer man das Reifealter des Kindes bestimmen kann; relevant sind z. B. die Farbe der Haut und die Beschaffenheit der Fingernägel (▶ Abb. 329)

Reiter-Syndrom ▶ *Morbus Reiter*

Reiz Äußere Einwirkung, auf die eine bestimmte Reaktion erfolgt

Reizbildungs- und Reizleitungssystem Autonomes (unabhängiges) Erregungsbildungs- und leitungssystem des ▶ *Herzens* (▶ Abb. 330)

Reizdarmsyndrom Lat.: Colon irritabile; häufige funktionelle Darmstörung ohne fassbare organische Ursache

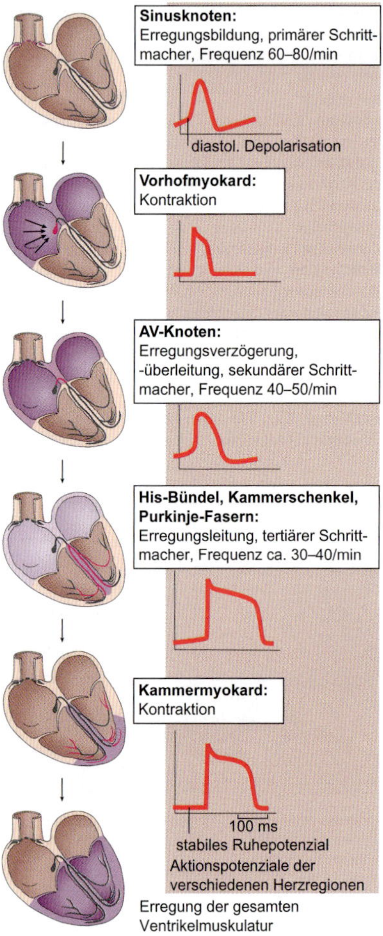

Abb. 330 Reizleitungssystem des Herzens [L190]

Reizhusten Husten ohne Auswurf; tritt auf bei Reizungen der Atemwege, viralen Infektionen oder als Begleitsymptom von Lungentumoren
Rektal Den Mastdarm betreffend
Rekto- Vorsilbe oder Wortteil für: zum Rektum gehörend
Rektoskopie Endoskopie zur Untersuchung des Mastdarms
Rektum Mastdarm; letzter, ca. 15–20 cm langer Abschnitt des Darms
Rektumatresie Analatresie
Rektumprolaps Vorfallen und äußeres Sichtbarwerden des Rektums
Rekurrensparese Durch Schilddrüsenoperationen entstehende Schädigung des N. recurrens mit Lähmung der Kehlkopfmuskulatur und Beeinträchtigung der Stimmbandbeweglichkeit; Symptome: postoperative Heiserkeit (einseitige Parese), Atemnot (beidseitige Parese)
Relaxation Erschlaffung, Entspannung der Muskulatur
Releasing-Hormon Stimuliert die Produktion von Hormonen durch den ▶ *Hypophysenvorderlappen*
Reliabilität Syn.: Verlässlichkeit; Gütekriterium zur Beurteilung von Verfahren bzw. Messinstrumenten; bezeichnet die Genauigkeit der Messung/des Instruments
REM Abk. für: **r**apid **e**ye **m**ovement; REM-Schlaf, Syn.: paradoxer Schlaf; Schlaf mit schnellen Augenbewegungen, Phase des Träumens; fünfte Phase des Schlafzyklus, beginnt 70–90 Min. nach dem Einschlafen
Remission Vorübergehendes Nachlassen der Symptome, ohne zu genesen
Ren ▶ *Niere*
Renal Die Niere betreffend
Renin Hormon der Nieren zur Steuerung von Blutdruck und -volumen
Renin-Angiotensin-Aldosteron-System Abk.: RAAS; effizientes System zur Blutdrucksteigerung
Reparabel Wiederherstellbar; Geg.: irreparabel
Repellens, Repellent Plural: Repellentien oder Repellents; Wirkstoff, den Organismen über den Geruchssinn wahrnehmen und der sie abschreckt, ohne sie zu schädigen (z. B. als Schutz vor Insekten)
Replikation der DNA Verdoppelung der ▶ *Chromosomen* in Chromatiden zur Weitergabe der Erbinformation an die beiden Tochterzellen
Replikation Bewusste Wiederholung einer Studie, um zu untersuchen, ob die gleichen Ergebnisse erzielt werden
Repolarisation Rückkehr des Potenzials einer Nervenzelle zum ▶ *Ruhepotenzial* nach einem ausgelösten ▶ *Aktionspotenzial*
Reponieren Zurückbringen, zurücklegen
Reposition Syn.: Einrichtung; Zurückführen in die anatomisch korrekte Position; nach Gelenkluxationen, Frakturen, bei Hernien
Reproduktion Weitergabe der eigenen Erbinformation an die nachfolgende Generation
Reproduktionsmedizin Bezeichnung für alle mit der Fortpflanzung verbundenen Fragen; meist aber Begriff für verschiedene Möglichkeiten der technisch assistierten Reproduktion
Resektion Operative Entfernung bestimmter Gewebeteile oder eines Tumors
Reservevolumen, exspiratorisches Abk.: ERV; Volumen, das nach normaler Ausatmung (Exspiration) noch ausgeatmet werden kann (ca. 1 l)

Reservevolumen, inspiratorisches Abk.: IRV; zusätzliches Einatemvolumen, das nach normaler Einatmung (Inspiration) noch eingeatmet werden kann (2–3 l)

Residual- Vorsilbe oder Wortteil für: Rest-

Residualkapazität, funktionelle Volumen, das nach einer normalen Ausatmung in der Lunge verbleibt (exspiratorisches Reservevolumen + Residualvolumen)

Residualvolumen Volumen, das nach maximaler Exspiration noch in der Lunge verbleibt (nicht ausatembar)

Resilienz Syn.: Widerstandsfähigkeit; Toleranz eines Systems gegenüber Störungen; psychologisch: Fähigkeit, Krisen durch Rückgriff auf individuelle Ressourcen zu meistern

Resistenz Syn.: Widerstandsfähigkeit; 1. Widerstand eines verhärteten Organs beim Betasten; 2. Widerstandsfähigkeit des Organismus gegen Krankheitserreger bzw. von Krankheitserregern gegen Therapeutika

Resonanzraum Hohlkörper zur Verstärkung von Klängen und Tönen

Resorbieren Aufnehmen

Resorption Aufnahme von Wasser und gelösten Stoffen in die Blut- oder Lymphbahn

Resorptionsfieber Syn.: aseptisches Fieber; Entstehung durch den Abbau von Gewebetrümmern im Organismus nach größeren Verletzungen, Verbrennungen, Blutergüssen oder ausgedehnten Operationen

Respiration Atmung

Respiratorisch Die Atmung betreffend

Respiratorische Alkalose ▶ *Alkalose, respiratorische*

Respiratorische Azidose ▶ *Azidose, respiratorische*

Respiratory distress syndrome Abk.: RDS; ▶ *Surfactantmangel-Syndrom*

Ressource Hilfsquelle, Hilfsmittel, Reserve; innere und äußere Kraftquellen eines Menschen, die für den Therapieprozess genutzt werden können, z. B. (Rest-)Fähigkeiten, Gewohnheiten, Vorlieben, soziale Kontakte und Beziehungen

Restharn Nach dem Wasserlassen verbleibt Urin in der Blase; pathologisch: > 100 ml

Retardierung Verlangsamung, Verzögerung, Entwicklungsverzögerung

Retardtablette Arzneimittelform; Tablette mit verzögerter Wirkstofffreisetzung

Retention, -retention 1. Ruhigstellung einer Fraktur bis zur Verheilung; 2. Nachsilbe oder Wortteil für: Verhalt, Stau, Zurückhalten

Retentionspneumonie Entzündung von Lungenabschnitten, deren Bronchus von einem Tumor verlegt wurde

Retikuläre Fasern ▶ *Fasern, retikuläre*

Retikulozyten Junge ▶ *Erythrozyten*; es sind noch netzartige Reste ribosomaler RNA erkennbar (Rete = Netz)

Retikulumzelle Phagozytierende Abwehrzellen in den Lymphknoten; sternförmige Retikulumzellen mit vielen Fortsätzen bilden das retikuläre Bindegewebe, das zahlreiche freie Zellen enthält; v. a. im Knochenmark und den lymphatischen Organen zu finden

Retina ▶ *Netzhaut*

Retinaculum extensorum Bandstruktur auf der Handrückenseite am Handgelenk, welche die Sehnenscheiden der Handstrecker (Extensoren) führt, deren Muskelbäuche sich

an der Oberseite des Unterarms befinden
Retinaculum flexorum Bandstruktur auf der Handtellerseite am Handgelenk, welche die Sehnenscheiden der Handbeuger (Flexoren) führt, deren Muskelbäuche sich an der Unterseite des Unterarms befinden
Retinale Ganglienzellen Zellen der dritten Schicht der ▶ *Netzhaut*; ihre ▶ *Axone* vereinen sich in der ▶ *Papille* zum Sehnerv
Retinitis Entzündung der ▶ *Netzhaut*
Retinopathie Schädigung der Netzhaut; Auftreten v. a. bei Frühgeborenen und bei ▶ *Diabetes mellitus*
Retinopathie, diabetische Mikroangiopathie (= Erkrankung der kleinen Blutgefäße) am Auge führt zu Blutungen, Gefäßwucherungen und Netzhautablösung; häufige Erblindungsursache beim Erwachsenen
Retro- Vorsilbe oder Wortteil für: zurück-, rückwärts liegend, hinter-; Geg.: ante-
Retroflexion Abknicken eines Organs nach hinten; Geg.: ▶ *Anteflexion*

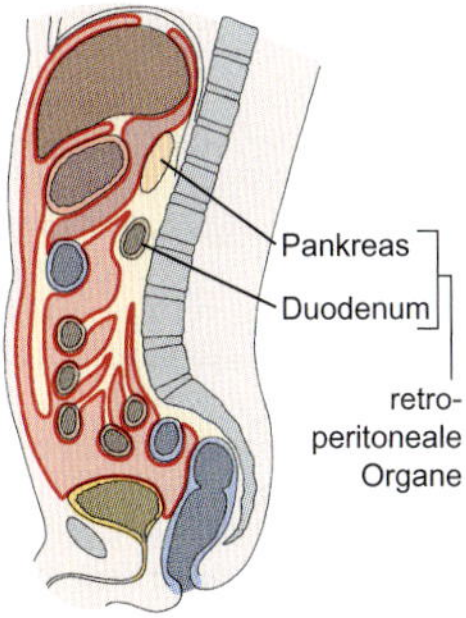

Abb. 331 Retroperitonealraum [L190]

Retrograd Rückläufig; entgegen der physiologischen Richtung; Geg.: orthograd
Retroperitoneal Nur an der Vorderseite vom Peritoneum überzogenes Organ; hinter oder unter dem Peritoneum paritale gelegen
Retroperitonealraum Bindegewebiger Raum, der zwischen Peritoneum parietale und hinterer Leibeswand liegt (▶ Abb. 331)
Retroversion Syn.: Rückwärtsneigung; Streckung im Schulter- und Hüftgelenk, nach hinten heben; Geg.: Anteversion
Rettungskette Bestmöglicher Ablauf von Handlungen zur Bewältigung eines Notfalls
Reversibel Umkehrbar, heilbar; Geg.: irreversibel
Reye-Syndrom Seltene, aber lebensbedrohliche akute Gehirn- und Leberschädigung bei Kindern und Jugendlichen; Ursache: Kombination aus Virusinfektion und Gabe von Azetylsalizylsäure
Rezeptor „Empfänger" für bestimmte Reize oder Stoffe
Rezessiv Untergeordnet; Geg.: dominant
Rezidiv Rückfall; erneutes Auftreten der Erkrankung nach einer beschwerdefreien Zeit
Rezidivierend In Abständen wiederkehrend
Reziprok Wechselseitig, gegenseitig, sich aufeinander beziehend
RG Abk. für: **R**assel**g**eräusch; pathologisches Atemgeräusch in den Bronchien
RH Abk. für: **r**eleasing **h**ormone; Freisetzungshormon
Rh Abk. für: ▶ *Rhesus-System*
Rhagade Syn.: Schrunde; schmerzhafter Einriss an Mund- und Nasenwinkel bei Vitamin- und Eisenman-

R

gel und bei trockener Haut (▶ Abb. 332)

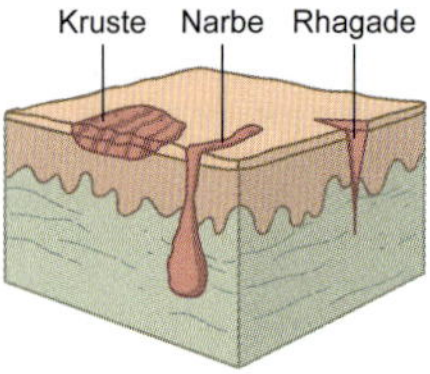

Abb. 332 Rhagade [L190]

Rhesus-System Blutgruppensystem, welches Oberflächenstrukturen bei ▶ *Erythrozyten* unterscheidet: „rhesus positiv" bei Vorhandensein des Antigens D und „rhesus negativ" bei Abwesenheit von Antigen D
Rheumatisches Fieber ▶ *Fieber, (akutes) rheumatisches*
Rheumatoide Arthritis ▶ *Arthritis, rheumatoide*
Rheumatologie Medizinisches Fachgebiet, das sich mit Diagnostik und Therapie rheumatischer Erkrankungen befasst; umfasst nicht-verletzungsbedingte Erkrankungen des Bewegungs- und Stützapparates sowie immunologiebedingte Entzündungen des Bindegewebes (= Kollagenosen) und der Gefäße (= Vaskulitiden)
Rhin(o)- Vorsilbe oder Wortteil für: Nase-
Rhinitis, akute Syn.: akuter Schnupfen; akute Entzündung der Nasenschleimhaut mit Niesreiz, Brennen in Nase und Rachen, Nasensekretion sowie allgemeinem Krankheitsgefühl; häufigste Erkrankung überhaupt
Rhinitis, chronische Syn.: chronischer Schnupfen; Überbegriff für chronische Schleimhauterkrankungen der Nasenhaupt- und Nasennebenhöhlen
Rhinosinusitis Nasennebenhöhlenentzündung
Rhizarthrose Arthrose des ▶ *Daumensattelgelenks*
Rhodopsin Sehfarbstoff der Stäbchenzellen
Rhythmisch-dynamische Arbeit Arbeit, bei welcher der Muskel abwechselnd kontrahiert und erschlafft, z. B. beim Laufen oder Ballspielen
Ribonukleinsäure Abk.: RNA; enthält Erbinformationen wie die DNA, besteht jedoch nur aus einem Strang mit ▶ *Basensequenzen*
Ribose Ein Zucker aus einem Gerüst mit einer Kette von fünf C-Atomen (Pentose), welche an ihrem Kopf über eine Aldehydgruppe (-C=O) verfügt; Ribose ist somit eine Aldolpentose
Ribosomen Zellorganelle, die für die Eiweißsynthese zuständig ist (▶ Abb. 333)

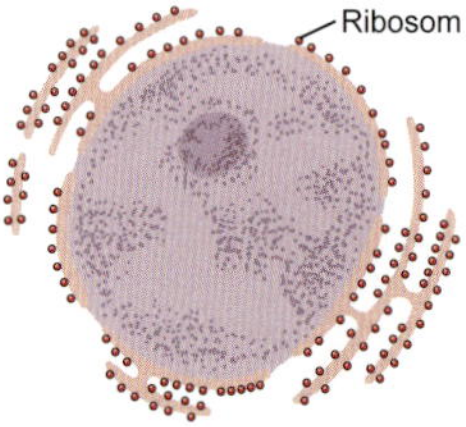

Abb. 333 Ribosomen [L190]

Rickettsien Bakterielle Erreger, deren Vermehrung nur innerhalb von Wirtszellen möglich ist (= obligat intrazellulär); Verursacher der verschiedenen Formen des ▶ *Fleckfiebers* in warmen Ländern

Riechbahn Lat.: Tractus olfactorius; Nervenbahnen, welche der Wahrnehmung von Gerüchen dienen

Riechfäden Lat.: Fila olfactoria; Verästelungen des Riechnervs nach Durchtreten der Siebbeinplatte; sie sind Teil der Riechschleimhaut

Riechhärchen Riechzellen besitzen zur Oberfläche hin unbewegliche ▶ *Kinozilien*

Riechhirn Teil des ▶ *Großhirns* zur Wahrnehmung und Verarbeitung von Duftstoffen

Riechkolben Lat.: Bulbus olfactorius; Ausstülpung des Gehirns, in welches die ▶ *Axone* der Riechzellen eintreten; Teil des Riechhirns

Riechnerv Bündel von Nervenzellen zur Wahrnehmung und Weiterleitung (an das Gehirn) von Geruchsreizen

Riechschleimhaut Lat.: Regio olfactoria; Bereich der Nasenschleimhaut am Dach der Nasenhöhle; hier sitzen Rezeptoren, die chemische Stoffe (Duftstoffe) aus der Atemluft aufnehmen

Riechzelle Zelltyp der Riechschleimhaut; Sinneszellen und erstes Neuron der Riechbahn

Rigidität Härte, Starre, Versteifung

Rigor Gesteigerte Grundspannung der Skelettmuskulatur mit charakteristischer Steifigkeit bzw. Starre bei passiver Bewegung

Rindenfeld Zellverbände der Großhirnrinde mit ähnlichen Funktionen; besteht aus grauer Substanz

Rindenfeld, motorisches Bereich des ▶ *Großhirns* zur Steuerung der Skelettmuskulatur

Rindenfeld, primäres Bereich des ▶ *Großhirns*, der die erste Anlaufstelle der ▶ *Afferenzen* aus der Körperperipherie darstellt (hören, sehen, tasten) und Ausgangspunkt der ▶ *Efferenzen* zur Skelettmuskulatur ist

Rindenfeld, primäres motorisches Motorisches Rindenfeld (Bereich des ▶ *Großhirns* zur Steuerung der Skelettmuskulatur), dessen Fasern in Kontakt zur Skelettmuskulatur stehen; vor der Zentralfurche in der vorderen Zentralwindung gelegen

Rindenfeld, primäres sensorisches Sensorisches Rindenfeld (Bereich des ▶ *Großhirns* zu Verarbeitung von Sinneseindrücken), dessen Fasern in direktem Kontakt zur Körperperipherie steht; hinter der Zentralfurche in der hinteren Zentralwindung gelegen

Rindenfeld, sekundäres Bereich des ▶ *Großhirns*, welcher Erfahrungen und Gedächtnisbilder speichert

Rindenfeld, sekundäres motorisches Sekundäres Rindenfeld (Bereich des ▶ *Großhirns* zur Speicherung von Erfahrungen), das die Informationen speichert, wie eine Bewegung in der Vergangenheit am besten ausgeführt wurde

Rindenfeld, sekundäres sensorisches Sekundäres Rindenfeld (Bereich des ▶ *Großhirns* zur Speicherung von Erfahrungen), welches sensorische Eindrücke speichert (mit Ausnahme von Sehen, Hören und Riechen); mit seiner Hilfe können neu „eingehende" Sinneseindrücke verglichen und eingeordnet werden

Rindenfeld, sensorisches Bereich des ▶ *Großhirns* zur Verarbeitung von Sinneseindrücken

Rindenfollikel Kugelförmige Verdichtungen von Lymphozyten an der Rindenzone des lymphatischen Gewebes

Rindenzone Äußere Schicht eines Lymphknotens, an dessen Rand sich die Lymphozyten kugelförmig zu den Rindenfollikeln verdichten

Ringelröteln Lat.: Erythema infectiosum acutum; Virusinfektion mit in der Regel geringer Allgemeinerscheinung und typischem Hautausschlag; Erreger: Parvovirus B19

Ringknorpel Lat.: Cartilago cricoidea; einer der neun Knorpel des Kehlkopfes in Form eines Siegelrings

Rinne-Versuch Hörprüfung mit angeschlagener Stimmgabel; Knochen- und Luftleitung werden geprüft; Luftleitung ist i. d. R. besser hörbar

Rippe Lat.: Costa; knöcherner Bogen zum Schutz der Brusteingeweide, welcher gelenkig an der Wirbelsäule befestigt ist (▸ Abb. 334)

Rippe, echte Lat.: Costa vera; knöcherner Bogen zum Schutz der Brusteingeweide, welcher rückwärtig gelenkig an der Wirbelsäule und vorne durch Rippenknorpel direkt am Brustbein befestigt ist; die ersten sieben Rippenpaare sind echte Rippen

Rippe, falsche Lat.: Costa spuria; Syn.: asternale Rippe; endet nicht am Brustbein, sondern am knorpeligen Rippenbogen

Rippe, freie Lat.: Costa fluctuantis; elfte und zwölfte Rippe können als sog. Costae fluctuantes frei in der Bauchwand enden

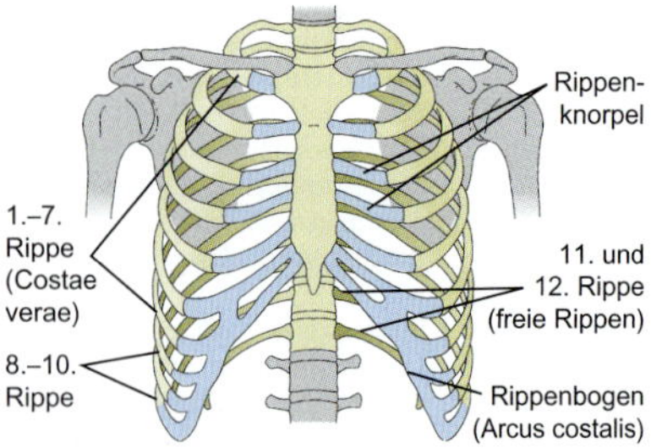

Abb. 334 Rippe [L190]

Rippenbogen Lat.: Arcus costalis; untere vordere Grenze des Brustkorbes (Thorax), welcher durch den Rippenbogen gebildet wird und tastbar ist

Rippenfell Lat.: Pleura parietalis; dünne Hülle, die die Brustwand, das ▸ *Zwerchfell* und das Mediastinum auskleidet

Rippenfortsatz Lat.: Processus costalis; seitwärts abgehende, längliche Fortsätze der Lendenwirbel

Risikofaktoren Einflüsse, welche die Wahrscheinlichkeit stark erhöhen, dass eine bestimmte Erkrankung auftritt

RKI Abk. für: Robert-Koch-Institut; Kernaufgaben: Erkennung, Verhütung und Bekämpfung von Krankheiten, insbesondere Infektionskrankheiten

RNA Abk. für: ▸ *Ribonukleinsäure*

Rockwood-Klassifikation Klassifikation der Verletzunges des Acromio-Klavikulargelenks nach Schwere (▸ Abb. 335), ▸ *ACG-Sprengung*

RSI-Syndrom Engl.: **R**epetitive-**S**train-**I**njury-Syndrom; Syn.: Mausarm; Schmerzen in den Unterarmen und Händen, Ursache: wiederholte Schädigung/Überbelastung von Sehnen und Muskeln im Hand-, Arm-, Schulter- und Nackenbereich (z.B. durch Arbeit am PC, Mausklick)

Robinson-Drainage Geschlossenes Wunddrainagesystem ohne Sog; Beutel fest

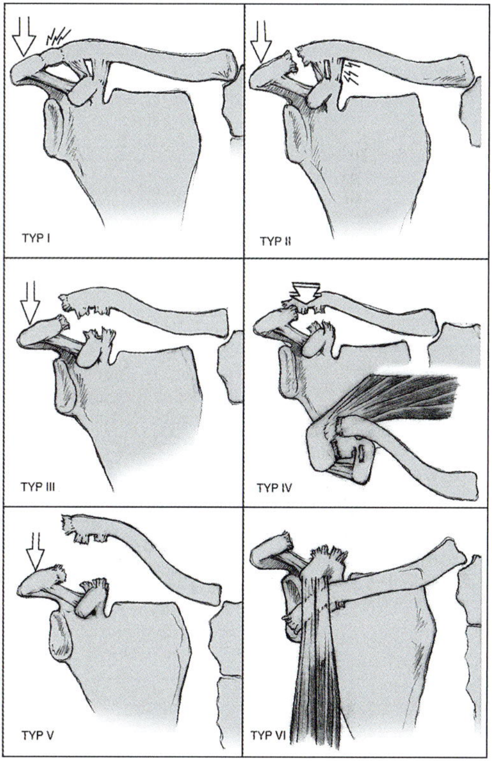

Abb. 335 Klassifikation der AC-Gelenksverletzung nach Rockwood (1984) [L108]

mit Drainageschlauch verbunden, Entleerung des Beutels über Ablaufstutzen möglich; Anwendung intraabdominal, Einlegen des Drainagerohrs am tiefsten Punkt der Wundhöhle bzw. des Operationsgebietes (▶ Abb. 336)

Röhrenknochen Lange Knochen; langer, röhrenförmiger Schaft mit zwei meist dicken Enden, außen sehr dichte Knochenschicht (Kompakta), innen aufgelockerte Struktur (Spongiosa) mit Knochenmark

Röteln Syn.: Rubeola; an sich harmlose Virusinfektion mit kleinflächigem Ausschlag, jedoch schwere Schädigung des Ungeborenen bei Erkrankung in der Schwangerschaft;

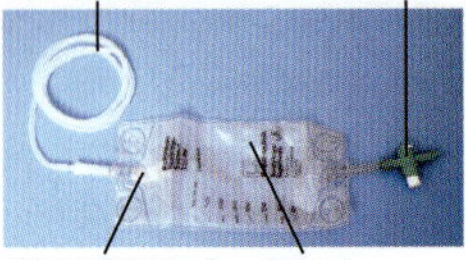

Abb. 336 Robinson-Drainage [K183]

eine Impfung ist möglich und wird von der ▶ *STIKO* empfohlen

Rötelnembryopathie Schädigung des Kindes im Mutterleib aufgrund einer Rötelninfektion der Mutter während der Schwangerschaft

Rötung Rubor; Kardinalsymptom einer Entzündung; das entzündete Gewebe ist verstärkt durchblutet und daher gerötet

ROM Abk. für: **R**ange **O**f **M**otion; ▶ *Bewegungsausmaß*

Rooming-in Gemeinsame Unterbringung von Mutter/Bezugsperson und Kind im Krankenhaus, z. B. nach der Geburt

Rotation Drehung in einem Gelenk (z. B. Kugelgelenk)

Rotatorenmanschette Sehnen-Muskel-Mantel der Schulterrotatoren Mm. supraspinatus, subscapularis, infraspinatus, teres minor

Rotaviren Viren, die vor allem bei kleineren Kindern ansteckende (Brech-) Durchfallerkrankungen auslösen; eine Impfung ist möglich und wird von der ▶ *STIKO* empfohlen

RR Abk. für: Blutdruckmessung nach **R**iva **R**occi

RSB Abk. für: **R**echts**s**chenkel**b**lock; verzögerte unterbrochene Reizleitung im rechten Kammerschenkel des Herzens

RS-Virus, RSV Abk. für: **r**espiratory **s**yncytial **v**irus; Erreger von Lungenerkrankungen, z. B. Bronchiolitis, Schnupfen

Rubeola ▶ *Röteln*

Ruber Rot

Rubor Rötung

Rucksackverband Verband zur Ruhigstellung der Schulter vor allem bei Schlüsselbeinfraktur (▶ Abb. 337)

Rückenmark Lat.: Medulla spinalis; Teil des ▶ *ZNS*, verbindet Gehirn und Spinalnerven

Rückenmarksegment Abschnitt des Rückenmarks mit Spinalnervenwurzeln und eigenen Reflex- und Verschaltungszentren

Rückenmuskulatur, autochthone Wirbelsäulenaufrichter, Lat.: M. erector spinae; System überlappender

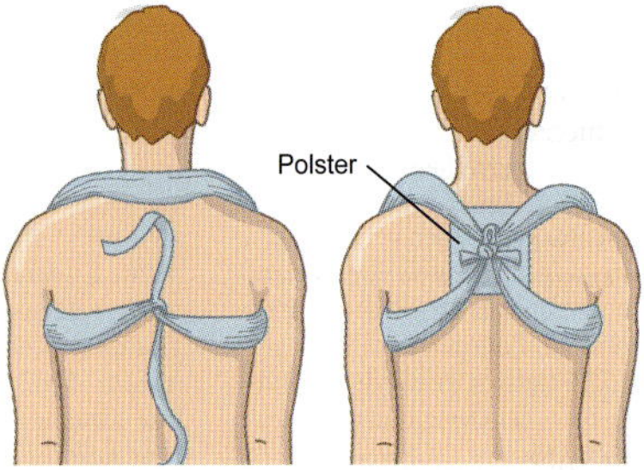

Abb. 337 Rucksackverband [L138]

Muskelfaserzüge entlang der Wirbelsäule
Ruffini-Körperchen Auch Ruffini-Kolben; Druckrezeptor der Lederhaut an behaarten sowie haarlosen Stellen
Ruhedyspnoe Dyspnoe IV. Grades: Atemnot auch in Ruhe
Ruhe-EKG Elektrokardiogramm, das in Ruhe – meist im Liegen – durchgeführt wird
Ruhegewebe Permanente Gewebe; haben ihre Teilungsfähigkeit verloren (z. B. hochspezialisierte Sinnesgewebe, Zähne)
Ruhemembranpotenzial Potenzialdifferenz zwischen Zelläußerem und Zellinnerem, welche Voraussetzung für die ▶ *Aktionspotenziale* von Nerven- und Muskelzelle ist
Ruhepotenzial Ruhezustand einer Muskel- oder Nervenzelle, „Aus"
Ruhr, bakterielle Schleimig-blutige Durchfälle mit krampfartigen Bauchschmerzen und schmerzhaftem Stuhldrang; verursacht durch Shigellen; Übertragung durch Schmierinfektion, fäkalienverseuchtes Wasser, im Sommer auch über Fliegen
Ruhr, tropische ▶ *Amöbenruhr*
Rumpf ▶ *Körperstamm*
Rundes Fenster Lat.: Fenestra cochleae; membranverschlossenes Fenster zwischen Paukenhöhle und Innenohr, hier endet der untere Schneckengang
Ruptur Zerreißen
R-Zacke Teil des ▶ *EKG*, erster positiver Ausschlag des QRS-Komplexes

S

s. c. Abk. für: subkutan, **subc**utan
SAB Abk. für: ▶ *Subarachnoidalblutung*
Saccharose Disaccharid, gebildet aus einem Glukose- und einem Fruktosemolekül; bekannt als gewöhnlicher Tafelzucker
Sacculus Kleines Vorhofsäckchen; Teil des Gleichgewichtsorgans, in welchem sich die ▶ *Makula* auf vertikaler Ebene befindet
Sadismus Gefühl der sexuellen Erregung durch Demütigung bzw. Züchtigung einer anderen Person; Geg.: Masochismus
Säuglingsalter Umfasst das erste Lebensjahr
Säuglingsanfangsnahrung Industriell hergestellte Säuglingsmilch, welche bei Bedarf ab der Geburt gefüttert werden kann
Säure Verbindung, die Protonen übertragen kann; in wässriger Lösung senkt sie den ▶ *pH-Wert*; Geg.: Base

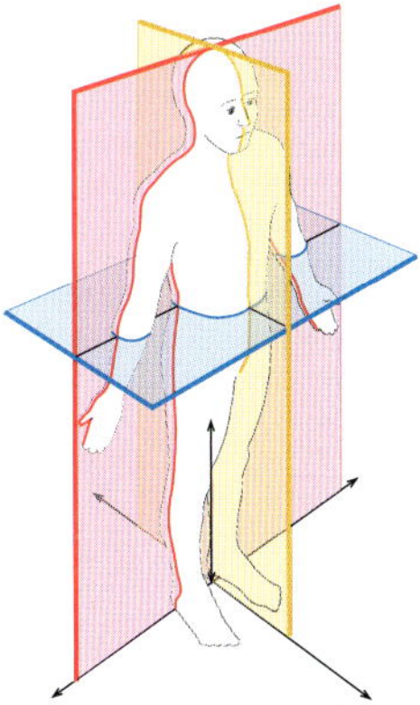

Abb. 338 Sagittalachse [L190]

Säureschutzmantel Syn.: Hydrolipidfilm; durch das Vorhandensein von Schweiß hergestelltes saures Milieu auf der Hautoberfläche, welches das Keimwachstum hemmt

Sagittalachse Gedachte Achse zur räumlichen Orientierung am menschlichen Körper; verläuft von vorne nach hinten durch den aufrecht stehenden Menschen (▶ Abb. 338)

Sakr(o)- Vorsilbe oder Wortteil für: Kreuzbein-

Sakralkyphose Krümmung des Kreuzbeins in Richtung des Rückens

Sakralsegment Kreuzbeinsegment

Sakroiliakalgelenk Abk.: SIG; ▶ *Iliosakralgelenk*

Sakrum ▶ *Kreuzbein*

Salbe Halbfeste Arzneizubereitung zum Aufbringen auf die Haut; Wirkstoffe sind mit streichfähiger Grundmasse (z. B. Fett, Wachs, Vaseline) vermischt

Salmonellen Gramnegative Stäbchenbakterien aus der Familie der Enterobakterien; verursachen Salmonellosen, Typhus, Paratyphus

Salmonellose Syn.: Salmonellen-Gastroenteritis; Dünndarmentzündung mit Durchfällen, verursacht durch Salmonellentoxine; Gefahr der Übertragung von Salmonellen auf Lebensmittel bei mangelnder Einhaltung der Hygienevorschriften; Übertragung durch orale Aufnahme kontaminierter Nahrung

Salpingitis Eileiterentzündung

Salutogenese lat. salus = Gesundheit, genesis = Entstehung; also „Entstehung von Gesundheit"; Modell zur Betrachtung von Gesundheit und Krankheit von Aaron Antonovsky; fokussiert die Fähigkeiten eines Menschen, mit den Anforderungen, Belastungen und Problemen des Lebens zurechtzukommen; Geg.: ▶ *Pathogenese*, die sich mit der Entstehung von Krankheit beschäftigt

Salzsäure Abk.: HCl; Chlorwasserstoffsäure; starke anorganische Säure, zählt zu den Mineralsäuren

Samenblase Paarig angelegte Geschlechtsdrüse, die in die Harnröhre mündet

Samenleiter Lat.: Ductus deferens; Verbindung zwischen Nebenhodengang und Harnröhre; durch den Samenleiter werden die Samenzellen bei der ▶ *Ejakulation* zur Harnröhre befördert

Samenstrang Lat.: Funiculus spermaticus; Leitungsbündel für den Hoden mit Samenleiter, versorgenden Gefäßen und Nerven

Sammelrohr Teil des Tubulusapparats der Nieren; Beginn der ableitenden Harnwege

Sammelurin Sammlung des Urins über 24 Std. zur Bestimmung einer im Urin enthaltenen Stoffmenge (z. B. Hormone)

Sangui- Vorsilbe oder Wortteil für: Blut-

Saponine Sekundärer Pflanzenstoff

SAPV Abk. für: Spezialisierte ambulante Palliativversorgung; Ziel ist die Betreuung von Patienten mit einer nicht heilbaren Erkrankung bei zugleich begrenzter Lebenserwartung in häuslicher Umgebung

Sarko- Vorsilbe oder Wortteil für: Fleisch-, Muskel-

Sarkoidose Syn.: Morbus Boeck, gutartige Lymphogranulomatose; granulombildende, meist chronische Systemerkrankung unklarer Ursache mit Bevorzugung der Hilumlymphknoten der Lungen und der Lungen selbst; Altersgipfel: 20.–40. Lebensjahr; Prognose meist gut

Sarkolemm Zellmembran der Skelettmuskelfaser

Sarkom Bösartiger Tumor, ausgehend vom Binde- und Stützgewebe
Sarkomer Kleinste Funktionseinheit der quergestreiften Skelettmuskulatur; besteht aus fadenförmigen ▶ *Aktinfilamenten* an Z-Streifen, zwischen die Myosinfilamente unter Energieverbrauch gleiten und so eine Verkürzung hervorrufen
Sarkoplasma Zytoplasma von Muskelzellen; Grundsubstanz der Zelle, welche gelöste Stoffe und die ▶ *Organellen* enthält
Sarkoplasmatisches Retikulum Endoplasmatisches Retikulum (ER) in Muskelzellen, bildet ein System aus Schläuchen oder Zisternen im Sarkoplasma; es spielt eine wesentliche Rolle bei der Proteinsynthese
SARS Abk. für: **s**evere **a**cute **r**espiratory **s**yndrome; schweres akutes Atemwegssyndrom
Sattelgelenk Eine Gelenkfläche sitzt auf der anderen wie einer Reiter auf dem Sattel; mit vorwärts – rückwärts sowie Seit-zu-Seit-Bewegung hat es zwei Freiheitsgrade, z. B. Daumenwurzelgelenk (▶ Abb. 339)

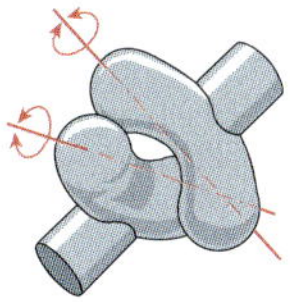

Abb. 339 Sattelgelenk [L190]

Sauerstoff Lebenswichtiges Gas; in der Reanimation muss die Versorgung des Patienten mit Sauerstoff sichergestellt werden, ggf. durch gezielte Sauerstoffgaben
Sauerstoffangebot Sauerstoffkonzentration im Körper, welche abhängig ist von: 1. der Sauerstoffaufnahme in der Lunge; 2. dem Sauerstofftransport in den Arterien und 3. der Sauerstoffdiffusion in die Gewebe
Sauerstoffausschöpfung Die Differenz der Sauerstoffkonzentration zwischen eingeatmeter und ausgeatmeter Luft
Sauerstoffgehalt Anzahl der Sauerstoffmoleküle in einem Gas oder einer Flüssigkeit
Sauerstoffpartialdruck Der Teildruck, unter dem der Sauerstoff im Blut gelöst vorliegt
Sauerstoffsättigung Sauerstoffabdeckung im Blut; physiologisch: 94–97 %
Saugglocken-Entbindung ▶ *Vakuumextraktion*
Saugreflex Reflex des Neugeborenen, welcher die Ernährung sichert; bei Berührung der Lippen fängt das Kind reflexartig zu saugen an
SBP Abk. für: **s**pontane **b**akterielle **P**eritonitis
Scala tympani Paukentreppe; Gang in der ▶ *Schnecke*, welcher parallel zur Scala vestibuli verläuft und am runden Fenster endet

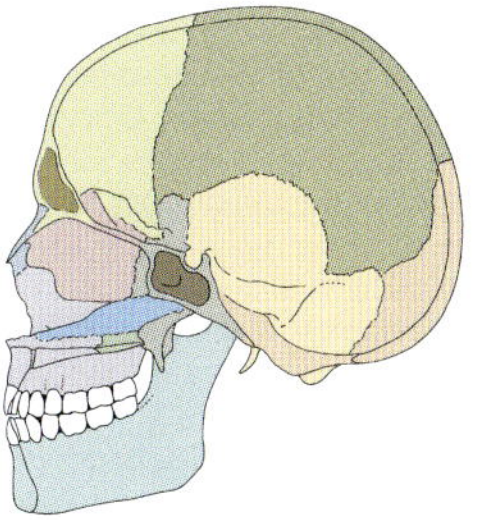

Abb. 340 Schädel [L190]

Scala vestibuli Vorhoftreppe; Gang in der ▶ *Schnecke*, welcher parallel zur Scala tympani verläuft und ihren Anfang am ovalen Fenster hat

Schädel Knöcherne Schale des Kopfes (▶ Abb. 340)

Schädelbasis Knochige Schädelgrundplatte; mit Löchern und Furchen versehen, um Nervenbahnen durchzulassen

Schädelgrube Das Gehirn ruht in der Hirnkapsel des Schädels in drei grubenförmigen Abschnitten auf drei Ebenen, den Schädelgruben

Schädelgrube, hintere Lat.: Fossa cranii posterior; Ebene innerhalb des Hirnschädels, welche aus Hinterhauptbein, Schläfenbein und Keilbein gebildet wird; darauf ruht vor allem das Kleinhirn (Cerebellum)

Schädelgrube, mittlere Lat.: Fossa cranii media; Ebene innerhalb des Hirnschädels, welche hauptsächlich aus Schläfenbein, Keilbein und Scheitelbein gebildet wird; darauf ruhen u. a. die Schläfenlappen des Gehirns

Schädelgrube, vordere Lat.: Fossa cranii anterior; Ebene innerhalb des Hirnschädels, welche hauptsächlich aus Stirnbein und Keilbein gebildet wird; darauf ruhen u. a. die Frontallappen des Gehirns

Schädel-Hirn-Trauma Abk.: SHT; Sammelbezeichnung für alle Schädelverletzungen mit Gehirnbeteiligung; Hauptursache: Verkehrsunfall; bei mäßigen und schweren SHT oft Spätfolgen wie Lähmungen, rezidivierende epileptische Anfälle oder psychische Veränderungen

Schädelhöhle Vom Hirnschädel umschlossener Hohlraum, welcher das Gehirn beherbergt

Schädelkalotte Schädeldach

Schädellage Physiologische Lage des Kindes im Uterus mit dem Kopf als vorangehendem Körperteil bei der Geburt

Schädelnaht Nahtstelle aus Bindegewebe zwischen zwei Schädelknochen; verknöchert erst am Ende des Wachstums

Schädigungstheorien Theorien über das Altern, welche von exogenen Einflüssen als Ursache ausgehen

Schalenkern Lat.: Putamen; Teil der ▶ *Basalganglien*

Schalentemperatur Temperatur von Haut und Extremitäten; schwankt deutlich mit der Umgebungstemperatur

Schallempfindungs-Schwerhörigkeit Schwerhörigkeit aufgrund einer Störung im ▶ *Innenohr* (z. B. durch Zerstörung der Haarzellen)

Schallleitungs-Schwerhörigkeit Schwerhörigkeit aufgrund einer Störung im äußeren Ohr oder Mittelohr (z. B. durch eine Mittelohrentzündung oder einen Paukenerguss)

Schallwelle Physikalische Erscheinungsform von Schall (Geräusche, Klänge, Töne); Schall breitet sich wellenförmig in Gasen (wie der Luft) und in Flüssigkeiten (wie z. B. auch in der Perilymphe des Innenohrs) aus; das Gehör ist auf diese Eigenschaft des Schalls ausgerichtet

Schaltlamelle Da der Knochen im Wachstum einem ständigen Umbau unterliegt, bleiben von abgebauten Osteonen die Schaltlamellen übrig, welche sich zwischen den aktiven Osteonen befinden

Schambehaarung Behaarung im Bereich der äußeren Geschlechtsorgane

Schambein Lat.: Os pubis; eines von drei Teilen des Hüftbeins (= Os coxae)

Schambeinbogen Knöcherner Bogen unterhalb der Symphyse

Schambeinfuge Lat.: Symphysis pubica; knorpelige Verbindung anterior zwischen den Hüftbeinen
Schambeinwinkel Winkel zwischen den Schambeinbögen
Schamberg Lat:. Mons pubis; Syn.: Venushügel; mit Schambehaarung bedeckter, gewölbter Bereich oberhalb der Scheide
Schamlippe, große Lat.: Labium majus pudendi; Teil des äußeren weiblichen Genitals; äußere Hautfalte am Eingang der Scheide
Schamlippe, kleine Lat.: Labium minus pudendi; haarlose Hautfalte mit Talgdrüsen am Eingang der Scheide
Schamspalte Von außen sichtbare, spaltenförmige Öffnung im weiblichen Schambereich, die von den äußeren Schamlippen begrenzt wird
Scharlach Sonderform der Streptokokkenangina, bei der die Bakterien ein Toxin bilden, das den kleinfleckigen Scharlachausschlag hervorruft
Scharniergelenk Eine nach außen gewölbte (konvexe) Gelenkfläche liegt wie in einer Schale in einer nach innen gewölbten (konkaven), was wie ein Scharnier funktioniert. Die Bewegung verläuft um eine Achse in zwei Richtungen (= ein Freiheitsgrad), z. B. in Fingern und Zehen (▶ Abb. 341)

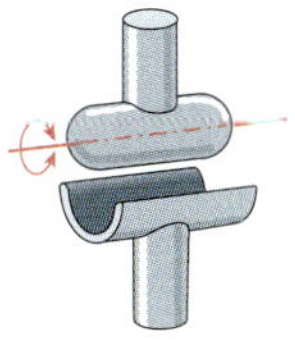

Abb. 341 Scharniergelenk [L190]

Schatzker-Klassifikation Klassifikation der Unterformen von Tibiakopffrakturen (▶ Abb. 342)
Schaufensterkrankheit ▶ *Claudicatio intermittens*
Schaukeleinlauf ▶ *Schwenkeinlauf*
Scheide Lat.: Vagina; Verbindung zwischen Gebärmutter und äußerem Genitale, bestehend aus einem 8–12 cm langen, elastischen Muskelschlauch
Scheidenkatarrh ▶ *Kolpitis*
Scheidenöffnung Eingang zur Scheide, der im Kindesalter von dem elastischen Jungfernhäutchen (= Hymen) teilweise verschlossen ist
Scheidenvorhof Lat.: Vestibulum vaginae; Raum, der zwischen den kleinen Schamlippen liegt
Scheintod Zustand eines Patienten, bei dem äußerlich keine Vitalzeichen mehr feststellbar sind, obwohl er noch lebt
Scheitelbein Lat.: Os parietale; paarig angelegter Teil des Hirnschädels, welcher die Seitenwand der Schädelkalotte bildet
Scheitel-Hinterhaupt-Furche Furche im ▶ *Großhirns*, welche den Hinterhauptlappen vom Rest der Großhirnrinde abtrennt
Scheitellappen Lat.: Lobus parietalis; Teil des ▶ *Großhirns*; beinhaltet Lesezentrum und Wernicke-Sprachzentrum
Schellong-Test Test zur Überprüfung der Kreislaufsituation beim Positionswechsel vom Liegen zum Stehen; Puls- und Blutdruckkontrolle im Liegen (5–10 Min.), dann rasches Aufstehen und Kontrolle im Stehen (10 Min.)
Schenkelblock Syn.: intraventrikulärer Block, faszikulärer Block; Blockade der Reizleitung innerhalb der Herzkammer; Unterteilung: ▶ *LSB*, ▶ *RSB*

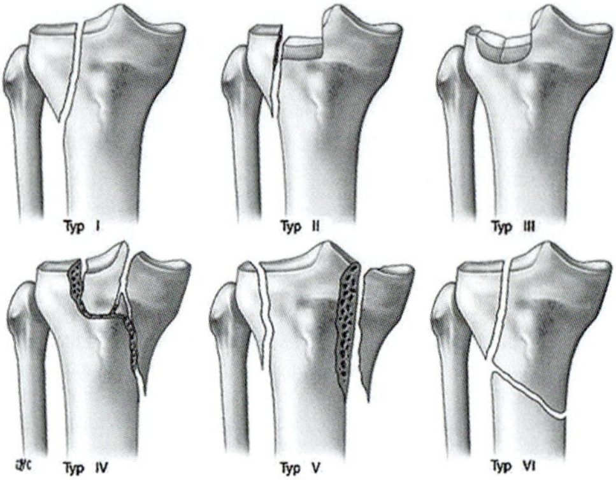

Abb. 342 Schatzker-Klassifikation von Tibiakopffrakturen [F905-001]

Schenkelhals Lat.: Collum femoris; Hals des Femurs ist der im Vergleich zum Schaft abgewinkelte Teil; oberhalb des Halses befindet sich der Oberschenkelkopf

Schenkelhalsfraktur Abk.: SHF (▶ Abb. 343); typische Fraktur des älteren Menschen am Oberschenkelhals; operative Versorgung mit Totalendoprothese bei Patienten über 65 Jahren

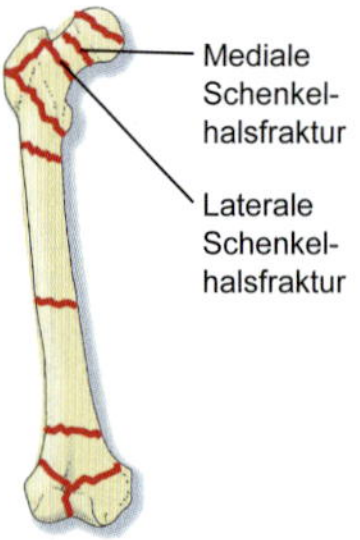

Abb. 343 Schenkelhalsfraktur [L190]

Scheuermann-Krankheit ▶ *Morbus Scheuermann*

Schiefhals, muskulärer Syn.: muskulärer Torticollis; bei Neugeborenen oder jungen Säuglingen auftretende, durch einseitige Verkürzung des ▶ *M. sternocleidomastoideus* bedingte, fixierte Schiefstellung und Neigung des Kopfes zur erkrankten und Drehung zur gesunden Seite

Schielen Syn.: Strabismus

Schienbein Lat.: Tibia; Röhrenknochen der unteren Extremität, ist am Kniegelenk beteiligt

Schienbeinkantensyndrom, mediales ▶ *Periostitis*

Schienbeinkopf Lat.: Caput tibiae; die obere Epiphyse der Tibia, also der Kopf des Schienbeins, enthält die Tibiakondylen

Schienbeinschaft Lat.: Corpus tibiae; länglicher Teil des Unterschenkelknochens

Schilddrüse Lat.: Glandula thyroidea; untergeordnete Hormondrüse, die die Hormone Thyroxin und Trijodthyronin bildet (▶ Abb. 344)

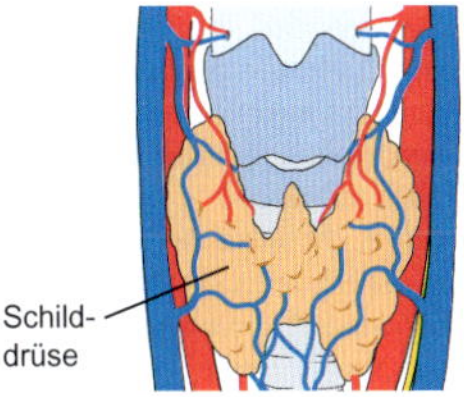

Abb. 344 Schilddrüse [L190]

Schildknorpel Lat.: Cartilago thyroidea; größter Knorpel des Kehlkopfes; sein Vorsprung bildet den Adamsapfel, auf dessen Oberrand der Kehldeckel sitzt
Schimmelpilze Fadenpilze, die vor allem innere Organe befallen
Schistosomiasis ▶ *Bilharziose*
Schizophrenie Psychische Erkrankung, die durch eine schwere Störung der Gesamtpersönlichkeit mit Verlust von Einheit und Ordnung der Wahrnehmung, des Denkens, der Affekte und der Identität gekennzeichnet ist; viele verschiedene Erscheinungsformen; Häufigkeit: 1 % der Bevölkerung; Altersgipfel: 15.–35. Lebensjahr; Suizidrate: 5–10 %
Schläfenbein Lat.: Os temporale; paarig angelegter Teil des Hirnschädels, welcher die untere Seitenwand der Schädelkalotte bildet; darin befinden sich Mittel- und Innenohr sowie die Gelenkpfanne des Kiefergelenks
Schläfenlappen Lat.: Lobus temporalis; Abschnitt des ▶ *Großhirns*; beherbergt das primäre Hörfeld
Schlafapnoesyndrom Rezidivierendes kurzes Aussetzen der Atemtätigkeit ggf. mit kurzer Hypoxie (= Sauerstoffunterversorgung) des Gehirns; mehr als zehn Atempausen pro Stunde mit einer Dauer von über 10 Sek.; Leitsymptom: lautes, von Pausen unterbrochenes Schnarchen; oft bei Männern mittleren Alters
Schlafbedarf Individuelle Anzahl der Schlafstunden, die ein Organismus benötigt, um sich zu regenerieren
Schlafdauer Anzahl der Stunden, die der Mensch am Tag schläft
Schlafqualität Individuell empfundene Wertigkeit des Schlafes; im Alter sinkt die Schlafqualität, vor allem die Tiefschlafphasen verkürzen sich oder verschwinden ganz
Schlafstörung Syn.: Dyssomnie; Unterteilung: akute Schlafstörung (Dauer bis zu drei Wochen, erkennbare Ursache, nach Beseitigung der Ursache normaler Schlaf); chronische Schlafstörung (Dauer länger als drei Wochen, meist keine Ursache erkennbar)
Schlafwandeln Lat.: Somnambulismus; Dämmerzustand, während dessen der Betroffene das Verhalten eines wachen Menschen zeigt
Schlaganfall Syn.: Apoplex(ie), zerebraler Insult, apoplektischer Insult, Gehirnschlag; engl.: stroke; Untergang von Hirngewebe infolge einer akuten Durchblutungsstörung oder

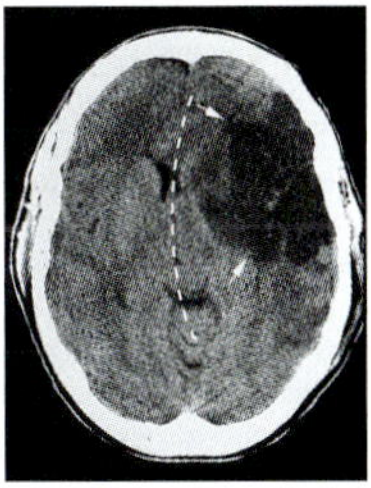

Abb. 345 Schlaganfall im CCT [M443]

Blutung des Gehirns mit neurologischen Ausfällen; sehr häufige und folgenschwere Erkrankung; wesentliche Ursache von Pflegebedürftigkeit (▸ Abb. 345)

Schlagfrequenz Anzahl der Herzkontraktionen (Herzschläge) pro Minute

Schlagvolumen Blutmenge, die bei jedem Herzschlag gepumpt wird; in Ruhe ca. 70 ml pro Schlag je Ventrikel

Schleimbeutel Lat.: Bursa; Erweiterung der Gelenkkapsel, welche mit Synovialflüssigkeit gefüllt ist; ermöglicht dem Gelenk einen größeren Freiheitsgrad und vermindert den Druck, der auf den Gelenken lastet

Schleimstoffe Substanzen, welche die Nahrung gleit- und schluckfähig machen

Schlemm-Kanal Kanal im Kammerwinkel des Auges, über den das Kammerwasser stetig abfließt

Schließmuskel, äußerer Teil der quergestreiften Beckenbodenmuskulatur, kann willentlich kontrahiert werden

Schließmuskel, innerer Abschließende Verstärkung der inneren Ringmuskelschicht des Darms, nicht willkürlich beeinflussbar

Schlucktraining Verschiedene Techniken zur Wiederherstellung des physiologischen Schluckvorgangs bei intaktem Husten- und Schluckreflex; Anwendung bei Schluckstörungen wie Mundschlussstörung, Gaumensegellähmung, Koordinationsstörung oder Motilitätsstörung der Zunge

Schluckzentrum Steuerungszentrum für den Schluckvorgang und -reflex im verlängerten Mark

Schlüsselbein Lat.: Clavicula; Knochen des Schultergürtels

Schmerz Lat.: Dolor; Kardinalsymptom der Entzündung; unangenehmes Sinnes- und Gefühlserlebnis, das mit aktueller oder potenzieller Gewebeschädigung verknüpft ist oder mit Begriffen einer solchen Schädigung beschrieben wird

Schmerz, akuter Schmerzform von begrenzter Dauer und als Reaktion auf eine reale Gewebeschädigung; plötzlich auftretend

Schmerz, chronischer Schmerzform, die entweder dauerhaft oder immer wiederkehrend auftritt, teilweise auch ohne eine reale Gewebeschädigung als Ursache

Schmerz, neuropathischer Schmerzform, die von geschädigten oder gereizten Nervenfasern oder -bahnen ausgeht; abnormale Verarbeitung von Reizen, aufgrund einer Schädigung des peripheren oder zentralen Nervensystems

Schmerz, somatischer Schmerz, der von der Haut, dem Bewegungsapparat oder dem Bindegewebe herrührt

Schmerz, viszeraler Eingeweideschmerz; z. B. bei Dehnung oder Krämpfen von glatter Muskulatur, Mangeldurchblutung und Entzündungen

Schmerzgedächtnis Bei unzureichender Schmerztherapie von akuten Schmerzen besteht ein höheres Risiko der Entwicklung von chronischen Schmerzen durch Speicherung der Schmerzreize, Sensibilisierung und erhöhte Empfindlichkeit für zukünftige Schmerzreize (▸ Abb. 346)

Schmerzrezeptor Syn.: Nozizeptor; Rezeptor zur Wahrnehmung von Schmerzreizen

Schmerzschwelle Punkt, ab dem ein Reiz als schmerzhaft wahrgenommen wird

Schmerzsituation, instabile Instabile Situation eines Patienten chronischen Schmerzen; gekennzeichnet

S

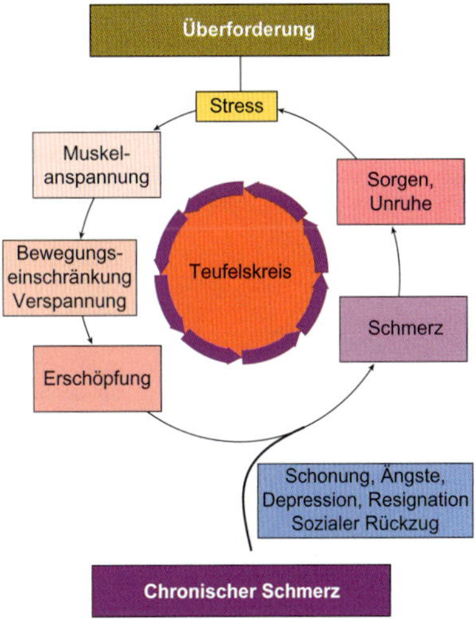

Abb. 346 Schmerzgedächtnis [L190]

durch Schmerzmanagementstrategie, die den Schmerz aus Sicht des Patienten nicht kontinuierlich ausreichend reduziert und ihm deshalb die Teilhabe am Alltagsleben nicht möglich ist

Schmerzsituation, stabile Stabile Situation eines Patienten chronischen Schmerzen; gekennzeichnet durch Schmerzmanagementstrategie, die den Schmerz aus Sicht des Patienten ausreichend reduziert und ihm die Teilhabe am Alltagsleben ermöglicht

Schmerzsyndrom Chronisch nicht-maligner Schmerz, der sich zu einer eigenständigen Krankheit entwickeln kann, die keine erkennbare körperliche Ursache hat; z. B. ▶ *Neuralgien*, Phantomschmerz, Rückenschmerzen, Schmerzen bei Rheuma

Schmerztherapie Behandlung von Schmerzen mittels Ursachenbeseitigung, Schmerzmedikation oder Erlernen von Bewältigungsstrategien (z. B. Entspannungsverfahren)

Schmerztoleranz Punkt, bis zu dem eine Person bereit ist, Schmerzen auszuhalten

Schmetterlingserythem Rot-violette Hautfärbung, die sich schmetterlingsförmig über den Nasenrücken und beide Wangen erstreckt; klassisches Symptom des systemischen ▶ *Lupus erythematodes*

Schmierinfektion Syn.: fäkal-orale Übertragung; Kontaktinfektion durch Verschleppen infektiösen Stuhls mit nachfolgender Wiederaufnahme der Erreger über den Mund

Schnappatmung Lebensbedrohliche Atemstörung, die oft dem Atemstillstand vorausgeht (▶ Abb. 347)

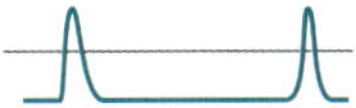

Abb. 347 Schnappatmung [L190]

S

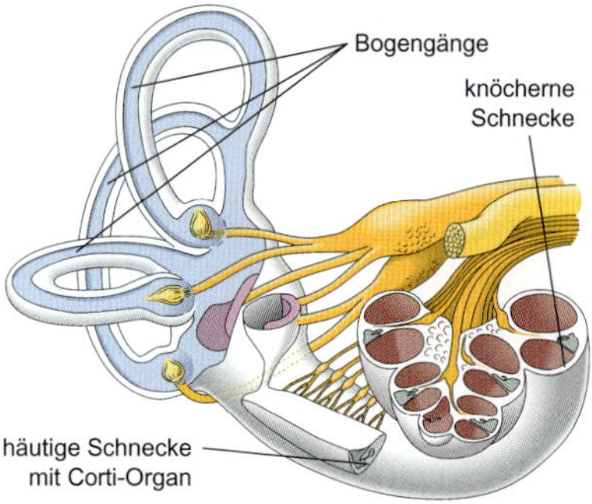

Abb. 348 Die Schnecke als Teil des knöchernen Labyrinths [L190]

Schneidezahn Lat.: Dens incisivus; Zahn, der zum Abbeißen der Nahrung benutzt wird

Schnittentbindung ▶ *Kaiserschnitt*

Schnüffelatmung Atemübung mit Gähnen und Schnüffeln; wirkt dem Kollaps der Bronchiolen entgegen, verbesserte Ausatmung und Ventilation bei bronchialer Verengung

S

Schnecke Lat.: Cochlea; Teil des Innenohrs, in welchem die Schallwellen bis zu den Nervenzellen im ▶ *Corti-Organ* weitergeleitet werden (▶ Abb. 348)

Schnecke, häutige Spiralgang innerhalb der Schnecke aus einem membranösen Schlauch; enthält die Gehörrezeptoren

Schnecke, knöcherne Struktur des knöchernen Labyrinths, in welchem sich das Hörorgan (Corti-Organ) befindet

Schneckenspitze Oberes Ende der Schnecke im Innenohr

Schneeballsystem Recherchemethode; geeignete Literatur wird aus dem Literaturverzeichnis entnommen und dieses Verfahren wird bei jeder damit gefundenen Quelle fortgesetzt, um weitere relevante Literatur zu identifizieren

Schneidebewegung Kaubewegung: Unterkiefer bewegt sich zum Oberkiefer

Schnupfen ▶ *Rhinitis, akute*; ▶ *Rhinitis, chronische*

Schock Lebensbedrohlicher Zustand mit verminderter Blutzirkulation, Sauerstoffminderversorgung und Stoffwechselstörungen

Schock, anaphylaktischer Allergische Schockreaktion als Maximalform einer allergischen Reaktion vom Typ I; häufig auf Medikamente oder Insektenstich mit generalisierter ▶ *Vasodilatation* und Blutdruckabfall bis hin zum Kreislaufstillstand

Schock, hypoglykämischer Schockzustand infolge einer Unterzuckerung unter rund 40 mg/dl

Schock, hypovolämischer Schock aufgrund eines Volumenmangels, z. B. bei Blutungen, Verbrennungen

Schock, kardiogener Schock aufgrund eines Herzversagens, z. B. bei Infarkt oder akuten Herzrhythmusstörungen

Schock, septischer Gifte im Blut zirkulierender Mikroorganismen lösen infolge einer Sepsis (Blutvergiftung) eine starke Vasodilatation und Gefäßwandschädigung mit nachfolgendem Schock aus

Schock, spinaler Bei schweren Rückenmarksverletzungen zu Beginn auftretende Symptome: komplette schlaffe Lähmung und Sensibilitätsausfall unterhalb der ▶ *Läsion*, Ausfall der Reflexe sowie der Gefäß- und Wärmeregulation, Lähmung von Blase und Darm

Schockindex Der Schockindex zeigt, inwieweit der Kreislauf einen Volumenmangelschock noch kompensiert; Quotient aus Pulsfrequenz und systolischem Blutdruck. Steigt der Wert über 1, besteht Schockgefahr

Schocklage Positionierung des Patienten im Schock mit angehobenen Beinen

Schocklunge ▶ *ARDS*

Schoenlein-Henoch-Purpura ▶ *Purpura Schoenlein-Henoch*

Schokoladenzyste Syn.: Teerzyste; dunkel gefärbte zystische Auftreibung des Ovars; Vorkommen bei Endometriose

Schonatmung Oberflächliche oder einseitige Atmung mit unzureichender Lungenbelüftung, z. B. bei Schmerzen, ▶ *Pneumonie*

Schonkost Leicht verdauliche, nicht blähende, fettarme Kost, die ohne Backen, Braten oder scharfes Würzen zubereitet ist

Schrumpfleber ▶ *Leberzirrhose*

Schrunde ▶ *Rhagade*

Schubladentest Funktionsprüfung der Stabilität der Kreuzbänder im Kniegelenk (▶ Abb. 349)

Schüttelfrost Unwillkürliche Muskelkontraktionen als Mechanismus des Körpers zur Wärmebildung, wenn Temperatur-Ist-Wert niedriger ist als Soll-Wert im Temperaturregulationszentrum; tritt beim Erwachsenen in der Phase des Fieberanstiegs auf

Schulkindalter 7. Lebensjahr bis zur Pubertät

Schulterblatt Lat.: Scapula; Knochen des Schultergürtels

Schultergelenkpfanne Gelenkpfanne außen an den Schulterblättern, die gemeinsam mit dem Kopf des Oberarmknochens (Humeruskopf) das Schultergelenk bildet

Schultergürtel Knochen, welche die Arme mit dem Rumpf verbinden (Schulterblätter, Schlüsselbeine)

Schultermuskel Muskel des Schultergürtels

Schuppenflechte Syn.: Psoriasis; meist chronisch-schubförmige Hauterkrankung, die durch gesteigerte Zellneubildung der Oberhaut mit Verhornungsstörungen sowie

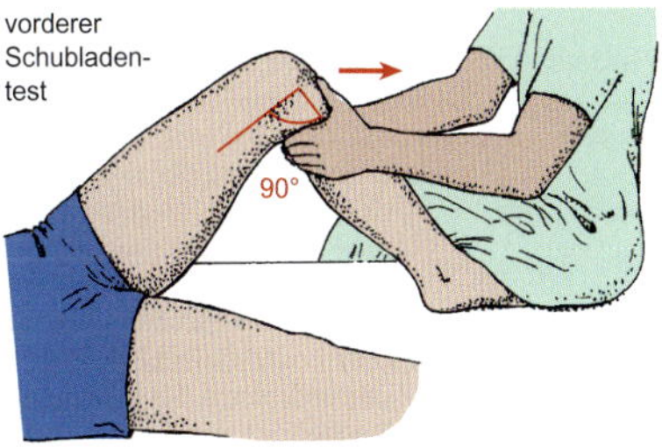

Abb. 349 Schubladentest [L190]

S

Entzündung gekennzeichnet ist; Häufigkeit: 2–3 % der Bevölkerung

Schuppennaht Lat.: Sutura squamosa; Verbindung zwischen Schläfenbein und Scheitelbein (▶ Abb. 350)

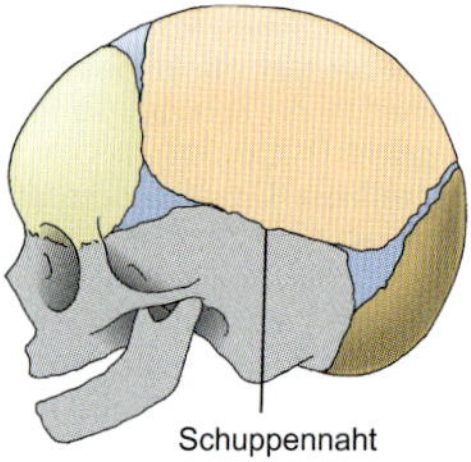

Abb. 350 Schuppennaht [L190]

S

Schutzimpfung Künstliche Immunisierung gegen eine Erkrankung, ohne dass der Betroffene die Erkrankung durchmachen muss

Schwangerschaftsabbruch Syn.: Abtreibung, Abruptio; absichtliche Beendigung einer Schwangerschaft vor Beginn der Lebensfähigkeit des Kindes außerhalb der Gebärmutter

Schwangerschaftsdiabetes Syn.: Gestationsdiabetes; Zuckerkrankheit in der Schwangerschaft, bei ca. 5 % aller Schwangeren

Schwangerschaftserbrechen ▶ *Emesis gravidarum*

Schwangerschaftsinduzierte Hypertonie Abk.: SIH; Syn.: EPH-Gestose; Spätgestose (= Erkrankung der Schwangeren) mit den Hauptsymptomen Ödeme (= **E**dema), **P**roteinurie und **H**ypertonie; häufigste Schwangerschaftskomplikation

Schwann-Zellen Zelle mit elektrisch isolierender Funktion für die ▶ *Axone* des peripheren Nervensystems

Schwannom Syn.: ▶ *Neurinom*

Schweifkern Lat.: Nucleus caudatus; Teil des Streifenkörpers (Corpus striatum), welcher zu den ▶ *Basalganglien* zählt

Schweiß Von den Schweißdrüsen produzierte Flüssigkeit, welche primär der Regelung der Körpertemperatur (Thermoregulation) dient

Schweißdrüse Hautanhangsgebilde; Organ, welches Schweiß zur Kühlung des Körpers produziert

Schweißtest Test zur Messung des Chloridgehalts des Schweißes; dient der Diagnosestellung bei Mukoviszidose (erhöhter Chloridgehalt)

Schwellenpotenzial Muskel- oder Nervenzellen reagieren auf einen Reiz erst mit einem ▶ *Aktionspotenzial*, wenn ein gewisser Schwellenwert überschritten wurde; dieser Wert wird auch Schwellenpotenzial genannt

Schwellkörper Organstruktur, die durch Auffüllen ihrer Zellen mit Blut an Volumen und Festigkeit gewinnt

Schwellung Lat.: Tumor; eines der Kardinalsymptome einer Entzündung: das entzündete Gewebe ist geschwollen

Schwenkeinlauf Syn.: Hebereinlauf, Schaukeleinlauf; Einlauf zur Reinigung des Darms; nach Einlaufen der Spülflüssigkeit in den Darm wird Irrigator unter Patientenniveau gehalten, somit Rückfluss der Spülflüssigkeit in den Irrigator; mehrmalige Wiederholung des Vorgangs

Schwerhörigkeit Verminderte Hörfunktion; Unterteilung: Schallleitungs-Schwerhörigkeit (= gestörter Weg der Schallwellen in Gehörgang, Mittelohr oder ovalem Fenster); Schallempfindungs-Schwerhörigkeit (= Innenohrschwerhörigkeit; Störung im Bereich des Innenohrs oder des Hörnervs)

Schwindel Syn.: Vertigo; Gleichgewichtsstörung, bei der der Betroffene nicht vorhandene (Schein-)Bewegungen empfindet; physiologisch oder pathologisch; systematischer Schwindel äußert sich in Dreh-, Schwank- oder Liftschwindel
Schwindelanfall Plötzliches, starkes Auftreten von Schwindelzuständen begrenzter Dauer
Schwindsucht ▶ *Tuberkulose*
Schwurhand Infolge einer Schädigung des ▶ *N. medianus* kann der Patient die Hand nicht zur Faust ballen, sondern nur die ulnaren Finger beugen (▶ Abb. 351)

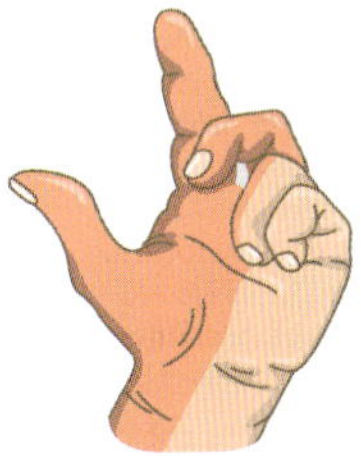

Abb. 351 Schwurhand [L157]

Screening Systematisches Test-/Prüfverfahren zur Identifizierung bestimmter Eigenschaften
SCS Abk. für: **s**pinal **c**ord **s**timulation; Syn.: Rückenmarkstimulation; Elektrotherapie zur Schmerzbehandlung
Seborrhoisches Ekzem Syn.: Seborrhoische Dermatitis; chronisch-rezidivierende Hauterkrankung der talgdrüsenreichen Areale in Form von schuppenden Erythemen
Sebostase Verminderte Talgproduktion, trockene Haut, glanzloses Haar; Auftreten bei Neurodermitis
Second messenger „Zweiter Bote"; Teil der intrazellulären (innerhalb der Zelle) Signalübertragung von hormonellen Botschaften im Körper; leitet extrazelluläre Signale von Botenstoffen, die die Zellmembran nicht passieren können (z. B. wasserlösliche Hormone), in den Intrazellulärraum weiter
Sectio caesarea ▶ *Kaiserschnitt*
Sedativa Arzneimittel zur Beruhigung und Schmerzdämpfung
Sedierung Beruhigung, Schmerzdämpfung, Schlafzustand; durch bestimmte Medikamente hervorgerufen
Sediment Bodensatz, Ablagerung
Seelisches Empfinden Emotionen wie Freude, Ekel, Trauer, Angst, Schreck, Überraschung; viele Emotionen sind angeboren und kulturübergreifend
Segelklappe Lat.: Valva cuspidalis; Syn.: Vorhof-Kammer-Klappe, Atrioventrikularklappe; Abk.: AV-Klappe; genauer Trikuspidal- bzw. Mitralklappe; Klappen zwischen Vorhof und Kammer (▶ Abb. 352)
Segment Abschnitt, Bezirk
Segmentationen Bewegungsform des Dickdarms zum Transport des Inhalts: die Ringmuskulatur schnürt den Darm ein und durchmischt so den Darminhalt
Segmentbronchus Lat.: Bronchus segmentalis; Teilungsstufe nach den Lappenbronchien (ab 4. Teilung)
Sehbahn Lat.: Tractus opticus; nervaler Weg vom Auge bis zum Gehirn, den die durch einen Lichtreiz erzeugte Erregung nimmt
Sehne Bindegewebiger (aus Kollagenfasern bestehender) Ausläufer eines Muskels, der den Muskel mit Knochen in Verbindung bringt
Sehnervenkreuzung Lat.: Chiasma opticum; Stelle, an der sich die Sehnerven des rechten und linken Auges

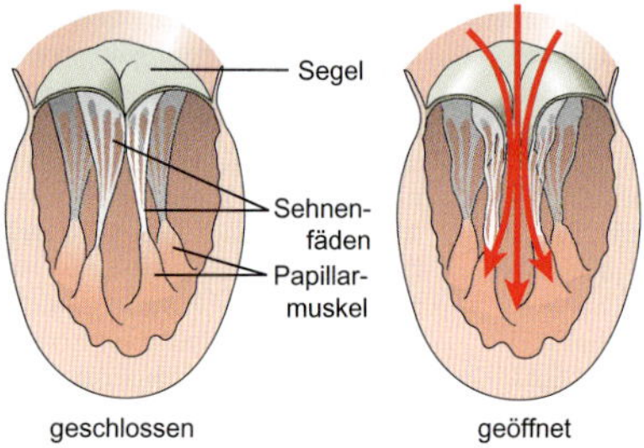

Abb. 352 Segelklappe [L190]

teilweise kreuzen, um zur jeweils gegenüberliegenden Großhirnhälfte zu verlaufen (▶ Abb. 353)

Sehrinde, primäre Teil des Sehzentrums, in welchen die Sehbahn mündet; hier kommen die visuellen Reize vom Auge im Gehirn an

Sehrinde, sekundäre Teil des Sehzentrums, in welchem visuelle Eindrücke gespeichert werden; hier werden neu ankommende visuelle Reize mit früheren Erfahrungen verglichen (z. B. Wiedererkennen von Dingen)

Sehstörung Eingeschränkte Sehfähigkeit; äußert sich in verminderter Sehschärfe, Verzerrungen des Bildeindrucks, Doppeltsehen, Gesichtsfeldeinschränkungen bis hin zu „Tunnelblick“

Sehstrahlung Teil der Sehbahn; Verbindung zwischen Thalamus und der Sehrinde des Hinterhauptlappens

Sehstrang ▶ *Sehbahn*

Sehzentrum Bereich im Hinterhauptlappen des ▶ *Großhirns*, welcher für die Verarbeitung visueller Reize zuständig ist

Seitenband, äußeres Lat.: Ligamentum collaterale fibulare; verstärkendes Band des Kniegelenks, schützt vor ▶ *Varisierung* des Gelenks

Seitenband, inneres Lat.: Ligamentum collaterale tibiale; verstärkendes Band des Kniegelenks, schützt vor ▶ *Valgisierung* des Gelenks

Seitenfontanelle, hintere Beim Säugling vorhandene Stelle, die nicht von Knochen bedeckt ist; liegt zwischen Schläfen-, Scheitel- und Hinterhauptbein

Seitenfontanelle, vordere Beim Säugling vorhandene Stelle, die nicht von Knochen bedeckt ist; liegt zwischen Keil-, Stirn- und Scheitelbein

Seitenhorn Lat.: Cornu laterale; seitlicher Ausläufer der grauen Substanz im Rückenmark (▶ Abb. 354)

Seitenlage, stabile ▶ *Stabile Seitenlage*

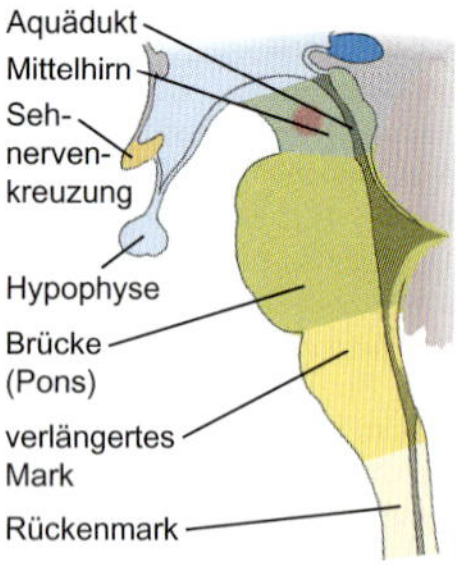

Abb. 353 Sehnervenkreuzung [L190]

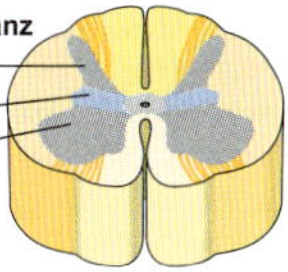

Abb. 354 Seitenhorn [L190]

Seitenstränge, lymphatische Lat.: Tonsilla tubaria; Lymphgefäße, die im Rachen verlaufen
Seitenstrang Zur Seite gerichteter Teil der weißen Substanz des Rückenmarks
Seitenventrikel 1. und 2. Hirnventrikel, welche sich bogenförmig durch die Großhirnhemisphären erstrecken
Sekret Von einer Drüse abgesondertes, meist flüssiges Stoffgemisch
Sekretion Vorgang der Produktion und Absonderung von Sekreten
Sekretionsphase 15. Zyklustag bis kurz vor der nächsten Menstruation; Drüsen der Gebärmutterschleimhaut wachsen stark als Vorbereitung auf die Einnistung
Sekretolytikum Plural: Sekretolytika; Syn.: Mukolytikum; Arzneimittel zur Förderung von Schleimlösung und Schleimentfernung aus den oberen Atemwegen
Sektion Abschnitt, Bezirk
Sekundär Nachfolgend, zweitrangig, als Folge einer Erkrankung
Sekundärerkrankung Erkrankung, welche zu einer Primärerkrankung als zweite hinzukommt (z. B. Lungenentzündung bei schon vorhandenem Bronchialtumor)
Sekundärfollikel Entwicklungsstadium der weiblichen Keimzelle; nachfolgende Entwicklungsstufe des Primärfollikels
Sekundärstruktur Aminosäureketten eines Proteins können Wasserstoffbrückenbindungen zwischen ihren Ketogruppen (-C=O) und Aminogruppen (-N-H) ausbilden; diese Bindungen formen sie zu speziellen Formen wie der Alphahelix (spindelförmig) oder dem Betafaltblatt (flächenhaft)
Selbstdepolarisation, diastolische Schrittmacherzellen des Herzens können von selbst durch einen schnellen Natriumeinstrom in die Zellen ein ▶ *Aktionspotenzial* auslösen
Selbsthilfegruppe Zusammenschluss von Menschen, welche unter demselben Problem bzw. derselben Krankheit leiden; die Gruppenbildung verläuft auf freiwilliger Basis zum Erfahrungsaustausch, dem Finden von sozialen Kontakten u. v. m.
Selbstwirksamkeit Einschätzung der eigenen Kompetenz einer Person, ein (gesundheitsförderliches) Verhalten auch in schwierigen Situationen ausführen zu können
Selektion Auswahl, Auslese
Selektionsvorteil Da Artgenossen mit vorteilhaften Merkmalen (z. B. Schnelligkeit bei der Gazelle zur Flucht vor Feinden) höhere Überlebenswahrscheinlichkeiten haben, haben sie auch größere Chancen, sich fortzupflanzen und ihr vorteilhaftes Merkmal weiterzugeben. Das Merkmal ist also ein Selektionsvorteil bei der natürlichen Auslese
Semi- Vorsilbe oder Wortteil für: halb
Semipermeabel Teilweise durchlässig
Seneszenz ▶ *Vergreisung*
Senkfuß Leichte Form des Plattfußes; Abflachung des Fußgewölbes mit teilweisem Aufliegen des Fußinnenrandes auf dem Boden (▶ Abb. 355)
Senkwehen Unregelmäßige, leicht schmerzhafte Kontraktionen der Ge-

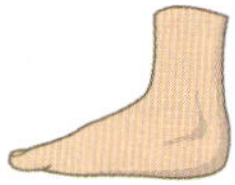

Abb. 355 Senkfuß [L138]

bärmuttermuskulatur, die während der letzten vier Schwangerschaftswochen das Kind tiefertreten lassen

Sensibilisieren Empfindlich, sensibel machen

Sensibilisierung Antikörperbildung nach Antigenkontakt

Sensibilität Fähigkeit, Reize aus der Umwelt oder dem Körperinneren wahrzunehmen

Sensibilitätsstörung Syn.: Empfindungsstörung; Störung der Reizwahrnehmung infolge einer Schädigung der Sinnesrezeptoren, einer gestörten Weiterleitung der Informationen zum Gehirn oder einer beeinträchtigten Verarbeitung im Gehirn

Sensitivität Wahrscheinlichkeit, dass das Testergebnis z. B. einen tatsächlich Erkrankten auch als krank identifiziert

Sensorisch, sensibel Die Sinneszellen betreffend, empfindungsfähig

Sepsis Syn.: Blutvergiftung; lebensbedrohliche Allgemeininfektion mit systemischer Entzündungsantwort des Organismus; Sterblichkeit um 40 %

Septischer Schock ▶ *Schock, septischer*

Septum Scheidewand

Septumdeviation Verbiegung der ▶ *Nasenscheidewand*

Serös Dünnflüssig

Seröse Entzündung ▶ *Entzündung, seröse*

Seröse Höhlen Der Körperstamm enthält einige schmale Spalträume, die mit seröser Flüssigkeit gefüllt sind und als seröse Höhlen bezeichnet werden

Serosa Syn.: Tunica serosa; äußerste Gewebsschicht des Magen-Darm-Traktes; Vorkommen nur bei in der Bauchhöhle gelegenen Organen; produziert die seröse Flüssigkeit (▶ Abb. 356)

Serokonversion Erstmaliges Auftreten von Antikörpern bei vorheriger ▶ *Seronegativität*

Seronegativität Mithilfe serologischer Untersuchungsmethoden können keine ▶ *Antikörper* gegen spezifische ▶ *Antigene* nachgewiesen werden

Serothorax Klare oder trübe, gelbliche, evtl. auch blutige oder fibröse Sekretansammlung in der Pleurahöhle

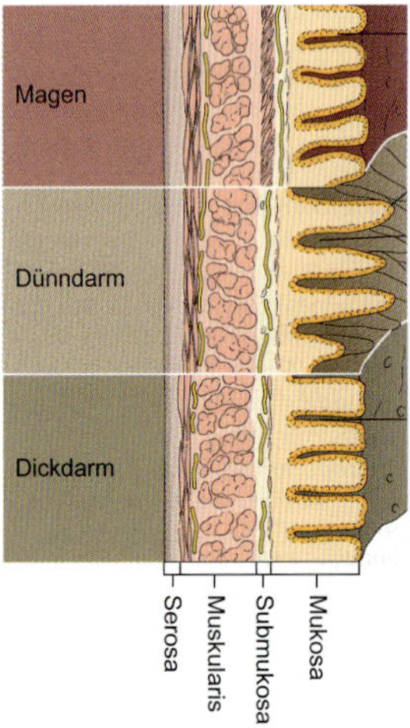

Abb. 356 Serosa [L190]

(= Pleuraerguss); Hauptursachen: Entzündungen, bösartige Tumoren
Serotonin ▶ *Neurotransmitter* mit zahlreichen zentralen und peripheren Wirkungen; im ZNS regelt es Körpertemperatur, Schlaf und Aspekte des Gefühlslebens
Sertoli-Stützzellen Zellen im Hodengewebe, die eine Barriere bilden zwischen den Hodenkanälchen und den Blutgefäßen (Blut-Hoden-Schranke)
Serum 1. Flüssiger Bestandteil des Blutes; 2. Impfstoff
Sesambein Lat.: Ossa sesamoidea; kleine, in Muskelsehnen eingebettete Knochen; v. a. dort vorhanden, wo Sehnen besonders stark belastet werden, z. B. Handgelenk, Kniescheibe
Sexualhormon Botenstoff, welcher die Produktion von Geschlechtszellen, die Entwicklung von Geschlechtsorganen und die Sexualfunktionen steuert
Sexualhormon-bindendes Globulin Transporteiweiß, an welches Sexualhormone binden, um zu ihrem Wirkungsort zu gelangen
SGA Abk. für: **s**mall for **g**estational **a**ge; Syn: hypotrophes Neugeborenes; zu geringes Geburtsgewicht
SGB Abk. für: **S**ozial**g**esetz**b**uch; besteht aus zwölf Teilen, z. B. SGB V zur Gesetzlichen Krankenversicherung
SHF Abk. für: ▶ *Schenkelhalsfraktur*
Shigellen Erreger der bakteriellen Ruhr (= infektiöse Gastroenteritis); Übertragung durch Schmierinfektion, fäkalienverseuchtes Wasser, im Sommer auch über Fliegen
Shin-Splint-Syndrom ▶ *Periostitis*
SHT Abk. für: ▶ *Schädel-Hirn-Trauma*
Shunt Syn.: Kurzschlussverbindung; atypische Verbindung zweier Gefäßsysteme
Shunt, portosystemischer Syn.: portokavaler Shunt; Kurzschlussverbindung zwischen portalem und kavalem Gefäßsystem zur Druckentlastung des Pfortaderkreislaufs bei Pfortaderhochdruck
Shunt, ventrikulo-artrialer/ventrikuloperitonealer Einsetzen eines Katheters in einen Seitenventrikel des Gehirns zur Ableitung von Liquor in den rechten Herzvorhof (= ventrikulo-atrialer Shunt) oder in die Bauchhöhle (= ventrikuloperitonealer Shunt); operative Behandlung bei Hydrozephalus (▶ Abb. 357)
Sichelfuß Sichelförmig in Adduktion stehender Vorfuß mit Abflachung des Längsgewölbes
Sichelzellanämie Durch sichelförmige Erythrozyten bedingte ▶ *Anämie*
SIDS Abk. für: **s**udden **i**nfant **d**eath **s**yndrome; Syn.: ▶ *Plötzlicher Kindstod*

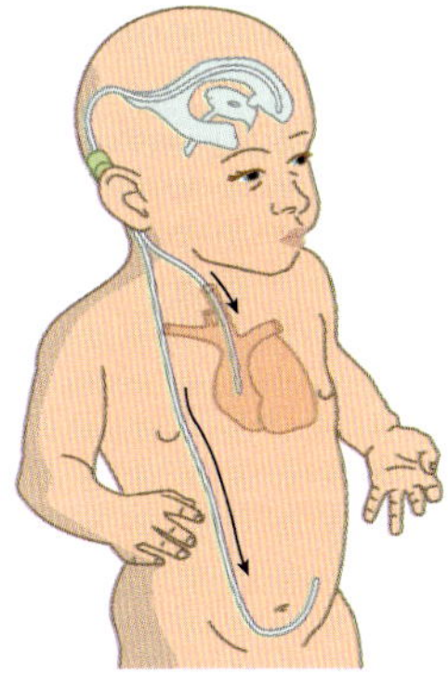

Abb. 357 Shunt, ventrikulo-artrialer [L138]

SIG Abk. für: Sakroliliakalgelenk; Syn.: ISG, ▶ *Iliosakralgelenk*
SIG-Blockierung Reversible Beweglichkeitseinschränkung des SIG durch funktionelle oder strukturelle Fehlstellung; Theorien über die Entstehung, Untersuchung und Therapie der SIG-Blockierung basieren häufig auf Annahmen
Signifikanzniveau Das vor der Durchführung einer Studie vom Forscher festgelegte Risiko, einen ▶ *Alpha-Fehler* zu begehen
Sigm(o)- Vorsilbe oder Wortteil für: das Colon sigmoideum (Sigmadarm) betreffend
Sigmadivertikulitis Syn.: Linksappendizitis; Entzündung eines ▶ *Divertikels* und dessen Umgebung im Sigma; ähnliche Symptomatik wie bei akuter ▶ *Appendizitis*
Sigmaresektion Operative Entfernung des Colon sigmoideum bei Divertikulitis mit häufigen Rezidiven oder Stenosen, Versagen der konservativen Therapie oder Perforationsverdacht
Sigmoidostoma Stomaanlage im Colon sigmoideum; häufigstes Enterostoma; angelegt zur endgültigen Stuhlableitung nach Entfernung des Rektums wegen eines Karzinoms
SIH Abk. für: ▶ *Schwangerschaftsinduzierte Hypertonie*
Siebbein Lat.: Os ethmoidale; bildet zusammen mit anderen Knochen die knöcherne Grundlage der Nasenhöhle; ermöglicht dem I. Hirnnerv den Durchtritt von der vorderen Schädelgrube zur oberen Nasenhöhle
Siebbeinplatte Lat.: Lamina cribrosa; Nasenhöhlendach und Trennwand zwischen Nasen- und Schädelhöhle
Siebbeinzellen Lat.: Cellulae ethmoidales; Nasennebenhöhlen nahe des Siebbeins
Simulieren Vortäuschen, vorspielen
Singultus Schluckauf
Sinister, sinistra Links
Sinnesepithel Rezeptorzellen für Sinneswahrnehmung
Sinneshaare Haarzellen im sog. Corti-Organ in der ▶ *Schnecke* des Innenohres, welche den mechanischen Einfluss, der auf sie mittels einer speziellen Flüssigkeit (Endolymphe) übertragen wird, in Nervenimpulse umwandeln
Sinnesmodalität Bestimmte Art von Sinneseindruck (Sehen, Hören, Riechen, Schmecken, Tasten)
Sinnesorgan Organ zur Wahrnehmung von Reizen; z. B. das Ohr
Sinnesqualität Submodalität der Sinneswahrnehmung; die Sinneswahrnehmung „Sehen" hat u. a. die Qualitäten „grelles Licht" oder „dunkles Bild"
Sinnesrezeptor Spezialisierter Rezeptor, der von einem bestimmten Reiz erregt wird
Sinneszelle Einzelne, spezialisierte Zelle zur Wahrnehmung von Reizen
Sinneszelle, primäre Sinneszelle, welche das ▶ *Aktionspotenzial* über ihr eigenes ▶ *Axon* weiterleitet
Sinneszelle, sekundäre Sinneszelle, welche mit einem sensiblen Neuron verbunden ist, das den Reiz weiterleitet
Sinus Ausbuchtung, Kanal, Hohlraum
Sinus coronarius Im rechten Vorhof mündender Zusammenlauf der Venen des Herzens
Sinusitis Nasennebenhöhlenentzündung
Sinusknoten Primärer, elektrischer Taktgeber des Herzens; steuert die Erregungsbildung, in Ruhe normalerweise 60–80 Erregungen pro Minute (▶ Abb. 358)

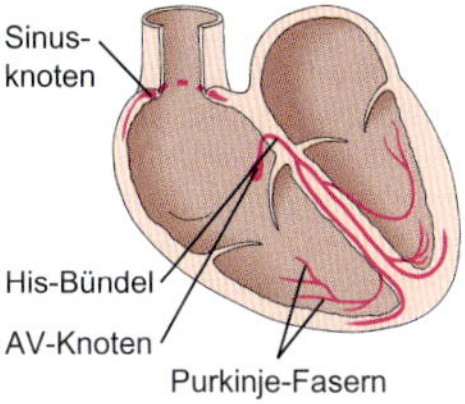

Abb. 358 Sinusknoten [L190]

Sinusoid Erweiterte Blutkapillare
Sinusthrombose Thrombose (= Blutpfropfbildung) eines venösen Hirnsinus; Letalität ca. 5 %
SIRS Abk. für: systemisches Entzündungssyndrom; Folge einer Sepsis oder eines septischen Schocks
SIT Abk. für: **s**upplementäre **I**nsulin**t**herapie; zusätzlich zu oralen Antidiabetika Gabe eines kurzwirksamen Insulins vor jeder Mahlzeit
Situs Lage, Stellung
Sitzbein Lat.: Os ischii; eines von drei Hüftbeinteilen (lat.: Os coxae)
Skabies Syn.: Krätze; durch die Krätzmilbe (Sarcoptes scabiei) hervorgerufene, ansteckende Hauterkrankung mit starkem Juckreiz
Skapula ▶ *Schlüsselbein*
Skapuladyskinesie Veränderung der physiologischen Position und Bewegung der Skapula während des skapulathorakalen Bewegungsablaufs
Skelett Gesamtheit der Knochen (▶ Abb. 294)
Skelettmuskeln Mehr als 400 Muskeln für willkürliche, aktive Bewegungen; sind an den Knochen des Skeletts befestigt
Skelettsystem Passiver Bewegungsapparat; Gesamtheit aller Knochen, Knorpel, Gelenke und Bänder
Ski-Daumen Ruptur des ulnaren Seitenbands am Daumengrundgelenk
Skills-Lab Übungsraum/-station für Auszubildende; sog. „dritter Lernort" an dem die berufliche Praxis realitätsnah imitiert wird; Lernen an Modellen oder in Simulationen
Skill-Mix Beschreibt die unterschiedlichen Berufserfahrungen und individuellen Fähigkeiten (Können) der Mitarbeiter einer Organisationseinheit
Skler(o)- Vorsilbe oder Wortteil für: hart-, Verhärtung-
Sklera Lederhaut des Auges
Sklerenikterus Gelbfärbung der Bindehaut am Auge; besonders gut sichtbar vor dem Hintergrund der weißen Sklera (Lederhaut)
Sklerodermie, progressiv systemische Abk.: PSS; generalisierte Erkrankung des kollagenen Bindegewebes mit Verhärtung von Haut, Gefäßen und inneren Organen
Sklerose Verkalkung, Gewebeverhärtung durch gesteigerte Kollagensynthese
Sklerosierung Verhärtung

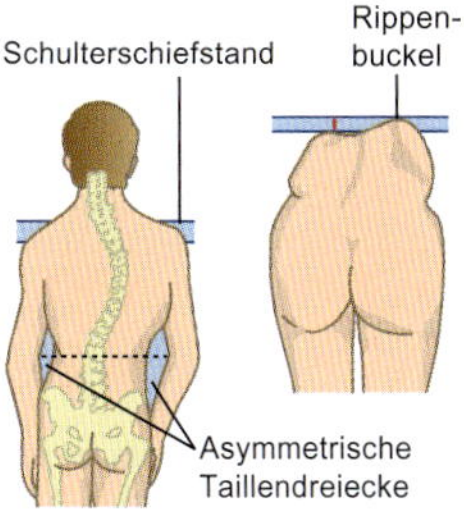

Abb. 359 Klinische Zeichen der Skoliose [L138]

Skoliose Fixierte Seitausbiegung der Wirbelsäule in der Frontalebene mit Rotation und Strukturveränderungen (▶ Abb. 359), Ermittlung des Skoliosewinkels nach Cobb (▶ Abb. 360)

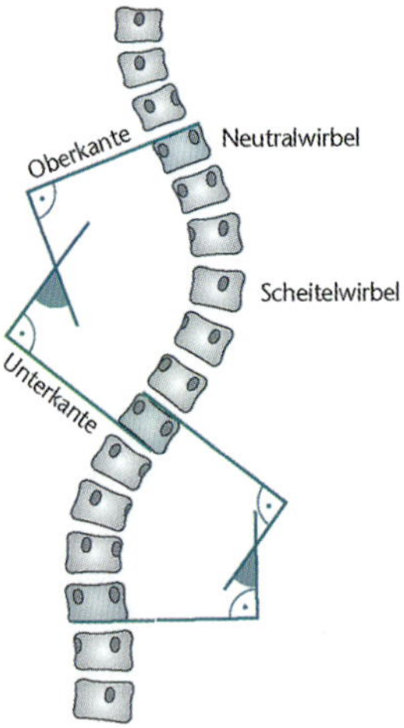

Abb. 360 Ermittlung des Skoliosewinkels nach Cobb [L106]

-skopie Nachsilbe oder Wortteil für: Betrachtung von Körperhöhlen
Skorbut Erkrankung infolge von Vitamin-C-Mangel (Symptome: Zahnfleischbluten, Infektionsanfälligkeit, Müdigkeit, schlechte Wundheilung, Hautprobleme)
Skotom Gesichtsfeldausfall
Skrotal Zum Hodensack gehörend
Skrotum ▶ *Hodensack*
Skrotalhämatom Einblutung in den Hodensack infolge von Verletzungen oder stumpfen Traumen
SKS Abk. für: **S**yndrom des **k**ranken **S**inusknotens; Syn.: Sinusknoten-Syndrom (Abk.: SSS); Herzrhythmusstörung
SLAP-Läsion Abk. für: **s**uperior **l**abrum **a**nterior to **p**osteroir lesion; Läsion des Bizepssehnenankers am oberen Pfannenpol unter Beteiligung des antero- und posterosuperioren Labrum glenoidale (▶ Abb. 361)
SLE Abk. für: systemischer ▶ *Lupus erythematodes*
Snoezelen Konzept aus den Niederlanden, um Menschen mit sensorischen Störungen und schwersten Behinderungen sinnvolle Freizeit- und Erholungsmöglichkeiten zu bieten
Sodbrennen Syn.: Pyrosis; Gefühl des Brennens in der Magengrube und entlang der Speiseröhre, verursacht durch das Zurückfließen von Mageninhalt in die Speiseröhre (= gastroösophagealer Reflux)
Sofortmaßnahmen Maßnahmen, die sofort am Unfallort zu ergreifen sind
Sojanahrung Nahrung für Kinder/Erwachsene mit Stoffwechselstörungen; frei von Laktose oder Galaktose
Soma ▶ *Zellkörper*
Somatischer Schmerz ▶ *Schmerz, somatischer*
Somatisierung Unbewusste Umwandlung psychischer Konflikte in körperliche Symptome
Somatostatin Syn.: Growth-Hormone-Inhibitinghormon; Abk.: GH-IH; Hormon der Bauchspeicheldrüse und des ▶ *Hypothalamus*; hemmt die Ausschüttung von Enzymen der Bauchspeicheldrüse und in der ▶ *Hypophyse* die Ausschüttung von Wachstumshormonen
Somatotrop Auf den Körper wirkend, Wachstum anregend
Somatotropes Hormon Abk.: STH; Wachstumshormon
Somnambulismus ▶ *Schlafwandeln*

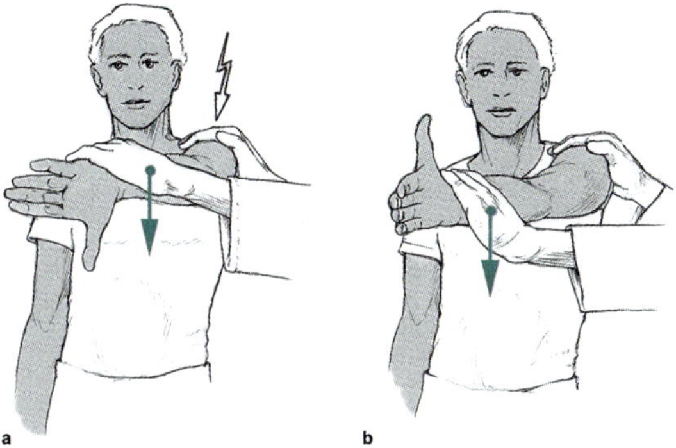

Abb. 361 SLAP-Läsion-Test nach O'Brien [L108]

Somnolenz Abnorme Schläfrigkeit; Patient nur für kurze Zeit weckbar, noch orientiert, kann einfache Fragen beantworten

Sonde, nasogastrale Magensonde, die über die Nase nach außen geleitet wird; Anwendung als Ablaufsonde (= Entlastungssonde) oder als Ernährungssonde (▶ Abb. 362)

Sonde, nasojejunale Im Jejunum (= Leerdarm) liegende Sonde, die über die Nase nach außen geleitet wird; Anwendung zur kurzzeitigen enteralen Ernährung bei erhöhter Aspirationsgefahr

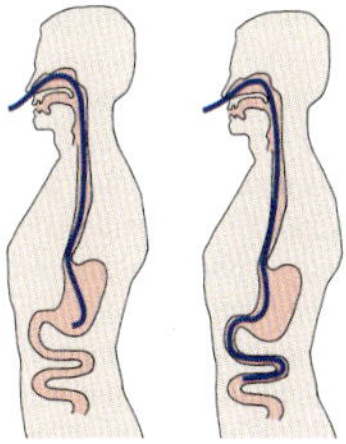

Abb. 362 Sonden. Links nasogastral, rechts nasojejunal [L215]

Sonnenstich Entstehung durch eine lang andauernde direkte Sonneneinwirkung auf Kopf und Nacken, durch die die Hirnhäute anschwellen; Symptome: Kopfschmerzen, Schwindel, Übelkeit und Erbrechen, hochroter Kopf

Sonografie Abk.: Sono; Syn.: Ultraschalldiagnostik; bildgebende Verfahren, die die Reflektion, Teilabsorbtion und Teilstreuung von Ultraschallwellen durch menschliches Gewebe nutzen und mithilfe spezieller Sensoren und Geräte als Bild darstellen

Soor Syn.: Candidose, Candidiasis; meist lokale Pilzinfektion der Haut- und Schleimhaut

SOP Abk.: **S**tandard **O**perating **P**rocedure; Standardanweisung, Verfahrensvorschrift

Sopor Schlafähnlicher Zustand; Patient durch Ansprache nicht weckbar, gezielte Reaktion auf Schmerzreize mit kurzzeitigen Orientierungsversuchen

Soziale Gesundheit Das Maß der sozialen Gesundheit eines Menschen hängt davon ab, inwieweit seine sozialen Grundbedürfnisse (Gemeinschaft, Gerechtigkeit, Anerkennung etc.) befriedigt werden

Sozialisation Lebenslange Anpassung (Hineinwachsen) des Individuums in die (sozialen) Normen, Werte, Verhaltensmuster und Einstellungen der Gesellschaft (auch Vergesellschaftung genannt); hilft dem Individuum, sich in seiner Umgebung zurechtzufinden und eine eigene Persönlichkeit zu entwickeln

Spätabort ▶ *Abort*

Spätdumpingsyndrom Folgezustand nach Magenoperationen durch rasche Nahrungspassage und -resorption; zunächst rapider Blutzuckeranstieg, dieser löst Insulinausschüttung aus, die zur Hypoglykämie führt; Symptome: Schwäche, Schwitzen und Zittern 1–3 Std. nach dem Essen

Spätgestose Ursächlich durch die Schwangerschaft bedingte Erkrankung der Schwangeren in der Spätschwangerschaft; Hauptvertreter: schwangerschaftsinduzierte ▶ *Hypertonie, arterielle*

Spannungspneumothorax Syn.: Ventilpneumothorax; lebensbedrohlicher Notfall, bei dem Luft in den Pleuraspalt dringt, jedoch nicht entweichen kann; Aufpumpen der Pleurahöhle durch Atmung; Beeinträchtigung von Blutrückfluss zum Herzen, Herzfunktion und Funktion der gesunden Lunge

Spasm(o)- Vorsilbe oder Wortteil für: Krampf-

Spasmolytikum Plural: Spasmolytika; krampflösendes Arzneimittel

Spastik Lähmung bei erhöhter Muskelspannung, Widerstand bei passiver Bewegung des spastischen Muskels

Spastisch Verkrampft, mit hohem (Ruhe-)Tonus

Spatium epidurale ▶ *Epiduralraum*

SPECT Abk. für: **S**ingle-**P**hoton-**E**missions-**C**ompu**t**ertomografie

Speiche Lat.: Radius; Röhrenknochen des Unterarms, kürzer als die Elle

Speichel Exokrines Sekret, das von Speicheldrüsen gebildet wird; besteht zu 99 % aus Wasser sowie einer Vielzahl an organischen (mit Kohlenstoff) und anorganischen (ohne Kohlenstoff) Verbindungen

Speichenkopfgrube Lat.: Fossa radialis; Grube am oberen Ende der Elle, welche mit dem rollenförmigen Radiusköpfchen in Verbindung steht; die Elle bildet mit der Speiche hier das obere ▶ *Radioulnargelenk*

Speicherfett Speicherfett lagert überschüssig aufgenommene Energie ein und beinhaltet fast sämtliche Energiereserven des Körpers

Speiseröhre ▶ *Ösophagus*

Speiseröhreneinklemmung ▶ *Ösophagusinkarzeration*

Speiseröhrenentzündung ▶ *Ösophagitis*

Spekulum Lat. für: Spiegel; Hilfsmittel zur Entfaltung der Vagina und Darstellung der Portio bei der gynäkologischen Untersuchung; Unterteilung: Entenschnabelspekulum, zweiblättriges Spekulum

Spekulumuntersuchung Verwendung eines Spekulums bei der gynäkologischen Untersuchung zur Beurteilung von Vaginalschleimhaut, Portiooberfläche und Sekretion aus dem Gebärmutterhals

Sperma Samenflüssigkeit aus Spermien und verschiedenen Sekreten
Spermatogenese Syn.: Spermienbildung, Samenzellbildung; Entwicklung reifer, befruchtungsfähiger Spermien aus unreifen Vorstufen
Spermatogenie Stammzelle der Spermatogenese
Spermatozoon Samenzelle
Spermium Männliche Samenzelle, produziert im Hoden
Spezies Art
Spezifische Abwehr ▶ *Abwehr, spezifische*
Spezifität 1. Fähigkeit des spezifischen Abwehrsystems, Erreger genau zu identifizieren und gezielt unschädlich zu machen; 2. Wahrscheinlichkeit, dass das Testergebnis z. B. einen tatsächlich Gesunden auch als gesund identifiziert
S-Phase Synthesephase: zweiter Abschnitt der Interphase; die DNA wird verdoppelt, sodass alle Chromosomen als 2-Chromatid-Chromosom erscheinen; dies dient der Vorbereitung auf die Zellkernteilung
Sphinkter Schließmuskel
Spider naevi Syn.: Gefäßsternchen der Haut; sternförmige Gefäßerweiterungen mit einer roten Erhabenheit in der Mitte; typische Hautauffälligkeit bei ▶ *Leberzirrhose*
Spiegeltherapie Mithilfe eines Spiegels wird die gesunde Gliedmaße des Patienten so gespiegelt, dass die amputierte Gliedmaße scheinbar wieder vorhanden ist; bei Phantomschmerzen zur Schmerzreduzierung und Bewegungsförderung
Spina bifida occulta Minimalform des Neuralrohrdefekts (= angeborene Verschlussstörung der Wirbelsäule), bei der lediglich ein Spalt im Wirbelbogen vorhanden ist; das Rückenmark und seine Hüllen sind meist intakt (▶ Abb. 363)

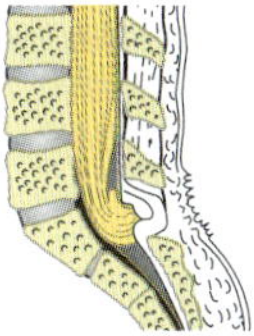

Abb. 363 Spina bifida occulta [L138]

Spina iliaca anterior inferior Vorderer unterer Darmbeinstachel; Knochengrat vorne unten am Darmbein; Ursprung von Hüft- und Gesäßmuskeln
Spina iliaca anterior superior Vorderer oberer Darmbeinstachel; Knochengrat vorne oben am Darmbein; Ursprung von Hüft- und Gesäßmuskeln
Spina iliaca posterior inferior Hinterer unterer Darmbeinstachel; Knochengrat hinten unten am Darmbein – Ursprung von Hüft- und Gesäßmuskeln
Spina iliaca posterior superior Hinterer oberer Darmbeinstachel; Knochengrat hinten oben am Darmbein; Ursprung von Hüft- und Gesäßmuskeln
Spina scapula Schulterblattgräte; auf der Rückseite des Schulterblattes tastbar; verläuft in das Akromion
Spinal Das Rückenmark betreffend, zur Wirbelsäule gehörend
Spinalanästhesie Einspritzen eines Anästhetikums in den liquorhaltigen Subarachnoidalraum des Rückenmarks zur lokalen Betäubung; wirkt schneller als die Periduralanästhesie; Anwendung bei Eingriffen an den unteren Extremitäten und im Unterbauch oder in der Geburtshilfe
Spinaler Reflex Rückenmarkreflex
Spinaler Schock ▶ *Schock, spinaler*

Spinalganglion Spindelförmige Ansammlung der Nervenzellen, die über die Hinterwurzel zum Rückenmark laufen
Spinaliom Syn.: spinozelluläres Karzinom, Stachelzellkarzinom, Plattenepithelkarzinom der Haut; maligner Hauttumor, vorwiegend des älteren Menschen; entsteht durch Entartung von Epithelzellen mit Verhornungstendenz in der Epidermis
Spinalkanalstenose Verengung des ▶ *Wirbelkanals* (Spinalkanals); kann HWS, BWS und LWS betreffen
Spinalnerv Nerv, der vom Rückenmark zur Peripherie zieht
Spinalnervenast, hinterer Nach hinten ziehende Aufteilung eines Spinalnerven
Spinalnervenast, vorderer Nach vorn ziehende Aufteilung eines Spinalnerven
Spinalnervenplexus Geflecht von Spinalnerven (Nerven des Rückenmarks), welches jeweils ein bestimmtes Areal der Peripherie versorgt; benannt nach dem Rückenmarksegment, dem es entspringt
Spiral-CT Weiterentwickelte Computertomografie mit besonders genauer Darstellung; ermöglicht ein kontinuierliches Vorschieben des Röntgentisches
Spiraldynamik Bewegungs-, Therapiekonzept zur koordinierten Bewegung und Bewegungsentwicklung, abgeleitet aus dem dreidimensionalen Konstruktionsprinzip der menschlichen Bewegungsanatomie
Spiritualität Bezeichnet eine auf Geistiges aller Art oder im engeren Sinn auf Geistliches in spezifisch religiösem Sinn ausgerichtete Haltung mit Auswirkungen auf die Ausgestaltung des individuellen Lebens
Spirochäten Gramnegative, schraubenförmige Bakterien; bekannte Vertreter: Erreger der ▶ *Syphilis* (Treponemen), Erreger der ▶ *Lyme-Borreliose* (Borrelien)
Spirometrie Messung der verschiedenen Lungenfunktionen mit grafischer Darstellung
Spitzfuß Fixierte ▶ *Plantarflexion* im oberen Sprunggelenk; die Ferse berührt nicht den Boden, der Fuß kann nicht aktiv gehoben werden (▶ Abb. 364)

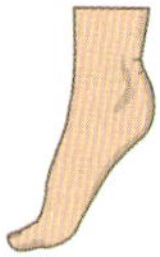

Abb. 364 Spitzfuß [L138]

Splen(o)- Vorsilbe oder Wortteil für: die Milz betreffend
Splenektomie Syn.: Milzexstirpation; Milzentfernung
Splenomegalie Syn.: Milzschwellung; Vergrößerung der Milz
Splint ▶ *Ureterenkatheter*
Spondyl-, Spondylo- Vorsilbe oder Wortteil für: den Wirbel betreffend
Spondylarthrose Degenerative Wirbelsäulenveränderungen an den kleinen Wirbelgelenken, die zur Reizung der Wirbelgelenke und Komprimierung von Nervenwurzeln führen
Spondylisthesis Syn.: Wirbelgleiten; Abgleiten des Wirbels nach vorn, in der Regel im unteren LWS-Bereich
Spondylitis Knochenmarkentzündung (= Osteomyelitis) eines Wirbelkörpers
Spondylodiszitis Knochenmarkentzündung eines Wirbelkörpers bei Mitbeteiligung der Bandscheibe

Spondylolyse Spaltbildung im Wirbelbogen zwischen oberem und unterem Gelenkfortsatz
Spondyloptose Völliges Abrutschen eines Wirbels nach vorn
Spondylose Degenerative Wirbelsäulenveränderungen an den Wirbelkörpern, die zur Reizung der Wirbelgelenke und Komprimierung von Nervenwurzeln führen
Spongiös Gitterförmig
Spongiosa ▶ *Knochenbälkchen*
Spontanfraktur Knochenbruch, der bei physiologischer Skelettbelastung auftritt; verursacht durch Osteomalazie, Knochentumoren und -metastasen
Spontanparsus Spontane Entbindung der Schwangeren
Spontanpneumothorax Häufigste Form des Pneumothorax (= Ansammlung von Luft im Pleuraspalt); Ursachen: Ruptur von unter der ▶ *Pleura* liegenden Emphysemblasen, Lungenerkrankungen (Abszess, Karzinom)
Spore Keimzelle von Pilzen und Protozoen
Sporenbildner Erreger, die eine aus wenigen Zellen bestehende Überlebensform ausbilden können; Unterteilung: aerobe (= sauerstoffabhängige) und anaerobe (= sauerstoffunabhängige) Sporenbildner; bekanntester Vertreter: Tetanuserreger Clostridium tetani
Sportler-Leiste Leistenschmerz bei sportspezifischen Aktivitäten
Spotting ▶ *Metrorrhagie*
Sprache Mittel der Kommunikation unter Individuen einer Art; meint beim Menschen primär die Kommunikation über ein kompliziertes Lautsystem (Worte), jedoch gibt es auch andere Formen der Sprache (z. B. Zeichensprache, Körpersprache)
Spreizfuß Häufigste erworbene Fußdeformität mit Verbreiterung des Vorfußes, Auseinanderweichen der Mittelfußknochen und Abflachung des Quergewölbes (▶ Abb. 365)

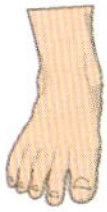

Abb. 365 Spreizfuß [L138]

Sprungbein Lat.: Talus; gehört zu den Fußwurzelknochen; liegt zwischen den Knöcheln (Malleolengabel) und verbindet den Oberschenkel mit dem Fuß
Sprunggelenk, oberes Lat.: Articulatio talocruralis; Abk.: OSG; Gelenk zwischen Unterschenkelknochen und Sprungbein
Sprunggelenk, unteres Lat.: Articulatio talotarsalis; Abk.: USG; Gelenk zwischen Sprungbein und Fersenbein
Spülkatheter Spezieller Katheter zur transurethralen (= über die Harnröhre) Harnableitung; besitzt drei Lumina: zur Urinableitung, zur Blockung und zur Flüssigkeitseinleitung
Spurenelement Elemente, die in sehr geringen Mengen im Organismus vorkommen (Masseanteil weniger als 50 mg/kg)
Sputum Syn.: Auswurf, Expektoration; ausgehustetes Bronchialsekret, abgesehen von geringen Mengen gelegentlichen, glasig-hellen Sputums immer pathologisch
Squama Schuppe
SSS Abk. für: Sinusknoten-Syndrom; Syn.: Syndrom des kranken Sinusknotens (Abk.: SKS); Herzrhythmusstörungen

S

SSW Abk. für: **S**chwanger**s**chafts**w**oche
Stabil Beständig, nicht aus dem Gleichgewicht zu bringen; Geg.: labil
Stabile Gewebe Gewebe, welche sich nur bei Bedarf erneuern bzw. vermehren, z. B. im Heilprozess (z. B. Leberzellen, endokrine Drüsenzellen)
Stabile Seitenlage Sichere liegende Position für bewusstlosen Patienten
Stabilisation Im Bereich der Wirbelsäule zur Verbesserung der Stabilisationsfähigkeit auch auf Grundlage einer verbesserten Ausdauer, Kraftausdauer, Kraft, Koordination mit dem Ziel die Wirbeläule in eine stabile Position zu bringen und dort zu halten
Stabsichtigkeit ▶ *Astigmatismus*
Stachelzellschicht Lat.: Stratum spinosum; auf der Basalzellschicht liegende Zellschicht; Zellen sind über stachlige Ausläufer verbunden
Stäbchen Photorezeptoren; treten viel häufiger auf als Zapfen; befinden sich in der Peripherie der Netzhaut; sind lichtempfindlicher (Dämmerungssehen), dafür keine Farbwahrnehmung und geringere Sehschärfe
Stärke Speicherform der ▶ *Kohlenhydrate* in Pflanzen; besteht aus Ketten von mindestens zehn ▶ *Monosacchariden*; ein prominenter Stärkespeicher ist die Knolle der Kartoffelpflanze
Staging Stadieneinteilung bei Krebserkrankungen: Bestimmung der Ausdehnung eines malignen Tumors und seine Einordnung in ein Tumorklassifikationssystem (z. B. ▶ *TNM-Klassifikation*)
Stammfettsucht Fettsucht vor allem im Bereich von Rumpf, Hals und Kopf; Auftreten bei Cushing-Syndrom
Stammvarizen Geschlängelte und erweiterte Beinvenen; betroffen sind V. saphena magna und V. saphena parva, häufig auch Perforansvenen oder Mündungsklappen (▶ Abb. 366)
Stammzellapherese Verfahren zur kontinuierlichen Entnahme der Stammzellen
Stammzelle, lymphatische Eine der beiden Vorstufen von Abwehrzellen; aus ihnen entwickeln sich die Lymphozyten mit den Untergruppen der B- und T-Zellen (Teil der spezifischen Abwehr) sowie die natürlichen Killerzellen
Stammzelle, myeloische Eine der beiden Vorstufen von Abwehrzellen; aus ihnen entwickeln sich die Abwehrzellen der unspezifischen Abwehr (▶ *Granulozyten*, ▶ *Monozyten* und ▶ *Makrophagen*)
Stammzelle, neuronale Stammzellen, die sich zu Nervenzellen differenzieren können
Stammzelle, totipotente Aus totipotenten (lat. alleskönnende) Stammzellen entwickelt sich der gesamte Organismus; totipotent sind embryonale Zellen bis zum 8-Zell-Stadium

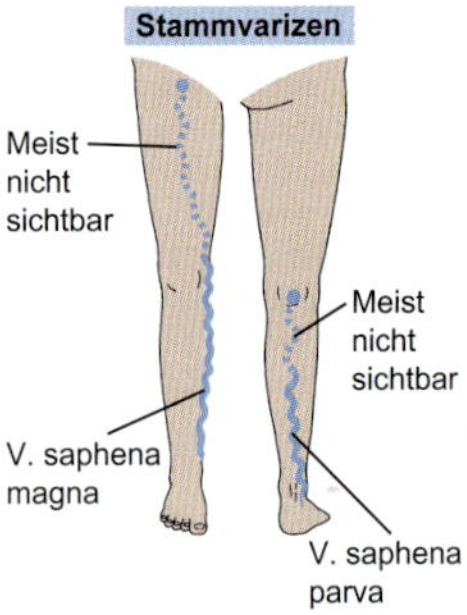

Abb. 366 Stammvarizen [L157]

Stammzellen Zellen des Knochenmarks, aus denen sich alle Blutkörperchen entwickeln
Stanzbiopsie Entnahme von mehreren Gewebeproben mithilfe einer speziellen Hochgeschwindigkeitsstanze unter Ultraschallsicht
Staphylokokken Traubenförmig angeordnete, grampositive Kugelbakterien; verursachen häufig Eiter- und Abszessbildung
Star, grauer ▶ *Grauer Star*
Star, grüner ▶ *Grüner Star*
Staroperation Therapie des Grauen Stars; Entfernen der getrübten Linse und meist Einsetzen einer künstlichen Linse
Stase Stauung
Statisch Unbeweglich; Geg.: dynamisch
Statische Haltearbeit Ist ein Muskel in derselben Position dauerhaft unter Spannung, drückt er seine eigenen Blutgefäße ab und ermüdet schnell
Statistik, deskriptive Beschreibende Statistik, z.B. Kennzahlen
Statistik, betriebliche Bestandteil des betrieblichen Rechnungswesens
Statokonien Einlagerung in die ▶ *Statolithenmembran*, bestehend aus feinen Kalziumkarbonatkristallen; sie ermöglichen durch ihr Gewicht die Wahrnehmung von Schwerkraft und Beschleunigung
Statolithenmembran Gallertige Masse mit Statokonien im Gleichgewichtsorgan; bei Beschleunigungen verschiebt sich die Statokonienmembran und es entsteht ein Rezeptorpotenzial
Status Lage, Situation, Zustand
Status asthmaticus Schwerstes Bild des Bronchialasthmas mit über 6–12 Std. andauerndem Asthmaanfall
Status epilepticus Längere Zeit andauernder, nicht zu unterbrechender Krampfanfall
Status idem Unveränderter klinischer Zustand
Stauungspapille Vorwölbung, Verbreiterung und glasige Trübung der Sehnervpapille sowie prall gefüllte Netzhautvenen; bei intrakranieller Drucksteigerung
STD Abk. für: **s**exually **t**ransmitted **d**iseases; sexuell übertragbare Erkrankungen
Stearrhö Fettdurchfall
Steatorrhö ▶ *Fettstuhl*
Steigbügel Lat.: Stapes; Gehörknöchelchen in der Paukenhöhle, welches mit Hammer und Amboss verbunden ist; zusammen verstärken diese Knochen die Schwingungen des Trommelfells und übertragen sie auf das ovale Fenster
Steinanfall, akuter ▶ *Nierenkolik*
Steißbein Lat.: Os coccygis; Abschnitt der Wirbelsäule, Knochen aus vier verkümmerten Wirbeln (▶ Abb. 229)
Steißbeinsegment Ein bis drei Rückenmarksegmente, welche die Haut über dem Steißbein versorgen
Steißfleck Syn.: Mongolenfleck; blau-graue Pigmentierung über dem Kreuzbein; Hauterscheinung des Neugeborenen, die regelmäßig bei asiatischen Kindern auftritt (▶ Abb. 367)

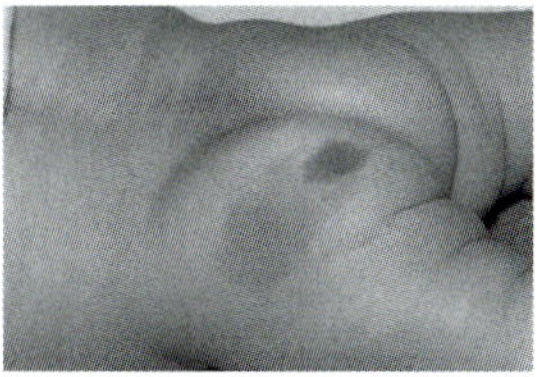

Abb. 367 Steißfleck [E422]

Stellglieder Teile des Regelkreises, die auf deutliche Abweichungen vom Sollwert reagieren, die durch Störgrößen verursacht werden; z. B. kommt es bei Blutverlust (Störgröße) zur Vasokonstriktion, um den Blutdruck aufrechtzuerhalten
Stellknorpel Lat.: Cartilago arytenoidea; Knorpel des Kehlkopfes; stellen und spannen die Stimmbänder
Stellungssinn Teilwahrnehmung der Tiefensensibilität, die permanent die Stellung unserer Glieder zueinander registriert
STEMI Abk. für: **ST**-**E**levations-**M**yokard**i**nfarkt; Herzinfarkt mit ST-Hebung im ▶ *EKG*
Stenose Verschluss, Verengung
Stent Feines Drahtgeflecht, welches in ein verengtes Gefäß eingeführt wird und es offen hält
Sterbebeistand Begleitung eines im Sterben liegenden Menschen mit dem Ziel, ein würdevolles Sterben zu ermöglichen; diese Begleitung sollte sich an den körperlichen (z. B. Schmerzbekämpfung), sozialen (z. B. Kontakt zu Angehörigen ermöglichen) und spirituellen (Religion) Bedürfnissen des sterbenden Menschen orientieren
Sterben Untergang von einzelnen Zellen (Zelltod) bis hin zum ganzen Organismus
Stereo- Vorsilbe oder Wortteil für: starr, fest; räumlich, körperlich
Stereozilien Sehr lange ▶ *Mikrovilli*; dicht aneinander gepackt bilden sie einen Stäbchen- oder Bürstensaum; Hauptaufgabe ist die Vergrößerung v. a. resorbierender Oberflächen
Steril Frei von vermehrungsfähigen Keimen
Sterilisation Abtöten bzw. Inaktivieren von Mikroorganismen führt zu einer völligen Keimfreiheit (Asepsis)
Sterilität der Frau Unvermögen, schwanger zu werden
Sterilität des Mannes ▶ *Impotentia generandi*
Sternalpunktion Entnahme von Knochenmark über eine Punktion des Brustbeins
Sternoklavikulargelenk Gelenk zwischen Brustbein (Sternum) und Schlüsselbein (Clavicula)
Sternum ▶ *Brustbein*
Steroidhormon Fettlösliches, aus Cholesterin synthetisiertes Hormon
Stethoskop Abhörgerät zur Auskultation
Stichprobe Gruppe, die an einer Studie teilnimmt
Stigmatisierung Einer Person oder Gruppe werden (negative) Merkmale und Eigenschaften zugeschrieben, ohne die individuellen Unterschiede zu berücksichtigen
Stimulus Reiz
STH Abk. für: **s**oma**t**otropes **H**ormon; ▶ *Wachstumshormon*
STIKO Abk. für: **St**ändige **I**mpfkommission am Robert-**Ko**ch-Institut; gibt regelmäßig aktualisierte Impfempfehlungen für Kinder und Erwachsene heraus; aktueller Impfkalender verfügbar unter: www.rki.de/DE/Content/Kommissionen/STIKO/Empfehlungen/Aktuelles/Impfkalender.html
Stillikterus Neugeborenenikterus (= gelbe Verfärbung von Haut, Schleimhäuten und Skleren), verstärkt bei gestillten Kindern; Grund: träge Darmtätigkeit bei geringer Muttermilchmenge in den ersten Lebenstagen, führt zur Rückresorption von über die Galle ausgeschiedenem Bilirubin im Darm
Stimmbänder Äußere Teile der Stimmfalten in der Mitte des Kehlkopfes; sie sind an der Lautbildung beteiligt

Stimmbandreizung Die Stimmbänder sind durch äußere Einflüsse gereizt, deswegen ist die Stimme heiser und kratzig

Stimmbildung Der Luftstrom der Atemluft versetzt die Stimmbänder in regelmäßige Schwingungen; Tonhöhe hängt von der Spannung der Stimmbänder und Lautstärke von der Stärke des Luftstroms ab

Stimmbruch In der Pubertät werden die Stimmlippen länger und dicker, dadurch wird die Stimme tiefer; bei Jungen um sechs Ganztöne, bei Mädchen nur um drei

Stimmfalten Lat.: Plicae vocales; schwingungsfähige Strukturen im Kehlkopf, paarig angeordnet; wichtiger Teil des stimmbildenden Apparates

Stimmritze Lat.: Rima glottidis; Öffnung in der Mitte des Kehlkopfes

Stirnbein Lat.: Os frontale; Teil des Hirnschädels, bildet das vordere Schädeldach

Stirnfontanelle Lat.: Fonticulus anterior; beim Säugling vorhandene Stelle, die nicht von Knochen bedeckt ist; liegt zwischen den Stirn- und Scheitelbeinen

Stirnhöhle Lat.: Sinus frontalis; Nasennebenhöhle im Stirnbereich

Stirnlage Schädellage des Kindes bei der Geburt mit Haltungsanomalie durch Ausbleiben der Beugung des Kopfes beim Eintritt in das kleine Becken; gestreckter Kopf mit Stirn als vorangehendem Körperteil vergrößert den Kopfumfang und verzögert den Geburtsverlauf

Stirnlappen Lat.: Lobus frontalis; vorderer Abschnitt des ▶ *Großhirns*; ist u. a. für die Motivation zu Handlungen und deren Umsetzung in Bewegungen zuständig

Stirnmuskel Lat.: M. frontalis; Muskel, welcher die Kopfhaut verschiebt und das Stirnrunzeln ermöglicht

Stirnnaht Lat.: Sutura frontalis; verbindet die beim Säugling noch deutlich voneinander getrennten Stirnbeinhälften, welche beim Erwachsenen vollständig miteinander verwachsen sind

Störgröße Faktor, der eine Regelgröße ungünstig verändert

Stoffwechsel Metabolismus; chemische Reaktionen zum Auf- und Abbau von Substraten im Organismus

Stoma Gr.: Mund; operativ geschaffene Öffnung eines Hohlorgans zur Körperoberfläche

Stomaretraktion Zurückziehen des Darms unter das Hautniveau; Komplikation des Enterostomas

Stomastenose Verengung des Stomas, erkennbar an bleistiftförmigen Stühlen; Komplikation des Enterostomas

Stomatitis Entzündung der Mundschleimhaut

-stomie Nachsilbe oder Wortteil für: operative Verbindung zwischen zwei Organteilen

Storchenbiss Hellrote Flecken am Nacken eines Neugeborenen; ursächlich bedingt durch Erweiterung oberflächlicher Hautgefäße

Stoßwellentherapie Physikalisches Verfahren, bei dem der Bewegungsapparat mit akustischen Wellen mit einem extrem schnellen Druckanstieg und einer hohen Druckamplitude behandelt wird; zu den Indikationen gehören Tendinosis calcarea, Epicondylitis humeri, Fersensporn etc.; die Wirkung gilt als wissenschaftlich nicht ausreichend belegt

Stottern Zeitweise auftretende Redefluss- bzw. Sprechstörung durch Wiederholung von einzelnen Buchstaben oder Silben

Strabismus Schielen; Abweichen der Augenachsen von der normalen Parallelstellung

Strahlenpneumonitis Entzündung des Lungeninterstitiums als Nebenwirkung der Strahlentherapie

Strahlentherapie Syn.: Bestrahlungstherapie; im klinisch-medizinischen Sprachgebrauch Nutzung ionisierender Strahlung zu therapeutischen Zwecken

Strangulationsileus Sonderform des mechanischen Ileus, bei dem die Blutversorgung der Darmwand zusätzlich durch eine Abschnürung oder Verdrehung der Mesenterialgefäße unterbrochen ist

Strangurie ▶ *Dysurie*

Stratum Schicht

Streifenkörper Corpus striatum; zählt zu den ▶ *Basalganglien*; Kerngebiet des ▶ *Großhirns*, welches übergeordnete Funktionen der unwillkürlichen Motorik steuert

Streptokokken Grampositive Kugelbakterien, oftmals kettenförmig; häufige Erreger eitriger Infektionen beim Menschen mit oft flächenhafter Ausbreitung

Stress Vom Individuum als unangenehm empfundenes Ungleichgewicht zwischen einer Situation mit ihren Anforderungen einerseits und dem Individuum mit seinen Fähigkeiten andererseits; bei längerer Einwirkung schädliche körperliche und psychische Folgen

Stressinkontinenz Syn.: Belastungsinkontinenz; unwillkürlicher Urinverlust bei abdomineller Druckerhöhung, z. B. durch körperliche Anstrengung, Husten, Pressen, Lagewechsel vom Liegen zum Stehen

Stressoren Externe oder interne Faktoren, die zu einer Störung des gesundheitlichen Gleichgewichts führen, z. B. Umweltbelastungen, psychische Krisen, Krankheitserreger

Stressreaktion Physiologische Reaktion des Körpers auf stressauslösende Faktoren, bei der das Gehirn die Ausschüttung von Stresshormonen (Glukokortikoide und ▶ *Katecholamine* wie Adrenalin und Noradrenalin) anstößt; kurzfristige Wirkungen: Herzschlagfrequenz und -kontraktion erhöht

Stressulkus Sonderform des Magengeschwürs, das bei Intensivpatienten durch die akute physische und psychische Stresssituation auftritt

Striae gravidarum Schwangerschaftsstreifen; verursacht durch die hormonellen Veränderungen und die starke Hautdehnung durch Zunahme des Leibesumfangs in der Schwangerschaft

Stridor Lat. für Zischen, Pfeifen; pfeifendes Atemgeräusch; entsteht bei verengten Atemwegen, meist mit erschwerter und verlängerter Atmung

Striktur Verengung eines Hohlorgans oder einer Passage

Strikturoplastik Erweiterung von kurzen Strikturen durch Längseröffnung und Quervernähung (▶ Abb. 368)

Strömungswiderstand Widerstand, den die Gefäße dem Blutfluss entgegensetzen

Stroke unit Spezielle Schlaganfallstation/-klinik

Stroma Binde- und Stützgewebe eines Organs; im Gegensatz zum ▶ *Parenchym* ist es nicht für die spezifischen Aufgaben des Organs verantwortlich

Strukturqualität Betrifft die Bedingungen, unter welchen Leistungen erbracht werden

Struma Vergrößerung der ▶ *Schilddrüse*; „Kropf"
Struma, euthyreote Schilddrüsenvergrößerung bei regelrechter Schilddrüsenstoffwechsellage
Stützkragen Vorrichtung, welche Kopf und Hals des Patienten stützt, um bei Halswirbelsäulenverletzungen einer Verletzung des Rückenmarks vorzubeugen
Stützzelle Säulenförmiger Zelltyp der Riechfelder, zwischen denen die Riechzellen eingelagert sind
Stuhl Syn.: Kot, Faeces; unverdaulicher Rest des Nahrungsbreis, eingedickt und von Bakterien zersetzt
Stuhl, acholischer Tonfarbener Stuhlgang durch Fehlen des Gallensafts im Darm; Auftreten bei Verschluss der Gallengänge
Stuhlentleerung Syn.: Defäkation; verläuft reflexartig; bei gefüllter Ampulle werden dort Dehnungsrezeptoren erregt und lösen im ▶ *Großhirn* die Empfindung „Stuhldrang" aus; kann mittels des äußeren Schließmuskels willentlich verzögert werden
Stuhlinkontinenz Unkontrollierter Abgang von Stuhl
Stupor Bewegungsarmut, Bewegungslosigkeit
Sturzangst ▶ *Post-Fall-Syndrom*
Sub- Vorsilbe oder Wortteil für: unter; Geg.: supra-
Subarachnoidalblutung Abk.: SAB; Blutung in den ▶ *Subarachnoidalraum*
Subarachnoidalraum Raum zwischen ▶ *Pia mater* und Subarachnoidea; mit Liquor gefüllt (▶ Abb. 369)
Subduralraum Raum zwischen der Arachnoidea (mittlere Hirnhaut) und der Dura mater (äußere Hirnhaut)
Subduralblutung, chronische Syn.: chronisches Subduralhämatom; langsame, venöse Sickerblutung in den Subduralraum mit allmählicher Symptomentwicklung innerhalb von 2–3 Monaten; verursacht durch leichte Traumen (z. B. Anstoßen des Kopfes)
Subileus Vorstufe des Ileus; Abgrenzung nicht klar definiert, hängt

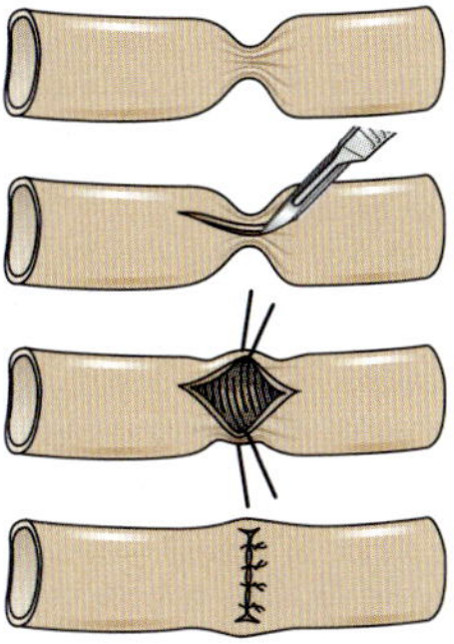

Abb. 368 Strikturoplastik [L106]

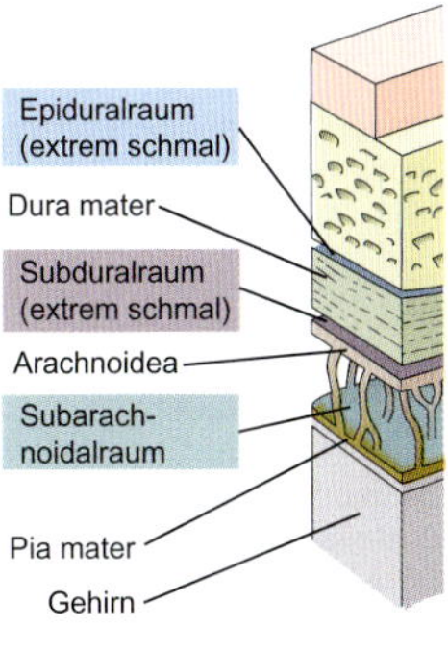

Abb. 369 Subarachnoidalraum [L190]

S

von Symptomen und Schwere des Verschlusses ab

Subinvolutio uteri Verzögerte Gebärmutterrückbildung im Wochenbett

Subkutan Abk.: s. c.; unter die Haut

Subkutis ▶ *Unterhaut*

Sublingual Abk.: s. l.; unter die Zunge

Subluxation Syn.: unvollständige Verrenkung; pathologische Verschiebung zweier durch ein Gelenk verbundener Knochen, wobei die verschobenen Gelenkenden noch teilweise in Berührung bleiben (▶ Abb. 370)

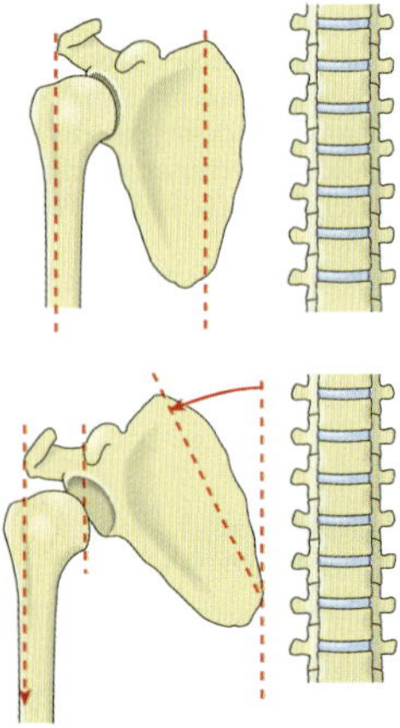

Abb. 370 Subluxation [L190]

Submukosa Dünne Bindegewebsschicht zwischen Schleimhaut und Muskelschicht der Wand des Verdauungstraktes; enthält ein Nervenfasergeflecht, den Plexus submucosus (Meissner-Plexus), das die Peristaltik des Verdauungstraktes steuert

Subsidarität Lat.: zurücktreten, nachrangig sein; gesellschaftspolitisches Prinzip, nach dem der Staat (als übergeordnete gesellschaftliche Einheit) nur solche Aufgaben an sich ziehen darf, zu deren Wahrnehmung der Einzelne/die Familie (als untergeordnete Einheiten) nicht in der Lage sind

Substantia nigra Schwarze Substanz; Kerngebiet des Mittelhirns; stimmt zusammen mit dem Nucleus ruber unwillkürliche Bewegungen von Augen, Kopf und Rumpf auf die Eindrücke von Augen und Ohren ab

Substitution Ersatz, Ersetzen

Substrat Von einem Enzym umgesetzter Stoff; Stoff mit bestimmten Eigenschaften; Nährmedium

Sucht Syn.: Abhängigkeit, Abhängigkeitssyndrom; unbeherrschbares Verlangen nach einer bestimmten Substanz oder Tätigkeit

Sudeck-Dystrophie Syn.: Sudeck-Syndrom, Morbus Sudeck, Algodystrophie, komplexes regionales Schmerzsyndrom Typ 1; Rückbildung des Gewebes mit lokalen Durchblutungs- und Stoffwechselstörungen der Weichteile und Knochen, v. a. nach Trauma; Ursache: neurovaskuläre Fehlregulation; meist an Unterarm oder Hand

Suizid Syn.: Freitod; absichtliche Selbsttötung

Sulcus Lat. für Rinne, Furche; Freiraum im Knochen, in dem Blutgefäße, Nerven oder Bänder verlaufen

Summation, räumliche Viele ▶ *Synapsen* übermitteln gleichzeitig viele Signale an ein Neuron; Voraussetzung für die Erregungsweiterleitung

Summation, zeitliche Eine ▶ *Synapse* überträgt kurz hintereinander mehrere ▶ *Aktionspotenziale*; Vor-

S

aussetzung für die Erregungsweiterleitung

Superfizial Oberflächlich, zur Körperoberfläche hin

Superior Darüber, höher gelegen, obere(r); Geg.: inferior

Supervision Form der Beratung zu beruflichen Themen; als Einzelsupervision (Reflexion der eigenen Rolle, Arbeitszufriedenheit, Karriereplanung usw.) oder als Teamsupervision (Beleuchtung der Zusammenarbeit, Lösung von Konflikten usw.); bietet einen zeitlichen Rahmen und Hilfe eines speziell ausgebildeten Gesprächsleiters

Supination Auswärtsdrehung einer Gliedmaße; Drehbewegung der Hand bzw. des Fußes bei gleichzeitiger Hebung des inneren Handballens, bzw. Fußrandes; Geg.: ▶ *Pronation*

Supportiv Unterstützend

Suppositorium Abk.: Supp.; Syn.: Zäpfchen; Arzneimittelform zur rektalen oder vaginalen Verabreichung

Suppression Unterdrückung, Hemmung

Suppressorgene Gene, welche hemmend wirken (in diesem Fall auf Onkogene)

Supra, super Vorsilbe oder Wortteil für: oberhalb, über; Geg.: sub-

Suprapubisch Über der Symphysis pubica (Schambeinfuge)

Supraventrikulär Oberhalb der Herzkammern

Surfactant Leitet sich ab von engl.: surface active agent; oberflächenaktive Substanz der Lunge; verhindert u. a. den Kollaps der Alveolen am Ende der Ausatmung durch Verminderung der Oberflächenspannung der Alveolen

Surfactantmangel-Syndrom Syn.: Atemnotsyndrom, respiratory distress syndrom; schwere Atemstörung des unreifen Neugeborenen durch einen Mangel an ▶ *Surfactant*

Suspension Arzneimittelform mit Aufschwemmung eines festen Wirkstoffes in Flüssigkeit

Sutura Naht

SVES Abk. für: supraventrikuläre ▶ *Extrasystole*

SVV Abk. für: **s**elbst**v**erletzendes **V**erhalten

Symbiose Vergesellschaftung von Individuen verschiedener Art, die für beide Partner vorteilhaft ist

Sympathikomimetikum Plural: Sympathikomimetika; Arzneimittel zur Steigerung des Sympathikotonus

Sympathikus Teil des vegetativen Nervensystems (▶ Abb. 371); steuert die Tätigkeit der meisten Organe, bewirkt insgesamt eine Leistungssteigerung des Organismus; „Gegenspieler“ des ▶ *Parasympathikus*

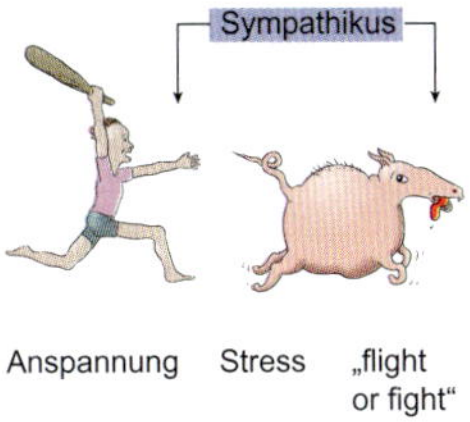

Abb. 371 Sympathikus [L190]

Sympatholytikum Plural: Sympatholytika; Syn.: Sympathikolytikum; Arzneimittel zur Hemmung des Sympathikotonus

Symphyse ▶ *Schambeinfuge*

Symphyseale Instabilität Erweiterung des Symphysenspalts

Symphysensprengung, postpartale Seltene, sehr schmerzhafte Komplikation der Entbindung, Ausweitung des Symphysenspalts

Symptom Zeichen, das auf eine bestimmte Erkrankung hinweist

Symptomatisch 1. Typisch für eine bestimmte Erkrankung; 2. Nur auf die Symptome, nicht auf die Ursachen zielend

Syn- Vorsilbe oder Wortteil für: zusammen, gemeinsam

Synästhesie (Mit-)Erregung eines Sinnesorgans durch einen nichtspezifischen Reiz; z. B. Geschmacksempfindung bei optischem Reiz

Synapse Kontaktstelle zwischen Axonende der Nervenzelle und Dendrit einer anderen Nerven- oder Muskelzelle (▶ Abb. 372)

Synapse, erregende Synapsen, deren Transmitter die postsynaptische Membran depolarisieren und ein ▶ *Aktionspotenzial* auslösen

Synapse, hemmende Synapsen, deren Transmitter die Membran hyperpolarisieren, also das Ruhepotenzial noch weiter absenken; die Auslösung eines ▶ *Aktionspotenzials* wird somit erschwert

Synaptischer Endknopf Endstück des ▶ *Axons*, welches auf der nächsten Nerven- oder Muskelzelle haftet

Synaptischer Spalt Mikroskopisch kleiner Abstand zwischen der Synapse des präsynaptischen Neurons und der postsynaptischen Membran; über diesen Spalt diffundiert der ▶ *Neurotransmitter*

Synaptisches Bläschen Speicherbläschen in den Synapsen, in welcher die ▶ *Neurotransmitter* enthalten sind

Synarthrose Ein Gelenk ohne Gelenkspalt wird als Synarthrose (Fuge, Haft) bezeichnet; ihr Zweck ist, Knochen möglichst unverrückbar zusammenzuhalten

Synchondrose Knorpelhaft: knorpelige Verbindung (z. B. zwischen Rippen und Brustbein)

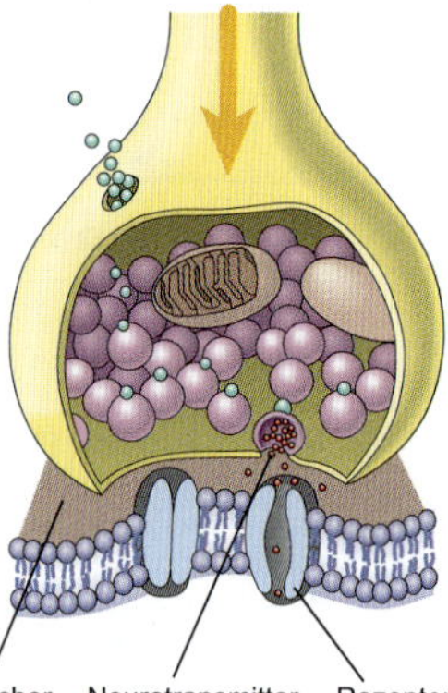

Abb. 372 Synapse [L190]

Syndesmose Bandhaft: hält durch straffes kollagenes Bindegewebe (z. B. Membrana interossea)

Syndrom Symptomkomplex, Gruppe von Krankheitszeichen

Synergetisch Zusammenwirkend

Synergist Muskel, der die Arbeit anderer unterstützt; z. B. hilft der M. brachialis dem M. biceps brachii bei der Armbeugung

Synkope Kurz andauernder Bewusstseinsverlust infolge einer vorübergehenden Minderversorgung des Gehirns mit Sauerstoff oder Glukose unterschiedlicher Ursache
Synkope, vasovagale Synkope, die durch Schreck, Angst oder Aufregung hervorgerufen wird; Ursache: vegetatives Ungleichgewicht
Synostose Knochenhaft; Bindegewebe zwischen zwei Knochen verknöchert langsam ebenfalls (z. B. fünf Wirbelsegmente verknöchern zum Kreuzbein)
Synovia Gelenkflüssigkeit, welche die Gelenkflächen schmiert
Synovialmembran Gelenkinnenhaut; Lat.: Membrana synovialis; besteht aus elastischen Fasern, enthält Gefäße und Nerven
Synovitis Entzündung der Gelenkinnenhaut (Synovialmemembran)
Synthese Zusammensetzung, Aufbau
Synzytiotrophoblast Zellstruktur um die Frucht, in der die Gefäße zur Versorgung verlaufen
Syphilis Syn.: Lues, harter Schanker; durch das Bakterium Treponema pallidum hervorgerufene Geschlechtskrankheit mit typischem stadienhaften Verlauf; folgenlose Ausheilung bei Antibiotikagabe
System Aus mehreren Teilen zusammengesetztes Ganzes
System, endogenes ▶ *Endogenes System*
System, exogenes ▶ *Exogenes System*
Systematische Übersichtsarbeit Engl.: systematic review; alle verfügbaren Studien, die zu einer vorab formulierten Frage verfügbar sind, werden nach bestimmten Methoden systematisch aus der Masse aller Studien herausgefiltert; Eine Auswahl relevanter Studien wird dabei nach expliziten Qualitätskriterien bewertet und die Ergebnisse werden extrahiert
Systemisch Den ganzen Organismus betreffend
Systole Kontraktionsphase des Herzens (▶ Abb. 373); Geg.: Diastole

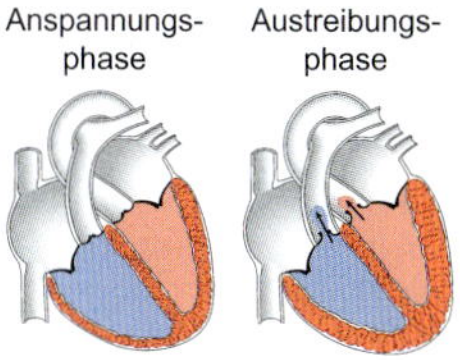

Abb. 373 Systole [L190]

Systolikum Herzgeräusch, das während der Systole auftritt
S-Zacke Teil des ▶ *EKG*; auf die R-Zacke folgender, kleiner, meist negativer Ausschlag
Szintigrafie Bildgebendes Verfahren der Nuklearmedizin durch Einbringen radioaktiver Substanzen in den Körper

T

T_3 Abk. für: Trijodthyronin
T_4 Abk. für: Tetrajodthyronin
Tachy- Vorsilbe oder Wortteil für: schnell; Geg.: Brady-
Tachyarrhythmie Herzrhythmusstörung mit zu schneller Herzfrequenz
Tachykardie Ruhepuls von mehr als 90–100 Schlägen pro Minute
Tachypnoe Gesteigerte Atemfrequenz, beim Erwachsenen > 20 Atemzüge pro Minute; bis zu 100 Atemzüge pro Minute

Taenia saginata Rinderbandwurm, verursacht gut therapierbare Bandwurmerkrankung des Menschen
Taenia solium Schweinebandwurm, verursacht gut therapierbare Bandwurmerkrankung des Menschen
Tänien Längsmuskulatur umfasst nicht gleichmäßig den ganzen Dickdarm, sondern bündelt sich zu drei Streifen
Taktil Syn.: haptisch; den Tastsinn betreffend
Talg Körperfett, welches von Talgdrüsen in der Haut produziert wird und dem Einfetten der Haare und der Haut dient
Talgdrüse Hautanhangsgebilde; Organ, welches Talg produziert
Talus ▶ *Sprungbein*
Tamponade Ausfüllen von Hohlräumen zur Blutstillung oder Drainage mit Verbandsmaterialien
Target Ziel
Tarsus 1. Bindegewebsplatte des Augenlides; 2. Fußwurzel
Taschenfalten Lat.: Plicae vestibularis; waagrecht übereinanderliegende Faltenpaare oberhalb der Stimmfalten; dienen dem Räuspern und Luftanhalten
Taschenklappe Lat.: Valva semilunaris; Klappe zwischen Kammern und Truncus pulmonalis bzw. Aorta
Taxonomie Hierarchische (systematische) Einordnung in ein bestimmtes System
Tbc Abk. für: ▶ *Tuberkulose*
Tbl. Abk. für: **Tabl**ette
TCM Abk. für: **T**raditionelle **C**hinesische **M**edizin
TEA Abk. für: **T**hromb**e**nd**a**rteriektomie; Syn.: Ausschälplastik, Endarteriektomie, Intimektomie; Thrombenentfernung und Ausschälung der krankhaft veränderten Gefäßinnenwand, Anwendung bei kurzen Stenosen (▶ Abb. 374)

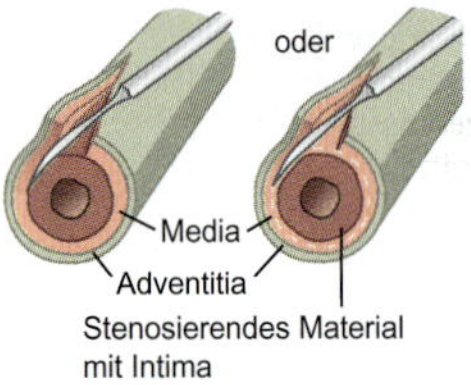

Abb. 374 Direkte TEA [L138]

TEE Abk. für: Transösophageale Echokardiografie
Teerstuhl ▶ *Meläna*
Telarche Weibliche Brustbildung in der Pubertät
Tele- Vorsilbe oder Wortteil für: Weit entfernt
Telomer Enden der Chromosomen, welche die Stabilität derselben sicherstellen und sich mit zunehmendem Alter verkürzen
Telomerase Enzym im Zellkern zur Wiederherstellung der Telomere nach jeder Zellteilung
Telomer-Theorie Programmtheorie des Alterns; da die Telomere (Chromosomenenden) mit jeder Zellteilung kürzer werden, ist nur eine begrenzte Anzahl von Teilungen möglich und folglich auch nur ein begrenztes Alter des Organismus
Telophase Viertes und letztes Stadium der Mitose (= Zellkernteilung): um die Chromosomen an den Zellpolen wird die Kernhülle neu ausgebildet; die kondensierten Chromosomen dekondensieren in ihre lesbare Form. Nach Abschluss der Mitose schnürt sich dann die Zelle durch (= Zytokinese)
Temporär Zeitweise, vorübergehend
Temporal Schläfenwärts
Tend(o)- Sehnen-

Tendinitis Sehnenentzündung
Tendinose Degeneration der Sehne
Tendinosis calcarea Kalkartige Ablagerungen in Sehnen oder Sehnenansätzen
Tendo Sehne
Tendovaginitis Sehnenscheidenentzündung, z.B. Tendovaginitis stenosans De Quervain: schmerzhafte Reizung der Sehen M. abductor pollicis longus, M. extensor pollicis brevis
Tenesmus Beständiger, schmerzhafter Stuhl- und Harndrang, der jedoch mit nur geringer oder gar keiner Entleerung verbunden ist
Tennisellenbogen Syn.: ▶ *Epicondylitis lateralis humeri*
TENS Abk. für: **t**ranskutane **e**lektrische **N**erven**s**timulation; Möglichkeit der Schmerzbehandlung
TEP Abk. für: ▶ *Totalendoprothese*
Terato- Missbildung
Teratogen Äußere Einwirkungen, die zu Fehlbildungen beim ungeborenen Kind führen können
Terminal Zum Ende gehörend, auf das Ende zulaufend
Terminalhaare Kopfhaare, Augenbrauen, Wimpern, Bart, Brust- und Schamhaar, im äußeren Gehörgang und am Naseneingang
Terminalzisterne Speicherort für Kalzium im sarkoplasmatischen Retikulum (▶ *Endoplasmatisches Retikulum* in Muskelzellen)
Tertiär An dritter Stelle
Tertiärstruktur Die Tertiärstruktur eines Proteins wird gebildet aus sog. Disulfidbrücken (= kovalente Bindung zweier Aminosäuren „Cystein" in der Kette), Wasserstoffbrückenbindungen und hydrophoben Wechselwirkungen (= hydrophobe Aminosäuren in der Kette drehen sich in das Molekülinnere)
Testis ▶ *Hoden*
Testosteron Typisches männliches Sexualhormon
Test-Retest-Reliabilität Grad der Übereinstimmung bei wiederholter Anwendung eines Instruments auf dieselben Personen unter gleichen Bedingungen
Tetanie Störung der Motorik (Krämpfe) und Sensibilität (Kribbeln) als Zeichen der Übererregbarkeit von Nerven und Muskulatur
Tetanisierbar Möglichkeit der dauerhaften Kontraktion eines Muskels
Tetanus Syn.: Wundstarrkrampf; lebensbedrohliche Erkrankung mit Muskelkrämpfen, bedingt durch das Toxion von Clostridium tetani (grampositiver, anaerober Sporenbildner); Ursache der Infektion sind in über 50 % der Fälle Bagatellverletzungen; eine Impfung ist möglich und wird von der ▶ *STIKO* empfohlen
Tetra- Vorsilbe oder Wortteil für: vier-
Tetraparese Unvollständige Lähmung aller vier Gliedmaßen (beide Arme und beide Beine)
Tetraplegie Vollständige Lähmung aller vier Gliedmaßen (beide Arme und beide Beine)
TH1-Zellen Art der T-Lymphozyten, die Interferon-gamma freisetzen und ▶ *Makrophagen* aktivieren (zelluläre Abwehr)
TH2-Zellen Art der T-Lymphozyten, die Interleukin-4 und -5 freisetzen und B-Lymphozyten aktivieren (humorale Abwehr)
Thalamus Abschnitt des Zwischenhirns; sammelt und verarbeitet alle Informationen aus der Umwelt und dem Körperinneren vor der Weiterleitung zum ▶ *Großhirn*; fungiert als Filter, indem es nur bestimmte Informationen zum Bewusstsein weiterleitet

T-Helferzelle Abk. TH-Zellen. T-Helferzellen geben verschiedene die Abwehrzellen stimulierende Zytokine ab

Theorie der freien Radikale Schädigungstheorie des Alterns; die Menge an Enzymen, welche freie Radikale in den Zellen eliminieren können, ist mitbestimmend für die Lebenserwartung einer Art

Therapie, -therapie (Heil-)Behandlung einer Krankheit

Therm(o)-, -thermie Vorsilbe, Nachsilbe oder Wortteil für: Wärme

Thermische Akklimatisierung Anpassung des Körpers an längerfristig veränderte äußere Temperaturverhältnisse

Thermoregulatorisches Zentrum Zentrum im ▶ *Hypothalamus*, das für die Regulation der Körpertemperatur zuständig ist

Thermorezeptoren Nerven, die die Temperatur in Körperkern und -schale überwachen

Thoracic-Outlet-Syndrom, venös, arteriell oder neurologisch Abk.: TOC; Engpasssyndrom der oberen ▶ *Thoraxapertur*

Thorakal Den Brustkorb betreffend

Thorakoskopie Endoskopische Untersuchung der Pleurahöhle

Thorakotomie Operative Eröffnung der Brusthöhle

Thorax Brust, Brustraum, ▶ *Brustkorb* (▶ Abb. 375)

Thoraxapertur Öffnung des Brustkorbs; unterschieden werden obere Thoraxapertur (Öffnung zum Hals hin) und untere Thoraxapertur (Öffnung zum Bauchraum hin, begrenzt vom ▶ *Zwerchfell*)

Thrombektomie ▶ *Embolektomie*

Thrombin Enzym der Blutgerinnung, welches Fibrin aktiviert

Thrombinzeit Abk.: TZ; Laborparameter zur Bestimmung der Gerinnungsfähigkeit; dient zur Überwachung der Vollheparinisierung

T

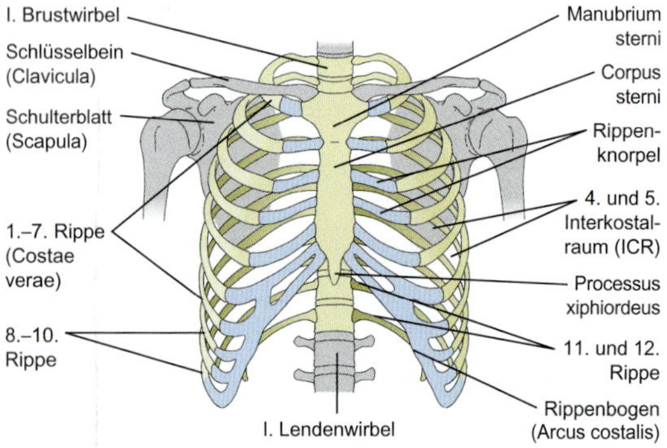

Abb. 375 Thorax [L190]

Thromboembolie Gefäßverschluss durch einen in die Blutbahn verschleppten Blutpfropf
Thrombolyse Therapie zur Auflösung von Thromben
Thrombophlebitis Entzündung der oberflächlichen Venen
Thromboplastinzeit ▶ *Quick-Wert*
Thrombopoese Bildung von Thrombozyten im Knochenmark
Thrombopoetin Wachstumsfaktor, welcher die Bildung und Ausdifferenzierung der Thrombozyten steuert
Thrombos Abk. für: ▶ *Thrombozyten*
Thrombose Syn.: Blutpfropfbildung; lokale intravasale und intravitale (= während des Lebens auftretende) Gerinnung
Thrombozyten Blutplättchen; Funktion der Blutstillung (▶ Abb. 376)
Thrombozytenadhäsion Teil der primären Blutstillung; Anhaften der Thrombozyten an verletzten Blutgefäßwänden, wo dann die ▶ *Thrombozytenaggregation* stattfindet
Thrombozytenaggregation Teil der primären Blutstillung; Aneinanderlagerung von Thrombozyten nach erfolgter Thrombozytenadhäsion zum Verschluss verletzter Blutgefäße
Thrombozytenaggregationshemmer Arzneimittel zur Hemmung der Zusammenballung von Blutblättchen in den Arterien
Thrombozytenkonzentrat Abk.: TK; Blutprodukt; aus Vollblutspende isolierte Thrombozyten, für schweren Thrombozytenmangel
Thrombozytenpfropf Aneinanderlagerung von Thrombozyten zu einem Pfropf, welcher eine Wunde binnen 1–3 Minuten verschließt (außer bei großen Wunden)
Thrombozytenzahl Laborgröße zur Diagnose der Gerinnungsfähigkeit; Normwert 150–400/nl
Thrombozytopathie Funktionsstörung der Blutplättchen
Thrombozytopenie Verminderte Blutplättchenzahl
Thrombozytopoese Blutplättchenbildung
Thrombozytose Erhöhte Blutplättchenzahl
Thrombus Syn.: Blutpfropf, Blutgerinnsel; Wundverschluss aus Thrombozyten

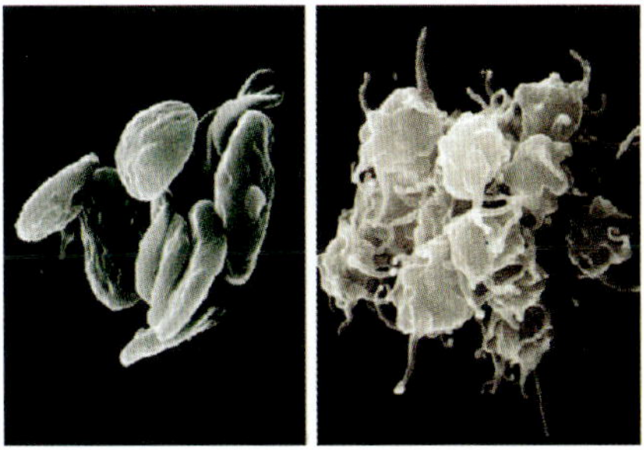

Abb. 376 Thrombozyt [E368]

Thrombus, endgültiger Thrombozytenpfropf, welcher von einem Netz aus Fibrin umgeben ist

Thrombus, roter Thrombus, in welchem Erythrozyten enthalten sind, die für die rote Färbung sorgen

Thrombus, weißer Thrombus, welcher nur aus Thrombozyten besteht und der eine weiße Farbe hat

Thymin Base und Grundbaustein der DNA; komplementär zu ▶ *Adenin*, gebunden an Desoxyribose

Thymoleptikum ▶ *Antidepressivum*

Thymus Primäres lymphatisches Organ; Teil des Abwehrsystems, in dem ▶ *T-Lymphozyten* geprägt werden (▶ Abb. 377)

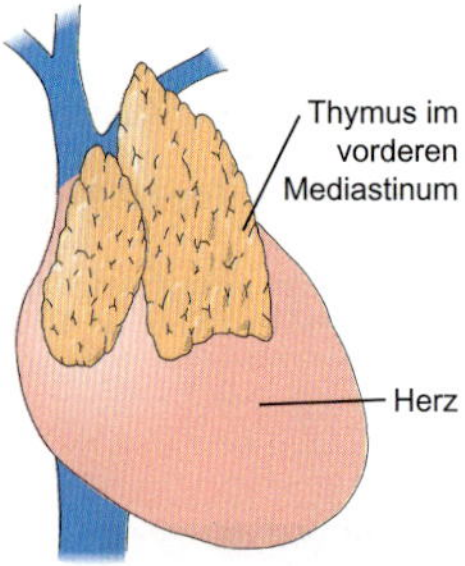

Abb. 377 Thymus eines Jugendlichen [L190]

Thymusmark Inneres Gewebe des Thymus, in welchem sich reife ▶ *T-Lymphozyten* und ▶ *Makrophagen* befinden

Thymusrinde Periphere Zellschichten des Thymus, wo sich hauptsächlich Thymusepithelzellen befinden

Thyr(e)(o)- Vorsilbe und Wortteil für: die ▶ *Schilddrüse* betreffend

Thyreoglobulin Speicherform der Schilddrüsenhormone Thyroxin und Trijodthyronin

Thyreoidea-stimulierendes Hormon Abk.: TSH; Hormon des ▶ *Hypophysenvorderlappens*, welches das Wachstum, die Jodaufnahme und die Hormonproduktion der Schilddrüse stimuliert

Thyreoiditis Schilddrüsenentzündung

Thyreotropin-Releasing-Hormon Abk.: TRH; Hormon des ▶ *Hypothalamus*, welches die Produktion von TSH anregt

Thyroxin Schilddrüsenhormon mit vier Jodatomen

Thyroxin-bindendes Globulin Transporteiweiß, an welches das Hormon Thyroxin bindet, um zu seinem Wirkungsort zu gelangen

TIA ▶ *Transitorisch ischämische Attacke*

Tibia ▶ *Schienbein*

Tibial Zum Schienbein hin

Tibialis-anterior-Syndrom Kompartmentsyndrom (= Durchblutungsstörung durch erhöhten Gewebedruck in einer Muskelloge) am Unterschenkel

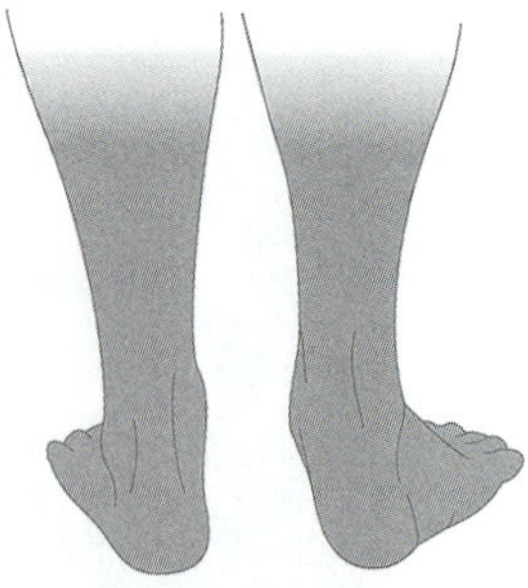

Abb. 378 Typisches Zeichen eines Tibialis-posterior-Syndrom [G463]

Tibialis-posterior-Syndrom Schwäche des ▶ *M. tibialis posterior*, die zur Abflachung des Längsgewölbes führt (▶ Abb. 378)

Tic Kurze, unwillkürliche Kontraktion einzelner Muskeln oder Muskelgruppen

Tiefenschmerz Somatischer Schmerz, welcher von Muskeln, Gelenken, Knochen oder Bindegewebe ausgeht

Tiefensensibilität Von Mechanorezeptoren vermittelte Wahrnehmungen, die Auskunft geben über Stellung, Kraft und Bewegungen des Bewegungsapparates (▶ *Stellungssinn*, ▶ *Kraftsinn* und ▶ *Bewegungssinn*)

Tiffeneau-Test Atemstoßtest zur Messung der exspiratorischen Einsekundenkapazität; Luftmenge, die nach größtmöglicher Einatmung innerhalb einer Sekunde ausgeatmet werden kann

Tinktur Arzneimittelform; alkoholischer Auszug aus pflanzlichen oder tierischen Stoffen

Tinnitus (aurium) Syn.: Ohrgeräusche; in der Regel Bezeichnung für rauschende, klingende und pfeifende Geräusche im Ohr, die nur vom Patienten wahrgenommen werden und denen keine nachvollziehbaren Schallereignisse zugrunde liegen

TIPS, TIPSS Abk. für: **T**ransjugulärer **i**ntrahepatischer **p**ortosystemischer **S**tent-**S**hunt; Verbindung von Pfortader und Lebervene

Titer Maß für Konzentration eines Antikörpers, Antigens oder Virus im Blut

Titze-Syndrom Entzündliche Reizung der kostochondralen und/ oder kostosternalen Verbindungsstellen

TK Abk. für: ▶ *Thrombozytenkonzentrat*

T-Lagerung Positionierung zur Dehnung des gesamten Brustkorbs zur Belüftung aller Lungenbezirke; ein Kissen unterstützt die Wirbelsäule, das zweite die Schultern, die Rippen liegen frei (▶ Abb. 379)

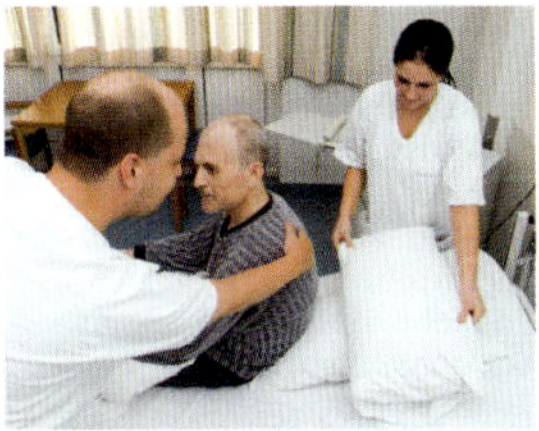

Abb. 379 T-Lagerung [K115]

T-Lymphozyten Leukozyten, welche von einer lymphatischen Knochenmarkstammzelle ausgehen und im Thymus geprägt werden

TNM-Klassifikation System zur Stadieneinteilung bösartiger Tumoren nach einheitlichen Kriterien; T = Tumor – Ausdehnung des Primärtumors, N = Nodulus – Fehlen/Vorhandensein von Lymphknotenmetastasen, M = Metastasten – Fehlen/ Vorhandensein von Fernmetastasen

Tochterzelle In der ▶ *Mitose* teilt sich eine Mutterzelle in zwei Tochterzellen

TOF Abk. für: ▶ *Fallot-Tetralogie*

Tokolytikum Plural: Tokolytika; Arzneimittel zur Hemmung der Wehentätigkeit; Einsatz bei vorzeitiger Wehentätigkeit, Operationen am schwangeren Uterus, mütterlicher bzw. kindlicher Gefährdung

Toleranz Widerstandsfähigkeit, Reaktionslosigkeit, Anpassung

Tollwut Syn.: Rabies, Lyssa; akute, meldepflichtige Infektionskrankheit des ▶ *ZNS* mit praktisch immer tödlichem Ausgang; derzeit in Deutschland nur eingeschleppte Infektionen;

Übertragung: Speichelkontakt, Biss oder Belecken von verletzter Haut durch tollwütige Tiere (z. B. streunende Hunde, Füchse)
-tomie Nachsilbe oder Wortteil für: Schnitt
Tomografie Syn.: Schichtenaufnahme; scharfe Abbildung einzelner Schichten bei kontinuierlichem Röntgen
Ton(o)-, -tonie Vorsilbe, Nachsilbe oder Wortteil für: Spannung
Tonhöhe Hängt von der Spannung der Stimmbänder ab
Tonisch Spannung betreffend; lang andauernde, schmerzhafte Muskelanspannung
Tonometrie Augeninnendruckmessung zur Ermittlung des Spannungszustands des Augapfels
Tonsillektomie Abk.: TE; operative Entfernung der Gaumenmandeln; Therapie bei Angina tonsillaris (= Mandelentzündung)
Tonsillen Mandeln
Tonsillitis ▶ *Angina tonsillaris*
Tonus Spannungszustand (eines Muskels)
Topisch Lokal, äußerlich
Topografie Lagebeziehungen
Torsion Drehung
Torso Rumpf
Torticollis Syn.: ▶ *Schiefhals, muskulärer*
Totale Lungenkapazität Syn.: Totalkapazität; Volumen, das sich nach maximaler Inspiration in der Lunge befindet (Vitalkapazität + Residualvolumen)
Totalendoprothese Abk.: TEP; Prothese mit künstlichem Gelenkkopf und künstlicher Gelenkpfanne; häufig bei Hüft- und Kniegelenksersatz nach Verletzungen oder bei Arthrose (▶ Abb. 380)
Totgeburt Geburt eines Kindes über 500 g Gewicht ohne Lebenszeichen
Totraum Abschnitte der Atemwege, die nicht am pulmonalen Gasaustausch beteiligt sind
Totraum, alveolarer Alveolen, die nicht mehr am Gasaustausch teilnehmen, da sie beschädigt wurden oder nicht mehr ausreichend durchblutet oder mit Luft versorgt werden
Totraum, anatomischer Von der eingeatmeten Luft steht nur ein Teil für den Gasaustausch zur Verfügung, etwa 30 % verbleiben ungenutzt in den Atemwegen
Totraum, funktioneller Zerstörte oder zu schwach durchblutete Alveolen können nicht am Gasaustausch teilhaben
Tox- Vorsilbe oder Wortteil für: Gift
Toxin Gift
Toxikologie Lehre von den Giftstoffen, den Vergiftungen und der Behandlung von Vergiftungen
Toxisch Giftig
Toxoplasmose Meist asymptomatische Infektion durch Toxoplasma gondii; Bedeutung für abwehrgeschwächte Patienten und Ungeborene
TPZ Abk. für: **T**hrombo**p**lastin**z**eit; Syn.: ▶ *Quick-Wert*, Prothrombinzeit

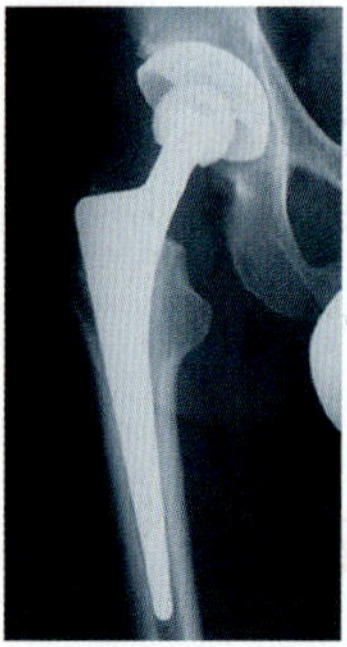

Abb. 380 Totalendoprothese [M158]

TQM Abk. für: **T**otal **Q**uality **M**anagement; Basis für Qualitätsmanagementsysteme

Trabekel 1. Balkenförmige Struktur in Organen wie z. B. der Milz; hier bilden sie ein stützendes Gerüst; 2. Dünne Muskelleisten an der Innenseite der Herzkammern

Tracer Künstliche, oft radioaktiv markierte Substanz, die in den Körper eingebracht wird, am Stoffwechsel teilnimmt und durch ihre Verteilung diagnostische Aussagen treffen lässt

Trach- Vorsilbe oder Wortteil für: Luftröhren-

Trachea ▶ *Luftröhre*

Trachealkanüle Kanüle zum Offenhalten eines Tracheostoma (= Öffnung der Luftröhre nach außen)

Tracheitis Luftröhrenentzündung; meist viral, gelegentlich bakteriell bedingt; häufig Begleiterscheinung einer Laryngitis (= Tracheolaryngitis) oder Bronchitis (= Tracheobronchitis)

Tracheomalazie Pathologische Erweichung des Knorpels der Luftröhre; meist durch Druck von außen (z. B.: bei ▶ *Struma*)

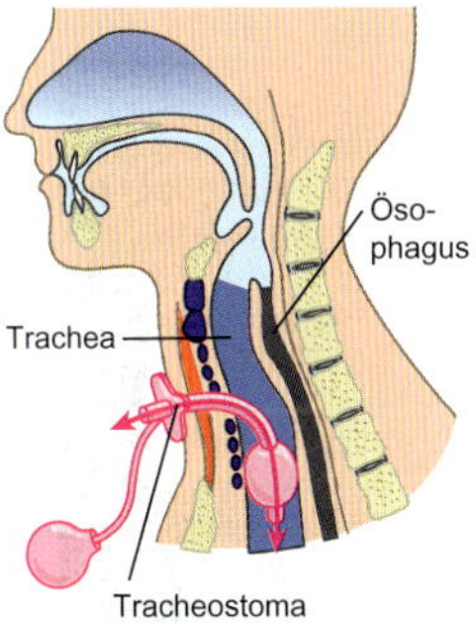

Abb. 381 Tracheostoma [L138]

Tracheostoma Durch ▶ *Tracheotomie* operativ angelegte Öffnung der Luftröhre nach außen, versorgt mit Trachealkanüle; Unterteilung: ▶ *Passager* bei Langzeitbeatmung oder endgültig bei Kehlkopfentfernung (▶ Abb. 381)

Tracheotomie Luftröhrenschnitt

Tractus iliotibialis Verstärkung der ▶ *Fascia lata*

Tractus olfactorius ▶ *Riechbahn*

Tränenapparat Gesamtheit aus Tränendrüsen und Tränenwegen

Tränenbein Lat.: Os lacrimale; kleiner, paarig angelegter Teil des Gesichtsschädels, welcher den vorderen mittleren Teil der Augenhöhle bildet

Tränendrüse Lat.: Glandula lacrimalis; Organ, welches Tränenflüssigkeit produziert; befindet sich am seitlichen Dach der Augenhöhle

Tränenflüssigkeit Salz- und enzymhaltige Flüssigkeit, welche das Auge vor Bakterien schützt, Fremdkörper ausspült und die Hornhaut vor dem Austrocknen schützt

Tränenkanälchen Lat.: Canaliculus lacrimalis; Teil der Tränenwege; Verbindung zwischen den Tränenpunkten am Auge und dem Tränensack

Tränen-Nasen-Gang Verbindung zwischen dem Tränensack und dem unteren Nasengang; beim Weinen läuft über diesen Gang Tränenflüssigkeit in die Nase

Tränensack Lat.: Saccus lacrimalis; Teil der Tränenwege, sammelt die Tränenflüssigkeit

Tränenwege Leitungswege, durch welche die Tränenflüssigkeit zur Nase abfließt; dazu gehören obere und untere Tränenkanälchen, Tränensack und ▶ *Tränen-Nasen-Gang*

Tragezeit Zeitraum, in dem das Kind im Mutterleib optimal aufgehoben ist; umfasst ziemlich genau 280 Tage (40 Schwangerschaftswochen)

Trakt Zug, Strang, Gesamtlänge
Traktionstechnik Behandlungsmethode, bei der die beteiligten Anteile entlang der longitudinalen Achse mit kontinuierlicher oder intermittierender Kraftanwendung gedehnt werden (▶ Abb. 382)

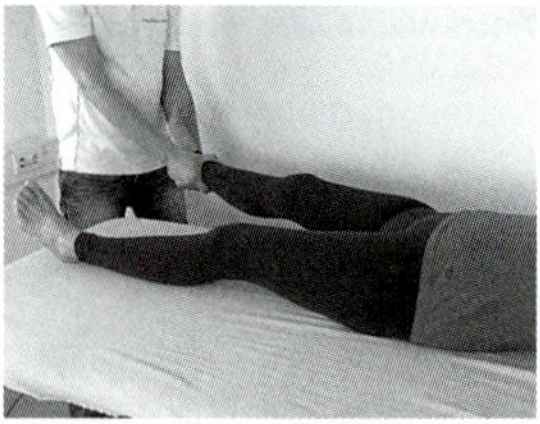

Abb. 382 Traktionsbehandlung am Hüftgelenk – Zug entlang der Femurachse [W975]

Tranquilizer ▶ *Anxiolytikum*
Trans- Vorsilbe oder Wortteil für: durch, hindurch
Transferrin Transportprotein für Eisen
Transformation Umwandlung, Umformung, Umgestaltung, Übertragung
Transfusion Zuführen von Blut und Blutbestandteilen
Transgenerationseffekt Erhöhtes Risiko der Kinder von Eltern mit Abhängigkeitserkrankungen für psychische Störungen und Abhängigkeitsverhalten
Transitorisch ischämische Attacke Abk.: TIA; kurzzeitiges Auftreten von Schlaganfallsymptomen
Transkription Abschrift der in der DNA gespeicherten Information in die RNA
Transkulturell Kulturübergreifend; über die Grenzen einer Kultur hinweg
Translation Übersetzung der RNA in Aminosäureketten und somit in ▶ *Proteine*
Translationstechnik Verschiebung von Gewebe, Gelenkanteile in seitliche Richtung
Translokation Teile eines Chromosoms können von diesem abbrechen und sich an ein anderes Chromosom anheften
Transmembranproteine Unterform der integralen Membranproteine
Transpiration Absonderung von Schweiß
Transplantat Verpflanzung von Zellen, Gewebe, Organ oder Gliedmaße
Transplantatabstoßung ▶ *Abstoßungsreaktion*
Transplantation Verpflanzung
Transport Beförderung
Transport, aktiv Energieverbrauchender Transport von Substanzen; funktioniert auch entgegen einem Konzentrationsgefälle
Transport, passiv Moleküle überwinden die Zellmembran ohne Verbrauch von Energie entlang eines Konzentrations- oder Potenzialgefälles
Transportfunktion Aufgabe des Blutes; es führt den Zellen Sauerstoff und Nährstoffe zu und führt Stoffwechselendprodukte und Kohlendioxid zu Lunge und Ausscheidungsorganen
Transposition Verlegung, Verlagerung, Vertauschung
Transsudat Wässrige, klare Körperflüssigkeiten mit niedrigem Eiweißgehalt, die durch Epithelgewebe oder Gefäßwände austreten; Geg.: Exsudat
Transversal Quer verlaufend
Transversalebene Querebene, Horizontalebene (▶ Abb. 383)

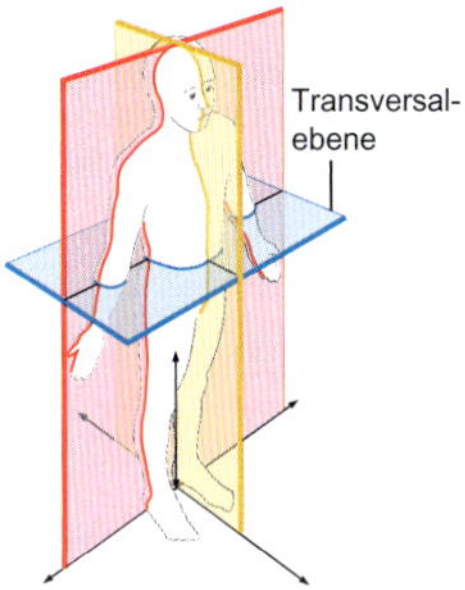

Abb. 383 Transversalebene [L190]

Transversostoma ▶ *Stoma* im ▶ *Colon transversum*
Transzelluläre Flüssigkeit Flüssigkeit im Extrazellularraum von Pleura-, Peritoneal- und Perikardhöhlen, Augenkammer, Liquor cerebrospinalis sowie im Harn- und Magen-Darm-Trakt
Trauma Verletzung, Wunde, seelischer Schock
Traumatisch Durch Gewalteinwirkung verursacht; ein Trauma betreffend; Geg.: atraumatisch
Traumatologie Medizinisches Fachgebiet und Lehre von der Entstehung, Verhütung und Behandlung von Verletzungen
Tremor Muskelzittern; rhythmische Zuckungen von Muskelgruppen mit resultierendem Zittern der betroffenen Körperteile oder des ganzen Körpers
Trendelenburg-Zeichen Durch Schwäche der Musculi glutei medius und minimus (Hüftabduktoren) bedingtes Absinken des Beckens auf der Gegenseite während der Standphase
Treppenmuskeln Skalenusmuskeln, Lat.: Mm. scaleni; drei Muskeln mit treppenförmigen Ansätzen an den Rippen; sie fungieren als Atemhilfsmuskeln und neigen den Hals zur Seite
TRH Abk. für: ▶ *Thyreotropin-Releasing-Hormon*
Tri- Vorsilbe oder Wortteil für: drei-
Triage Sichtung und Einteilung von Verletzten und Erkrankten in verschiedene Kategorien nach Dringlichkeit der Behandlung
Trich(o)- Vorsilbe oder Wortteil für: Haar-
Trichinose Weltweit verbreitete Wurmerkrankung mit variablem Krankheitsbild, verursacht durch den Rundwurm Trichinella spiralis
Trigeminusneuralgie Schmerzerkrankung im Versorgungsgebiet des N. trigeminus (V. Hirnnerv)
Triggern Direkte Stimulation der Blase durch rhythmisches und schnelles Beklopfen der suprapubischen Region mit den Fingerspitzen der gestreckten Hand bis zum Urinfluss, bei Aufhören der Miktion erneutes Klopfen; Anwendung v. a. bei chronischem Harnverhalt
Triggerpunkt, myofaszialer Hyperirritierbare und hypersensible knotenartige, verspannte Strukturen am skelettalen Muskel
Triglyzerid Neutralfett aus einem Glyzerin- und drei Fettsäuremolekülen
Trijodthyronin Schilddrüsenhormon mit drei Jodatomen
Trikuspidalklappe Lat.: Valva tricuspidalis (▶ Abb. 384); Herzklappe zwischen dem rechten Vorhof und der rechten Kammer; sie hat drei Segel (Lat.: tricuspidalis = dreizackig)
Trimenon Ein Abschnitt der Schwangerschaft; die Aufteilung der Schwangerschaft erfolgt in drei Abschnitte zu je drei Monaten

Trimenonanämie Physiologische und vorübergehende Anämie bei Säuglingen innerhalb der ersten drei Lebensmonate
Tripeptid Verbindung, welche aus drei Aminosäureresten gebildet wird; diese sind durch Peptidbindungen miteinander verbunden
Tripper ▶ *Gonorrhö*
Trisomie Ein Chromosom ist statt zweimal dreimal vorhanden
Trizepssehnenreflex Abk.: TSR; Eigenreflex, welcher durch einen Schlag auf die Trizepssehne ausgelöst wird und zu einer Streckung des Armes führt
t-RNA Kleeblattförmiges Molekül, das Aminosäureketten produziert; jedes Anticodon der t-RNA ist das passende Gegenstück zu einem Codon (= kleinste Informationseinheit des genetischen Codes) der RNA
Trochanter major Großer Rollhügel; Knochenvorsprung an der Oberseite des Oberschenkelknochens, der als Muskelansatz für die Gesäßmuskulatur dient (▶ Abb. 385)
Trochanter minor Kleiner Rollhügel; Knochenvorsprung an der Oberseite des Oberschenkelknochens, der als Muskelansatz für den M. iliopsoas dient (▶ Abb. 385)

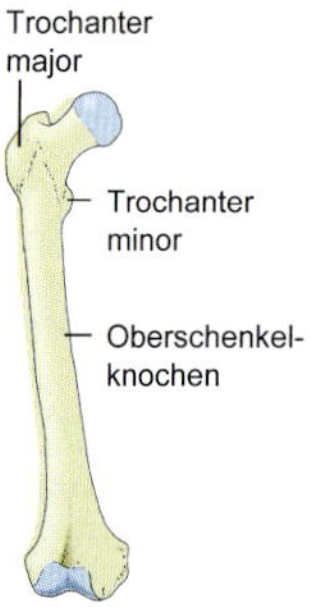

Abb. 385 Trochanter major/minor [L190]

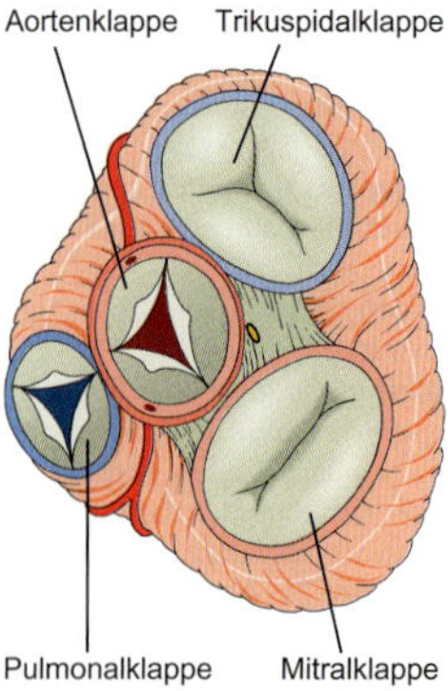

Abb. 384 Trikuspidalklappe [L190]

Tröpfcheninfektion Infektion durch Bakterien oder Viren, die in winzigen Wassertröpfchen in der (Atem-)Luft enthalten sind
Trommelfell Lat.: Membrana tympani; Grenze zwischen äußerem Gehörgang und Mittelohr aus einer dünnen, bindegewebigen Membran
Trommelschlägelfinger Endglieder der Finger sind infolge einer Weichteilverdickung kolbenförmig aufgetrieben; Auftreten bei Herzfehlern oder chronischen Lungenerkrankungen mit Hypoxie
Trophisch Die Ernährung des Gewebes betreffend
Trophoblast Aus Zellen bestehende Außenwand der Blastozyste; nach der Einnistung bilden sich daraus

zwei Schichten: der ▶ *Synzytiotrophoblast* und der ▶ *Zytotrophoblast*

Troponin I/T Herzmuskelenzyme, die bei Schädigung von Herzmuskelzellen in erhöhter Konzentration im Blut nachgewiesen werden können; dienen der Frühdiagnostik bei Herzinfarkt

Trümmerfraktur Knochenbruch mit mehr als sechs Bruchstücken (= Fragmenten)

Trunkus Rumpf, Stamm

Truncus bracheocephalicus Eine der drei großen Arterien, die aus dem Aortenbogen austreten

Truncus coeliacus Arterienbogen im Bauchraum, von dem sich die wichtigen Arterien zur Versorgung von Magen, Leber und Milz abzweigen

Truncus pulmonalis Stamm der Lungenschlagadern, „Ausgang" der rechten Herzkammer; das Blut fließt über diesen Gefäßstamm in die rechte und linke Lungenarterie

Trypsin Enzym zur Aufschließung von Eiweißen; die Vorstufe heißt Trypsinogen; Teil des Pankreassaftes

TSH Abk. für: ▶ *Thyreoidea-stimulierendes Hormon*

TSR Abk. für: ▶ *Trizepssehnenreflex*

TSS Abk. für: **t**oxisches **S**chock**s**yndrom; Schocksymptomatik durch ▶ *Exotoxine* von Staphylokokken

Tuba uterina ▶ *Eileiter*

Tubarabort Ausstoßung der Frucht in die Bauchhöhle; häufig bei Eileiterschwangerschaft nach dem Absterben des Keims

Tubargravidität ▶ *Eileiterschwangerschaft*

Tubarruptur Platzen des Eileiters infolge einer Eileiterschwangerschaft

Tubenmittelohrkatarrh Ein- oder beidseitige, akute oder chronische Funktionsstörung der Ohrtrompete mit Belüftungsstörung der Paukenhöhle des Mittelohrs; dadurch Sekretansammlung in der Paukenhöhle (= Paukenerguss) mit Schallleitungs-Schwerhörigkeit; häufig v. a. im (Klein-)Kindalter

Tuberculum majus Großer Höcker; Knochenvorsprung am oberen Ende des Oberarmknochens (Humerus); dient als Muskelansatz

Tuberculum minus Kleiner Höcker; Knochenvorsprung am oberen Ende des Oberarmknochens (Humerus); dient als Muskelansatz

Tuberkel Höcker, Vorsprung

Tuberkulintest Test der immunologischen Reaktion des Körpers auf den Kontakt mit Tuberkuloprotein; Nachweis über die Auseinandersetzung des Immunsystems mit Tuberkulosebakterien, jedoch kein Nachweis für Tuberkulose-Erkrankung

Tuberkulose Abk.: Tb, Tbc; Syn.: Schwindsucht; weltweit verbreitete, bakterielle Infektionskrankheit (durch Mycobacterium tuberculosis) mit chronischem Verlauf; meist in den Atmungsorganen lokalisiert, jedoch grundsätzlich Befall aller Organe möglich

Tuberkulose, primäre Mit dem Atemstrom Eindringen der Tuberkulosebakterien in die Lunge, Befall der regionären Lymphknoten; ▶ *Hämatogene* Streuung möglich

Tuberkulose, postprimäre Nach Jahren Reaktivierung der Organherde bei Abwehrschwäche, meist isolierte Lungentuberkulose

Tuberositas Knochenhöcker mit Rauigkeit; dient dem Ansatz oder dem Ursprung von Muskeln

Tubulös Röhrenförmig

Tubulo-glomeruläre Rückkoppelung Die Filtration jedes einzelnen Nierenkörperchens wird über diese Rückkoppelung reguliert, indem die NaCl-Konzentration im Lumen und die Flussrate des Harnes bestimmt werden

Tubulus Röhrchen, Kanälchen (▶ Abb. 386)

Tubulusapparat Teil des Harnsystems, in dem das Glomerulusfiltrat zum Urin wird

Tubulus, distaler Nierenkanälchen; Teil des Nephrons, der für die Rückresorption von Natrium und Chlorid (ohne Wasser) zuständig ist

Tubulus, intermediärer Nierenkanälchen; Verbindung zwischen proximalem und distalem Tubulus

Tubulus, proximaler Nierenkanälchen; Teil des Nephrons, in dem die Rückresorption von wichtigen Substanzen (u. a. Natrium, Wasser und Aminosäuren) aus dem Primärharn erfolgt; entspringt dem Harnpol des Nierenkörperchens

Tubus Rohr, Kanal

Türkensattel Lat.: Sella turcica; knöcherne, sattelförmige Struktur des Keilbeins, auf dem die ▶ *Hypophyse* ruht

Tumor Geschwulst; Zunahme von Gewebevolumen; Schwellung

Tumor, benigner Gutartiger Tumor: niedrige Zellteilungsrate (wächst langsam); verdrängt umliegendes Gewebe (expansiv); nur bedrohlich an kritischen Körperstellen (z. B. Gehirn)

Tumor, epithelialer Wucherung von Epithelgewebe

Tumor, maligner Bösartiger Tumor: hohe Zellteilungsrate (wuchert schnell); dringt in umliegendes Gewebe ein (invasiv) und zerstört es (destruierend); unbehandelt i. d. R. tödlich; bildet häufig Metastasen (Tochtergeschwülste); im Volksmund „Krebs“ genannt

Tumor, mesenchymaler Tumor ausgehend vom Bindegewebe eines Organs

Tumor, semimaligner Tumor wächst am Ort des Entstehens invasiv und destruierend, metastasiert aber nicht

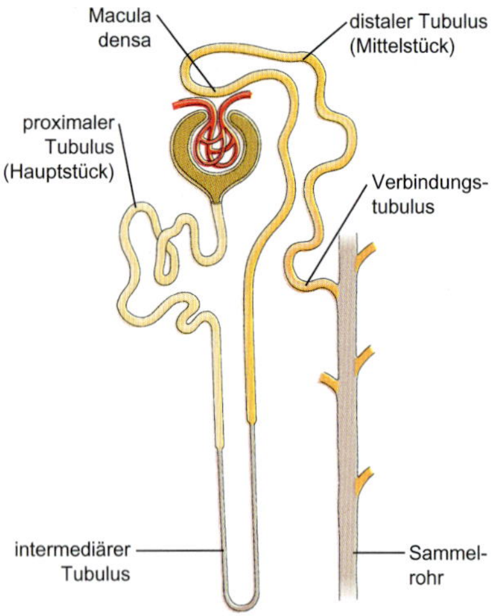

Abb. 386 Tubuli der Niere [L190]

Tumorentfernung Möglichst vollständige operative Entfernung des Tumorgewebes mit möglichst geringen Schäden für die Nachbargewebe

Tumorentstehung Die Entstehung von Tumoren unterteilt sich in zwei Phasen: Initiierungsphase und Promotionsphase

Tumormarker Substanzen, die Hinweise zum Verlauf einer Tumorerkrankung liefern

Tumor-Nekrose-Faktor Zytokin (Botenstoff des Immunsystems), welches u. a. den Tod von Zellen unmittelbar herbeiführen kann und die Phagozytose stimuliert

Tumornephrektomie Operation mit Entfernung von Niere, Nebenniere, einem Großteil des Harnleiters und der Lymphknoten bei Nierenzellkarzinom ohne Fernmetastasen

Tumorrezidiv Wiederauftreten des Tumors

Tunika Haut, Gewebeschicht, die Organe umhüllt oder Hohlorgane auskleidet

Tunica externa Syn.: Tunica adventitia; äußere Schicht der Arterienwand aus Bindegewebe und elastischen Fasern

Tunica interna Innerste Schicht der Arterienwand aus Bindegewebsfasern, einer elastischen Membran und dem Gefäßendothel

Tunica media Mittlere Schicht der Arterienwand aus glatten Muskelzellen und elastischen Fasern

TUR Abk. für: **t**rans**u**rethrale **R**esektion; endoskopischer Eingriff zur Entfernung von Blasenteilen oder Prostata

Turgor Druck des Zellsafts auf die Zellwand; Spannkraft der Haut

Turner-Syndrom Syn.: Monosomie, X0; Fehlbildungssyndrom bei Mädchen mit Hand- und Fußrückenödemen, Minderwuchs und Infertilität; verursacht durch das Fehlen des zweiten X-Chromosoms

T-Welle Teil des ▶ *EKG*; Rückbildung der Erregung des Kammermyokards

Tympanoplastik Operativer Verschluss eines Trommelfelldefekts; Therapie bei chronischer Mittelohrentzündung (= Otitis media chronica) mit Trommelfellperforation

Typhus Schwere Allgemeinerkrankungen, verursacht durch typhöse Salmonellen; Leitsymptome: Krankheitsgefühl mit treppenartig anstei-

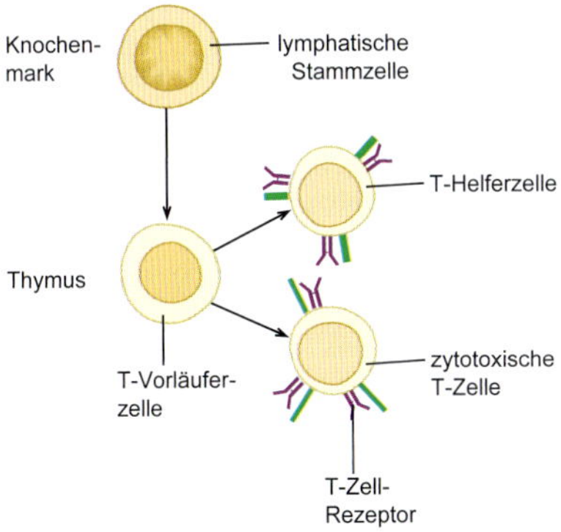

Abb. 387 Entwicklung von T-Lymphozyten [L190]

gendem ▶ *Fieber*, ▶ *Obstipation*, später Durchfälle, Benommenheit

TZ ▶ *Thrombinzeit*

T-Zelle Zelluntergruppe der Lymphozyten (weißen Blutkörperchen) mit spezifischen Abwehraufgaben (▶ Abb. 387)

T-Zelle, zytotoxische Untergruppe der T-Zellen; leiten durch Perforin (zellauflösendes Protein) und Granzym B den programmierten Zelltod ein und beseitigen so direkt virusinfizierte oder tumorös mutierte Zellen

T-Zellen-Gedächtnis Bestandteil der Gedächtnisfunktion des Immunsystems

T-Zell-Rezeptor Molekül zur Erkennung von Antigenen an der Membranoberfläche von T-Zellen

U

Übergangsmilch Muttermilch, welche gegen Ende der ersten Stillwoche produziert wird; flüssiger als die Vormilch

Überlaufblase Sonderfall des Harnverhalts, bei dem kleine Mengen Urin aus der maximal gefüllten Blase entleert werden oder unwillkürlich abgehen

Übertragenes Neugeborenes Kind, welches länger als 40 Schwangerschaftswochen im Mutterleib verbringt

Übertragung 1. Überschreitung des regulären Geburtstermins um mehr als 2 Wochen; 2. Ansteckung mit einer Krankheit

Überwärmung Lat.: Calor; eines der Kardinalsymptome einer Entzündung; das entzündete Gewebe hat eine höhere Temperatur als der Rest des Körpers

Überzuckerung Hyperglykämie; Blutzuckerkonzentration, die über den Normwerten liegt

Uhrglasnagel Vergrößerter und übermäßig gewölbter Nagel, verursacht durch Lungenfunktionsstörungen oder Herzfehler (in Kombination mit Trommelschlägelfinger)

Ulcus cruris Syn.: Unterschenkelulkus, -geschwür, offenes Bein; oft tiefer Substanzdefekt in vorgeschädigter Haut am Unterschenkel, in 60–80 % venös bedingt (= Ulcus cruris venosum)

Ulcus duodeni Zwölffingerdarmgeschwür

Ulcus molle Syn.: weicher Schanker; durch Haemophilus-Bakterien verursachte Geschlechtskrankheit mit Ulzerationen an der Eintrittsstelle und Schwellung benachbarter Lymphknoten

Ulcus ventriculi Magengeschwür

Ulkus Syn.: Geschwür; durch Verdauungssäfte entstandener Schleimhautdefekt, der im Gegensatz zur Erosion auch die Muscularis mucosae der Schleimhaut durchbricht (▶ Abb. 388); am häufigsten: Ulzera im Magen und im Duodenum

Ulkus, chronisches ▶ *Ulkuskrankheit*

Ulkuskrankheit Geschwürleiden als chronisch-rezidivierende Form

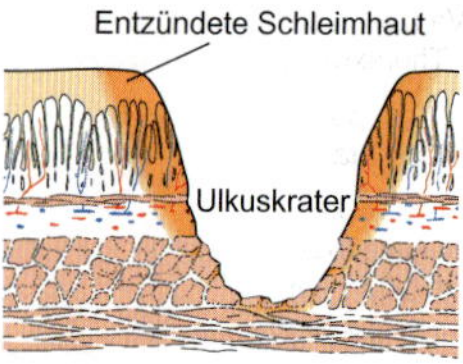

Abb. 388 Ulkus [L190]

Ullrich-Turner-Syndrom ▶ *Turner-Syndrom*
Ulna ▶ *Elle*
Ulnar Zur Elle (Ulna) hin
Ultra- Vorsilbe oder Wortteil für: jenseits von …, über … hinaus
Ultrafiltrat Blutplasma; zellfreier Bestandteil des Blutes; Gewinnung durch Filtration durch eine semipermeable Membran, z. B. bei Dialyse
Ultrafiltration Zusatzverfahren bei der Dialyse, bei dem durch hydrostatischen Druck Wasser aus den Gefäßen abgepresst wird; abhängig vom Wasserhaushalt des Körpers
Ultraschall Abk. US; Syn.: Sonografie
Ulzeration Bildung von Geschwüren
Umbilikal Zum Nabel, zur Nabelschnur gehörend
Umgehungskreislauf Ausbildung von Varizen (= Krampfadern) zur Umgehung der Pfortader bzw. der Leber bei Pfortaderhochdruck; Vorkommen bei ▶ *Leberzirrhose* (▶ Abb. 389)
Umkehrisolation Syn.: protektive Isolierung; Schutz des Patienten vor den Keimen der Umgebung; Anwendung bei hochgradiger Abwehrschwäche z. B. nach Verbrennungen, Transplantationen, Zytostatikatherapie
Umstellungsoperation Nach operativer Durchtrennung des Knochens und evtl. Entfernung eines Knochenkeils wird der Knochen in möglichst physiologischer Stellung zusammengefügt und stabilisiert
Unabhängigkeitsregel 3. Mendelsche Regel der Vererbung: Kreuzt man Individuen untereinander, die sich in mehreren Merkmalen voneinander unterscheiden, mischen sich diese Merkmale bei den Nachkommen unabhängig voneinander entsprechend der Uniformitäts- und Aufspaltungsregel
Unfallchirurgie Medizinisches Fachgebiet, das sich mit Diagnostik, konservativer und operativer Behandlung sowie Rehabilitation von Verletzungen befasst
Uni- Vorsilbe oder Wortteil für: ein-, einzig
Uniformitätsregel 1. Mendelsche Regel der Vererbung: In der ersten Tochtergeneration zweier Eltern, die sich in einem Merkmal unterscheiden (für das sie beide jeweils homozygot sind), sind alle Nachkommen im Hinblick auf dieses Merkmal gleich
Universalempfänger Person mit Blutgruppe AB; diese kann Vollblut jeder Blutgruppe er-

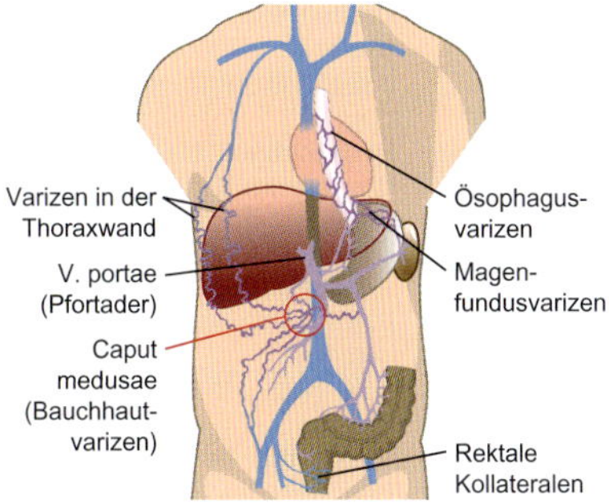

Abb. 389 Umgehungskreisläufe bei Pfortaderhochdruck [L190]

U

halten, ohne dass es zu einer Verklumpung des Blutes kommt

Universalspender Person mit Blutgruppe 0, deren gespendetes Vollblut jeder Person, unabhängig von ihrer Blutgruppe, transfundiert werden kann

Unspezifische Abwehr ▶ *Abwehr, unspezifische*

Unterarm Teil der oberen Extremität mit Elle und Speiche als Knochen

Unterarmmuskel Muskeln des Unterarms, welche vor allem die Hand mobilisieren

Unterhaut Syn.: Subkutis; Verbindeschicht zwischen Haut und tiefer gelegenen Geweben mit Schweißdrüsen, Haarwurzeln, Tastkörperchen für Druck und Vibration sowie Fettgewebe

Unterkiefer Lat.: Mandibula; beweglicher Teil des Kauapparates

Unterkiefernerv Ast des ▶ *N. trigeminus*; sensible Versorgung des unteren Gesichtsteils und der Zunge; enthält auch motorische Nerven, u. a. für die Kaumuskulatur

Unterkieferspeicheldrüse Lat.: Glandula submandibularis; liegt am Unterkieferwinkel und liefert den meisten Speichel

Unterkühlung Hypothermie; Absinken der Körperkerntemperatur unter 35 °C; betrifft immer größere Körperregionen oder den gesamten Organismus und ist daher gefährlich

Unterlappen Lungenlappen, den es sowohl im rechten als auch im linken Lungenflügel gibt

Unterschenkel Lat.: Crus; Teil der unteren Extremität mit Schien- und Wadenbein als Knochen

Unterzuckerung Syn.: Hypoglykämie; Blutzuckerkonzentration, die unter den Normwerten liegt

Unterzungenspeicheldrüse Lat.: Glandula sublingualis; liegt direkt auf der Mundbodenmuskulatur und produziert Speichel

Upside-down-Magen Form der Hiatushernie (= ▶ *Zwerchfell*), bei der der gesamte Magen in den Thorax verlagert ist und durch die Fixierung des unteren Ösophagus am Zwerchfell „auf dem Kopf" steht

Uracil Desaminierte, hydrolysierte Form des ▶ *Cytosins*, welche sich in der RNA (RNS) anstelle des Thymins komplementär mit ▶ *Adenin* paaren kann

Urämie Syn.: Harnvergiftung; Symptomkomplex durch Anreicherung harnpflichtiger Substanzen im Blut bei fortschreitender Niereninsuffizienz; Symptome: Übelkeit, Erbrechen, Juckreiz

Urea ▶ *Harnstoff*

Ureter ▶ *Harnleiter*

Ureterenkatheter Syn.: Splint, Ureterenschienung, Schienungsdrain; Harnleiterkatheter; intraoperativ oder bei Zystoskopie (= Blasenspiegelung) eingebrachte Hohlsonde

Ureterokutaneostomie Harnleiter-Haut-Fistel mit Einpflanzung der Ureteren in die Bauchhaut; Versorgung mit Klebebeutel

Urethra ▶ *Harnröhre*

Urethritis Harnröhrenentzündung; meist bei akuter Harnblasenentzündung

Urethrometrie Messung des Drucks in der Harnröhre in Ruhe und während abdomineller Druckerhöhung sowie Messung der Sphinkterenfunktion

Urgeinkontinenz ▶ *Dranginkontinenz*

-urie Nachsilbe oder Wortteil für: im Urin

Urikopathie ▶ *Gicht*

Urin Harn; flüssiges Ausscheidungsprodukt der Nieren

Urinsediment Wird Urin zentrifugiert, reichern sich die festen Bestandteile im Urinsediment (Harnsediment) an
Urinstatus Abk.: U-Status; Gesamtheit der klinisch wichtigen Laborbefunde im Harn
Urmisstrauen Durch negative Erfahrungen (Vernachlässigung, Bedrohung, Misshandlung etc.) in den ersten Lebensmonaten kann die Fähigkeit zu stabilen zwischenmenschlichen Beziehungen gestört sein; Geg.: Urvertrauen
Uro- Vorsilbe oder Wortteil für: den Harntrakt betreffend
Urochrom Stickstoffhaltiger Farbstoff aus dem Abbau von Hämoglobin
Uroflowmetrie Syn.: Harnflussmessung; nichtinvasive Messung der Harnmenge pro Zeiteinheit
Urolithiasis Syn.: Nephrolithiasis, Nierensteinleiden; Konkrementbildung in den ableitenden Harnwegen, häufig mit Nierenkoliken (= krampfartige Schmerzanfälle); 5 % der Bevölkerung betroffen, meist gute Prognose
Urologie Lehre von den Krankheiten der Harnorgane; eigenständiges, operativ orientiertes Fachgebiet, das v. a. Erkrankungen der ableitenden Harnwege und der männlichen Geschlechtsorgane zum Gegenstand hat; umfasst auch die Andrologie (= Lehre von der Fortpflanzungsfähigkeit des Mannes)
Urosepsis Von den Nieren oder den ableitenden Harnwegen ausgehende Sepsis (= Blutvergiftung)
Urostoma Chirurgisch herbeigeführte vorübergehende oder dauerhafte Ableitung des Urins durch die Haut nach außen (▶ Abb. 390)

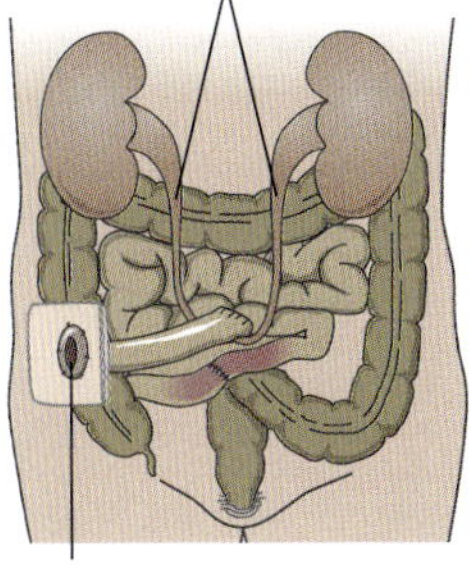

Abb. 390 Urostoma [L157]

Urothel Sonderform des Oberflächenepithels im Harntrakt; großteils mehrschichtig, z. T. auch zweireihig
Urothelkarzinom Bösartiger Urotheltumor
Urothelpapillom Gutartiger Urotheltumor
Ursprung Anhaftungsstelle des Muskels am Knochen, die zum Kopf hin (kranial) bzw. bei den Arm- und Beinmuskeln zum Rumpf hin (proximal) liegt
Urtica ▶ *Quaddel*
Urtikaria Syn.: Nesselsucht, Quaddelsucht; aus Quaddeln bestehendes, meist stark juckendes Exanthem; chronische Urtikaria bei einer Dauer von über sechs Wochen
Urvertrauen In den ersten Lebensmonaten durch positive Erfahrungen (Sicherheit, Zuneigung etc.) geprägte Weltsicht, welche die Basis für stabile zwischenmenschliche Beziehungen ist; Geg.: Urmisstrauen
US Abk. für: ▶ *Ultraschall*

USG Abk. für: ▶ *Sprunggelenk, unteres*
U-Status Abk. für: ▶ *Urinstatus*
Uterus ▶ *Gebärmutter*
Uterus myomatosus Vorkommen zahlreicher Uterusmyome
Uterusatonie Unzureichende Kontraktion der Gebärmutter nach Ausstoßung der Plazenta; meist erkennbar an massiven vaginalen Blutungen (> 500 ml), manchmal Einblutung in die Gebärmutterhöhle
Uterusinvolution Rückbildung des Uterus in den Tagen und Wochen nach der Geburt
Uterusmyom Gutartiger Tumor der glatten Gebärmuttermuskulatur; sehr häufig: 20 % aller Frauen über 30; Entstehungsursache unklar; Förderung des Wachstums durch Östrogene
Uteruspolyp Gutartige Schleimhautwucherung entweder im Gebärmutterhalskanal (= Zervixpolyp) oder in der Gebärmutterhöhle (= Korpuspolyp)
Uterusprolaps Syn.: Gebärmuttervorfall; Schwerstform des Descensus uteri (= Gebärmuttersenkung) mit „Umstülpen" der Scheide
Uterusruptur Zerreißen der Gebärmutter; Unterteilung: schmerzlose Narbenruptur nach Uterusoperationen; Überdehnungsruptur eines intakten Uterus (z. B. bei Querlage)
Utriculus Großes Vorhofsäckchen; Teil des Gleichgewichtsorgans im Innenohr, in welchem sich die ▶ *Makula* auf horizontaler Ebene befindet

V

V., Vv. Vene, Venen (▶ Abb. 391)
V. a. Abk. für: **V**erdacht **auf**
V. axillaris Achselvene
V. basilica Ellenseitige Hautvene des Arms
V. brachialis Oberarmvene
V. cardiaca magna/media/parva Große/mittlere/kleine Herzvene
V. cava superior/inferior Obere/untere Hohlvene
V. centralis Zentralvene
V. cephalica Speichenseitige Hautvene des Arms
V. cerebri Hirnvene
V. femoralis Oberschenkelvene
V. fibularis Wadenbeinvene
V. gastrica Magenvene
V. hepatica Lebervene
V. iliaca communis Gemeinsame Beckenvene
V. iliaca externa/interna Äußere/innere Beckenvene
V. jugularis externa/interna Äußere/innere Drosselvene
V. lienalis/splenica Milzvene
V. magna cerebri Große Gehirnvene
V. mesenterica superior/inferior Obere/untere Eingeweidevene
V. occipitalis Hinterhauptvene
V. ovarica Eierstockvene
V. poplitea Kniekehlenvene
V. portae ▶ *Pfortader*
V. pulmonalis Lungenvene
V. radialis Speichenvene
V. renalis Nierenvene
V. saphena magna/parva Große/kleine Rosenvene im Unterschenkel
V. subclavia Schlüsselbeinvene
V. splenica/lienalis Milzvene
V. temporalis Schläfenvene
V. testicularis Hodenvene
V. thyroidea Schilddrüsenvene
V. tibialis anterior/posterior Vordere/hintere Schienbeinvene
V. ulnaris Ellenvene
V-, A-, T-, I-Lagerung ▶ *Lagerungen, V-, A-, T-, I-*
V. A. C.-Therapie Methode der lokalen Unterdrucktherapie zur Behandlung infizierter Wunden; Ziel: Wundkonditionierung, -reinigung,

Stimulation der Gewebsneubildung, Förderung der Granulation

Vagina ▶ *Scheide*

Vaginal Die Scheide (Vagina) betreffend

Vaginalkonen Scheidenkegel zur Stärkung der Beckenbodenmuskulatur; Anwendung bei Gebärmuttersenkung

Vaginitis ▶ *Kolpitis*

Vagotomie Operative Unterbindung der zum Magen führenden Vagusäste bei Magen- oder Dünndarmgeschwüren

Vagusreizung Reizung des N. vagus; führt zu ▶ *Bradykardie* und ▶ *Herzrhythmusstörungen*; Komplikation bei endotrachealem Absaugen

Vakuumextraktion Syn.: Saugglocken-Entbindung; vaginal-operative Entbindung mit Saugglocke; Hauptindikationen: Geburtsstillstand, kindlicher Sauerstoffmangel während der Austreibungsperiode

Valenz Anzahl der freien Elektronen, mit denen ein Element Bindungen zu anderen Elementen eingehen kann

Valenzelektron Elektron auf der äußeren Schale, deren Anzahl definiert die Valenz eines Atoms

Validation® Speziell auf die Bedürfnisse eines verwirrten alten Menschen zugeschnittene Umgangs- und Kommunikationsform nach Naomi Feil; Ziel: Befriedigung der Grundbedürfnisse des verwirrten alten Menschen nach Sicherheit, Geborgenheit und Wertschätzung, Verhinderung von Rückzug

Validation, integrative nach Richard® Abk.: IVA; Weiterentwicklung der ▶ *Validation®* nach Feil durch Nicole Richard; Methode für den Umgang und die Kommunikation mit Menschen mit Demenz; basiert auf einer gewährenden und wertschätzenden Grundhaltung

Validität Gütekriterium; ein Messinstrument ist valide, wenn es das misst, was es zu messen vorgibt

Valgisierung Entstehung einer Valgusstellung (Gelenkfehlstellung; z. B. X-Beine bei Valgusstellung im Kniegelenk) in einem Gelenk

Valva aortae ▶ *Aortenklappe*

Valva cuspidalis ▶ *Segelklappe*

Valva mitralis ▶ *Mitralklappe*

Valva semilunaris ▶ *Taschenklappe*

Valva tricuspidalis ▶ *Trikuspidalklappe*

Valva truni pulmonalis ▶ *Pulmonalklappe*

Vapo- Vorsilbe oder Wortteil für: Dampf-, Dunst-

Variable Merkmal einer Person oder eines Gegenstands, das verschiedene Werte annehmen kann; z. B. Geschlecht: männlich/weiblich, Raucher/Nichtraucher

Varianz Streuungsmaß einer Verteilung (Statistik)

Varikosis Syn.: Krampfaderleiden; ausgedehnte Varizen (= Krampfadern) der Beine

Varikozele Krampfaderartige Erweiterung, Verlängerung und Schlängelung der Hodenvene und des Hodengeflechts im Hodensack

Varisierung Entstehung einer Varusstellung (Gelenkfehlstellung; z. B. O-Beine bei Varusstellung im Kniegelenk) in einem Gelenk

Varizella-Zoster-Virus Syn.: Windpockenvirus; verursacht Windpocken (= Varizellen) und Gürtelrose (= Herpes Zoster); Übertragung durch aerogene Infektion

Varize Syn.: Krampfader; geschlängelte und erweiterte (oberflächliche) Venen, am häufigsten an den Beinen auftretend

Varizellen ▶ *Windpocken*

Varizenstripping ▶ *Babcock-Operation*
VAS Abk. für: **v**isuelle **A**nalog**s**kala; Instrument zur Schmerzerfassung
Vas Gefäß
Vas afferens Zuführende Gefäße
Vas efferens Ableitende Gefäße
Vasa nutricia Ernährungsgefäße
Vaskulär Zu den Blutgefäßen gehörend
Vaskulitis Syn.: Angiitis; Gefäßwandentzündung, ganz überwiegend der Arterien (= Arteriitis)
Vasodilatation Erweiterung der Widerstandsgefäße zur besseren Durchblutung
Vasokine Gefäßwirksame Substanzen und Gase
Vasokonstriktion Verengung der Gefäße zur Reduktion der Durchblutung
VAT, VATS Abk. für: **v**ideo**a**ssistierte **T**horakoskopie; ermöglicht minimalinvasive Eingriffe im Brustkorb mithilfe eines Thorakoskops
Vater-Pacini-Lamellenkörperchen Vibrationssensor in Unterhaut, inneren Organen, Muskeln und Gelenken
Vegetarismus Ernährungsweise, bei der bewusst auf Fleisch verzichtet wird
Vegetativ Das autonome (vegetative) Nervensystem betreffend
Vegetativer Reflex Reflex, der seine Impulse vom vegetativen Nervensystem empfängt
Vegetatives Nervensystem ▶ *Nervensystem, vegetatives*
Vena-cava-Kompressionssyndrom Druck des Uterus auf die untere Hohlvene (= V. cava inferior) bei Rückenlage in der Spätschwangerschaft, dadurch Abnahme des Herzminutenvolumens; Symptome: Schwindel, Blässe, Schwitzen, Ohnmacht
Venen Zum Herzen hinführende Blutgefäße (▶ Abb. 391)
Venen, oberflächliche Netzwerk der Venen direkt unter der Haut
Venen, tiefe Transportieren tief in der Muskulatur das Blut zum Herzen zurück
Venen-Bypass ▶ *Aorto-koronarer Venen-Bypass*
Venenklappeninsuffizienz Pathologische Veränderung, bei der die Venenklappen nicht mehr dicht schließen
Venenkompression Von außen angelegter Druck komprimiert die Venen, verengt das Gefäßlumen und fördert den venösen Rückfluss; erfolgt mithilfe von Kompressionsstrumpf oder -verband
Venenstern Befindet sich knapp unterhalb der Leiste, dort fließen die oberflächlichen und die tiefen Beinvenen in die V. femoralis
Venenthrombose, tiefe ▶ *Phlebothrombose*
Venenwinkel Gebildet durch den Zusammenfluss der ▶ *V. subclavia* und V. jugularis interna; hier fließt die Lymphe des Ductus thoracicus und des Ductus lymphaticus dexter in das Blutsystem
Venolen Feine Verzweigungen der Venen
Venter Bauch
Ventilation Belüftung der Lunge, Atmung
Ventilationsstörung Störung der Lungenbelüftung; Unterscheidung: obstruktive (= erhöhter Strömungswiderstand in den Atemwegen), restriktive (= krankhaft veränderte Dehnbarkeit der Lunge) Ventilationsstörung
Ventr(o)- Vorsilbe oder Wortteil für: Bauch-, Magen-
Ventral Bauchwärts, nach vorne; Geg.: dorsal
Ventriculus Syn.: Gaster; ▶ *Magen*

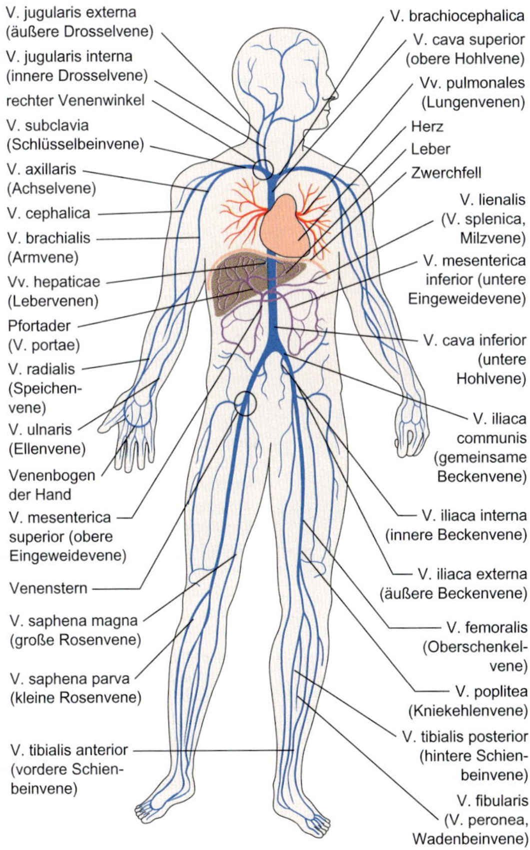

Abb. 391 Übersicht über die Venen [L190]

Ventriculus dexter/sinister Rechte/linke Kammer

Ventrikel Kammer, kleine Höhle

Ventrikel, dritter Hirnventrikel, welcher sich im Zwischenhirn befindet

Ventrikel, vierter Hirnventrikel, welcher sich im Rautenhirn befindet
Ventrikelseptumdefekt „Loch“ im Ventrikelseptum, durch das Blut vom linken in den rechten Ventrikel fließt, die rechte Herzhälfte wird übermäßig belastet (▶ Abb. 392)

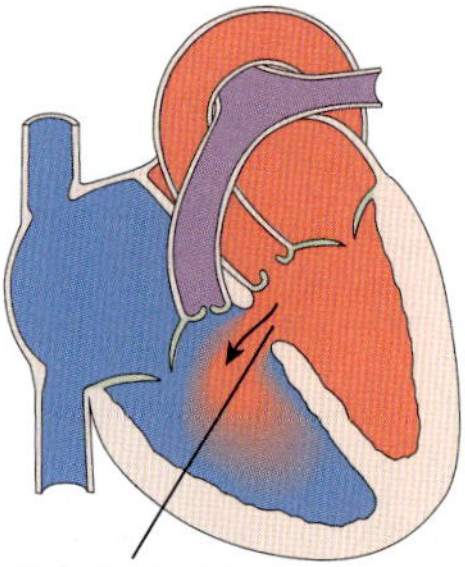

Abb. 392 Ventrikelseptumdefekt [L190]

Ventrikulär Die Herzkammer betreffend
Ventrogluteale Injektion ▶ *Injektion, ventrogluteale*
Venushügel ▶ *Schamberg*
VEP Abk. für: ▶ *Visuell evozierte Potenziale*
Verätzung Gewebeverletzung durch Kontakt mit Säuren oder Laugen
Verbal Mit Worten, mit Sprache; mündlich
Verbindungstubulus Verbindung zwischen Nierenkanalsystem und Sammelrohr der Niere
Verblindung Studienteilnehmer wissen nicht, ob sie in der Interventions- oder der Kontrollgruppe sind; zur Vermeidung von verfälschten Ergebnissen
Verbrauchskoagulopathie Abk.: DIC; Syn.: disseminierte intravasale Koagulopathie; erworbene komplexe Gerinnungsstörung mit gleichzeitigen (multiplen) Organfunktionsstörungen; bei ausgeprägtem Vollbild schlechte Prognose
Verbrennung Gewebeverletzung durch Hitze, Elektrizität, Chemikalien, Strahlen oder Gase
Verbrennung 1. Grades Nur Oberhaut beschädigt, lokale Schwellung und Rötung, keine Narben
Verbrennung 2. Grades Verbrennung mit Brandblasen und starken Schmerzen; auch die Lederhaut ist in unterschiedlichem Maß betroffen
Verbrennung 3. Grades Verbrennung mit Nekrose der Haut und Hautanhangsgebilde; Schorf bildet sich; Haut ist schmerzlos; nach Abheilung sind schwere, bewegungsbehindernde Narben möglich
Verbrennung 4. Grades Verbrennung mit verkohltem Gewebe
Verbrennung, oberflächliche zweitgradige Zweitgradige Verbrennung, bei der die Rötung „wegdrückbar“ und der Wundgrund feucht ist; keine Narben nach Abheilung
Verbrennung, tiefe zweitgradige Zweitgradige Verbrennung, bei der die Rötung nicht weggedrückt werden kann; der Wundgrund ist trocken und weißlich; Narben sind möglich
Verbrennungskrankheit Entzündungsreaktion des Körpers auf eine starke Verbrennung; starker Verlust von Flüssigkeit, Eiweißen und Salzen kann zu Schäden an den Organen bis zum ▶ *Verbrennungsschock* führen
Verbrennungsschock Schockzustand, welcher durch massiven Flüssigkeitsverlust infolge von Verbrennungen ausgelöst wird

Verbrühung Gewebeverletzung durch Kontakt mit heißer Flüssigkeit oder heißem Dampf

Verbundosteosynthese Anwendung von Knochenzement, um große Knochendefekte bei pathologischen Frakturen aufzufüllen

Verdauung, chemische Enzymatische Aufspaltung der Kohlehydrate, Eiweiße und Fette in der Nahrung

Verdauung, mechanische Erste Phase der Verdauung; die Speise wird durch die Zähne mechanisch zerkleinert und durch längsgerichtete Wellenbewegungen über die Speiseröhre in den Magen befördert

Verdauungssystem Gesamtheit aller Organe zur Aufnahme und Verwertung von Nahrung (Mund, Speiseröhre, Magen, Dünn- und Dickdarm, Rektum, Leber, Bauchspeicheldrüse)

Verdauungstrakt Zusammenfassender Begriff für die Organe, welche die Nahrung aufnehmen, zerkleinern, verdauen und weitertransportieren (▶ Abb. 393)

Vererbung, autosomal dominante Form der Vererbung, bei der das dominante Allel (= Gen, welches an gleicher Stelle auf beiden homologen Chromosomen liegt) auf einem der beiden homologen Chromosomen zu einer Ausprägung des von ihm codierten Merkmals bei den Nachkommen führt

Vererbung, autosomal rezessive Bei autosomal-rezessivem Erbgang tritt das Merkmal phänotypisch nur auf, wenn es von Vater und Mutter vererbt wird

Vererbung, autosomale Erbgang eines Merkmals, dessen genetische Information sich auf einem Autosom befindet

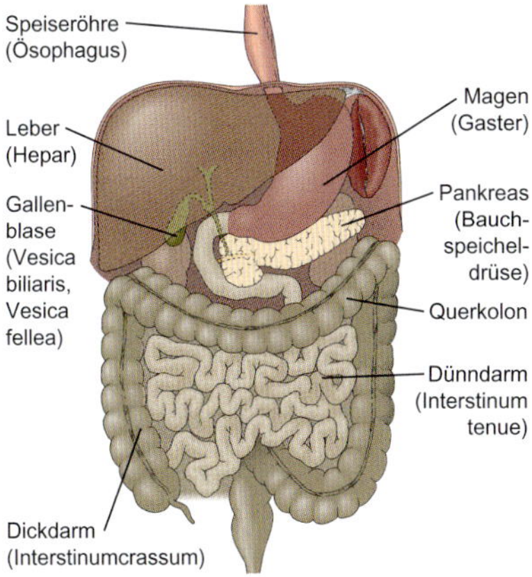

Abb. 393 Verdauungstrakt [L190]

Vererbung, gonosomale Vererbung von Merkmalen an die Nachkommen durch Gene, welche auf den Geschlechtschromosomen liegen

Vererbung, intermediäre Das untersuchte Merkmal wird von beiden Eltern gleichwertig dominant vererbt. Daher haben die Nachkommen der ersten Generation beide Ausprägungsformen des Merkmals gemischt. Beispiel: Kreuzt man zwei Exemplare der Wunderblume, von denen eine rote Blüten hat und die andere weiße, so erhält man in der ersten Tochtergeneration Pflanzen mit rosa Blüten

Vererbung, multifaktorielle Merkmale, für deren Ausprägung mehrere Gene und bestimmte Umwelteinflüsse zusammenkommen müssen, damit sie in Erscheinung treten

Vererbung, X-chromosomal rezessive Beim X-chromosomalen rezessiven Erbgang liegt das merkmalstragende Gen auf dem X-Chromosom und wird rezessiv vererbt

Vererbung, X-chromosomale Vererbung eines Merkmals, dessen genetische Information sich auf dem X-Chromosom befindet

Vererbung, Y-chromosomale Vererbung eines Merkmals, dessen genetische Information sich auf dem Y-Chromosom befindet

Verfettung Ablagerung von Fetten in Zellen

Vergreisung Syn.: Seneszenz; Alterung von Zellen und Organismen ohne Krankheitsprozesse, die zum Tod führt

Verhaltensprävention Einflussnahme auf den individuellen Gesundheitszustand oder auf das individuelle Gesundheitsverhalten

Verhaltenstherapie Abk.: VT; Abbau von störenden Verhaltensweisen und gleichzeitiges Erlernen alternativer Verhaltensweisen durch spezielle Methoden

Verhältnisprävention Einflussnahme auf die Gesundheit oder Krankheit durch die Veränderung der Umwelt oder der Lebensbedingungen einer Person

Verlängertes Mark Lat.: Medulla oblongata, Myelencephalon; Teil des Hirnstammes; Sitz lebenswichtiger Regelkreise und Reflexhandlungen

Vernix caseosa ▶ *Käseschmiere*

Verruca ▶ *Warze*

Verrucae vulgares Syn.: gewöhnliche Warzen, vulgäre Warzen; durch verschiedene Typen humaner Papillomavieren bedingte Warzen; häufig bei Kindern; Lokalisation v. a. an Händen und Fingern (▶ Abb. 394)

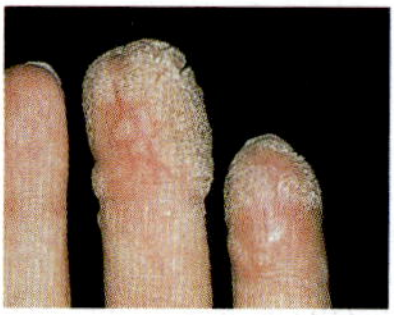

Abb. 394 Verrucae vulgares an den Fingern [M123]

Verschleißtheorie Schädigungstheorie des Alterns; der Mensch „verbraucht" sich wie eine Maschine; einer der ältesten Ansätze überhaupt

Verschlussikterus Verschluss des Ductus choledochus (= Gallengang ▶ Abb. 97), z. B. durch Gallenstein oder Tumor; Gelbfärbung der Haut durch Stauung des Bilirubins in der Leber

Verschlusskontakte Verschlusskontakte (engl. Tight junctions) sind stabile Bänder aus Membranproteinen, die Epithelzellen gürtelartig dicht miteinander verbinden und so vom Interzellulärraum abdichten

Verschlusskrankheit, periphere arterielle ▶ *Arterielle Verschlusskrankheit, periphere*

Versorgungsforschung Wissenschaftliche Untersuchung der Versorgung von Einzelnen und der Bevölkerung mit gesundheitsrelevanten Produkten und Dienstleistungen unter Alltagsbedingungen

Verstopfung ▶ *Obstipation*
Versus Gegen
Vertebrae Wirbel
Vertigo ▶ *Schwindel*
Verwirrtheit Zustand der Desorientierung in Bezug auf Raum und Zeit; die Betroffenen finden sich nicht mehr in ihrer Umgebung zurecht, haben eine veränderte Zeitwahrnehmung und einen gestörten Schlaf-Wach-Rhythmus
Verwirrtheit, akute Syn.: Delir; plötzlich und unvermittelt auftretender Verwirrtheitszustand
Verwirrtheit, chronische Verwirrtheit, welche von einem akuten und zeitlich begrenzten Zustand in einen dauerhaft bestehenden Verwirrtheitszustand übergeht
Verzerrung Abweichung; Beeinflussung im Rahmen einer Studie, die zu verfälschten Ergebnissen führt
VES Abk. für: ventrikuläre ▶ *Extrasystole*
Vesica Blase
Vesica biliaris ▶ *Gallenblase*
Vesica urinaria ▶ *Harnblase*
Vesicula, Vesikel Bläschen
Vestibularapparat ▶ *Gleichgewichtsorgan*
Vestibulum Vorhof

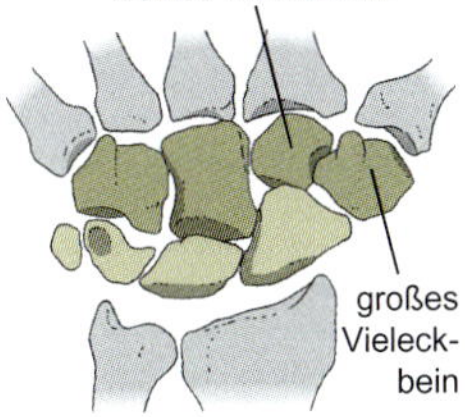

Abb. 395 Großes und kleines Vieleckbein [L190]

Via Durch, über
Vibrionen Gebogene, einfach gekrümmte Stäbchenbakterien
Vieleckbein, großes Lat.: Os trapezium; Handwurzelknochen (▶ Abb. 395)
Vieleckbein, kleines Lat.: Os trapezoideum; Handwurzelknochen (▶ Abb. 395)
Vierhügelplatte Lat.: Lamina quadrigemina/tecti; Platte aus Neuronen, die das Mittelhirndach bildet
Virchow-Trias Zusammenfassung der Risikofaktoren der Thromboseentstehung in den drei Hauptursachen verlangsamte Blutströmung, Gefäßwandschäden und erhöhte Gerinnungsneigung
Viril Den Mann, das männliche Geschlecht/Eigenschaften/Züge betreffend; Geg.: feminin
Virologie Lehre von den Viren, der Prävention und der Behandlung von Virusinfektionen
Virulenz „Aggressivität“ eines Erregerstamms
Virus Krankheitserreger, welche nur in anderen lebenden Zellen (Wirtszelle) leben und sich vermehren können; zur Vermehrung machen sie sich die DNA und die ▶ *Ribosomen* ihrer Wirtszelle zunutze; haben keinen eigenen Stoffwechsel und sind auf den des Wirts angewiesen
Virushepatitis ▶ *Hepatitis*
Virustatikum Plural: Virustatika; Arzneimittel gegen Virusinfektionen, z. B. Influenza, Virus-Hepatitis
Visite Begutachtung von Patienten, Krankenbesuch
Viskosität Zähigkeit, innere Reibung einer Flüssigkeit
Visuell Über das Sehen
Visuell evozierte Potenziale Abk.: VEP; Untersuchung der ZNS-Aktivität bei Anregung des Sehsinns durch

bestimmte Reize, z. B. Betrachten von Schachbrettmustern

Visus Sehschärfe; physiologisch: 1,0

Viszeral Die Eingeweide betreffend

Viszeralchirurgie Teilgebiet der Chirurgie, das sich mit Diagnostik, operativer Behandlung und Nachbehandlung von Erkrankungen der inneren Organe befasst, insbesondere der Verdauungs- und endokrinen Organe

Viszeraler Schmerz ▶ *Schmerz, viszeraler*

Viszero-kutaner Reflex Fremdreflex, bei dem Reize der inneren Organe (z. B. Krankheit) Effekte auf die Haut haben (z. B. Schmerzen und Rötungen)

Viszero-somatischer Reflex Fremdreflex, bei dem ein Reiz aus einem inneren Organ zu einer Antwort eines Skelettmuskels führt; z. B. reflektorische Anspannung der Bauchmuskulatur bei Blinddarmentzündung

Viszero-viszeraler Reflex Reflex, an dem ausschließlich das vegetative Nervensystem beteiligt ist

Vital Lebendig, lebenstüchtig; Geg.: letal

Vitalfunktionen Lebenswichtige Körperfunktionen: Bewusstsein, Atmung, Kreislauf

Vitalkapazität ▶ *Atemzugvolumen* + exspiratorisches Reservevolumen + inspiratorisches Reservevolumen (▶ Abb. 396)

Vitalzeichen Zeichen der Lebendigkeit: Bewusstsein, Atmung, Kreislauf (Blutdruck, Puls)

Vitamin Verbindungen, die der menschliche Organismus nicht selbstständig herstellen kann, welche aber lebensnotwendig sind und deswegen aufgenommen werden müssen

Vitamin A Retinol; wichtig für die Bildung der Epithelien, den Sehvorgang, die Infektionsabwehr an den Schleimhäuten, das Skelettwachstum und als „Fänger“ von Sauerstoffradikalen; wird in der Leber gespeichert; Mangelerscheinungen: Nachtblindheit, Hornhautdegeneration

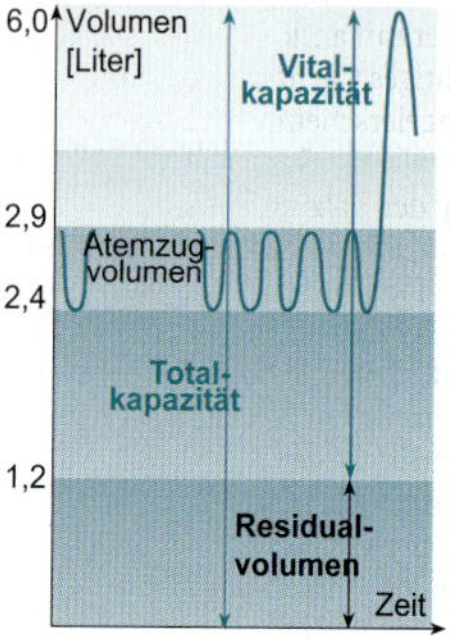

Abb. 396 Vitalkapazität [L190]

Vitamin B_1 Thiamin; wichtiges Coenzym im Stoffwechsel; Mangelerscheinungen: Polyneuropathie, Muskelschwäche, Gedächtnisstörungen, sinkende Leistungsfähigkeit, kein Appetit, Gewichtsverlust, Muskelschwund

Vitamin B_2 Riboflavin; wichtiges Coenzym im Stoffwechsel; Mangelerscheinungen: Exantheme am Mundwinkel

Vitamin B_6 Pyridoxin; wichtiges Coenzym im Stoffwechsel; Mangelerscheinungen: Dermatitis, Anämie

Vitamin B_{12} Cobalamin; beteiligt an der Synthese von Nukleinsäure und an der Bildung der Myelinscheiden im Nervensystem. Zur Resorption ist der Intrinsinc-Faktor aus der Magenschleimhaut erforderlich; Mangelerscheinungen: gestörte Blutbildung, neurologische Störungen

V

Vitamin C Ascorbinsäure; Radikalfänger mit antioxidativer Wirkung, wichtiges Coenzym im Stoffwechsel; Mangelerscheinungen: Skorbut
Vitamin D_3 Syn.: Kalzitriol; Förderung der Kalziumaufnahme über den Darm, erhöht den Blutkalziumspiegel; Mangelerscheinung: Rachitis (= Erweichung der Skelettteile beim Kind), Osteomalazie (= Knochenverkrümmungen beim Erwachsenen)
Vitamin-D-Hormon Cholecalciferol; Hormon, gebildet in Leber und Niere, das den Kalzium- und Phosphatstoffwechsel reguliert
Vitamin E Tocopherol; wirkt u. a. als Antioxidans im Körper
Vitamin K Wichtig für die Synthese von Gerinnungsfaktoren; Mangelerscheinung: erhöhte Blutungsneigung
V-Lagerung Positionierung zur Dehnung der unteren Lungenbezirke zur Förderung der Atmung in den seitlichen Thoraxbereichen; zwei Kissen in V-Form positionieren, sodass die Spitze sich im Sakralbereich des Patienten befindet, Kopf mit zusätzlichem Kissen unterstützen, Hals und Wirbelsäule liegen frei (▶ Abb. 397)

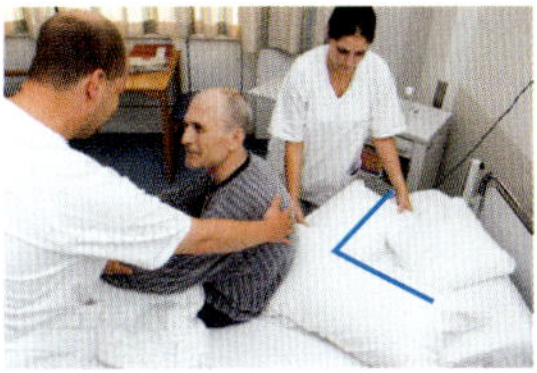

Abb. 397 V-Lagerung [K115]

Vojta-Konzept Von Prof. Dr. Václav Vojta (1917–2000) entwickelte physiotherapeutische Therapieform auf neurophyiologischer Grundlage, u.a. um willkürmotorische Bewegungsmuster zu fördern, Aufrichtungsmechanismen zu optimieren und neuromuskuläre Aktivierungsmuster zu bahnen
Volämie Aktueller Stand des Gesamtblutvolumens
Volar Zur Handfläche (Hohlhand) hin; Syn.: palmar
Volkmann-Kanal Kanal im Knochen, durch den Blutgefäße ziehen; er verbindet u. a. die Havers-Kanäle mit ihren Blutgefäßen innerhalb des Knochens sowie mit den Blutgefäßen außerhalb des Knochens (▶ Abb. 398)

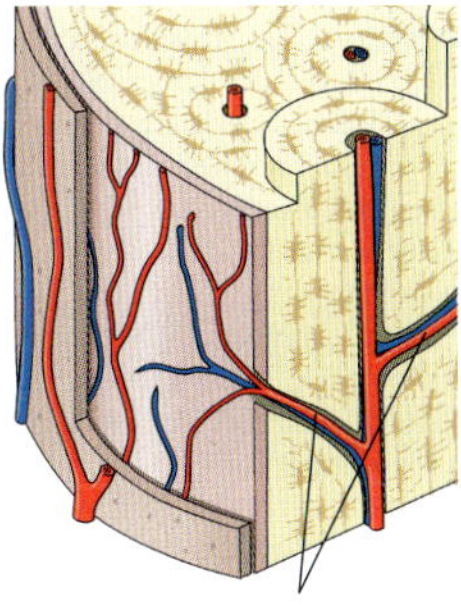

Abb. 398 Volkmann-Kanal im Lamellenknochen [L190]

Volkmann-Kontraktur Kompartmentsyndrom (= Durchblutungsstörung durch erhöhten Gewebedruck in einer Muskelloge) am Unterarmbeuger
Vollremission Syn.: komplette Rückbildung, anscheinende Heilung; Tumor nach Behandlung nicht mehr nachweisbar
Volumenmangelschock ▶ *Schock, hypovolämischer*

Volvulus Unterbrechung der Darmpassage durch eine Drehung des Darms um sich selbst
Vomeronasalorgan Struktur in der Nasenscheidewand, welche empfindlich auf Pheromone reagiert und so das Sexual- und Gefühlsleben mit steuert
Vomitus ▶ *Erbrechen*
Vorderhauptslage Schädellage des Kindes bei der Geburt mit Haltungsanomalie durch Ausbleiben der Beugung des Kopfes beim Eintritt in das kleine Becken; gestreckter Kopf mit Scheitel als vorangehender Körperteil vergrößert den Kopfumfang und verzögert den Geburtsverlauf
Vorderhorn Lat.: Cornu anterius; vorderer Ausläufer der grauen Substanz im Rückenmark, aus der die Vorderwurzel mit den motorischen Nerven entspringt
Vorderhornzelle Zelle der grauen Substanz (innere Schicht) des Rückenmarks; motorische Nervenzelle
Vorderstrang Nach vorne gerichtete Leitungsbahn der weißen Substanz des Rückenmarks
Vorderwandinfarkt Herzinfarkt durch Verschluss des Ramus interventricularis anterior der linken ▶ *Koronararterie*
Vorderwurzel Lat.: Radix anterior; Bündel aus motorischen Nervenzellen, welche aus dem Vorderhorn des Rückenmarks austreten
Vorhaut Lat.: Präputium; doppellagige Haut, die die Eichel umgibt
Vorhof 1. Innenraum des Herzens, in den das Blut wie in ein Sammelbecken passiv einströmt; von dort aus gelangt es in die Herzkammern; 2. Teil des Innenohres und des Gleichgewichtsorgans
Vorhof, linker Lat.: Atrium sinistrum; Innenraum der linken Herzhälfte, in den das Blut wie in ein Sammelbecken passiv einströmt; von dort aus gelangt es in die linke Kammer
Vorhof, rechter Lat.: Atrium dexter; Innenraum der rechten Herzhälfte, in den das Blut aus dem Körper wie in ein Sammelbecken passiv einströmt und von dort aus in die rechte Kammer weitergegeben wird
Vorhofflattern Schnelle, unkoordiniert wiederkehrende Erregung des Vorhofmyokards, Frequenz 250–350/Min. (▶ Abb. 399)

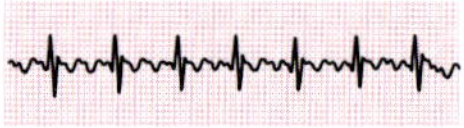

Abb. 399 Vorhofflattern [L190]

Vorhofflimmern Schnelle, unkoordiniert wiederkehrende Erregung des Vorhofmyokards, Frequenz über 350/Min. (▶ Abb. 400)

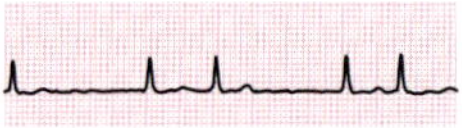

Abb. 400 Vorhofflimmern [L190]

Vorhofseptum Lat.: Septum interatriale; Teil der Herzscheidewand zwischen linkem und rechtem Vorhof
Vorhofseptumdefekt Abk.: ASD; „Loch" im Vorhofseptum, durch das Blut vom linken in den rechten Vorhof fließt; die rechte Herzhälfte wird übermäßig belastet
Vorhofzyklus In beiden Vorhöfen stattfindende, wiederkehrende Abläufe von der Anspannung bis zur Erschlaffung der Muskulatur

Vorkern Nach dem Eindringen des Spermiums in die Eizelle, noch vor der Verschmelzung, heißt die Eizelle „weiblicher Vorkern“ und das Spermium „männlicher Vorkern“
Vorlast Enddiastolischer Dehnungszustand der Myokardfasern; Geg.: Nachlast
Vormilch Erste, von den Milchdrüsen produzierte Muttermilch mit vielen mütterlichen Antikörpern; in den ersten Tagen je ca. 50–100 g
Vorsorgevollmacht Syn.: Patientenanwaltschaft; Bestimmung einer bevollmächtigten Person, die nur dann im Namen des Patienten handeln darf, wenn dieser seine Angelegenheiten nicht mehr selbst regeln kann
Vorwehen Schmerzhafte Kontraktionen, die noch unregelmäßig sind, aber intensiver werden und die nahende Geburt anzeigen
VRE Abk. für: **V**ancomycin-**r**esistente **E**nterokokken
VRP-Gerät Abk. für: **v**ario-**r**esistance-**p**ressure; Gerät zur Lösung von zähem Schleim aus den Bronchien zur erleichterten Abhustung
VSD Abk. für: ▶ *Ventrikelseptumdefekt*; angeborener Herzfehler
Vulnerabilität Verwundbarkeit, Verletzlichkeit; z. B. Studienteilnehmer, die aufgrund ihres Alters oder einer demenziellen Erkrankung keine informierte Zustimmung zur Teilnahme geben können oder die durch die Teilnahme an einer Studie besonders belastet sein könnten
Vulva Zusammenfassender Begriff für Schamberg, Schambehaarung, große und kleine Schamlippen, Klitoris, Scheidenvorhof einschließlich Drüsen sowie weibliche Harnröhre
Vulvektomie Operative Entfernung von großen und kleinen Schamlippen, evtl. der Klitoris, sowie der regionalen Lymphknoten bei Vaginalkarzinom
Vulvitis Entzündung der Vulva
Vulvovaginitis Entzündung von Vulva und Vagina
VZV Abk. für: Varizella-Zoster-Virus; Syn.: Windpockenvirus; Erreger von Windpocken und Gürtelrose

W

Wachkoma Syn.: Coma vigile, apallisches Syndrom; Zustand bei vollständigem Ausfall des ▶ *Großhirns*, jedoch mit Funktionsfähigkeit des Hirnstamms; der Patient ist ohne Geräte lebensfähig, aber auf intensive Pflege angewiesen
Wachstum Prozesse zur Vergrößerung des Organismus; dies geschieht durch Vermehrung der Zellen (Hyperplasie) und durch Vergrößerung der Zellen (Hypertrophie)
Wachstumsfaktor Stoff, welcher das Wachstum der Blutkörperchen steuert (z. B. Interleukine und verschiedene Hämopoetine)
Wachstumshormon Syn.: Growth hormone; Abk.: GH; Hormon, welches in Kindheit und Jugend Wachstum und Vermehrung von Zellen steuert und unabhängig vom Alter den Abbau von Fett und Glykogen stimuliert
Wachstumsstörung Abweichung von der normalen Größenentwicklung; Unterteilung: Kleinwuchs, Hochwuchs, Gedeihstörung
Wadenbein Lat.: Fibula; kleinerer Röhrenknochen der unteren Extremität (▶ Abb. 401)
Wadenbeinkopf Lat.: Caput fibulae; oberes Ende des Wadenbeins, über ein Gelenk mit dem Schienbein verbunden

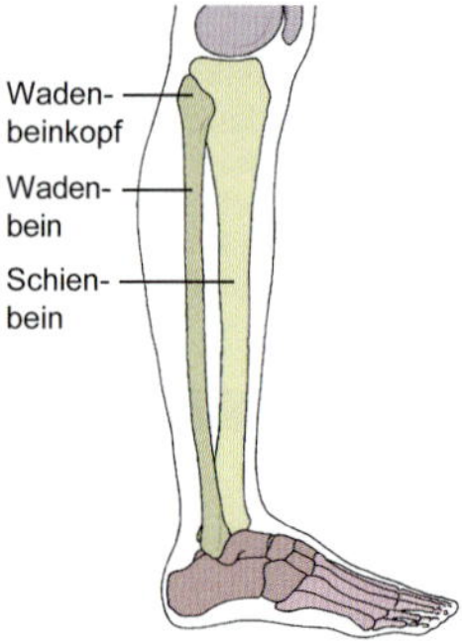

Abb. 401 Wadenbein [L190]

Wärmeabgabe Funktion des Körpers durch das Verdunsten von Schweiß

Wärmeregulationsfunktion Aufgabe des Blutes; durch die Zirkulation hält der Körper eine konstante Wärme von ca. 37 °C

Wärmestrahlung Elektromagnetische Strahlung, Mechanismus zur Wärmeübertragung

Wahn Objektiv nicht nachvollziehbare Überzeugung, die ohne entsprechende Anregung von außen entsteht, vom Patienten mit großer Gewissheit erlebt und trotz beweisbarer Gegengründe aufrechterhalten wird

Wahrnehmung Prozess, bei dem über die Sinnesorgane aufgenommene physikalisch-chemische Energien (Reize) als elektrische Impulse ans Gehirn weitergeleitet und dort registriert werden

Wahrnehmungsstörung ▶ *Halluzination*

Waldarbeiterlunge ▶ *Holzlunge, Holzarbeiterlunge*

Wanderröte Lat.: Erythema chronicum migrans; sich ringförmig ausbreitender Hautausschlag um eine Bissstelle (Übertragung durch Zeckenbisse) bei Lyme-Borreliose

Warmrezeptor Warm- und Kaltrezeptoren befinden sich als freie Nervenendigungen in der Haut; sie registrieren Temperaturen zwischen 10 und 45 °C; außerhalb dieses Temperaturbereichs reagieren überwiegend Schmerzrezeptoren

Warze Lat.: Verruca; gutartige Hautneubildungen durch Viren (▶ Abb. 394)

Wasserbilanz Gegenüberstellung von Wasseraufnahme und Wasserverlust

Wasserhaushalt Herstellung eines Gleichgewichts zwischen Wasseraufnahme und Wasserverlust

Wassersucht ▶ *Ödem*

Wasting-Syndrom Fortschreitende Abmagerung bei AIDS

Watt Abk.: W; Einheit für den Energieumsatz (Energieverbrauch)

Weaning Syn.: Entwöhnungsphase; Abtrainieren vom Beatmungsgerät

Wechselgewebe Gewebe, welches gekennzeichnet ist von rascher Erneuerung; ständig werden neue Zellen gebildet, während alte absterben oder abgestoßen werden (z. B. Blutkörperchen, Schleimhautepithelien)

Wechseljahresbeschwerden ▶ *Klimakterisches Syndrom*

Wehen Schmerzhafte Kontraktionen der Gebärmuttermuskulatur während der letzten Schwangerschaftswochen und der Geburt; drücken das Kind nach unten, öffnen den Muttermund und dehnen die Weichteile des Beckens

Weicher Schanker ▶ *Ulcus molle*

Weisheitszähne Achte Zähne ab der vertikalen Mittellinie, Entwicklung ab dem 17. Lebensjahr

Weiße Substanz Lat.: Substantia alba; Bereiche des ZNS mit markhaltigen Fasern (▶ Abb. 402)

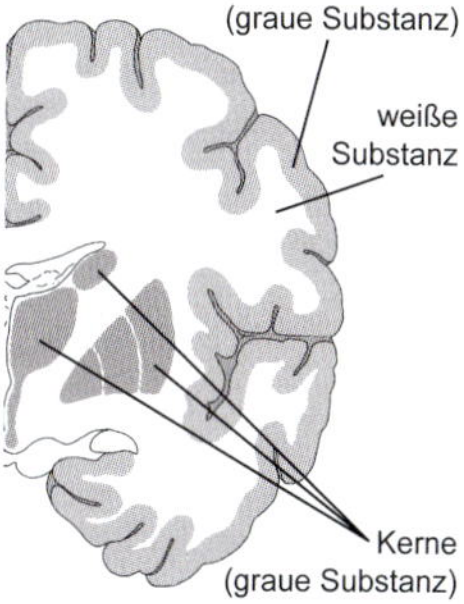

Abb. 402 Weiße Substanz [L190]

Weitsichtigkeit Syn.: Hypermetropie, Hyperopie, Übersichtigkeit; Vereinigung parallel einfallender Strahlen hinter der Netzhaut
Werkzeugstörung Zentralvenös bedingte Störung sog. „höherer" Hirnleistungen, wobei Sinnesorgane und ausführende Organe intakt sind
Wernicke-Zentrum Areal des ▶ *Großhirns*, welches für das Sprachverständnis verantwortlich ist
Wernicke-Aphasie Syn.: sensorische ▶ *Aphasie*; durch Schädigung des Wernicke-Sprachzentrums im Schläfenlappen starke Beeinträchtigung oder Fehlen des Sprachverständnisses bei geringer Beeinträchtigung des Sprechens
Wertigkeit, biologische Maß, mit welcher Effizienz ein Nahrungsprotein in ein körpereigenes Protein umgesetzt werden kann
Werther-Effekt Tendenz zur Anregung und Nachahmung eines Suizides, benannt nach der Romanfigur von Goethe
WHO Abk. für: **W**orld **H**ealth **O**rganisation; Weltgesundheitsorganisation
Willkürliches Nervensystem ▶ *Nervensystem, willkürliches*
Wilms-Tumor ▶ *Nephroblastom*
Windeldermatitis, -soor Wundsein beim Säugling
Windpocken Syn.: Varizellen, Wasserpocken; hochansteckende, virusbedingte Allgemeinerkrankung mit typischem Bläschenausschlag, hervorgerufen durch Erstinfektion mit dem zur Herpes-Familie gehörenden Windpockenvirus (Varizella-Zoster-Virus)
Wimper Schutzvorrichtung des Auges; Haare, welche sich an den Rändern der Augenlider zum Schutz der Augen vor Fremdkörpern, Sonneneinstrahlung und Schweiß befinden
Windkesselfunktion Die während der Systole geweiteten Arterien ziehen sich während der Diastole wieder zusammen und pressen das Blut weiter in den Kreislauf, dadurch ist ein kontinuierlicher Blutstrom möglich (▶ Abb. 403)
Windung Vorwölbungen in der Oberflächenstruktur des ▶ *Großhirns*
Wirbel Lat.: Vertebrae; knöcherner Bestandteil der Wirbelsäule

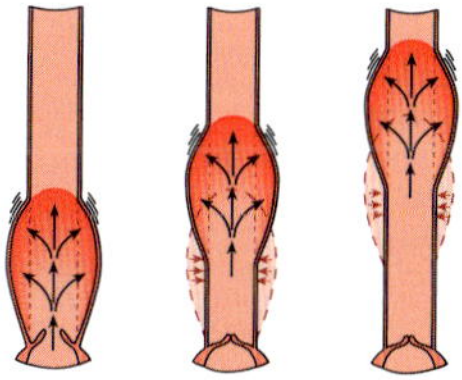

Abb. 403 Windkesselfunktion [L190]

Wirbelbogen Lat.: Arcus vertebrae; spangenförmige Ausbildung eines Wirbels

Wirbelkanal Lat.: Canalis vertebralis; Syn.: Spinalkanal; wird von den übereinander angeordneten Wirbeln mit ihren Wirbellöchern gebildet; darin verlaufen das Rückenmark und die Spinalnervenwurzeln

Wirbelkörper Lat.: Corpus vertebrae; lasttragender Teil des Wirbels

Wirbelloch Lat.: Foramen vertebrale; Durchlass in den Wirbeln für das Rückenmark, je nach Wirbelsäulenabschnitt dreieckig bis rund

Wirbelsäule Lat.: Columna vertebralis; knöcherne Längsachse des menschlichen Skeletts (▶ Abb. 404)

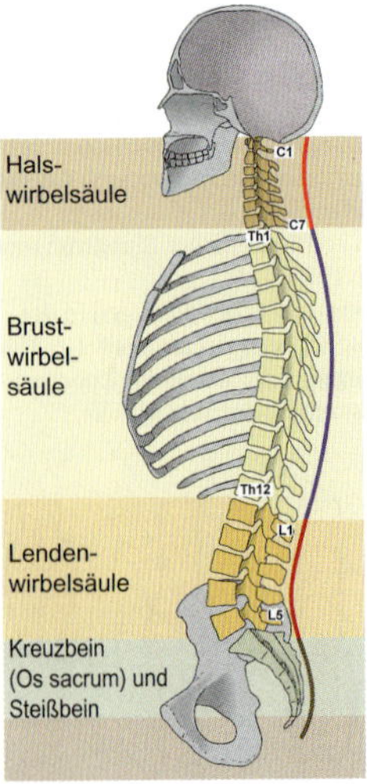

Abb. 404 Wirbelsäule [L190]

Wochenbett Syn.: Kindbett, Puerperium; Zeit unmittelbar nach Ausstoßung der Plazenta bis zur Involution (= Rückbildung) aller Schwangerschaftsveränderungen; Dauer: ca. 6–8 Wochen

Wochenbettdepression Stimmungstief der Mutter nach der Geburt aufgrund der Hormonumstellung; ist krankhaft bei anhaltendem Zustand über zwei Wochen hinaus

Wochenbettfieber ▶ *Puerperalfieber*

Wochenbettpsychose ▶ *Psychose, postpartale*

Wochenfluss Syn.: Lochien; zunächst blutiges, dann immer wässrigeres Sekret, welches nach der Geburt aus der Scheide austritt; versiegt nach 4–6 Wochen

Wöchnerin Frau nach der Entbindung bzw. im ▶ *Wochenbett*

Wollhaare Haare des Feten, bei Frauen in verschiedenen Körperregionen

Würfelbein Lat.: Os cuboideum; Knochen der Fußwurzel (▶ Abb. 405)

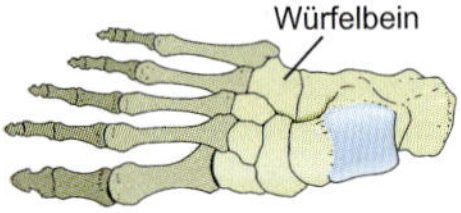

Abb. 405 Würfelbein [L190]

Wundbedeckung Maßnahme der Ersten Hilfe; Laien sollten Wunden nur abdecken, ohne sie zu berühren oder zu reinigen

Wunddehiszenz Auseinanderweichen primär verschlossener Wundränder; Aufplatzen der Wunde

Wunddrainage Einlegen eines Schlauchs zur Ableitung von Wundsekret in eine OP-Wunde oder ande-

re eröffnete Hohlräume; Ziel: Vorbeugung von Infektionen, schnellere Wundheilung
Wundernetz Hintereinandergeschaltete Kapillarnetze, wie sie in der Niere vorkommen
Wundheilung Alle physiologischen Prozesse zur Wiederherstellung des geschädigten oder zerstörten Gewebes
Wundheilungsphasen Wundheilung verläuft in drei sich überlappenden Phasen: Exsudationsphase (Reinigungsphase), Proliferationsphase (Granulationsphase) und Reparationsphase (Epithelisierungsphase)
Wundheilungsstörung Verzögerung des physiologischen Wundheilungsverlaufs durch lokale (z. B. Keimbesiedelung, unzureichende Ruhigstellung) oder systemische (z. B. Medikamente, Diabetes mellitus) Störfaktoren
Wundinfektion Bakterienbesiedelung einer Wunde; Kennzeichen: klassische Entzündungszeichen, bei Abstrich Keimzahl von > 10^5 koloniebildenden Einheiten pro Gramm Gewebe
Wundnaht, primäre ▶ *Primärnaht*
Wundnaht, sekundäre Wundschluss einer offen versorgten Wunde nach 5–7 Tagen bei guter Heilungstendenz ohne Infektionszeichen
Wundrandnekrose Absterben von Wundrandgewebe v. a. bei zerfetzen Wunden mit mangelhafter Blutversorgung einzelner Gewebebezirke; evtl. chirurgische Abtragung
Wundrose ▶ *Erysipel*
Wundsein ▶ *Intertrigo*
Wundstarrkrampf ▶ *Tetanus*
Wurmfortsatz Lat.: Appendix vermiformis; hängt am unteren Ende des Blinddarms, seine Wand enthält Lymphfollikel
Wurmfortsatzentzündung ▶ *Appendizitis*

X

X-Chromosom Weibliches Geschlechtschromosom
Xeno- Vorsilbe oder Wortteil für: Fremd-
Xenografts Transplantation von Gewebe zwischen zwei Spezies, z. B. beim biologischen Herzklappenersatz mittels Schweineklappen
Xero- Vorsilbe oder Wortteil für: Trocken-
Xerostomie Mundtrockenheit

Y

Y-Chromosom Männliches Geschlechtschromosom
Yellow flags Hinweise auf psychosoziale Risikofaktoren; z.B.: Depressivität und ein ausgeprägtes Schon-/Vermeidungsverhalten stellen psychische Risikofaktoren für chronische unspezifische Rückenschmerzen dar, ▶ *Flaggensystem*
Yersinien Gramnegative Stäbchenbakterien; Y. pseudotuberculosis und Y. enterocolitica rufen v. a. die enterischen Yersiniosen hervor mit Diarrhö, Schwellung der Lymphkonoten bei Kindern und Jugendlichen; Y. pestis ist Erreger der sehr seltenen Pest
Yoga Indische philosophische Lehre; es existieren verschiedene Arten; umfasst u. a. Meditationen, Atemübungen und körperliche Übungen

Z

Zäkum ▶ *Blinddarm*
Zäpfchen 1. Lat.: Uvula; hängt am hinteren Rand des weichen Gaumens herab; kann sich an die Rachenwand anlegen und den Nasenrachen gegen

die Mundhöhle verschließen; 2. Suppositorium

Zahnbein Lat.: Dentin; Hauptmasse des Zahns; Feinbau und hoher Kalkgehalt verleihen ihm Härte, vergleichbar dem Elfenbein (▶ Abb. 406)

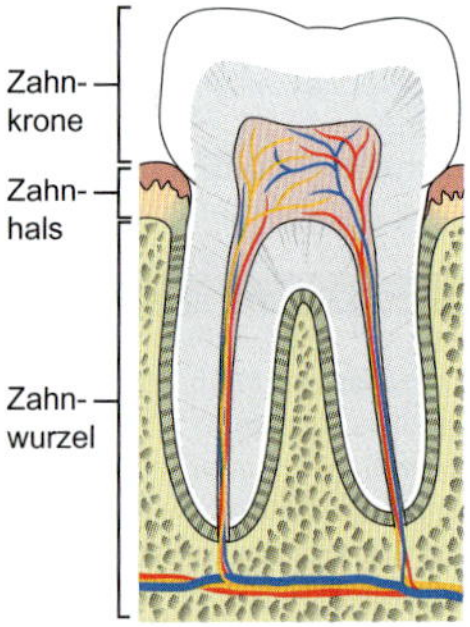

Abb. 406 Zahn [L190]

Zahnfleischentzündung Lat.: Gingivitis; oberflächliche Entzündung des Zahnfleischsaumes

Zahnfleischtaschen Bucht zwischen Zahn und Zahnfleisch bzw. Kieferknochen bei entzündlicher Parodontose

Zahnformel Zählsystem zur eindeutigen Benennung der einzelnen Zähne

Zahnhalteapparat Oberbegriff für die aus dem Zahnsäckchen hervorgehenden Stützgewebe: Wurzelzement und -haut (Periodontium), marginaler Zahnfleischsaum, Alveolarknochen

Zahnschmelz Lat.: Enamelum; härteste und widerstandsfähigste Substanz des gesamten Körpers; verleiht Zähnen den weißen Glanz

Zahnwechsel Durchbruch der bleibenden Zähne

Zahnzement Lat.: Cementum; umschließt den Zahn an der Wurzel als dünne Schicht

Zangenentbindung ▶ *Forzeps-Entbindung*

Zapfen Photorezeptoren; nehmen Farbunterschiede wahr, ermöglichen hohe Bildauflösung („scharf" sehen), sind nicht allzu lichtempfindlich (Sehen am Tage), sitzen vor allem im Zentrum der Netzhaut im gelben Fleck

Zapfengelenk Lat.: Articulatio trochoidea; Syn.: Radgelenk; ▶ *Diarthrose*, bei der sich die konkave Gelenkfläche um die konvexe dreht

Zehe Die Zehen bestehen aus Grund-, Mittel- und Endglied (Ausnahme: große Zehe)

Zehenglieder Die Zehenglieder sind Röhrenknochen, im Vergleich zu den Fingern kurz und plump

-zele, -cele, -kele Nachsilbe oder Wortteil für: Bruch, Geschwulst

Zellatmung Die Zellatmung findet in bestimmten Zellorganellen, den Mitochondrien, statt; bei oxidativen Prozessen wird unter Sauerstoffumsatz Adenosintriphosphat (ATP) erzeugt

Zelle Grundeinheit lebender Organismen; besteht aus Organellen und Zytoplasma (▶ Abb. 407)

Zelleinschlüsse Zelleinschlüsse sind ungenutzte Stoffwechselprodukte der Zelle oder entstehen durch vesikuläre Aufnahme von Stoffen in die Zelle; sie werden entweder lysosomal verdaut (▶ *Lysosom*) oder verweilen als sog. Residualkörper in der Zelle

Zellersatz Reaktion des Körpers auf den Verlust von Zellen

Zellfortsatz Zellanhänge einer Nervenzelle (▶ *Axon*, ▶ *Dendrit*) zur Informationsweitergabe

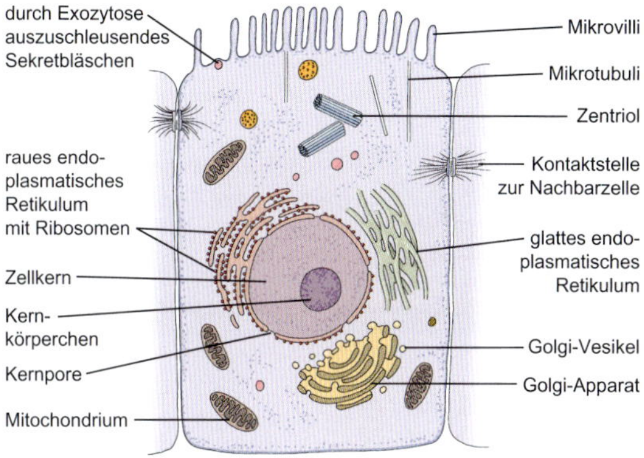

Abb. 407 Zelle mit Organellen [L190]

Zellhydrops Krankhafter Zustand von Zellen, bei dem die Zellen vermehrt Wasser aufnehmen und auftreiben; z. B. bedingt durch eine Störung der Natriumpumpe der Zelle

Zellkern Rundlich geformtes Organell, welches das Erbgut enthält

Zellkörper Nervenzelle ohne ▶ *Axon* oder ▶ *Dendrit*

Zellkontakte Ermöglichen Zellen, sich zu Geweben zu verbinden

Zellmembran Umgibt die lebende Zelle und trägt dazu bei, das innere Milieu aufrechtzuerhalten

Zellmembranrezeptor Stelle an der Membran, die bestimmte Stoffe (Liganden) bindet, z. B. Hormone, und so definierte Vorgänge in der Zelle auslöst

Zellpole Gegenüberliegende Enden einer Zelle

Zellteilung Syn.: Zytokinese; dabei teilt sich eine Mutterzelle in zwei Tochterzellen; zuvor findet die Zellkernteilung statt

Zelltod ▶ *Nekrose*

Zellulär Die Zelle betreffend

Zelluläre Abwehr ▶ *Abwehr, zelluläre*

Zellulose Unlöslicher Faserstoff (Ballaststoff)

Zellzyklus Der Lebenszyklus der Zelle teilt sich in zwei wichtige Abschnitte: die vergleichsweise kurze Mitosephase (Kernteilungsphase mit meist sich anschließender Zellteilung) und die Interphase – der Normalzustand der Zelle, in der sie die in ihrem Zellverband (Gewebe) notwendigen Aufgaben erfüllt

Zenker-Divertikel Meist durch Druck von innen entstandener ▶ *Ösophagusdivertikel*

Zentral Auf das Innere des Körpers zu, zur Mitte hin, im Zentrum liegend; Geg.: peripher

Zentraler Venendruck Abk.: ZVD (▶ Abb. 408); Blutdruck im intrathorakalen Hohlvenensystem; Maß für die Funktion des rechten Herzens

Z

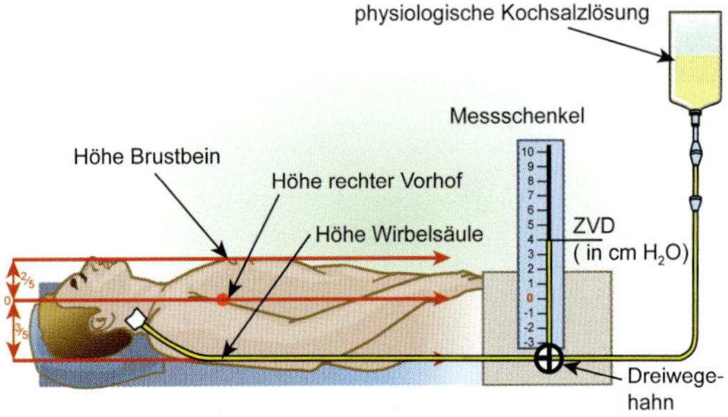

Abb. 408 Messprinzip des ZVD [L255]

und den Füllungszustand des venösen Systems; physiologisch: 2–12 cm H_2O bzw. 1,5–9 mmHg

Zentraler Venenkatheter Abk.: ZVK (▶ Abb. 409); Katheter, der Infusionen direkt in die großen, klappenlosen Venen unmittelbar vor dem rechten Herzen leitet; Einsatz bei länger dauernder Infusionstherapie, Massen- und Druckinfusionen, hypertonen oder gefäßwandreizenden (z. B. Zytostatika) Infusionslösungen

Zentrales Nervensystem Abk.: ZNS; umfasst Gehirn und Rückenmark

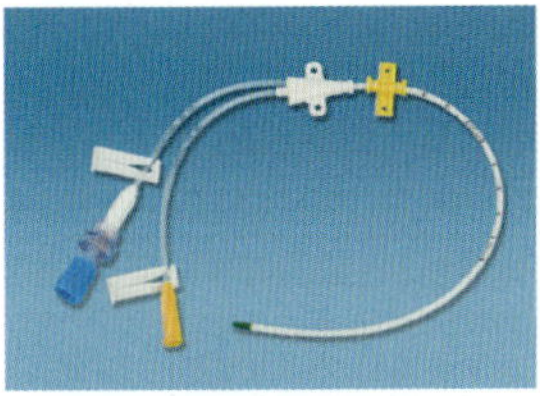

Abb. 409 Zentraler Venenkatheter (zweilumig) [K115]

Zentralfurche Lat.: Sulcus centralis; quer verlaufende Furche im ▶ *Großhirn*, welche Stirnlappen und Scheitellappen trennt

Zentralisation Abnahme der Durchblutung der Gliedmaßen zur Sicherstellung der Durchblutung lebenswichtiger Organe (Herz, Lunge, Gehirn); erkennbar an blassen, kalten Extremitäten

Zentralkanal Lat.: Canalis centralis; Hohlraum im Rückenmark, welcher mit Liquor (Gehirnflüssigkeit) gefüllt ist

Zentralwindung, hintere Lat.: Gyrus postcentralis; Gehirnwindung des Parietallappens (Scheitellappen), direkt hinter der Zentralfurche; Sitz des primären sensorischen Rindenfeldes

Zentralwindung, vordere Lat.: Gyrus praecentralis; Gehirnwindung des Frontallappens (Stirnlappen), direkt vor der Zentralfurche; Sitz des primären motorischen Rindenfeldes

Zentriolen Zentralkörperchen; treten paarweise auf und bestehen aus Mikrotubuli; spielen eine Rolle bei der Zellteilung

Zerebral Das ▶ *Großhirn* betreffend

Zerebraler Anfall ▶ *Epilepsie*
Zerebraler Insult ▶ *Schlaganfall*
Zerebralparese, infantile Abk.: CP, ICP; Syn.: zerebrale Kinderlähmung; durch frühkindliche Hirnschädigung (vor, während oder kurz nach der Geburt) ausgelöstes Krankheitsbild mit spastischen Lähmungen und Koordinationsstörungen, manchmal mit Intelligenzminderung und ▶ *Epilepsie* einhergehend
Zerrung Überdehnung
Zerumen ▶ *Ohrenschmalz*
Zeruminalpfropf Lat.: Cerumen obturans; Syn.: Ohrenschmalzpfropf; Verlegung des äußeren Gehörgangs mit Hörminderung, verursacht durch mangelnden Abtransport von Ohrenschmalz
Zervikal Den Nacken/Hals betreffend
Zervix Hals; Gebärmutterhals
Zervixinsuffizienz Vorzeitige Öffnung des Muttermundes in der Schwangerschaft
Zervixkanal Lat.: Canalis cervicis; Kanal zwischen dem inneren und äußeren Muttermund
Zervixpolyp ▶ *Uteruspolyp*
Ziliarkörper Lat.: Corpus ciliare; ringförmiger Gewebewulst am Vorderrand der Aderhaut; im Inneren liegt der Ziliarmuskel
Ziliarmuskel Lat.: M. ciliaris; Muskel, welcher die Linse dehnen kann; dient der ▶ *Akkomodation* der Linse
Zilie Wimper, Flimmerhärchen
Zirkadian Tagesrhythmisch
Zirkulation Kreislauf, Umlauf
Zirkumduktion Kreisförmiges Herumführen einer Extremität
-zirrh(o)- Wortteil für: Umbau in Narbengeweben
Zirrhose, primär biliäre Abk.: PBC; Schrumpfleber als Endstadium der nicht-eitrigen Entzündung der intrahepatischen Gallengänge mit Gallenstauung
Zirrhose, sekundär biliäre Schrumpfleber infolge von Gallenwegserkrankungen mit Gallenstau
Zisterne Bestandteil des äußeren ▶ *Liquorraums*; Erweiterung des Subarachnoidalraumes, gefüllt mit Liquor
Zitratzyklus Das aus der Glykolyse stammende Pyruvat wird in Acetyl-CoA umgewandelt und gelangt in die Mitochondrienmatrix; hier wird es zu Kohlendioxid und Wasser abgebaut; die dabei freiwerdende Energie in Form von gebundenen Elektronen wird zur Erzeugung von ▶ *Adenosintriphosphat* genutzt. Im Zitratzyklus wird im Vergleich zur Glykolyse ein Vielfaches der ATP-Menge erzeugt
ZNS Abk. für: **Z**entrales **N**erven**s**ystem
Zöliakal Die Bauchhöhle betreffend
Zöliakie ▶ *Enteropathie, glutensensitive*
Zona, Zone Umschriebenes Gebiet, umschriebener Bereich
Zona fasciculata Mittlere Schicht der Nebennierenrinde, welche Glukokortikoide (z. B. Kortisol) produziert
Zona glomerulosa Äußere Schicht der Nebennierenrinde, welche Mineralkortikoide (z. B. Aldosteron) produziert
Zona reticularis Innere Schicht der Nebennierenrinde, welche Sexualhormone (z. B. Androgene) produziert
Zoster ▶ *Herpes zoster*
Zotten Stehen etwa 1 mm von der gefalteten Schleimhaut im Dünndarm ab; tauchen ständig in den Speisebrei und nehmen Nährstoffmoleküle auf
Zottenbäumchen Verzweigungen der ▶ *Chorionzotten*; dienen der Oberflächenvergrößerung
Z-Streifen Strukturgebendes Element im ▶ *Sarkomer*, zu dem die

▶ *Aktinfilamente* senkrecht angeordnet sind
Zuckerkoma ▶ *Diabetisches Koma*
Zuckerkrankheit ▶ *Diabetes mellitus*
Zufallsstichprobe Auswahl, bei der jedes Element der ▶ *Population* die gleiche und beeinflussungsfreie Chance hat, für die Stichprobe ausgewählt zu werden
Zuggurtung Therapeutisches/chirurgisches Prinzip zur Stabilisierung einer Fraktur, wenn die Bruchfragmente durch Zugkräfte auseinandergezogen werden; Implantation einer Drahtschlinge; Einsatz z. B. bei Olekranonfraktur, Patellafraktur (▶ Abb. 410)

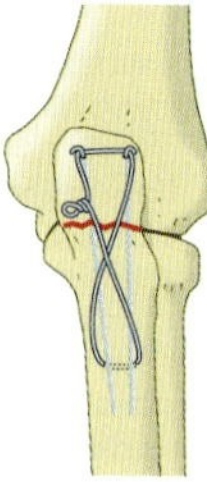

Abb. 410 Zuggurtung [L190]

Zunge Lat.: Lingua; sehr beweglicher Muskelkörper, der mit Unterkiefer, Zungenbein und Schädelbasis verbunden ist
Zungenbälge Einsenkung des Epithels am Zungengrund, von Lymphfollikeln umgeben
Zungenbein Lat.: Os hyoideum; ein u-förmiger Muskel, oberhalb des Kehlkopfes gelegen
Zungenbeinmuskeln, obere Syn.: suprahyale Muskulatur; Muskelgruppe oberhalb des Zungenbeins, welche den Mundboden bildet
Zungenbeinmuskeln, untere Syn.: infrahyale Muskulatur; Muskelgruppe unterhalb des Zungenbeins, welche das Zungenbein nach unten zieht bzw. feststellt und dadurch den Schluckakt unterstützt
Zungenkörper Frei beweglicher mittlerer Teil der Zunge
Zungenmandel Lat.: Tonsilla lingualis; liegt am Zungengrund und gehört zum lymphatischen Rachenring
Zungenpapille Lat.: Papilla lingualis; Erhebung der Zungenschleimhaut für das Geschmacks- und Tastempfinden
Zungenrücken Teil des Zungenkörpers
Zungenspitze Vorderer Teil der Zunge
Zungenwurzel Hinterer Teil der Zunge, fest mit dem Mundboden verwachsen
ZVD Abk. für: ▶ *Zentraler Venendruck*
ZVK Abk. für: ▶ *Zentraler Venenkatheter*
Zwang Dem Betroffenen zwingen sich Ideen, Vorstellung oder Handlungsimpulse immer wieder stereotyp auf, sie werden als quälend und sinnlos erlebt; Auftreten bei Zwangsstörung, Depression, Schizophrenie und autistischen Störungen
Zwangsstörung Syn.: Zwangsneurose, Zwangserkrankung; psychische Erkrankung mit Zwangsphänomenen (Zwangsgedanken oder -handlungen) als Leitsymptom (z. B. zwanghaftes Händewaschen); beim Versuch, die Zwangsphänomene zu unterbinden, empfindet der Betroffene große Angst; durch Behandlung Besserung, jedoch keine Symptomfreiheit

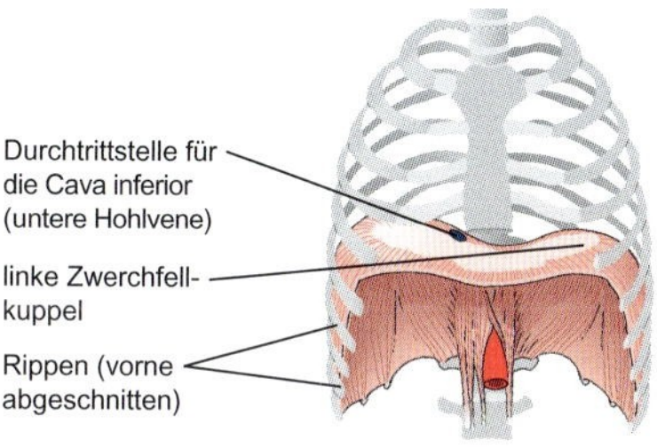

Abb. 411 Zwerchfell [L190]

Zwerchfell Lat.: Diaphragma; breite, gewölbte Muskelplatte zwischen Brust- und Bauchraum (▶ Abb. 411)

Zwillinge, eineiige Die Frucht hat sich nach der Einnistung vollständig getrennt – zwei genetisch identische Individuen entstehen

Zwillinge, siamesische Unvollständig getrennte Zwillinge

Zwillinge, zweieiige Zwei Eizellen sind gleichzeitig durch zwei Spermien befruchtet worden; die Kinder ähnlich sich wie normale Geschwister

Zwischenhirn Lat.: Diencephalon; enthält Zentren u. a. für die Riech-, Seh- und Hörbahn sowie seelische Empfindungen

Zwischenkammerloch Lat.: Foramen interventriculare; Verbindungen zwischen den beiden Seitenventrikeln und dem dritten Ventrikel

Zwischenläppchenarterien Arterien, die von den Bogenarterien bis zur Nierenoberfläche verlaufen

Zwischenlappenarterien Aufzweigungen der Nierenarterie im Nierenhilum, die in den Nierensäulen aufsteigen

Zwischenpflege ▶ *Intermediate Care*

Zwischenrippenmuskeln Lat.: Mm. intercostales; verbinden benachbarte Rippen miteinander und dienen der Atemmechanik

Zwischenrippenmuskeln, äußere ▶ *Mm. intercostales externi*

Zwischenrippenmuskeln, innere ▶ *Mm. intercostales interni*

Zwischenrippennerv Syn.: Interkostalnerv; aus dem jeweiligen Spinalnerv im Brustbereich entspringender Nerv, welcher Brust- und oberen Bauchbereich motorisch und sensibel versorgt; der Mensch hat auf jeder Körperseite elf Zwischenrippennerven

Zwischenrippenraum Syn.: Interkostalraum; Abk.: ICR; enthält ▶ *Zwischenrippenmuskeln*

Zwischenwirbelloch Lat.: Foramen intervertebrale; seitliche Austrittsöffnung für ▶ *Spinalnerven*, welche von zwei benachbarten Wirbeln gebildet wird

Zwischenzottenraum Raum zwischen den ▶ *Chorionzotten*, in welchen das mütterliche Blut zum Stoffaustausch einströmt

Zyanose Syn.: Blaufärbung; sinkender Sauerstoffgehalt im Blut führt zur Blaufärbung von Haut und Schleimhaut

Zyanose, periphere Vermehrter Sauerstoffverbrauch in den äußeren Körperteilen, z. B. bei Kälte oder Schock

Zyanose, zentrale Verminderte Sauerstoffsättigung des Blutes in der

Lunge und dadurch Unterversorgung der Organe

Zygote Durch Verschmelzung zweier Geschlechtszellen entstehende Zelle

Zyklothymie ▶ *Psychose, affektive*

Zyklus Abfolge von Ereignissen, die sich in bestimmten Abständen wiederholen, z. B. ▶ *Menstruationszyklus*

Zyklusstörung Syn.: Menstruationsstörungen; Abweichungen vom normalen ▶ *Menstruationszyklus*; organisch oder psychisch bedingt

Zyste, Cystis Geschlossene, mit Flüssigkeit gefüllte Kapsel in oder unter der Haut

Zystektomie Vollständige Entfernung der Harnblase; Therapie bei Blasenkarzinomen, die bereits die Muskelschicht der Harnblase infiltriert haben

Zystische Fibrose ▶ *Mukoviszidose*

Zystitis Syn.: Harnblasenentzündung; meist durch Aufsteigen von Bakterien durch die Harnröhre bedingt

Zystoskopie Harnblasenspiegelung

Zystostomie Syn.: Blasenkatheter, suprapubischer

Zystozele Vorwölbung der Harnblase bei Gebärmuttersenkung der vorderen Vaginalwand

Zyto- Vorsilbe oder Wortteil für: Zell-

Zytokine Proteine, die auf Leukozyten, Knochenmarkszellen und Zellen der spezifischen Abwehr wirken

Zytokinese Durchschnürung der Zelle während der ▶ *Mitose* mit Entstehung von zwei Tochterzellen

Zytologie Zelllehre

Zytolyse Zellauflösung

Zytomegalie Syn.: Einschlusskörperchenkrankheit, Speicheldrüsenviruskrankheit; sehr häufige Infektion mit sehr variablem Krankheitsbild; bei gesunden Erwachsenen meist völlig unbemerkt, bei Abwehrschwäche oder pränataler Infektion oft schwere Erkrankung; verursacht durch Zytomegalie-Virus aus der Gruppe der Herpes-Viren; häufigste pränatale Infektion

Zytoplasma Grundstruktur der ▶ *Zelle*, welche gelöste Stoffe und die Organellen enthält

Zytose Durch Membranvesikel vermittelte Transportvorgänge

Zytoskelett Bestehend aus Mikrotubuli, Aktin-, Myosin- und Intermediärfilamenten; bestimmt die räumliche Struktur der ▶ *Zelle* und ermöglicht ihr Bewegungsprozesse

Zytosol Flüssiger Bestandteil des Zytoplasmas

Zytostatikum Plural: Zytostatika; chemisch uneinheitliche Arzneimittel, die das Zellwachstum hemmen und bei Tumorerkrankungen die unkontrolliert wuchernden bösartigen Zellen vernichten sollen

Zytotoxin Zellgift

Zytotrophoblast Zellschicht, die aus dem ▶ *Trophoblast* entsteht und Zotten mit kindlichen Blutgefäßen ausbildet

Lernkarten für Ausbildung und Prüfungsvorbereitung – immer dabei!

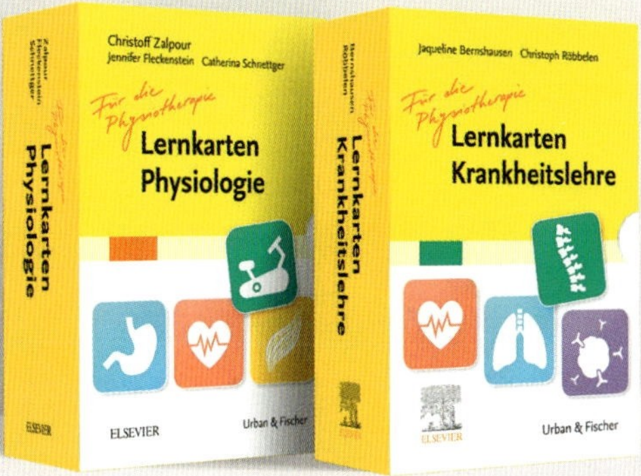

Melden Sie sich für unseren Newsletter an unter www.elsevier.de/newsletter

20191114e1 Irrtümer vorbehalten. Stand 11/2019

ELSEVIER

Diese und viele weitere Titel sowie die aktuellen Preise finden Sie in Ihrer Buchhandlung vor Ort und unter **shop.elsevier.de**

Grundlagen für Ausbildung und Studium

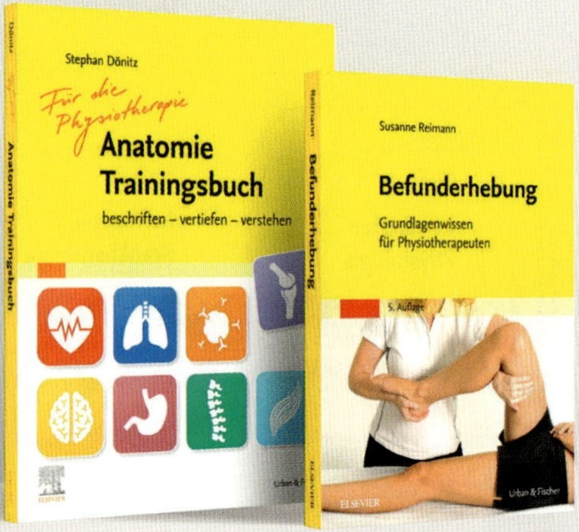

Melden Sie sich für unseren Newsletter an unter www.elsevier.de/newsletter

ELSEVIER

Diese und viele weitere Titel sowie die aktuellen Preise finden Sie in Ihrer Buchhandlung vor Ort und unter **shop.elsevier.de**

Leitfäden für Ausbildung, Studium und Praxis

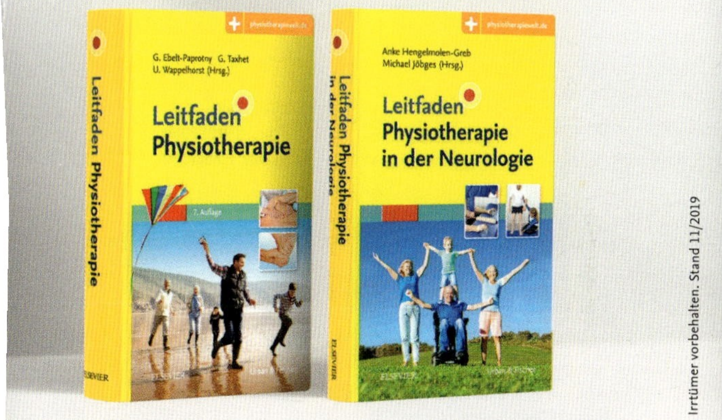

Melden Sie sich für unseren Newsletter an unter www.elsevier.de/newsletter

20191114e3 Irrtümer vorbehalten. Stand 11/2019

ELSEVIER

Diese und viele weitere Titel sowie die aktuellen Preise finden Sie in Ihrer Buchhandlung vor Ort und unter **shop.elsevier.de**

Leitfäden für Ausbildung, Studium und Praxis

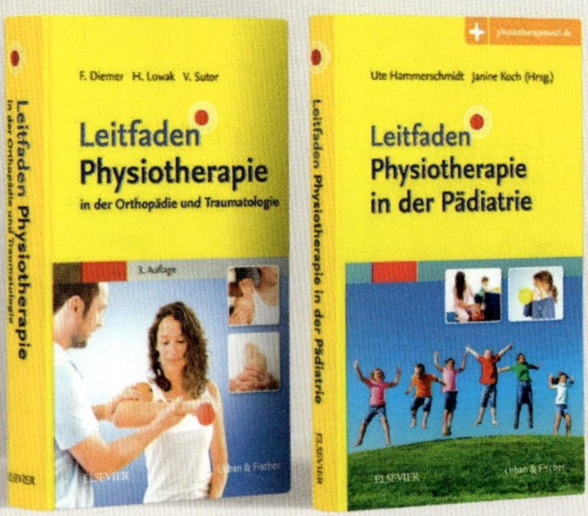

Melden Sie sich für unseren Newsletter an unter www.elsevier.de/newsletter

ELSEVIER

Diese und viele weitere Titel sowie die aktuellen Preise finden Sie in Ihrer Buchhandlung vor Ort und unter **shop.elsevier.de**